岭南中医药文库·文献研究系列

岭南医药启示录

主　编　靳士英

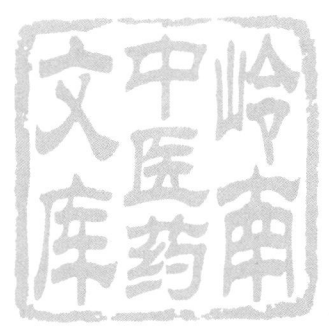

广东省出版集团

广东科技出版社

·广　州·

图书在版编目（CIP）数据

岭南医药启示录 / 靳士英主编. — 广州：广东科技出版社，2012. 7

（岭南中医药文库·文献研究系列）

ISBN 978-7-5359-5628-6

Ⅰ.①岭… Ⅱ.①靳… Ⅲ.①医学史—广东省 Ⅳ.①R-092

中国版本图书馆 CIP 数据核字（2011）第 204022 号

Lingnan Yiyao Qishi Lu
岭南医药启示录

责任编辑：邓　彦　吕　健
封面设计：丁青云
责任校对：罗美玲　杨崚松
责任印制：任建强
出版发行：广东科技出版社
　　　　　（广州市环市东路水荫路 11 号　邮政编码：510075）
E-mail：gdkjzbb@21cn.com
http：//www.gdstp.com.cn
经　　销：广东新华发行集团股份有限公司
印　　刷：广州伟龙印刷制版有限公司
　　　　　（广州市沙太路银利工业大厦 1 栋　邮政编码：510507）
规　　格：889 mm×1 194 mm　1/32　印张 19.75　字数 410 千
版　　次：2012 年 7 月第 1 版
　　　　　2012 年 7 月第 1 次印刷
定　　价：118.00 元

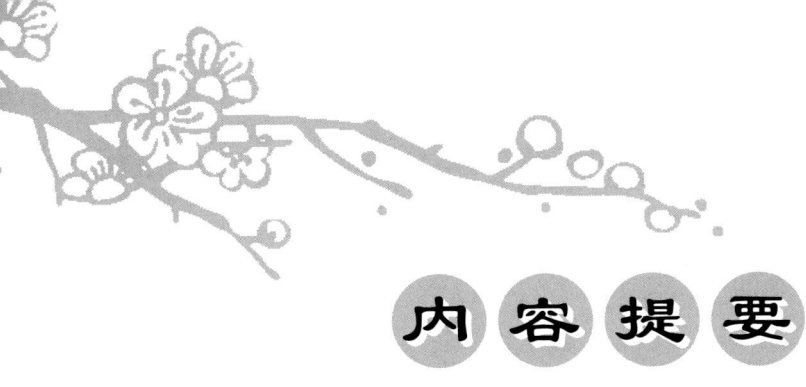

内 容 提 要

　　本书是以岭南医学史中有代表性的医家、著作、重大疾病与有关事件为题材，以医家传略、学术成就、经验启示为主要内容，以促进岭南医学发展、建设中医药强省、丰富祖国医学内容为目的的一本独具特色的专著。全书 46 篇，按历史顺序、由古至今排列。此书特点：一是选题审慎。择对岭南医学有卓越贡献者细数家珍；特别是有发现、发明、创新者更加详论。二是填补空白。对杨孚《异物志》、嵇含《南方草木状》多有论述；对晋唐迄宋有关岭南医学佚书多有辑佚。三是重疫病防治。对岭南医家抗击天花、鼠疫、霍乱、疟疾、SARS 的贡献做了详实的记载。四是深入浅出。充分运用中西医学、现代科学、文史知识，释析了一些在学术上难明、歧义、争议的问题，务求使之通俗易懂。五是文图并茂。每篇均选有彩色插图，或为导读，或为书影，或为文物，使读者对岭南医学的历史发展脉络能看得见，摸得着。

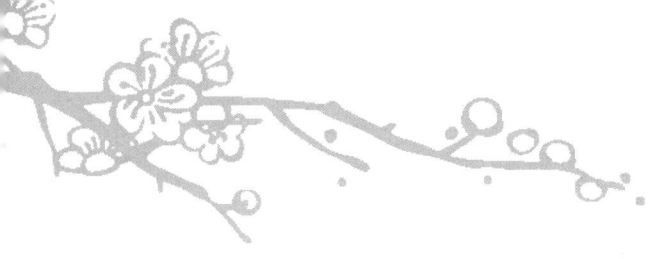

序

　　岭南，在传统上是指越城、大庾、骑田、都庞、萌渚五岭以南的地区。这个地区的地理和人文环境富有特色，是我国地域文化中的重要分支。广东是岭南地区的核心地域，近代以来社会经济和科技文化发展均走在地区的前列。在这里，传统中医药以独特的作用深得人们信赖，一直呈现生机勃勃的局面。

　　2006 年以来，广东省委、省政府先后出台了多个促进广东中医药发展的重要文件，提出要将广东从"中医药大省"建设成为"中医药强省"，这无疑为广东中医药的腾飞增添了巨大的推动力。其中，《岭南中医药文库》（以下简称《文库》）的出版就是一项具体的措施。遵《文库》编委会之嘱作序，略述感言如下。

一

　　从中国文化发源来看，中国文化的主流发源于中原一带。中医药学是从中原传入岭南的。晋代有葛洪、支法存、仰道人等活跃于广东，唐代开始有李暄《岭南脚气论》等以岭南为名的方书，可见医学与岭南挂钩，岭南医学成为中医药学科的一个分支，为时至少已有千多年了。

　　晋唐时期，岭南的中医学就已经体现出自身的特色，例如在研究当时流行的脚弱病（脚气病、维生素 B₁ 缺乏症）方面成果突出。唐代《千金要方》卷七论风毒状第一："论曰，考诸经方往往有脚弱之论，而古人少有此疾，自永嘉南渡，衣缨仕人多有遭者，岭表江东有支法存、仰道人等，并留意经方，偏善斯术，晋朝仕望多获全济，莫不由此二公。"可见岭南医学善于创新。另外，从《千金要方》、《外台秘要》、《肘后备急方》等书中还可见葛洪、支法存等对蛊毒、沙虱热（恙虫病）、疟疾、丝虫、姜片虫等传染病有不少治疗方药，对岭南热带地区传染病的研究成就亦较为突出。这些成就不是由中原带来，而是吸取多地民间医药精华，加以总结得之。

宋代开始，岭南医学界人才辈出。先有陈昭遇，开宝初年至京师为医官。陈昭遇与王怀隐等三人历时 11 年编成《太平圣惠方》；又与刘翰、马志等九人编成《开宝新详定本草》20 卷。绍兴年间（公元 1137 年），潮阳人刘昉著的《幼幼新书》为岭南儿科学的发展奠定了良好的基础。可见宋代岭南已有国家级的医家出现。元代释继洪撰《岭南卫生方》，其中就收录了不少宋代医家的经验方，标志着具有岭南特色的方药学已初步形成。

明清时期是岭南中医学大发展的年代。明代，有邱濬、盛端明等有名望的医家出现；还有浙江人王纶所著的《明医杂著》，是其在广东布政司任内完成的；一代名医张景岳的《景岳全书》，亦是在粤地一再印行方传世。上述著作对岭南医学的影响很大。清代，在全国有较大影响的医家何梦瑶，被誉为"南海明珠"；儋州罗汝兰著《鼠疫汇编》，丰富了对急性传染病的诊治经验；清末，西洋医学传入我国，岭南首当其冲，出现了朱沛文等主张中西汇通之医家。岭南医学的中医小儿科继续取得突出成就，在清代中期刊行了罗浮山人陈复正的《幼幼集成》后，清末又有程康甫著《儿科秘要》，由博返约，把儿科证候概括为八门（风热、急惊风、慢惊风、慢脾风、脾虚、疳积、燥火、咳嗽）；治法约以六字（平肝、补脾、泻心），举一反三，给人以极大的启发。民国时期儿科名医杨鹤龄继承程氏学说，著《儿科经验述要》。杨氏在育婴堂从 17 岁起独立主诊病婴，每天巡视、处理危重病婴数次，故育婴堂可称儿童医院之雏形。他积累了丰富的治疗危重病儿的经验，后来自己开业，日诊两三百人。西医张公让曾不断观察其诊证，亦深为佩服其医术之精也！

而广东草药在清代至民国时期也得到很好的整理，名作有何克谏的《生草药性备要》、《增补食物本草备考》和萧步丹的《岭南采药录》等，为中药材增加了不少岭南草药品种。

上述可见，岭南医学至清代挟其岭南之特色已达相当高的水平，光绪三十二年（公元 1906 年）广州就有医学求益社之成立，相当于今天的医学会，以文会友，每月一次。被评得第一名者，发表论文于报端。上月头名即为下一届论文的主审员，无形中开展学术之竞争。后继者有广州医学卫生社。但岭南医学之发展达到高峰则是在民国时期后，主要是在医学教育培养人才方面成绩突出。民国时期，学校教育开始举办，著名的有广东中医药专门学校与广东光汉中医专门学校，均为岭南中医学界培养了许多人才。虽然民国时期受国民党政府消灭中医的压迫，但岭南医学学术仍然日益繁荣，影响至香港和东南亚一带。中医药为岭南人民健康事业立下了不朽的功勋。

回顾岭南医学发展的脉络，晋代中原移民带来的先进医术与岭南地区医药相结合；宋代以后，长江流域的医药学术带入岭南，又促进岭南医药学的发展，加上自身的成就，岭南医药学成为有浓郁的岭南特色的医药学派。历史同时也表

3

明，医药事业与地区社会经济发展状况紧密相关。当代广东改革开放已先行多年，经济文化各方面都打下了厚实的基础，在有力的政策推动下，聚集人才。可以寄望今后，岭南中医药学必将产生飞跃式的发展，实现中医药强省的目标。

二

研究地方医药学，其实也是为中医药学事业整体作贡献。自 1977 年美国恩格尔教授提出医学模式理论以来，西方医学正在由"生物医学模式"向"生物—心理—社会"医学模式转变。其实我国传统医学一开始就重视心理、环境因素，中医药学研究还不能脱离地理环境、社会环境、个人体质、时间因素，故应该因时、因地、因人制宜地去研究疾病预防和治疗。

对于环境与人类社会的关系，古今中外都有过各种讨论。我国伟大的历史学家司马迁，在《史记》中分别论述了四个主要经济区域与人的性格和社会风俗的关系。西方的亚里士多德也将地理环境与政治制度相联系，认为地理位置、气候、土壤等影响个别民族特征与社会性质。德国哲学家黑格尔的《历史哲学》也将地理环境看作是精神的舞台，认为是历史的"主要的而且必要的基础"，不同的环境会有不同的历史进程。至于自然科学，虽然研究的是事物普遍的客观规律，但科学也具有社会性的一面，客观规律在实际应用中总是有着对特定时间、地点与人群的针对性，不同地区的客观条件也对科学实践与发展有不同程度的影响。

医学既属于自然科学，又具有很强的社会性。医学技术的基本规律是一致的，但其实际应用必须考虑到个体的特点。中医自古以来就深刻地认识到这一点，注意地理环境、气候与人的体质对疾病和医药的影响，提出了"因时制宜、因地制宜、因人制宜"的原则。唐代《千金要方》指出：

"凡用药，皆随土地所宜，江南岭表，其地暑湿，其人肌肤薄脆，腠理开疏，用药轻省，关中河北，土地刚燥，其人皮肤坚硬，腠理闭塞，用药重复。"就是具体的例子。

我国幅员辽阔，由于地理环境的差异和历史上开发的先后，各个地区医学发展水平不一。而每一个地区医学水平的提高，往往也充实了中医药学理论的实际内涵。元代朱丹溪对南方人体质和疾病的认识，就很好地补充了此前以北方经验为主的医疗知识。明清时期江南瘟疫流行，又促使了温病学派的形成。岭南地区的气候、地理环境和疾病谱也有特殊性，药材资源又相当丰富，若加以认真研究，完全有可能产生创新性理论。每一个地区中医药特点的形成，必然是对传统医学理论的继承性与实际运用的创造性相结合的结果。小的突破，至少丰富了中医临床的风格，增加了地方性的应用经验；大的突破，有可能形成新学说，带来整体性的变革。所以，研究地方医药学，其意义同样是相当深远的。

三

现代中医药研究，必须坚持以临床为出发点。近代岭南有许多临床水平出众的名医，饮誉国内外。现代岭南中医药发展应继承这一良好传统，抓好临床学术的传承。建设中医药强省的文件中很重视对名医学术的整理和对基层中医的培训，是十分有远见的。本套《文库》也注重对当代名中医学术经验的整理，这种整理就是学术传承的一种方式，并可为更多临床中医提供参考。

另外，岭南中医药的发展也应加强理论的研究。岭南医学发展历程如果横向比较，有全国影响或有重大突破的中医学理论著作还是不多的。这也许与以前岭南远离北方的传统政治文化中心有关。但在学术交流频繁、信息渠道通畅的今天，要想中医药理论有大的发展，关键还是要加强研究，提高水平，要对临床经验进行凝炼和升华，对中医药理论进行务实的思考。近年，我们提出的"五脏相关学说"就在全国引起较大的反响，并被纳入国家"973"计划中医药理论基础研究专项。在处于思想解放前沿的广东，完全应该迈出更大的步伐，促进中医药理论的现代化。

现代中医药的研究，又完全可以应用最新科学技术。葛洪《肘后备急方》记载的青蒿治疗疟疾，经过多年的不断研究实践，目前已发展成为世界最先进的抗疟新药。中医药治疗艾滋病、SARS，在临床有效的基础上，对其机制的深入研究有助于阐明其科学原理。但这种研究必须坚持中医药学主体性和中医药理论的主导性。

同样，现代中医药的发展也离不开产业的支持。广东中药产业有着非常好的基础，中药的种植和中成药的生产销售成为许多地方的支柱产业之一。正像民国时期创立广东中医药专门学校的前辈所说："中国天然之药产，岁值万万（现在已远不止此数了），民生国课，多给于斯。"产业的发展既带动了地方经济，又为中医药的研究提供了良好的条件。研究中医药产业的发展策略，也是重要的课题。

《文库》囊括了前述各方面。这些学术、临床、科研及产业等的成果和经验得以系统整理出版，是岭南中医药界的盛事。岭南先贤梁启超先生诗云："世纪开新幕，风潮集远洋。"相信《文库》能以海纳百川的气魄，汇集新知，刊布精义，成为 21 世纪岭南中医药腾飞的基石！是为序。

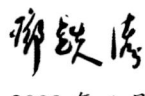

2008 年 4 月

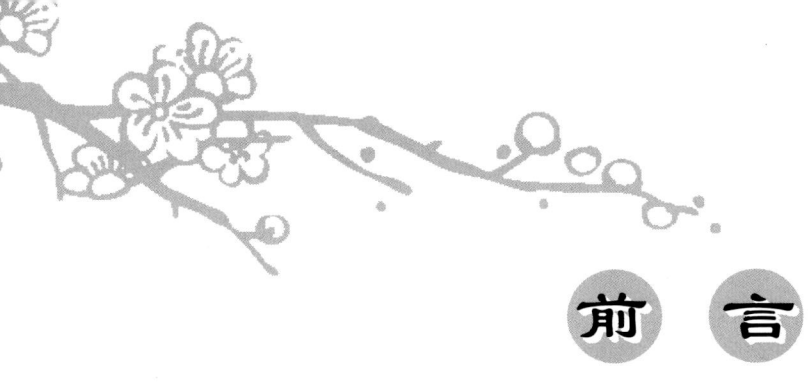

前　言

　　《岭南中医药文库·文献研究系列》是《岭南中医药文库》七大系列之一，是对岭南地区 2 000 多年保存下来的中医药文献进行深度挖掘、整理与研究。

　　第一批出版的 5 部著作共计 8 册。第一部《岭南医学史》，刘小斌教授等主持编写。时空的跨度从远古至公元 2000 年，由于年代久远，卷帙浩繁，仿《中国医学通史》成书体例，分为上卷、中卷、下卷、图谱卷 4 册。史，记事者也。史书要记事，《岭南医学史》记述岭南地区医学历史大事，尽量做到了记事准确，不离开史料收集调研考证。史料来之不易，需要长期的积累。编写《岭南医学史》的目的就是对原创文献资料保存，以供后人研究之用。第二部《岭南医学与文化》，郑洪教授主持编写。该书从医学与文化的角度，通过文献整理和理论研究，结合中医药学对岭南开发的推动及对岭南社会的影响，揭示岭南医学流派与岭南地理、气候、风俗、文化等的内在联系，阐明岭南医学的医学内涵与文化特色。第三部《岭南医籍考》，高日阳教授等主持编写。该书对历史上记载的 295 种岭南中医药古籍文献进行考证，重点是对现存的 101 种岭南中医药古籍进行研究，内容包括作者生平简介、学术特点、序跋、版本馆藏、图片等。

第四部《历代岭南医案集成》，李禾教授等主持编写。该书汇集岭南中医古籍、笔记、地方志及杂志中岭南医案，选取其中初具个案特点者原文摘录，加以校勘、标点、注释，注重出处标引、作者介绍、疑难点评注、方剂索引、岭南医案论文目录，以真实展现古代和近代岭南医家医案全貌。第五部《岭南医药启示录》，靳士英教授等主持编写。该书撰写主旨是以文图并茂的形式为医师、医学生及药工人员进行有关岭南医学的阐述，加深认识岭南医药学的发展规律和优良传统，扩大医院内外的中医药工作者和中西医结合工作者的相关知识领域和经验，更好地为广东创建中医药强省、强市、强校、强院服务。随着对文献研究工作的纵深发掘和拓展，此系列将会得到进一步的补充和完善。

唐朝韩愈曰："莫为之前，虽美而不彰；莫为之后，虽盛而不传。"岭南中医药文献研究系列能够有成，我们感谢著名中医学家邓铁涛教授，是他早于20世纪70年代末开拓岭南医学领域。30年过去，迄今已经形成学术团队。士之能享大名，显当世者，莫不有先达之士；士之能垂休光，照后世者，亦莫不有后进之士，是二人者，未始不相须也。

《岭南中医药文库·文献研究系列》的编写工作属于一项先行性的基础工作，它带有研究、填补空白、存亡接续的性质。古人说筚路蓝缕，以启山林。《岭南中医药文库·文献研究系列》的编写工作异常艰苦，广州中医药大学中医医史、文献学科，在邓铁涛教授指导下承担这一项工作，挂靠基础医学院，得到学院领导大力支持，也得到广东省新闻出版局支持和勉励：行路难！行路难！多歧路，今安在？长风破浪会有时，直挂云帆济沧海。今天，《岭南中医药文库·文献研究系列》的部分著作，终于陆续与读者见面。我们相信，《岭南中医药文库·文献研究系列》著作，对于培育广东地区中医的文化土壤和氛围，普及中医学的健康观念和养生防治常识，提高民众身心健康水平和自我保健意识，建设广东中医药大省强省，必将起到积极的作用。

由于编写《岭南中医药文库·文献研究系列》的时间紧迫与编者的教学、医疗工作繁忙，文内错漏及不当之处难免，万望读者斧正，为修订完善是书一同共作努力。

编　者

2009 年 11 月

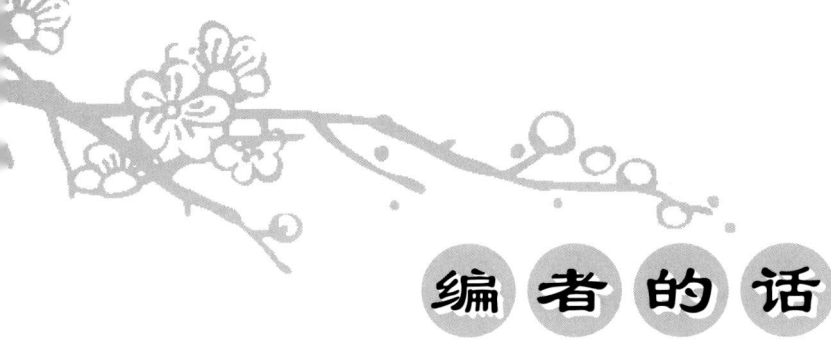

编 者 的 话

　　《岭南医药启示录》撰写始于 2006 年，经五年余努力，四易其稿，今始完成。

　　本书撰写的目的是以岭南医药发展史中具有代表性的医家、著作、事件为题材，以医家传略、学术成就、启示为内容，着眼于促进岭南医学的发展，增强建设广东中医药强省的信心。本书在写作中注意了以下几个问题：

　　一是重视题目的选择。避免全面说明某一历史阶段的全部史实，而是相对选择若干适合的题目，尽量多地搜集资料，努力将之说透，细数"家珍"，由先秦至现代选了 46 个题目。二是重视辑佚性取材。岭南医学史料晋唐时期保留的不多，早期亡佚者不少，我们采取在前贤工作的基础上进行辑佚、加按说明的体例，尽量保持著作原貌，如支法存《支太医方》，唐临《脚气论》，王方庆《岭南方》，杨炎《南行方》，刘禹锡《传信方》，韦宙《集验独行方》，刘允、刘昉《刘氏家传方》等。三是重视科学性。每篇文章均作为一篇独立的论文写作，随文引出文献；疑难问题则注意阐明争论要点，慎审提出自己看法，力求客观实是。其四是重视真实性。现代三位医家都是我国著名学者，甚至对世界有一定影响。我们都登门求教，聆听他们口述历史，完稿后再请他们审查定稿。

1

黄耀燊教授过世有年，则通过其女儿口述及阅读相关遗稿及档案写成，务求事迹真实可靠。

在研究岭南医学发展若干历史事件中，时刻萦绕在编者脑海中的问题是：岭南医学的特色和优良传统究竟是什么，总的启示如何？我们的认识是：第一，岭南医学是一个开放系统。它以秦汉以来起点较高、发达的中原医学为基础，特别重视使之结合岭南地区的风土人情实际，因时、因地、因人制宜，认真汲取当地的南越人、俚人医学。又由于海上丝绸之路的开发，一开始就十分重视海外医学的吸收。第二，岭南医学是一个协力系统。毫无疑问，创建岭南医学的主体是生于斯、寓于斯，土生土长的岭南人，但是从中原以及全国各地移来的医家、通医的道家、释家、儒家，他们都带来了新鲜的理论和医术，从而丰富了岭南医学，促进了它的发展。更为特殊之点是，历代朝廷派来的官员与受贬流放岭南的"罪臣"，不少关心民瘼，重视发展医药、辑成医方流传、致力于改变民间陋习等，他们都做出了一定的贡献。不论是久居的岭南人，还是暂居岭南者，不论是为官者，还是受贬者，他们都能同心协力，努力发展岭南医学，从而形成岭南医学发展中一道特殊的风景线。第三，岭南医学是一个创新系统。其创造、发明、发现之多，应对卫生突发事件之勇，在我国地区医学中是位居前列的。如在疾病中首先报告了沙虱毒（恙虫病）、虏疮（天花）、虏黄（传染性黄疸型肝炎）、溪毒（血吸虫病）等；在诊断上首先报告了媒介昆虫沙虱（恙螨幼虫），以帛染尿法观察黄疸的进退，检查舌下络脉变化以观察虏黄病变的深浅等；在治疗技术上记载或发明了治疗骨折的小夹板固定法、缝肠术、隔物灸、捏脊、颠簸疗法等；在药物上首先用青蒿治疟，用鸦胆子治痢，用硫黄治疥等；在抗击传染病方面有防治疟疾、鼠疫、霍乱、天花、SARS等的实践，不但积累了许多有益的经验，而且取得了实实在在的成果。通过研读大量的文献，进行反复地思索，深感这些特色和优良传统是我们应当认真继承和发扬的。

在写作中也遇到许多的困难，如珍本原著的难于寻觅、珍贵图片的难于获得、疑难问题的难于解决等等。多赖我的老师邓铁涛教授和《现代医院》杂志社的支持指导；谭耀文研究员的大量文献借阅与图片赠予；刘小斌、李禾、李剑、郑洪、何丽春、李永宸、张晓红等老师的大力支援；合浦县博物馆陆露、张居英同志的赠图与文。在此一并表示衷心的感谢！特别值得提出的是，本书引用了大量文献与影像图片，从而提高了全书的质量与可读性，对作者们的辛勤劳动，深表敬意与谢意。由于本人学疏才浅，在撰著本书中还存在一些错误、不足之处，请同道和读者多予指正。

谨以此书作为邓铁涛师（时年九十有六）与我（时年八十有五）共建的"振兴中医百岁工程"的微薄成果给敬爱的同道与广大读者。

靳士英
2012 年春节

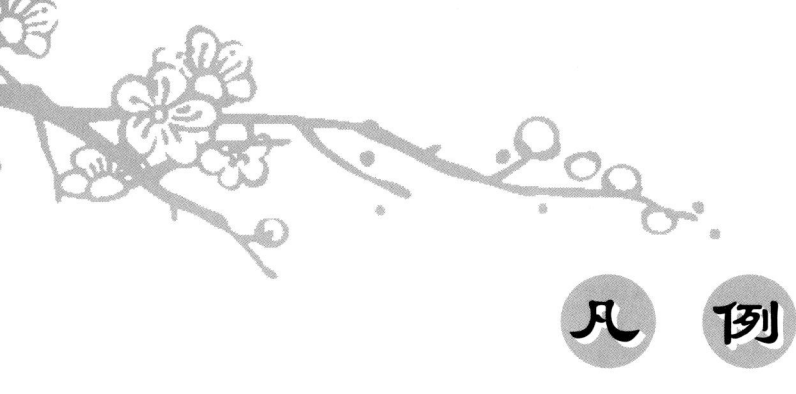

凡 例

一、主旨。本书撰写的目的在于弘扬岭南医学中贡献比较卓著，有一定代表性的医家、著作和能反映当时医学水平的事件、事迹，通过引出有益的经验教训，以增强发展岭南医学的信心，发扬岭南医学的优良传统，促进广东中医药强省的建设和丰富祖国医学内容。

二、体例。全书共收论文46篇，大体按历史顺序排列，题目力求简单明了，内容力求充实准确，表述力求通俗顺畅，文字可长可短。一般以医家传略与著述或学术成就展开，特殊问题体例自成一格，不追求完全一致。层次大体分为三级。

三、重点文章。如葛洪是岭南医学的奠基人，对其论述力争全面系统；现代医学三篇讨论亦求细致。

四、非医家著作。有医学内容者，除扼要作全面介绍外，着重阐发其有关医学内容。如杨孚与《异物志》，嵇含与《南方草木状》，马援征交趾与瘴疫、薏苡仁，虞翻与诃林，黄遵宪与《日本国志·医》等。

五、有争论内容文章。重视提出论据阐述各方观点，并根据作者查到的史料提出己见，以供进一步研究。如《南方草木状》作者是否为嵇含问题；葛洪与《外台秘要》所论天花传入流布全国时间问题；支法存、释深师身世问题；《南海药谱》与《海药本草》是否为一书问题等。

六、辑佚性文章。晋唐时期有关岭南方书不少，但大多佚失，难睹原貌。本书一部分是以冯汉镛先生《古代秘方遗书集》为线索、基础，对有关原著进一步搜寻，增补修订，使之更臻完善。如《支太医方》增加七方；《传信方》增加"小儿闪癖方"一条；《刘宾客嘉话》中所载病案二则，去掉《续传信方》中的"造桂浆法"一条；韦宙《独行方》增加了三方，并辑其父韦丹方三首。郑景岫《广南四时摄生方》增加了每味药的炮制，有些增入制剂方法。唐临《脚气论》为新辑。陈藏器《本草拾遗》专辑其海药、南药。宋代的则在《幼幼新书》中辑出《刘氏家传方》，以反映岭南儿科当时的水平。

七、综述性文章。根据不同内容，采取不同体例，力求层次分明，如《晋唐医家对岭南脚气认识的进步》、《晋唐医家对岭南瘴疟认识的进步》等。

八、阐发解释。现代已有深入研究或作者做过一定探索能进行进一步说明解释者，则作阐述，以方便读者理解。如涉及的药材基原、化学成分、药理作用、炼丹（金）术中应用的化学物质与化学反应、法医学中的尸体现象、验伤方法等。有些能与国外相比较的则引证资料作比较说明。至于事涉荒诞，有关方士神仙的事迹，只据文献略加叙述，无意宣扬。

九、启示。一般哲理性的多较短，专业性的多较长。主要宣扬岭南医学的优良传统与总结若干经验教训。

十、插图。是本书的重要组成部分，包括古遗、文物、人物、博物、药材、书影等等，涉及范围较广，大部分选自古籍、权威著作，均注明出处，以示尊重与感谢，少部分是笔者的原图，未特别注明。插图的目的旨在导读，使读者对历史有摸得到、看得见的形象感觉，以引起兴趣、爱好与研究。

十一、参考文献。以直接、主要者为主，每篇均载于文后，方便阅者检索。

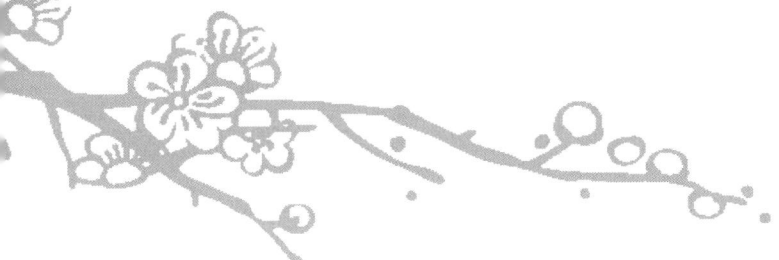

目 录

 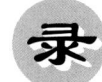

1

4

9

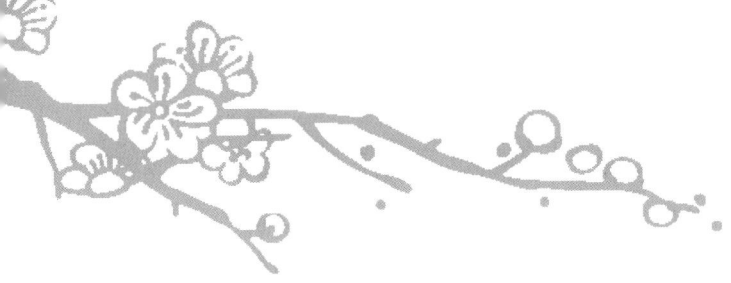

#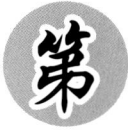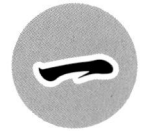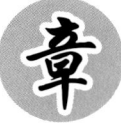

秦汉三国时期

第一节 秦汉方士与南越（岭南）医药

我国古代有专讲神仙方术、从事巫祝术数的人，名之为方士。起源于战国燕齐一带近海地区，常以修炼成仙和长生不死之药邀得统治者的信任，如秦始皇时代的徐福、汉武帝时期的李少君、曹魏时期的左慈等。后又泛指医、卜、星、相、神仙、堪舆（风水）之类。《素问·至真要大论》载："治寒以热，治热以寒，而方士不能废之"，这里的方士指的则是医生。《后汉书·方士列传》曾为华佗、左慈、费长房等35人立传，包括人物更为广泛，其中也有医学家。岭南不是方士的起源地，但是秦汉时期他们有的曾南游罗浮山，对罗浮山和医药开发有一定的贡献。现择两人略述于下。

一、安期生

司马迁在《史记·乐毅传》中把安期生写成一个黄老人物。他说："乐臣公学黄帝、老子，其本师号曰河上丈人，不知其所出。河上丈人教安期生，安期生教毛翕公，毛翕公教乐瑕公，乐瑕公教乐臣公，乐臣公教盖公，盖公教于齐高密、胶西，为曹（参）相国师。"[1] 乐毅是战国晚期燕国的战将，曾率军于燕昭王二十八年（公元前284年）攻陷齐国七十余城邑，安期生是河上丈人一门的首传弟子，再三、四传而至乐毅之族乐瑕公、乐臣公，六传而至汉初曹参。看来安期生似是战国晚期人。《史记·孝武纪》还载有方士李少君与武帝的一段对话涉及安期生，"臣尝游海上，见安期生，食巨枣，大如瓜。安期生，仙者，通蓬莱中，合则见人，不

合则隐"。于是，"天子始
亲祠灶，而遣方士入海求
蓬莱安期生之属"[2]。另
外，汉代刘向《列仙传》、
晋代《高士传》、葛洪《神
仙传》也都有传说记载。

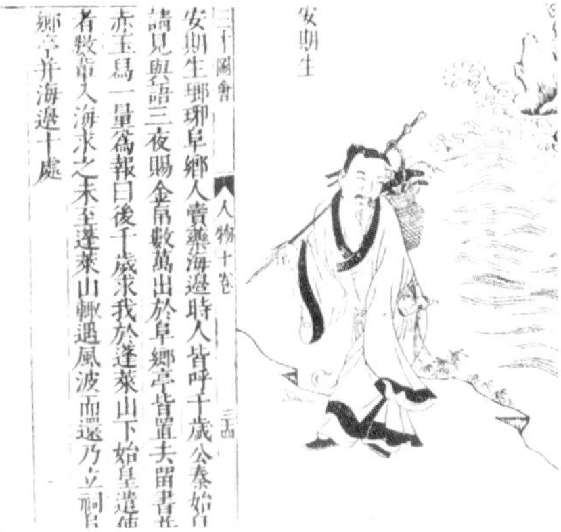

明代《三才图会》载
有安期生画像与小传（见
图1-1-1），"安期生，琅
琊阜乡人，卖药海边，时
人皆呼千岁公。秦始皇请

图1-1-1　安期生像与传记
（引自《三才图会》）

见，与语三夜，赐金帛数万；出于阜乡亭皆置，去，留书并
赤玉舄（xì）一量为报。曰：'后千岁求我于蓬莱山下'。始
皇遣使者数辈入海求之，未至蓬莱山，辄遇风波而还，乃立
祠阜乡亭并海边十处。"[3] 琅琊，今在山东诸城县，秦始皇
二十八年（公元前219年）登琅琊山，筑观台，以望东海，
建碑颂德。"赤玉舄"则是一种赤玉雕成的鞋状、如船的小
玉器，意为水路两用的交通工具。

又据《神仙传》，汉初方士李少君，早年在泰山采药，
修炼绝谷遁世全身之术。道未成而病于山林之中，遇安期
生，予"神楼散"一匕，服后即愈。李少君师事安期生，随
从他周游天下数十年，东至赤城，南至罗浮，北至太行，西
至玉门。后来安期生飞升，李少君则回到老家临淄，寿数百
年，也是神仙人物。传蓬莱山三岛，浮山为其一。安期生在罗
浮时，尝采涧中菖蒲服之，至今故老指菖蒲涧为飞升处[4-5]。

《羊城古钞·附录罗浮山》中谈到，安期生是罗浮山的开
山祖，指他是游罗浮山的第一人，其后有朱灵芝继至，治朱

3

明耀真洞天；华子期继至，治泉源福地，为汉代罗浮仙之宗。又提及"菖蒲之洞，九节绿玉，三花紫茸，安期之所服饵而得仙者，合则见人，不合则隐。"[5]

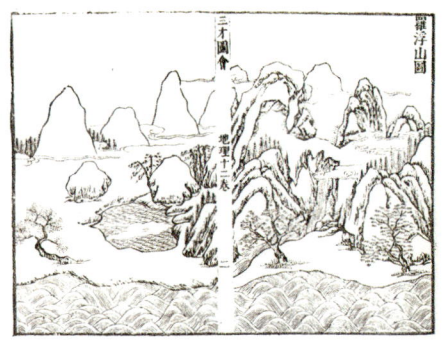

安期生为游罗浮山第一人

图1-1-2　罗浮山（引自《三才图会》）

葛洪谓菖蒲益聪。《抱朴子·仙药》载有："韩终服菖蒲十三年，身生毛，日视书万言，皆诵之，冬袒不寒，又菖蒲生须得石上，一寸九节以上，紫花者尤善也。"[6]

安期生在医药养生方面还留有《芍药服炼法》。此法见于《图经本草》，保存于《证类本草·芍药》。内容是："芍药二种，一者金芍药，二者木芍药。救病用金芍药，色白多脂肉；木芍药色紫瘦多脉。若取审看，勿令差错。若欲服饵，采得净刮去皮，以东流水煮百沸，出阴干，停三日。又于木甑内蒸之，上覆以净黄土，一日夜熟出，阴干捣末，以麦饮或酒服三钱匕，日三。满三百日可登岭绝谷不饥。"这可能是我国早期的药物服饵法。

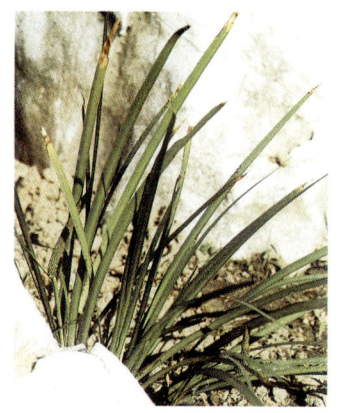

安期生发现罗浮山菖蒲洞中有大量石菖蒲生长，一茎九节，食之可以长生

图1-1-3　石菖蒲［引自《中华人民共和国药典中药彩色图集》（以下简称《药典图集》）］

安期生是秦朝方士，事涉神仙。但他是游罗浮山的第一人（见图1-1-2），他发现罗浮山菖蒲涧，生有大量石菖蒲，饵食能延年益寿。今知石菖蒲是益智安神、开窍补脏、轻身延年的重要药物（见图1-1-3、图1-1-4）。在罗浮山最早发现与应用石菖蒲的应是安期生。另外，《芍药服炼法》也可能是他唯一留下的对医药养生的贡献。

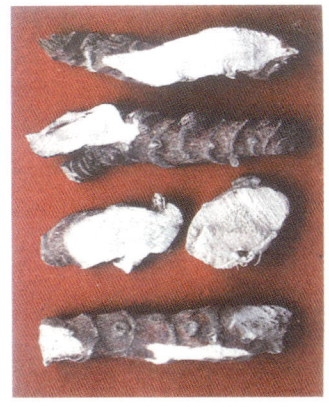

广泛用于开窍、豁痰、镇惊、安神

图1-1-4　石菖蒲药材

二、李少君

李少君为汉初方士，葛洪《神仙传》曾叙其事迹，大多事属荒诞，不足为信。其中涉及医药者有两端：一是随安期生南游海上时见"食巨枣，大如瓜"，这种枣无法准确地知其为何物，疑是海外舶来的。《南方草木状》释其为海枣；《本草拾遗》称为波斯枣或无漏子；《开宝本草》称为千年枣。这种树的果实呈圆筒状，长3～6cm，直径1.2～1.5cm，真是可称为"巨枣"，甘甜可食（见图1-1-5、图1-1-6）。二是赠朝议郎董仲躬一强身健体药方与成药两剂，其方"用戊

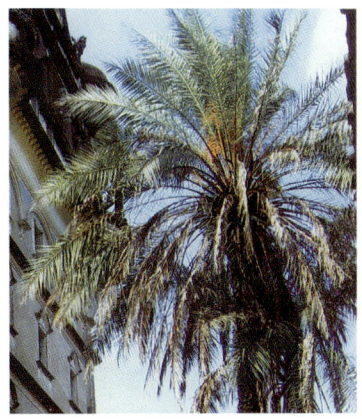

安期生与李少君在海上食巨枣如瓜，《南方草木状》释为海枣，即今伊拉克蜜枣，我国有栽培

图1-1-5　海枣植株（谭耀文赠图）

5

巳之草，后土脂、黄精根、兽沉肪、先菟之根、百卉花酿，亥月上旬，合煎铜器中。……调其汤火，使合成鸡子，三枚为程。服尽一剂，身体便轻；服三剂，齿落更生；五剂，年寿长而不复倾"。仲躬素不信道，"频上书谏武帝，以为人生则命，衰老有常，非道术所能延。意虽见其有异，将为天性，非术所致"。后来仲躬身患重病，"仲躬忆少君所留药，试服之，未半，乃身体轻壮，其病顿愈；服尽，气力如年少时"[4]。方中药物不完全明了，且有神话夸张色彩。

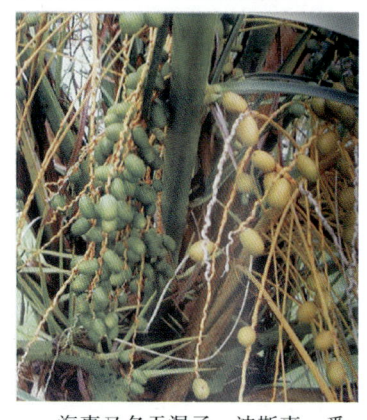

海枣又名无漏子、波斯枣、番枣、千年枣、万岁枣，果实圆筒状，长3～6cm，形似枣，中有一核，有深长沟，用以温中益气

图1-1-6 海枣果实

三、启示

秦汉时期，虽然巫、医已经分业，但仍处于巫、医、神仙并存的时代，方士在统治阶级中颇有地位。尽管秦始皇、汉武帝很有作为，但对安期生、李少君之流，还是十分崇信与宠幸，且不懈追求长生不老，有渡海求仙等荒唐之举。但方士对药物的服食和炼丹术的探索，在医药上还是有一定的意义，如对石菖蒲的生长环境与其形态功用的描述，当时岭南海上巨枣的记载等。

参考文献

[1] 司马迁.史记：乐毅传［M］//二十五史：1.影印本.上海：上海古籍出版社，1986：275.

[2] 司马迁. 史记：孝武纪 [M] // 二十五史：1. 影印本. 上海：上海古籍出版社，1986：50.

[3] 王圻，王思义. 三才图会：上 [M]. 上海：上海古籍出版社，1988：787.

[4] 李昉. 太平广记：第一册 [M]. 北京：中华书局，1961：59–60.

[5] 仇巨川. 羊城古钞 [M] // 陈宪猷，校注. 广州：广东人民出版社，1993：549–551，717.

[6] 葛洪. 抱朴子：仙药 [M]. 影印本. 上海：上海古籍出版社，1990：85.

第二节 南越王墓及宫苑出土的医药卫生文物

公元前 137 年南越国武王赵佗卒，次孙赵胡（眛）继位（见图 1–2–1），称南越文王，体弱多病，于汉武帝元狩元年（公元前 122 年）卒。今南越王墓为佗孙赵胡（眛）墓，卒年在 40~45 岁间，公元 1983 年发掘于广州象岗山，仅主室就出土器物达 209 件，其中玉器 78 件（套），金银器约 17 件，铜器约 60 件，铁器 44 件，其他器物 10 件。全墓总计出土文物达 1 000 多件，足以反映岭南当时之经济文化、科学技术、医药卫生等的水平。而南越国宫苑遗存的水井，也可说明当时宫廷的饮水卫生。

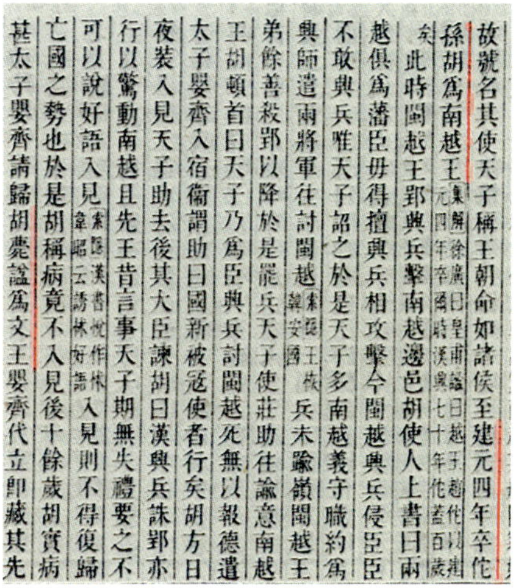
故號名其使天子稱王朝命如諸侯至建元四年卒佗孫胡爲南越王[集解]徐廣曰皇甫謐曰越王趙佗以建元四年卒爾時漢興七十年佗蓋百歲矣此時閩越王郢興兵擊南越邊邑胡使人上書曰兩越俱爲藩臣毋得擅興兵相攻擊今閩越興兵侵臣臣不敢興兵唯天子詔之於是天子多南越義守職約爲興師遣兩將軍往討閩越[索隱]王恢韓安國兵未踰嶺閩越王弟餘善殺郢以降於是罷兵天子使莊助往諭意南越王胡頓首曰天子乃爲臣興兵討閩越死無以報德遣太子嬰齊入宿衛謂助曰國新被寇使者行矣胡方日夜裝入見天子助去後其大臣諫胡曰漢興兵誅郢亦行以驚動南越且先王昔言事天子期無失禮要之不可以說好語入見[索隱]漢書說作怵韋昭云誘怵好語入見則不得復歸亡國之勢也於是胡稱病竟不入見後十餘歲胡實病甚太子嬰齊請歸胡薨謚爲文王嬰齊代立即藏其先

图 1–2–1 《史记·南越尉佗列传》中有关赵胡的记载

一、医药相关文物 [1~2]

（一）药臼与药杵

出西耳室，2套，一为铜臼、铜杵；一为铜臼、铁杵。

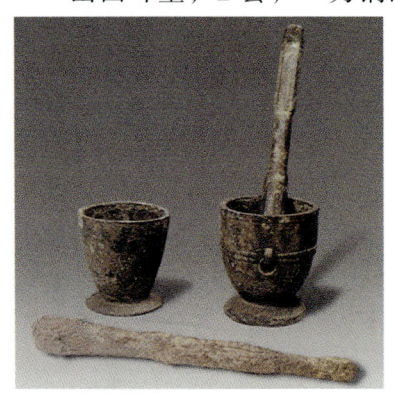

其形制与中原西汉墓出土的同类器物基本相同。较大的药臼，腹中部有微凸棱两圈，并有带环双耳，便于提起，为捣药之用。铜杵适用于捣碎硬度较低的药物如硫黄、雄黄（1~2度）；铁杵耐磨，适于捣碎硬度较高的药物，如紫水晶、赭石、绿松石（5~7度）等（见图1-2-2）。

图1-2-2　药臼与药杵
（引自《南越藏珍》）

（二）羚羊角

出西耳室，重约10g，断口处有明显切割痕。羚羊角出新疆，可知它是经中原而来。此药具平肝舒筋、定风安魂、散血下气、辟恶解毒等功能，善治热病神昏、头痛眩晕、惊痫抽搐等症，可能与赵胡所患疾病有关。

（三）五色药石

发现于杵臼旁，量较大，有：雄黄1 130g，硫黄193.4g，赭石219.5g，紫水晶173.5g，绿松石287.5g等5种（见图1-2-3）。考道家炼丹所用五石，据《抱朴子·内篇·金丹》为雄黄、丹砂、矾石、曾青、磁石等 [3]；内服的五石散为紫石英、白石英、钟乳石、赤石脂、石硫黄 [4]，与五色药石不尽相同。可能汉初五石散配方尚在变化阶段。为追求长生不老，赵胡生前可能也有服石之举。服石之风始于秦汉，汉初名医淳于意已经指出它的危害，谓"中热不溲，不可服五石"。绿松石是含铜地表水溶液与含铅、磷岩石作用的产物，美丽者是贵重的刻石原料，自《神农本草经》以来迄未入药，所以绿松石的药物用途尚需进一步探索。

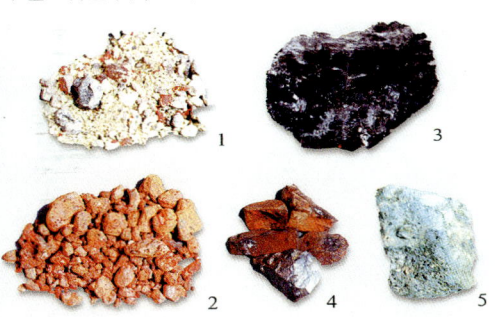

1. 硫黄；2. 雄黄；3. 紫水晶；4. 赭石；5. 绿松石
图1-2-3　五色药石（引自《广州南越王墓》）

（四）银药盒

主棺室足箱中出土一银药盒（见图1-2-4），呈扁球形，高12.1cm，盖径14.3cm，腹径14.8cm，重572.6g。器身有一口盖，与身相合处饰一匝穗状纹带，表面有鎏金。盖与盒身外周有对向交错的蒜瓣状凸纹。整体系用模压锤打而成。盖面上于后来加3个银焊小凸榫，器底后加一个圈足，均是加银焊的。由于焊接被银液所覆盖或被刮除，盖面上3个小凸榫分别刻有"｜"、"｜｜"、"｜｜｜"的记号。编码"｜"旁有铭文"一斤四两右游一私官容三升大半"；编码"｜｜"旁的铭文是"名廿一百卅一"；器底有三处铭文"之三"、"私官容"、"名廿"。考古学家的解释是：铭文

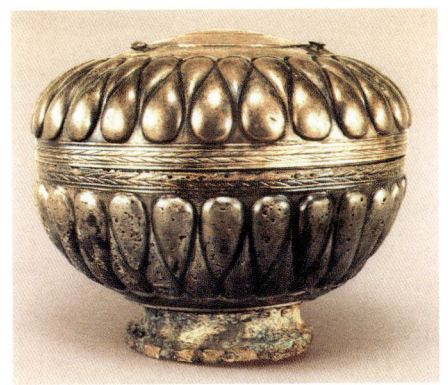

**图1-2-4　银药盒
（引自《广州南越王墓》）**

中的"私官"是王宫内掌管后宫饮食之官。"游"是指休闲的离宫，南越王离宫别苑分有左右。"一斤四两"是指盒的重量。"三升大半"是指盒的容量三升又三分之二升。"名甘一百卅一"是指编号者名"甘"，器物编号为一百三十一号。由于造型、文饰、鎏金厚薄与中国传统风格不同，认为此物是舶来品，可能来自波斯。盒内遗存药物半盒，可能是赵胡生前所服用。银焊小凸榫和圈足所用的银，其成分与墓内其他银器相同，考古学家判定盒为进入我国后所焊接。最近有人专门考证了广州、山东、云南三地西汉墓出土的凸瓣纹银、铜盒，其总体造型相当一致。目前，有学者认为广州赵胡墓、山东刘襄（公元前 179 年或稍后）墓的银盒可能是来自波斯的舶来品，也不排除通过草原民族传入的可能[5]。

（五）乳香盒

西耳室有一小漆盒，内置有如乳香样的树脂状药物，重26g。考古学家排除了松香的可能，尽管药物入土已 2 000 余年，化学成分已分解变化，但仍不排除它确实是乳香。乳香主产红海沿岸，入药用于活血化瘀，王公贵族亦作熏香料使用。

（六）铜承盘高足玉杯

是一造型结构奇特的容器，用玉、金、银、铜、木 5 种材质制作而成，以玉杯为主体，加托架与承盘共三部分组成（见图 1-2-5）。玉杯高11.75cm，口径 4.15cm，位居正中；由金头银身三龙衔托，下部固定于托座底部的 1 个扁圆形铜圈下面的 3 个鎏套中；

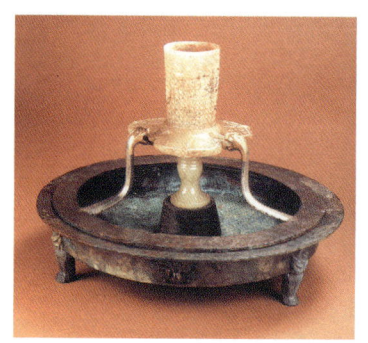

图 1-2-5　铜承盘高足玉杯
（引自《广州南越王墓》）

铜承盘浅腹、平底、宽平沿，盘腹饰3个银铸的小铺首，盘下附3个铜铺首形足。这个奇特的玉器，考古学家推断其为"承露盘"。考《史记·孝武纪》载汉元鼎二年（公元前115年）汉武帝在甘泉宫"作柏梁铜柱承露，仙人掌之"[6]。注解中说，这是"仙人以手掌擎盘承甘露。"《三辅故事》说：台高二十丈，用香柏为殿梁，香闻十里，中建章宫，承露盘，高三十丈，丈七围，以铜为之，有仙人掌承露，和玉屑饮之。故张衡赋曰："立修茎之仙，掌承云表之清露"。可以看出汉武帝为长生不死，曾建承露盘于行宫之中，用甘露饮玉石之屑。但迄今没有人看见汉代承露盘为何物。今南越王墓出土的铜承盘高足玉杯，考古学家认为就是承露盘，是赵胡（眜）服五石散之类药物作饮甘露之用，它要比汉武帝的承露盘至少还早7年。

（七）红枣补酒

在前室前端7个铜壶中有1个铜壶盛满红枣，考古学家认为这是酒浸红枣的补酒，符合岭南喜饮补酒的习俗。

（八）毒箭镞

在墓过道口当中有矢箙（箭囊）1个，原装有100支箭，铜镞均是双翼带倒刺者（见图1-2-6）。其中有少数用竹笋壳的箨叶严密包裹，并用小绳扎紧（在主棺室内椁盖上也发现有带杆的铜镞500余支）。考古学家认为是毒液浸泡过

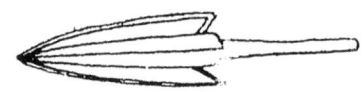

图1-2-6　毒铜箭镞示意图
（引自《南越藏珍》）

的毒箭。考马王堆古医书《五十二病方》中有"毒乌喙"一病，系指中乌头毒箭伤[7]。《神农本草经》在乌头条也曾谈及"其汁煎之，名射罔，杀禽兽。"[8] 实际上是用乌头所煎浓汁，日煎（阳光暴晒）而得的乌头碱结晶，称为射罔，涂

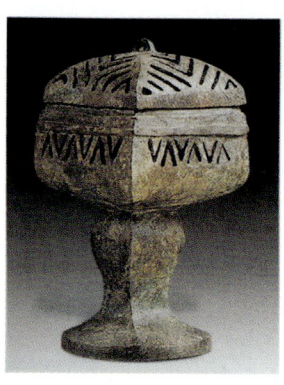

图 1-2-7　单体铜熏炉
（引自《南越藏珍》）

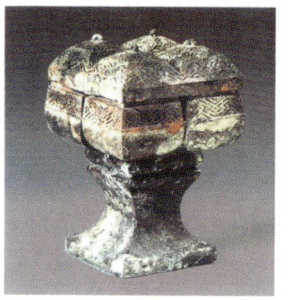

图 1-2-8　四连体铜熏炉
（引自《广州南越王墓》）

于箭头上，使禽兽伤后中毒而死。说明南越国时期，已掌握了用乌头制造射罔的制药技术。

（九）熏炉

南越王墓共出土铜熏炉 11 件，陶熏炉 2 件。其中单体铜熏炉（见图 1-2-7）6 件，通高 17.3cm。盖面向上隆起，中间有一桥形小钮，炉体方形，下接方壶形把，座足扁圆形，炉身与盖镂空成"V"字形。四连体铜熏炉（见图 1-2-8）5 件，由 4 个方口、底小盒组成，独立不通，能同时焚 4 种不同香料，为汉墓中首见。熏香所用香料，大多来自海上，有些来自岭南，它反映了当时统治阶级的奢靡生活。现代研究认为，熏香有一定的空气消毒作用。

此外，墓中还出土有医疗用具铁针约 500 枚，药饼 1 堆。

二、饮食卫生相关文物

（一）庖厨用具

多式多样，而且数量众多。其中最具岭南特色的有：

1. 铜烤炉

3 件，其中大烤炉 1 件，边长 61cm，宽 52.5cm，高 11cm，炉底有 4 个铁轴轮，便于移动；所备铁链钩用以悬吊，便于野外烧烤。有 2 把 83cm 长叉，可用于烧烤全鸡、全兔、乳猪。4束烤肉铁杆，每束3~5支，长28~35cm，供烤肉串用。小方炉2件，长27.5cm，宽27cm，高11cm，口沿宽阔，四角翘起，腹壁下有4个鸮形足，腹壁两侧各铸一张口朝天、四足撑起的小猪，中空，用置烧烤用具。小炉近旁铜鼎内发现有乳猪遗骨。看来这个小烤炉是用于烤乳猪的，可见广州"烤乳猪"这道名菜，2千多年前就有了。

2.铜姜礤

大、小各1个，是擦姜蓉，挤压姜汁的用具。整体呈汤匙状，下部半球形，匙底部四圈排有60个漏孔，上半柄部竖排7行突起的小礤钉。上部可以擦出姜蓉，下部可挤出姜汁。大的长22cm（见图1-2-9）。姜汁、姜蓉既可煮菜又可用于蘸食。姜亦食亦药，它具有健脾胃、祛风寒、止呕吐、去腥膻的作用，特别常用于佐食海鲜，至今仍为粤人所喜用。

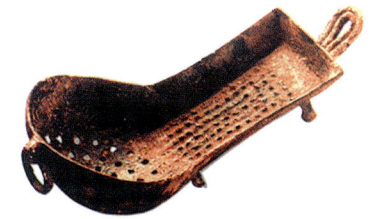

图1-2-9　铜姜礤
（引自《广州南越王墓》）

3.铜防蚁挂钩

5件，设计独特，下部为挂物的钩体，上部像倒置的铜铃，注满水可防蚂蚁爬入。铃体正中有一直柱连通上下，柱的两头做出圆环，上部圆环用于固定吊起挂钩，下面圆环用于和下部钩体套接（见图1-2-10）。岭南多蚁，气候潮湿，这种吊钩设

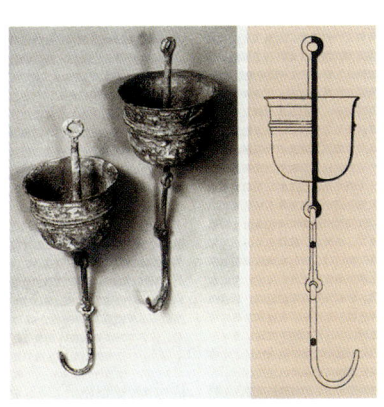

图1-2-10　铜防蚁挂钩
（引自《广州南越王墓》）

计甚为精巧，能防止蚂蚁对某些食物的侵害与污染。

（二）南越王的食品

赵胡墓出土的食品甚多，种类丰富，有家猪、黄牛、山羊、家鸡、鲤、大黄鱼、广东鲂、河蚬、虾、中华花龟、中华鳖、青蚶（2 000 多个体）、龟足（1 500 多个体）、楔形斧蛤（200 多个体）、耳螺、笋光螺、黄鹛（即禾花雀，200 多个体）和竹鼠。这些作为食品的动物均为广东的现生种，具有珠江三角洲沿海动物区系的特点，有些是淡水生物，有些是淡咸水交界地区的生物，而没有外地区的生物。特别有意思的是在墓的后藏室有 3 个陶罐中藏有去头足的禾花雀，其中混有陶粒或炭粒，考古学家认为这可能是一种焗烤食物的，有如"盐焗鸡"的做法一样，用炒成炽热的陶粒等烫熟。禾花雀是一种候鸟，秋天稻谷灌浆时，它从北方飞来南方啄食谷粒，农民张网捕之为食，至今仍是广东一道名菜。上述情况反映了南越王宫对美食佳肴的追求及与现代粤菜饮食的渊源。

三、南越王宫苑古井

在广州中山四路儿童公园发现的南越王宫苑遗址中清理出一口精工石砌的砖井（见图 1-2-11）。井口已残，井深尚存 8.8m，井内除塞满建筑杂物外，发现一铸铁吸水罐和烧焦的木质辘轳。井底铺有 5 块厚石板，其上凿有 5 个透水的泉眼（见图

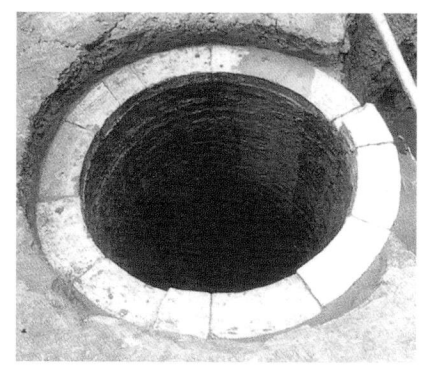

图 1-2-11　南越王宫苑古井
（引自《广州南越王墓》）

14

1-2-12），石板下面还铺有一层滤水的细沙，水从地下泉眼中涌出，其清洁可以想象。考古学家取 3 个水样化验，全部符合现代饮用水的标准。烧焦的辘轳，可能是汉灭南越国的战争遗物。古井的构造，遗存的辘轳及水罐等体现了当时对饮水卫生的重视。

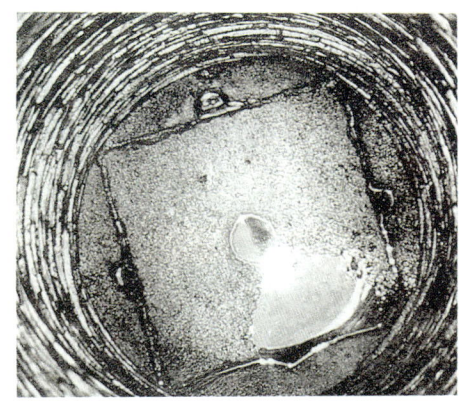

图 1-2-12　南越王宫苑井底有五泉眼
（引自《广州南越王墓》）

四、南越王宫苑废古井出土的竹简 [9]

宫苑废古井中还出土一批竹简（见图 1-2-13），考古研究认为是籍薄文书和法律文书，内容包括管理、财务、法律、军事档案。其中有竹简记载内容经推断为："一个人未抓到老鼠，打了五十板；十二人抓到了老鼠，够了，就不打；一个人要抓十只老鼠，没抓到就打"，这说明了当时南越国鼠患严重，灭鼠的严格要求已成法令。此外，设有"大

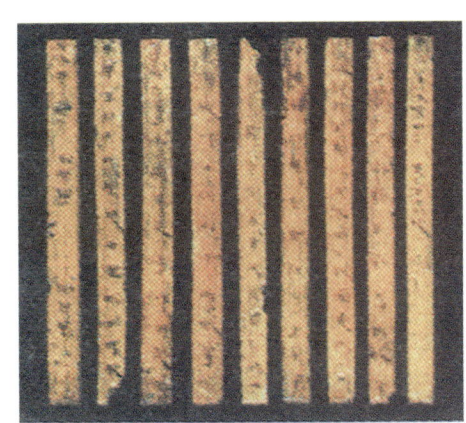

图 1-2-13　南越王宫苑废井中出土的竹简
（引自《羊城晚报》）

15

鸡官",专司南越特有的"鸡卜"（当时的南方少数民族流行鸡骨占卜，这样的风俗存在很久）。说明南越当时巫医并存。这批竹简写于赵陀二十六年（公元前178年）前后。

五、启示

从南越王墓及宫苑出土的医药卫生文物看来，当时的医学水平已相当高。它是以中原医学为主体，注意吸纳岭南当地的习俗与医药文化。又由于海上交通的方便，也重视对海外医药知识的汲取。也就是说，当岭南医药学还处在汉初的萌芽阶段时，就已经凸显出以中原医学为基础，并与岭南实际情况相结合的特征。但当时尚属于巫、医并存的时代。

参考文献

[1] 麦英豪，黄淼章，谭庆芝.广州南越王墓［M］.北京：生活·读书·新知三联书店，2005.

[2] 李林娜.南越藏珍［M］.北京：中华书局，2002.

[3] 葛洪.抱朴子：金丹［M］.影印本.上海：上海古籍出版社，1990：28.

[4] 孙思邈.千金翼方［M］.影印本.北京：人民卫生出版社，1982：260-261.

[5] 赵德云.凸瓣纹银、铜盒三题［J］.文物，2007（7）：81-87.

[6] 司马迁.史记：孝武纪［M］//二十五史：1.影印本.上海：上海古籍出版社，1986：51.

[7] 马继兴.马王堆古医书考释：五十二病方：毒乌喙［M］.长沙：湖南科学技术出版社，1992：391-397.

[8] 孙星衍，孙冯翼.神农本草经：乌头［M］.吴普等述.北京：人民卫生出版社，1963：100.

[9] 张演钦，曹晓亮，赵蕾.木简透露南越国鼠患严重［N］.羊城晚报，2008-12-05（1）.

第三节　汉武帝与南越（岭南）植物的移植

一、扶荔宫

据《三辅黄图》的记载，汉武帝元鼎六年（公元前111年）破南越，在上林苑中建起了扶荔宫（见图 1-3-1、图 1-3-2），植种南越所得奇草异木。有"葡萄百本，山姜十本，甘蔗十二本，留求子（使君子）十本，桂（肉桂）百本，蜜香（沉香）、指甲花（千屈菜科散沫花）百本，龙眼、荔枝、槟榔、橄

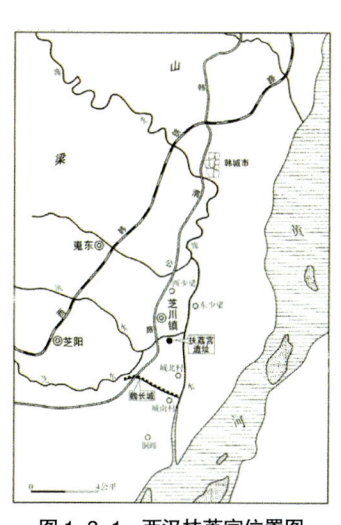

图 1-3-1　西汉扶荔宫位置图
（引自《三辅黄图校释》）

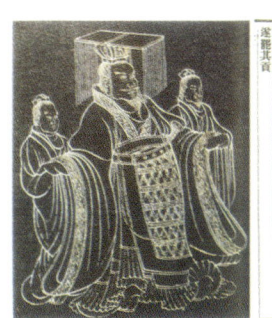

汉武帝于公元前111年灭南越国，设9郡，建立扶荔宫，移植南越佳果多种，未能成活，扩建上林苑引种全国果树，见《三辅黄图》、《西京杂记》

图 1-3-2　扶荔宫相关历史记载

榄、千岁后子、柑橘皆百余本"（见图 1-3-3、图 1-3-4）。由于"土木南北异宜，岁时多枯瘁。荔枝自交趾移植百株于庭，无一生者，连岁犹移植不息。后数岁，偶一株稍茂，终无

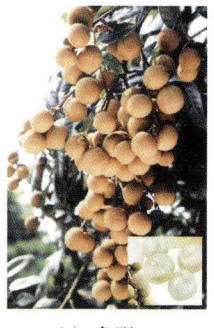
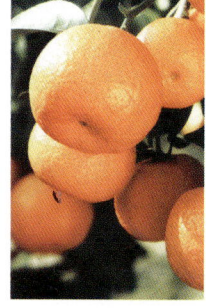
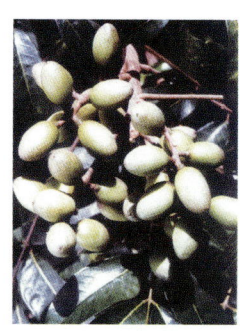

（1）龙眼　　　　　（2）柑橘　　　　　（3）橄榄

图 1-3-3　扶荔宫移植的岭南佳果举例（引自《广州果业》、《岭南果香》现代品种）

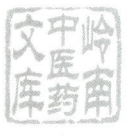
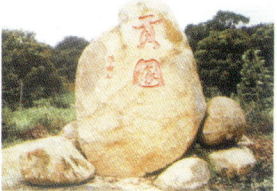
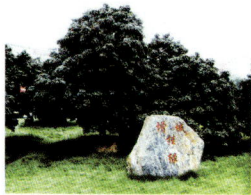
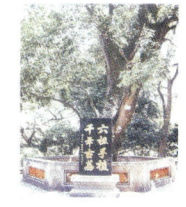

（1）今高州荔枝贡园　　（2）今增城挂绿荔枝　　（3）新兴国恩寺禅
　　　　　　　　　　　　　贡品，树龄 400 余年　　宗六祖手植古荔，
　　　　　　　　　　　　　　　　　　　　　　　　树龄 1 300 余年

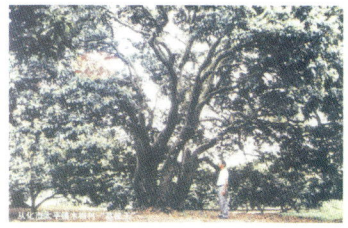
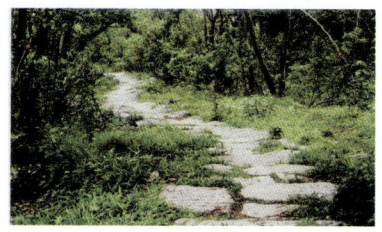

（4）今从化太平木棉村荔枝王，　　（5）秦汉以来沟通五岭南
　　树龄 500 余年，高 12.5m，冠幅　　　北的骑田古道，曾用于奔
　　33.5m，覆盖地面 2 亩　　　　　　　驰进贡荔枝

图 1-3-4　有关岭南荔枝的古迹（引自《岭南水果香》）

华实。帝亦珍惜之。一旦萎死，守吏坐诛者数十人，遂不复莳（shí，移植）矣。其实则岁贡焉。邮传者疲毙于道，极为生民之患。后至汉安帝（据史载，当为和帝）时，交趾郡守（据史载，当为临武长汝南唐羌）极陈其弊，遂罢其贡"[1]。

二、上林苑

始建于秦始皇35年（公元前212年），汉高祖十二年（公元前195年）许民进苑耕垦，汉武帝时又收归宫苑，进行重修。东起兰田，西达至周、兴平，南依秦岭，北临渭河，周径200余里。苑内广种奇花、异木，放养禽兽包括大象、犀牛，并建宫观馆数十所。据载汉武帝扩建上林苑后，群臣远方各献名果异卉3 000余种，其中大多可为药用。如来自西域的安石榴、苜蓿、葡萄、王门枣、胡桃；来自瀚海北、耐寒不枯的瀚海梨，霜下可食的霜桃等。《西京杂记》记载的更为具体："梨十：紫梨、青梨、芳梨、大谷梨、细叶梨、缥叶梨、金叶梨、东王梨、瀚海梨、紫条梨；枣六：弱枝枣、玉门枣、青华枣、樗枣、赤心枣、西王枣；栗三：候栗、瑰栗、峄阳栗；桃九：秦桃、榹桃（毛桃）、细核桃、金城桃、绮叶桃、霜桃、胡桃、樱桃、含桃；李十五：紫李、绿李、朱李、黄李、

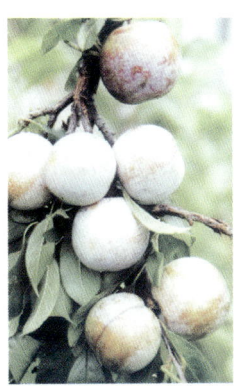

(1) 三华李　　　　(2) 四月李

上林苑植有各种李树，"蛮李"可能是三华李、四月李一类

图1-3-5　今岭南三李（引自《岭南果香》）

青绮李、青房李、同心李、车下李、含枝李、金枝李、颜渊李、羌李、燕李、蛮李（见图1-3-5）、侯李；奈（花红、沙果）三：白奈、紫奈、绿奈；查（山楂）三：蛮查、羌查、猴查；椑（漆柿）三：青椑、赤叶椑、乌椑；棠（海棠）四：赤棠、白棠、青棠、沙棠；梅六：朱梅、紫华梅、同心梅、丽枝梅、燕梅、猴梅；杏二：文杏、蓬莱杏；桐三：椅桐、梧桐、荆桐。林檎（花红 *Malus Asiatica Nakai*）十株，枇杷十株，橙十株，安石紫榴十株，白银树十株，黄银树十株，槐六百四十株，千年长生树十株，万年长生树十株，扶老木十株，守宫槐十株，金明树二十株，摇风树十株，鸣风树十株，琉璃树七株，池篱树十株，楔四株，枫四株，栝十株。余就上林令虞渊得朝臣所上草木名二千余种。"[2] 尽管"亦有制为美名以标奇丽者"，但可以看出汉时我国植物品种特别是栽培品种众多，其中蛮查、蛮李、车下李、橙、枇杷、梅、枫等也有可能来自岭南。特别是产于粤北的南华李，久负盛名，果有黄、青、朱、紫、赤之别。车下李即郁李，葛洪《肘后方》中有应用。书中还提到"积翠池中有珊瑚树，高一丈二尺，一本三柯，上有四百六十二条，是南越王赵佗所献，号为烽火树，至夜光影常焰然"[2]。

三、启示

汉武帝趁南越国内乱之机，于汉元鼎五年（公元前112年）发兵十万分五路，进击南越，经年余战争，终于扫灭南越国而一统于汉。设南海、苍梧、郁林、合浦、交趾、九真、日南、儋耳、珠崖九郡以治之。从而使岭南与中原往来日益密切，中原的大量移民，进步的文化、经济、科学、技术等源源不断地迅速传来，大大促进了岭南地区的开发与发展。汉武帝统一中国，开发南越，功不可泯。

但另一方面，汉武帝平定南越之后，大事扩建上林苑，新建扶荔宫，违背气候、地理条件和生物生长的自然规律，大量移植岭南佳果、奇花、异木（其中不少是药材）于长安，而且反复多年，未能成功，实是劳民伤财的举措。上林苑广植全国佳果，或有成活，也应多属中原植物。驯养的犀、象，可能多系来自海外的贡品，其难于存活也可想象。如此大规模地移植岭南植物于北地，而且持续多年以失败而告终，也是历史上罕见的教训。

汉朝班固对汉武帝倍加赞赏，说他"雄才大略"。宋朝司马光则对他一分为二，有褒有贬，指斥他"穷奢极欲，繁刑重敛，内侈宫室，外事四夷，信惑神怪，巡游无度，使百姓疲惫，起为盗贼"[3]。实不为过，于扶荔宫、上林苑可见一斑。

我国移植海外药材有许多成功范例，如诃梨勒、藿香、荜茇、荜澄茄、莳萝等等；香花如茉莉、耶悉茗（素馨）、指甲花等均已培育成为国产药材，这都是因为农家着力探索植物的生活环境与生长规律，不断改进栽培方法，与汉武帝"蛮干"的方法完全不同，所以才能成功。

参考文献

[1] 苗昌言. 三辅黄图 [M] // 陶宗仪. 说郛三种：二. 影印本. 上海：上海古籍出版社，1988：1236-1237.

[2] 葛洪（一作刘歆）. 西京杂记 [M // 陶宗仪. 说郛三种：一. 影印本. 上海：上海古籍出版社，1988：368.

[3] 司马光. 资治通鉴 [M]. 注释本. 哈尔滨：黑龙江人民出版社，2002：163.

第四节 《神农本草经》与汉代
南越（岭南）的药材

我国汉代已有药学专著《神农本草经》（下称《本草经》）[1]（见图1-4-1、图1-4-2），它不是一时一人之作，托

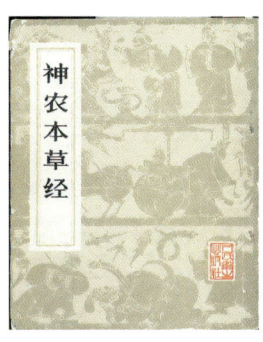 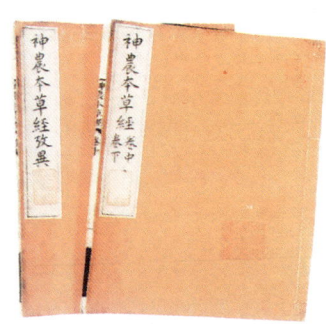

（1）公元1779年孙星衍辑本（图为今排印本封面）　　（2）公元1858年日本森立之辑本

图1-4-1　《神农本草经》早佚，现存多种辑复本

图1-4-2　金陵版《本草纲目》的《神农本草经》题解

名神农（见图1-4-3）以示人们对神农的崇敬。《本草经》中载有不少主产于岭南的药物，或来自海上的贡品。另外，史书、字书也有不少涉及后世所谓南药、海药者，由此可从它们的记载中略窥当时南越（岭南）药物的一斑。

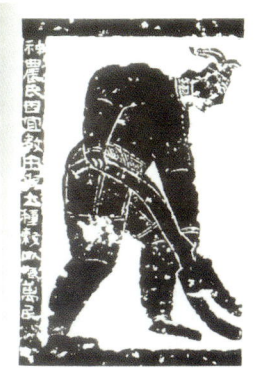

（1）山东嘉祥武氏祠汉代神农画像石（引自《汉代人物雕刻艺术》）

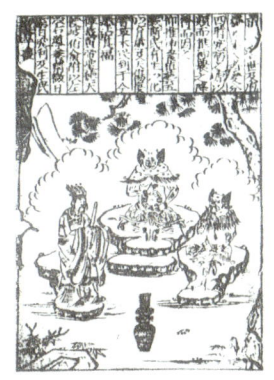

（2）熊宗立《袖珍方大全》中的三皇像，中为伏羲，右为神农，左为黄帝（公元1505年复刻本）

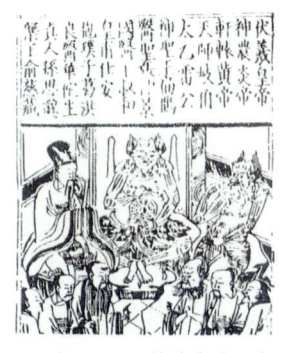

（3）《契王氏秘传脉决难经太素评林捷径统宗》（公元1599年）三皇及历代名医像

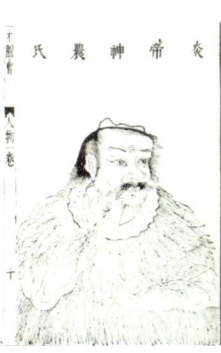

（4）《三才图会》中的神农像

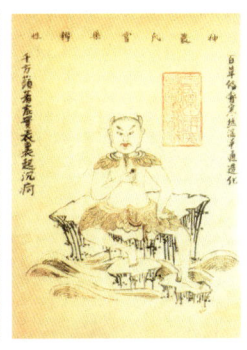

（5）清代林钟绘《古代医家书像》中的神农

"神农尝百草之滋味，一日而遇七十毒，由是医方兴焉。"因而备受医家崇敬

图1-4-3 神农画像

一、植物药

（一）石菖蒲

安期生游岭南，在罗浮山菖蒲涧发现石菖蒲（见图1-4-4），以为久服延年之药。《本草经》谓："主寒湿痹，咳逆上气，开心孔，补五脏，通九窍，明耳目，出声音，久服轻身，不忘不迷，或延年。"汉时已成为上品中的第一味中药。其药源主要来自岭南。

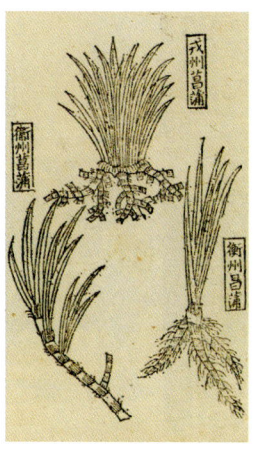 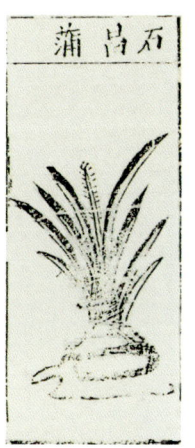 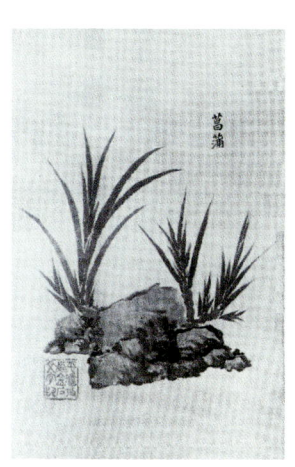

(1)《证类本草》图　　(2)《本草纲目》图　　(3)《南方草木状图》图

图1-4-4　菖蒲

（二）薏苡仁

东汉马援征交趾，曾用以防瘴疫，久服轻身益气，并携良种回京引种。《本草经》以为上品；根，下三虫。《金匮要略》有治疗胸痹缓急的"薏苡附子散"，治疗肠痈的"薏苡附子败酱汤"。良种薏苡仁出交趾。

（三）桂

汉时交趾有桂园，汉武帝曾引种于扶荔宫，均未成活。

《本草经》列为木部上品，分牡桂、菌桂。实为一种，即今之肉桂，主产于岭南，交趾、桂林为多。郭璞释："单名桂者是也。一名肉桂，一名桂皮，一名桂心。"《伤寒杂病论》中用桂枝达百余方，《金匮要略》用肉桂者有肾气丸（见图1-4-5）。

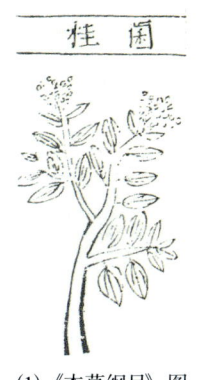
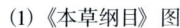

(1)《本草纲目》图

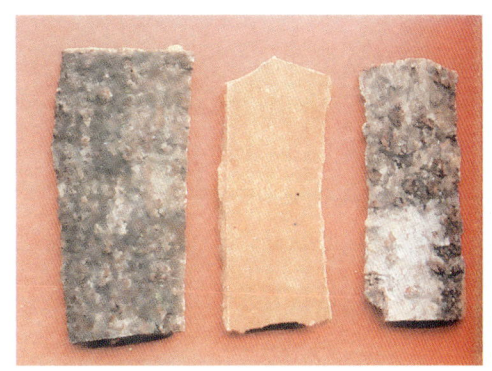

(2) 药材图（陈兴兴赠图）

肉桂"生桂阳"

图 1-4-5　肉桂

（四）柑、柚、橙、荔枝、槟榔、橄榄、龙眼、山姜

汉武帝建扶荔宫时均有移植，但未成功。后来岭南佳果荔枝、龙眼、柑橘、香大蕉、甘蔗、椰子、槟榔、橄榄，仍以贡品形式，驿传京师，先后持续 300 余年，人民苦不堪言。至东汉和帝时，临武长汝南唐羌，因县接南海，上书陈状："旧南海献龙眼、荔枝，十里一置，五里一堠，奔腾阻险，死者继路。"和帝遂下诏停止，勿复受献[2]。橘柚、龙眼均入载《本草经》，为重要药物。

（五）诃子

产岭南，《伤寒杂病论》有诃梨勒散。

（六）厚朴

岭南有产，在《本草经》中列为中品。

（七）钩吻

《本草经》列为下品，一名野葛。《淮南子·林修训》谓传以治蛇伤。此药汉时已知有大毒，主产岭南。

（八）铁冬青

合浦堂排西汉墓、贵县罗泊湾西汉墓中均出土有铜碗或陶碗中装有冬青科植物铁冬青的树叶和果实。岭南称铁冬青为"救必应"，具有清热解毒作用，随葬可能提示为当时常用治病的药物或作保健饮料。广西今仍以铁冬青为凉茶料，具有岭南草药特色。但该药未列入《本草经》。

二、动物药

（一）犀角

在汉代，主要为贡品，多在广州进口，《本草经》已列为中品入药。《说文》谓："犀，南徼外牛。"[3] 郭璞云："形似水牛，猪头大腹，庳脚，脚有三蹄，黑色。三角，一在顶上，一在鼻上，一在额上。"《范子计然》云："上价八千，中价三千，下一千。"可见汉以前对犀角的贵重与药效的认识已比较清楚。今知，犀吻部生有一角或两角，郭璞注"三角"有误。

（二）石蜜、石蜡

自古南方多产石蜜、蜜蜡。唐代陈藏器："寻常蜜亦有木中作者，土中作者……南方地湿，多在木中……崖蜜别是一蜂，如陶所说出南方崖岭间，房悬崖上或土窟中……南方诸山，幽僻处出蜜蜡。蜜蜡所着，皆绝岩石壁……。"[4] 石蜜、蜜蜡均列《本草经》上品，即蜂蜜与蜂蜡。

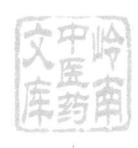

（三）龟甲

出南海，《本草经》列为上品（见图 1-4-6）。

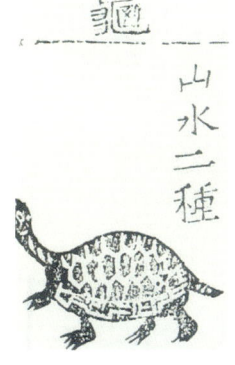

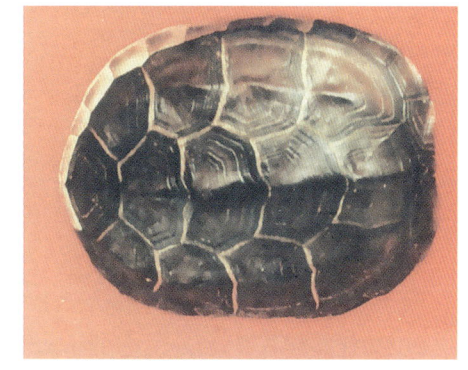

（1）《本草纲目》图　　　　　（2）药材图（陈兴兴赠图）

龟甲"出南海"

图 1-4-6　龟甲

（四）紫贝、桂蠹

《汉书·西南夷两粤朝鲜传》载赵佗向汉"献白璧一双，翠鸟千，犀角十，紫贝五百，桂蠹一器，生翠四十双，孔雀二双"[5]。紫贝当时可能作为宝物而献，但《本草经》则以"贝子"入药，为下品。郭璞云："今细贝，亦有紫色者，出日南。"桂蠹，颜师古解释为桂树的蠹虫，谓："此虫食桂，故味辛，而渍之以蜜食之"，似是一种美食。未知其药用价值，查《本草经》未载。《本草拾遗》谓："辛美可啖，去冷气。"[6]《大业拾遗录》谓："啖之去阴痰之疾。"[7]李时珍谓："除痰澼饮冷痛。"

三、金石药

（一）丹砂

即朱砂，《本草经》列为上品，《说文》云："丹，巴越之赤石也。"岭南汉墓常出土丹砂,可能对尸体有防腐作用,丹砂以广西多产,并以勾漏最有名(见图1-4-7)。

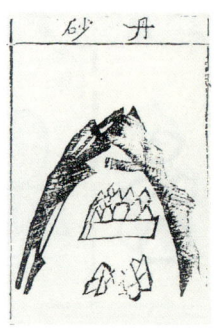 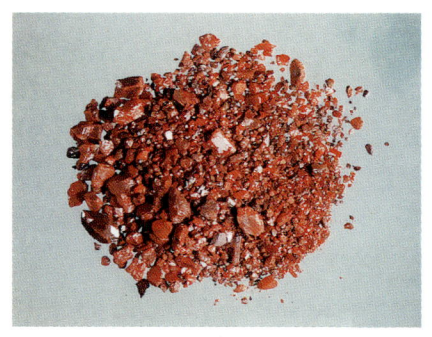

(1)《本草纲目》图　　　　　(2) 药材图(引自《药典图集》)

"南越巴蜀丹砂并好"

图1-4-7　丹砂

（二）滑石

岭南汉墓常见明器中有滑石炉。滑石(见图1-4-8)以上品载入《本草经》,岭南有产。陶弘景谈到其产地有湘州、始安郡。考始安郡为三国吴甘露元年(公元265年)所设,治所在始安县(今桂林市),辖境包括今广西桂林、兴安、灵川、永福、荔浦、阳朔、平乐、灌阳等市或县。

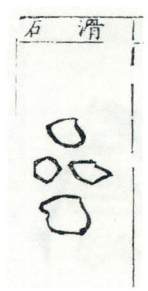 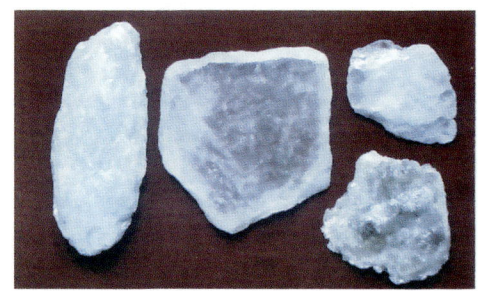

(1)《本草纲目》图　　　　　(2) 药材图(陈兴兴赠图)

滑石"始安出者白如凝脂,极软滑"

图1-4-8　滑石

四、启示

岭南由于地处亚热带、热带，物种繁多，其特有药材，远不止上述品类，如牡蛎、石钟乳、石斛等（见图 1-4-9、图 1-4-10、图 1-4-11）。加之海上来贡的香药及异物又多，所以在汉代岭南药材已经逐步呈现出南药、海药的特色。

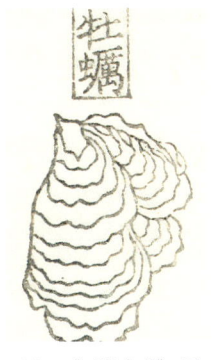

（1）《证类本草》图

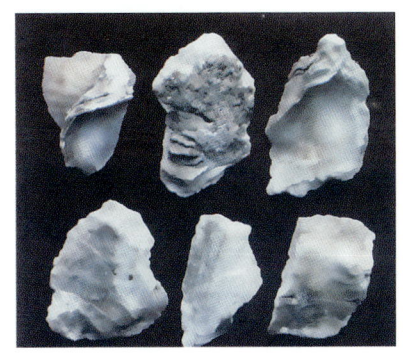

（2）药材图（陈兴兴赠图）

牡蛎"出南海"

图 1-4-9　牡蛎

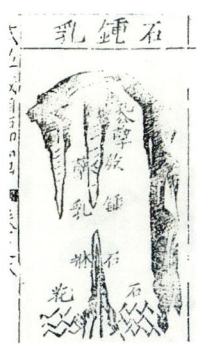

（1）《本草纲目》图

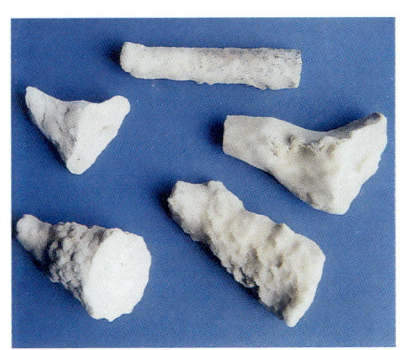

（2）药材图（引自《药典图集》）

"钟乳第一始兴"

图 1-4-10　石钟乳

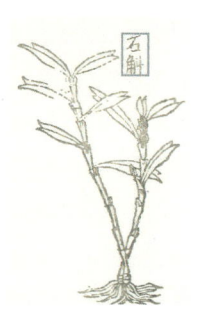 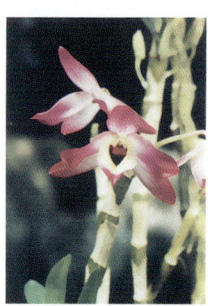 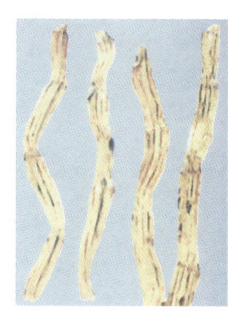

 (1)《证类本草》图 （2）生态图（引自 （3）药材图（陈兴兴赠图）
         《药典图集》）

石斛"出始兴，生石上"

图 1-4-11　石斛

参考文献

［1］孙星衍，孙冯翼.神农本草经［M］//吴普等述.北京：人民卫生出版社，1963.

［2］范晔.后汉书：和殇帝纪［M］//二十五史：2.影印本.上海：上海古籍出版社，1986：780.

［3］许慎.说文解字［M］.影印本.北京：中华书局，1963：30，106.

［4］李时珍.本草纲目：第四册［M］.点校本.北京：人民卫生出版社，1981：2218.

［5］班固.汉书：西南夷两粤朝鲜传［M］//二十五史：1.影印本.上海：上海古籍出版社，1986：721.

［6］唐慎微.重修政和经史证类备用本草［M］.影印本.北京：人民卫生出版社，1957：459.

［7］李昉.太平御览：第四册［M］.影印本.北京：中华书局，1960：4214.

第五节　岭南汉墓与岭南医药卫生

一、广州汉墓

  公元 1953~1978 年广州市文物管理委员会发掘汉墓 600 余座，时期自秦末汉初至东汉晚期，墓主人有南越官吏，汉

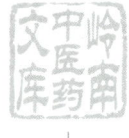

人与少数民族人，主要分布在广州郊区，而且有时代规律，是研究汉代岭南政治、经济、文化、卫生的重要史料。我们注意到墓中随葬的陶制模型明器，很具特色。西汉早中期墓中有屋、仓、囷、井、灶等模型，约有半数墓随葬。东汉时期更为普遍，而且多有猪、狗、牛、羊、鸡、鹅等家畜、家禽的出现，反映了当时庄园经济的发展。特别值得注意的是房屋建筑模型，具有岭南地区的特点。西汉中期出土的陶屋多为干栏式，上层楼居，下层是圈养牲畜的圈栏，这种干栏式建筑一直流行到东汉前期，另外还出现有曲尺式和楼阁式新型建筑。东汉后期出现有三合式陶屋和城堡式陶屋（见图1-5-1）。三合式陶屋的特点是"前为横堂，后连两室，后院

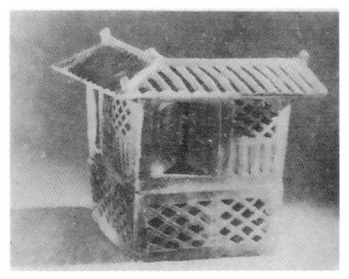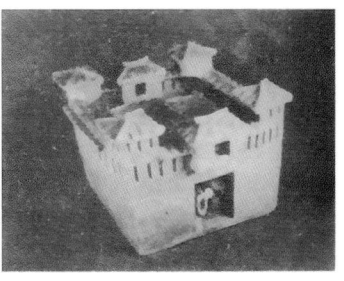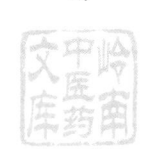

图1-5-1　广州东汉墓出土的干栏式陶屋和陶城堡

为牲畜圈栏"。曲尺式、阁楼式和三合式陶屋内，都有陶俑在进行粮食加工或舂米，后院则是所饲禽、畜。这些模型反映了当时农副业兴旺的情景。城堡式陶屋的特点是"四周有高墙围绕，墙的四角有角楼，前后大门上部建有门楼，门口有执兵武士守卫"。城堡内常布置有象征宅署两组建筑，中有凭几端坐的主人，有弯腰拱手或跪伏作拜的吏役，反映广州当时大姓豪族拥有私部曲的史实。墓中的仓、囷（见图1-5-2）均为干栏式，底部高架在几根支柱上。所有陶屋及仓囷都显

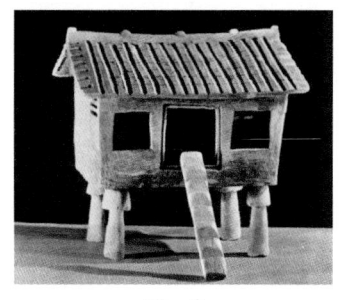
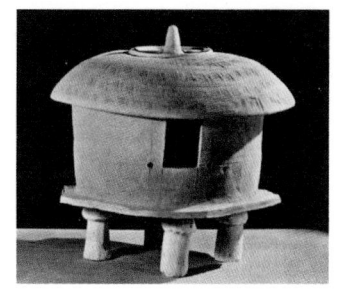

（1）仓　　　　　　　　　　　（2）囷

图1-5-2　广州汉墓出土的东汉前期干栏式陶仓、囷

示充分注意了岭南防潮的特点，而干栏式建筑在当时体现了重视居住卫生和积农家肥用以肥田的用意 [1]。

二、广西汉墓

主要集中在梧州（古交趾治所在苍梧）与合浦。梧州市郊东汉墓出土的明器陶屋呈干栏式建筑，下层是畜圈为开放式，有矮墙作围栏，还设家畜出入的窦洞。上层是居室的厕所与围栏相通，使人畜粪尿混合在一起发酵，有利积农家肥，施于田间，既能增产，又较卫生。

合浦以出珍珠而闻名于世，西汉元鼎六年设合浦郡，治所在合浦县（今广西浦北县西南旧州）；东汉属交州 [2]。它是海上丝绸之路的另一起点，开发甚早，因而汉墓遗存也较多。合浦望牛岗出土的东汉墓陶屋亦为干栏式，上屋下圈，厕所与猪圈相通，另有住人居室 [3]。汉朝许慎所著《说文解字》解释"圂"字说："圂，厕也，从口，象豕在口中也，会意" [4]，也体现了汉代的厕下边与猪圈相连。2007年《考古》发表的《广西合浦县母猪岭汉墓的发掘》一文谈到两汉时期黄氏家族的墓葬，出土遗物甚多，其中不少明器陶制模型，涉及当时人们的居住、生活卫生，现择其要者，摘述于下[5]（见图1-5-3）。

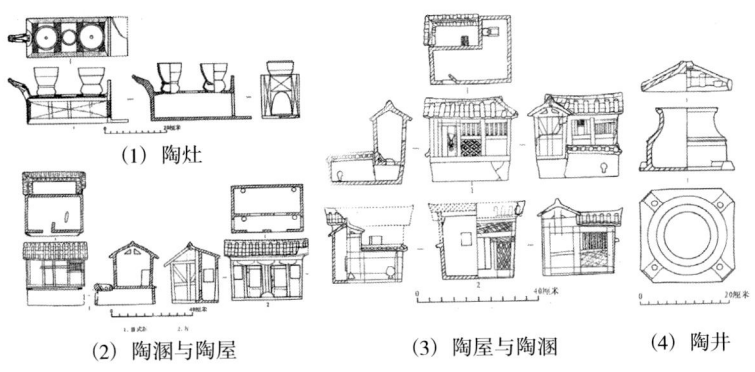

(1) 陶灶

(2) 陶溷与陶屋

(3) 陶屋与陶溷

(4) 陶井

图1-5-3　合浦母猪岭汉墓出土的明器（合浦县博物馆赠图）

（一）陶屋

1件，屋平面呈长方形，前面开两门两窗，并有很宽的走廊，侧面开二窗，门窗均无门页、窗页。主屋两门两窗，室内地面四角有圆孔，屋顶两坡式。器表涂青色薄釉。长46cm，宽29cm，通高25.6cm（见图1-5-3）。可以看出当时所居住房，十分讲究通风换气，走廊宽敞，共开两门四窗；主屋也开有两门两窗。适合岭南气候，有利于通风换气，减少潮湿（见图1-5-4）。

（二）陶溷（厕所）

五座汉墓中，出土3座，共3式。

Ⅰ式：上层为曲尺形，上下两层不相连。上层地面一侧有一长方形厕所坑穴，坑穴两侧有踏脚，靠里面的一头有挡盆。正面一侧开一门，门向内半开，门上有铺首（门环），另一侧上部设有直棂窗，下部设有菱形格花窗，向猪圈的一面有一窗口，窗页向上打开，三脊状瓦顶。下层猪圈呈方

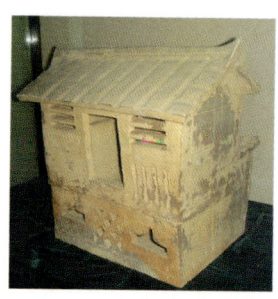

(1) 干栏式陶屋

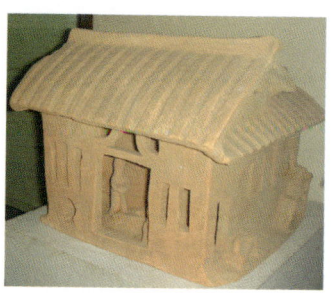

(2) 三合式陶屋

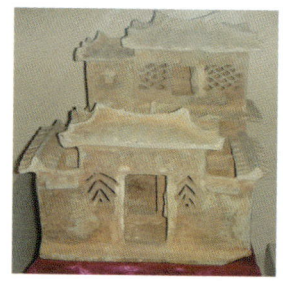

(3) 庭院式二层陶屋

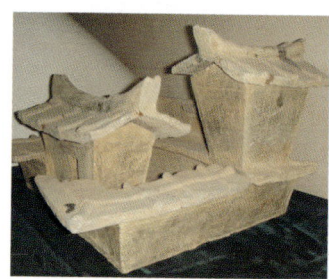

(4) 四合院式陶屋

图 1-5-4　陶屋——合浦汉墓出土的有关住房卫生的文物（合浦县博物馆赠图）

形，突出部分有矮围墙，围墙头有瓦檐遮护，围墙一侧有圭窦（穿墙的小门）。进深 23.4cm，通高 28cm。

Ⅱ式：曲尺形，前面正中开一门，门向内半开，门两侧设菱形格花窗，两侧墙壁上方设有棂窗和两个三角形窗眼（通风窗），后面壁上也有两个三角形窗眼，下方有一个三角形小洞，应是简易的厕穴。屋后面一侧开有一向外打开 90°的窗口，瓦顶两坡式；后面一侧设猪圈，圈墙有瓦檐遮护，一侧有圭窦，一侧设栏杆，墙上均有刻线方格纹或菱形纹。面阔 32cm，进深 28cm，通高 25.2cm。

Ⅲ式：上层长方形，正面一侧开一门，门向内开，室内一侧地台设厕所坑穴，坑穴椭圆形，大门一侧上方设直棂窗，两侧左右墙壁顶处，各开两个三角形窗眼，后面一侧一个窗口，窗口无窗页，两坡式瓦顶；下层是猪圈，猪圈有部分露天，露天围墙顶部有瓦檐遮护，围墙前面一侧开一洞，便于家畜出入。长 32cm，宽 32cm，通高 31.4cm（见图 1-5-3）。

可见三种类型的厕所，均与猪圈相连，厕所在上层，窗多故通风换气较好，猪只多为圈养，而非放养，应该说在当时条件是既有利积肥又比较讲求卫生，住房与厕所分离更加合理。

（三）陶灶

3 件，形状相同。通体长方形，三火眼，火眼上置二甑，遮烟檐呈方形，灶门呈拱门形，兽头形烟囱。灶面有四组刻线主格纹，两侧有篦纹。长 39.4cm，宽 12.8cm，高 18.5cm。看来这种灶火眼多，火膛大，灶门宽，烟道通畅，具有易于燃烧、使用时可减少烟熏火燎的特点［见图 1-5-3，图 1-5-5(1)］。

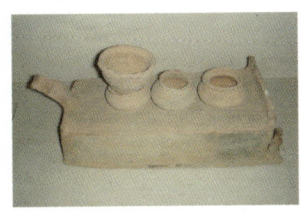
（1）三眼陶灶

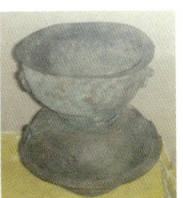
（2）铜甑

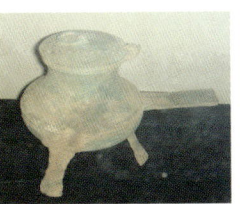
（3）铜鐎壶

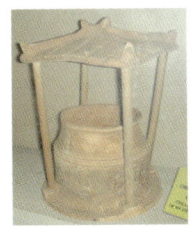
（4）陶井

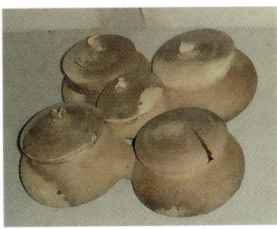
（5）陶五联罐

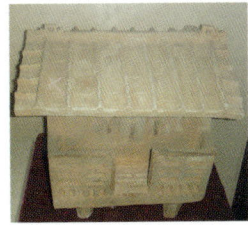
（6）干栏式陶仓

图 1-5-5　合浦汉墓出土的有关饮食卫生的文物（合浦县博物馆赠图）

（四）陶井

3件，形状大同小异。井盖为四脊瓦顶，四角有孔；井口圆形外侈（外口大）、束颈，筒形身。两件器身有一至二道突棱。地台有圆形、方形及方形切角三种，地台上面有四个柱眼并与井盖的四角各孔相对应，可以立木柱支撑井盖。木柱已朽烂。其中一件突棱间饰篦纹，口径12.2cm，通高23cm。另一件口径13.6cm，通高20cm〔见图1-5-3，图1-5-5（4）〕。

从陶井显示的构造看来，当时的饮水用井，不但有井台、井盖，而且井口也高出地面许多，保护井水免于污染，考虑甚为周到。

（五）铜熏炉

1件，由炉盖、炉身、盘座三部分组成，重叠的立体莲瓣纹。盖中部镂空十个小孔，边沿细刻三角纹；盖顶有活环钮，系有活链与腹部活环钮相连。炉身上部刻有方格纹，羽纹；下部为喇叭形座，表面作云雾山峰纹，内空，中间有一实心圆柱形铜柱与盘座底相粘连，起支架作用。握把处有三周凸棱。盘座口沿外折，上面细刻三角形纹，盘径17.4cm，通高13.4cm（见图1-5-6）。

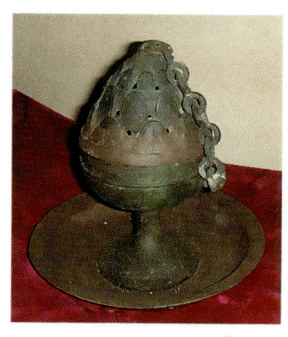 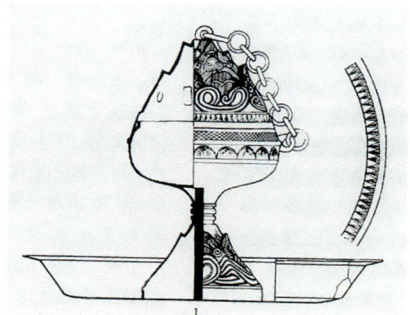

（1）铜熏炉　　　　　　　　（2）铜熏炉细部绘图

图1-5-6　合浦汉墓出土的有关医药卫生的文物（合浦县博物馆赠图）

这种熏炉一般称为博山炉，坐式，豪门大族熏香之用，有一定的防病功能，其形式及制造工艺均高于西汉早期出土的博山炉。

从合浦县博物馆对五座汉墓的年代判断它们属于西汉晚期和东汉时期。出土的前述几种明器陶屋、陶灶、陶溷、陶井、陶仓〔见图 1-5-5（6）〕和铜熏炉都比西汉初期出土的同类明器有很大的进步，建筑结构日趋合理，说明汉代合浦豪门大族住居与饮水卫生已达到相当高的水平，不逊于内地[6]。

此外，这批墓葬出土了大量琉璃珠和琥珀饰件，考古学家认为它们来自海外，证明合浦在汉代已成为海上丝绸之路的重要起点。

三、岭南汉墓出土的医药文物

广西汉墓出土一些医药文物（见图 1-5-7）。如公元1975 年广西合浦堂排一座西汉墓，出土一铜碗，内装铁冬青的树叶和果实，叶呈草绿色，叶脉清晰，果实夹在树叶中，皮、核保存完好。公元 1976 年贵县罗泊湾西汉初期墓出土的陶碗，亦盛有铁冬青叶；公元 1979 年罗泊湾另一座汉墓又出土盛有铁冬青叶的四个小陶碗。考铁冬青为冬青科植物，两广地区广为分布，亦名"救必应"、"熊胆木"，民间除作凉茶之外，尚用于夏季暑热高烧、咽喉肿痛、腹痛泄

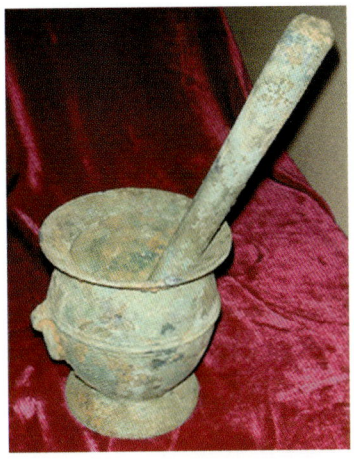

图 1-5-7　合浦西汉墓出土的药臼与药杵（合浦县博物馆赠图）

泻、关节疼痛；煎水外洗疮疡、湿疹。汉代可能已有用铁冬青叶煎水作茶的习俗，不然不会这样普遍〔见图1–5–8（1）、（2）〕。

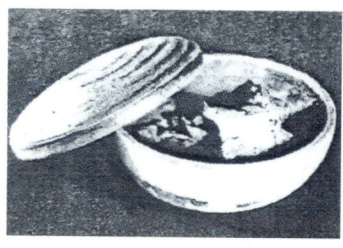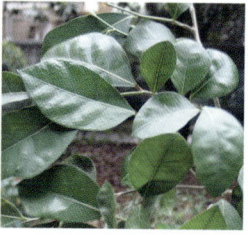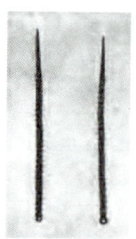

（1）陶盒及内盛的铁冬青　　　（2）冬青科植物铁　　（3）绞索样银针
　　　　　　　　　　　　　　　　　　冬青（救必应）

图1–5–8　广西罗泊湾汉墓出土的银针、陶盒及内盛铁冬青和今铁冬青叶（引自《广西贵县罗泊湾汉墓》）

　　广西贵县汉墓还出土有用容器盛的柏叶，可能用于治病。两广汉墓多出土有用滑石制造的明器，如赵胡墓就有滑石炉；有的墓中置有朱砂，推断用于尸体防腐。说明这两药岭南多产。

　　广西罗泊湾一号汉墓椁室淤泥中出土有大批植物种子，经专家鉴定为：稻、粟、大麻、黄瓜、香瓜、冬瓜、番木瓜、葫芦、橘子、李、梅、青杨梅、仁（人）面、罗浮栲、广东含笑、金银花、花椒和姜（块茎）、芋（茎与块根的外皮）、纤维状物（可能是木棉）。同时出土的杉木木简有"芭蕉心"等字样，未能完全解读。番木瓜原产墨西哥、中美洲，我国明代《本草品汇精要》首载，一般认为明代始传入，今汉墓出土有番木瓜种子，可能由海上丝绸之路传入。罗泊湾二号汉墓后室东、西两边箱的陶器中也发现一批植物种实，经专家鉴定为：青杨梅、橄榄、李、花椒、菜子、瓜子等7种。这反映了当时岭南人民的饮食品类，生产物类和若干药物。

岭南医药启示录

罗泊湾一号汉墓还出土了3枚银针，形制相似。针柄绞索状，针柄上端有一小圆孔，针身径约0.2cm，呈圆柱形，下端针锋锐利。长度分别为9.3cm、9.0cm、8.6cm，其形制与现代用针相似，专家确认为医疗用针。应该说它是迄今为止，我国最早的绞索式针柄的金属针具。与《灵枢·九针》所载的形制略有差别，针柄与针身比例，其中2枚较长银针超过了4∶1，似适宜于浅刺[7]［见图1-5-8（3）］。

广东汉墓也出土有医药文物，如广州先烈路发掘的"东黄M002号"墓，就出土有朱砂和铜熏炉，朱砂可能用于尸体防腐[8]（见图1-5-9、图1-5-10）。

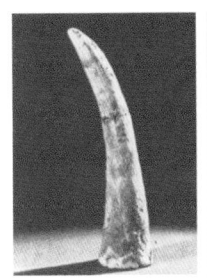

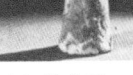

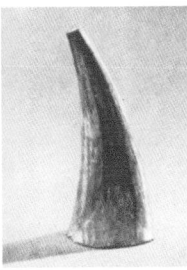

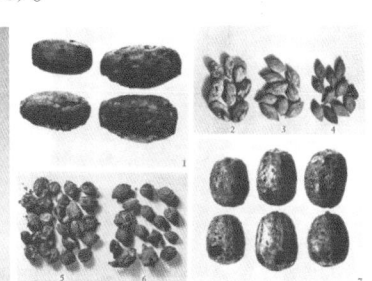

(1) 陶象牙　　　　(2) 陶犀角　　　　(3) 1、2乌榄，3乌榄核，4橄榄核，5梅，6李，7酸枣核

图1-5-9　广州西汉墓出土的陶象牙、犀角及各种种实（引自《广州汉墓》）

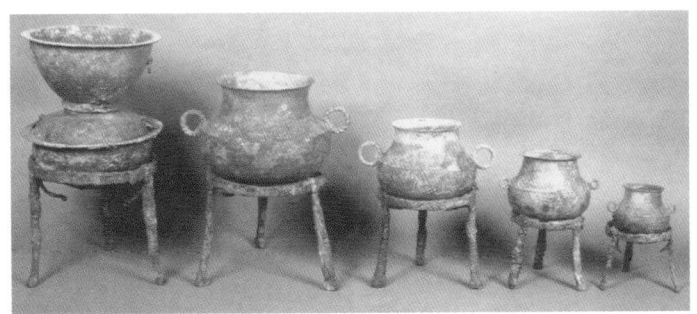

图1-5-10　西汉南越王墓出土的釜甑和铜鍪一套（引自《广州南越王墓》）

四、启示

上述岭南汉墓的墓主人均属上层社会，不少是由中原迁居而来，从出土的陶屋、陶溷、陶灶、陶井、釜甑与铜熏炉等和中原的形制相同相似。但陶屋、陶溷则突出干栏式，以适合岭南的潮湿气候；出土的植物种子、果实如番木瓜、杨梅、青梅、仁（人）面子、罗浮栲、橄榄亦多为岭南特有，适合岭南人食用；药物如铁冬青，适合浅刺的绞索状银针亦有地方特色，可能更适合岭南人体质。

参考文献

[1] 中国大百科全书总编辑委员会《考古学》编辑委员会，中国大百科全书出版社编辑部.中国大百科全书：考古学［M］.北京：中国大百科全书出版社，1986：148.

[2] 中国历史大辞典历史地理卷编纂委员会.中国历史大辞典：历史地理［M］.上海：上海辞书出版社，1996：320.

[3] 颜泽贤，黄世瑞.岭南科学技术史［M］.广州：广东人民出版社，2002：69-70.

[4] 许慎.说文解字［M］.影印本.北京：中华书局，1963：129.

[5] 广西合浦县博物馆.广西合浦县母猪岭汉墓的发掘［J］.考古，2007（2）：19-38.

[6] 傅维康，李经纬，林昭庚.中国医学通史：文物图谱卷［M］.北京：人民卫生出版社，2000：47-56.

[7] 李经纬，林昭庚.中国医学通史：古代卷［M］.北京：人民卫生出版社，2000：155-156.

[8] 沈英森.岭南中医［M］.广州：广东人民出版社，2000：3.

第六节　马援征交趾与瘴疫、薏苡仁

一、马援征交趾

马援（公元前 14 年~公元 49 年），东汉初名将，字文渊，扶风茂陵（今陕西兴平东北）人，出身官宦世家（见图1-6-1）。新莽时曾任郡督邮、新成大尹。东汉建武十一年（公元 35年）任陇西太守，十六年征为虎贲中郎将。东汉建武十七年（公元 41年）"交趾女子徵侧及女弟徵贰反，攻没其郡，九真、日南、合浦蛮夷皆应之，寇略岭外六十余城，侧自立为王。于是玺书拜援伏波将军，以扶乐候刘隆为副督，楼船将军段志等南击交趾。军至合浦而志病卒。

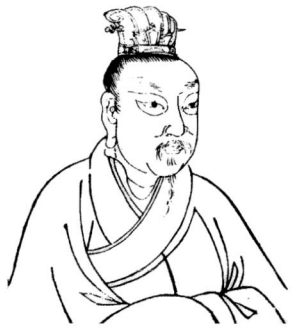

图 1-6-1　明代马援像
（引自《三才图会》）

诏援并将其兵，遂缘海而进，随山刊道千余里"，通过浪泊至禁谿而战，于东汉建武十九年（公元 43 年）春取得胜利，悉平岭南。因功封新息侯。马援行军所过，经常为郡县修治城郭，穿渠灌溉，以利百姓，并与越人申明汉制，以约束之。

二、瘴疫、薏苡仁

马援所率的军队，由于南越气候"下潦上雾，毒气熏蒸"，东汉建武二十年（公元 44 年）秋还京时"军吏经瘴疫死者十四五"。马援在交趾期间，常"饵薏苡实，用能轻身省欲，以胜瘴气"。似是说他本人用服食薏苡仁以防当地多发的瘴疫，也有可能及于他的将士。由于交趾薏苡实大，作为良种，马援还师时载一车回京。"时人以为南土珍怪，权贵皆望之。援时方有宠，莫以闻及，及卒（公元49年）后，有上书谮之者"[1]，为纪念马援战功，南海神庙中还保留有其用的铜鼓（见图1-6-2、图1-6-3）。

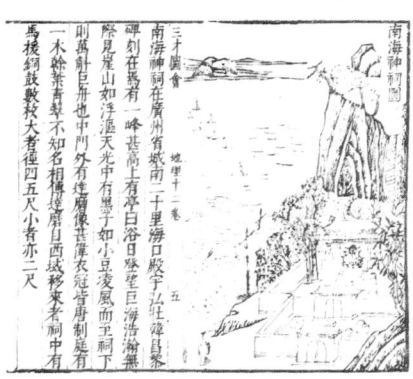

图1-6-2 《后汉书》马援传

图1-6-3 南海神庙图（引自《三才图会》）

广州南海神庙中保存有马援铜鼓，系鼓舞士气用，留存以志纪念

考早于马援的《本草经》载有薏苡人（仁），列为上品，谓："味甘微寒，主筋急，拘挛不可屈伸，风湿痹，下气，久服轻身益气。其根下三虫，一名解蠡。生平泽及田野。"[2]看来汉时薏苡仁尚为野生，主产于今河北正定。至梁陶弘景则谓生"真定平泽及田野"，"近道处处有，多生人家。交趾者子最大。马援大取将还，人谗以为真珠也。实重累者为良。用之取中人（仁）。今小儿病蛔虫，取根煮汁，糜食之甚香，而去蛔虫大效"。《药性论》还提及"昔马援煎服之，破五溪毒肿。种于彼取人（仁），甑中蒸使气馏，暴于日中使干，挼之得人（仁）矣"[3]（见图1-6-4、图1-6-5、图1-6-6）。

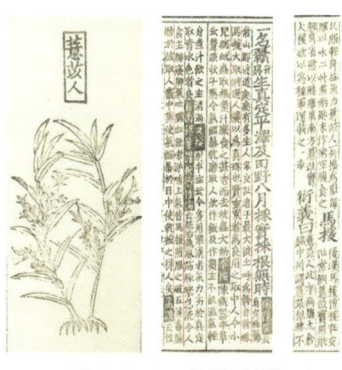

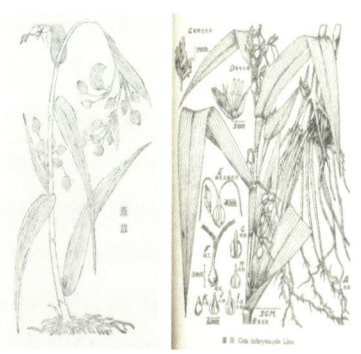

图 1-6-4 《证类本草》中
有关马援和薏苡仁的记载

图 1-6-5 《中国药用植物图志》
认为《植物名实图考》所载薏苡
仁与今种名相同

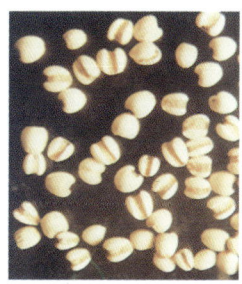

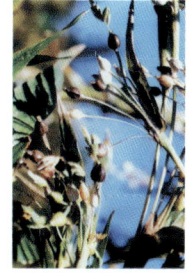

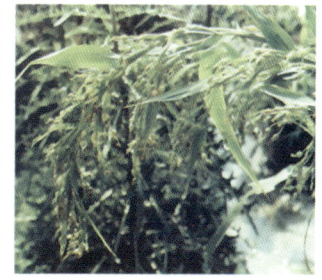

（1）《药典图集》薏苡　（2）带壳的薏苡仁表　　（3）薏苡仁的生态图
仁药材图　　　　　　面有光泽疑似珍珠　　　　《药典图集》)

图 1-6-6　薏苡仁药材与生态图

这段话似表示梁时早已有家种，且增加了一些薏苡仁的功能
如"破毒肿"，和交趾当时就使用的取薏苡仁方法。

三、启示

东汉马援征交趾，瘴疫流行严重，军吏多有感染，十人
之中死亡达四五人，他把薏苡仁用于个人保健、养生并在军
中防瘴疫；同时在返回京城时还载良种薏苡仁引种于中土，

在医学上的贡献是很大的，值得纪念。所谓的瘴疫很可能是疟疾。

考薏苡仁原产亚洲热带，我国是原产地之一。马援引进交趾良种，说明汉代时人们已经注意到良种的选育。在临床方面，也十分重视经验的积累，从明代李时珍《本草纲目》所载主治，可以看出其应用的广泛，其谓薏苡仁："甘，微寒，无毒。主治筋急拘挛，不可屈伸，久风湿痹，下气。久服，轻身益气。除筋骨中邪气不仁，利肠胃，消水肿，令人能食。炊饭作面食，主不饥，温气。煮饮，止消渴，杀蛔虫。治肺痿肺气，积脓血，咳嗽涕唾，上气。煎服，破毒肿，去干湿脚气，大验。健脾益胃，补肺清热，去风胜湿。炊饭食，治冷气。煎饮，利小便热淋。"[4]

时至今日，薏苡仁已成为我国的重要药物和保健食品。全国广为种植，以福建、湖南、安徽、河北、辽宁、广东、广西产量为高，以湖南宝庆质量为好[5]。药理研究证实它具有降血糖、抗肿瘤、增强免疫功能、解热、镇痛、镇静、抗炎、抑菌、抗病毒、抗血栓、降血压、驱蛔、抑制骨骼肌痉挛以及美容护发等多种功能，所以广为临床应用，并正在深入研究开发新药。薏苡仁又是集营养、保健、疗效于一身的天然保健食品，已开发有薏苡精饮料、薏米乳精、薏苡奶粉、薏米粉、薏米糊、薏米糕点和饼干、薏米保健酒、薏米浸汁、薏米姜茶等数十种。在全球，已有一些国家广种薏米，日本政府已将薏苡仁列为"21世纪的功能食品"而深入开发；在美国，保健食品中薏苡仁也是最畅销的品种之一[6]。

综上所述，薏苡仁的医疗与保健功能的发现与拓展，是中医中药对人类健康的伟大贡献之一，它经过几千年的经验积淀，无数医药学家和许多人的共同努力，甚至包括像马援这样的武将，不惧人谗，从远地移植良种于中原，才能得以实现。事实也证明祖国医药学这一伟大宝库，是值得我们投入力量去努力发掘，加以提高的。薏苡仁是中医药惠及全人类的品种之一。

参考文献

[1] 范晔.后汉书：马援传 [M] // 二十五史：2.影印本.上海：上海古籍出版社，1986：878-880.

[2] 孙星衍，孙冯翼.神农本草经 [M] // 吴普等述.北京：人民卫生出版社，1963：19.

[3] 唐慎微.重修政和经史证类备用本草 [M].影印本.北京：人民卫生出版社，1957：161-162.

[4] 李时珍.本草纲目：第三册 [M].点校本.北京：人民卫生出版社，1978：1490.

[5] 《中药商品知识》编写组.中药商品知识：上册 [M].广州：广东科技出版社，1988：436.

[6] 张连富，吉宏武.药食兼用资源与生物活性成分 [M].北京：化学工业出版社，2005：223-228.

第七节　杨孚与《异物志》

一、杨孚传略

杨孚（见图 1-7-1），《后汉书》无传，因年代久远，史料缺乏，难以厘清其历史全貌。清人仇巨川《羊城古钞》有一简短传记，系引自《南海县志》，谓："杨孚，字孝先，建初（公元 76~83 年）中，举贤良对策上第，拜议郎。和帝即位（公元 88 年），欲伐北夷。孚奏言：'创造用武，守业

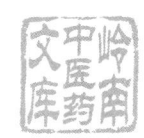

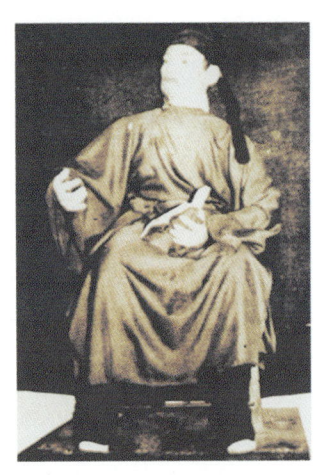

图 1-7-1　杨孚塑像
（引自《广东省志·科学技术志》）

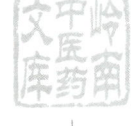

尚文……愿陛下绳美祖宗，毋轻用武。'永元十二年（公元100年），荒旱，令在廷臣议政令得失。孚曰：'……吏治必务廉平，以劝进举之士。'帝从其议。

时南海属交趾部刺史，夏则巡行诸郡，冬则还大府表奏、举刺。其后竞事珍献，孚乃著《南裔异物志》，枚举物性、灵悟，指为异品，或为韵语，使士民识之。后，为临海太守，复著《临海水土记》，亦以正献贡也。

孚家在珠江南。尝移洛阳松柏种植宅前，隆冬飞雪盈树。或问其故，孚曰：'偶然耳，草木岂能动天哉！'人因目其所居地曰：'河南'"[1]。

从上述记载，可知杨孚主要活动于后汉章、和时期，曾官至议郎。家在今广州河南海珠区下渡村，著《南裔异物志》的目的似为"正献贡"。《百越先贤传》说杨孚把岭南特产分列条目，"指为异品，以讽切之"，目的似为讽谏；《广东新语》说："南裔异物志，辞旨古奥，散见他书，搜辑之亦可以为广东文之权舆。"[2]318这些均属从不同角度对该书的历史评价。由于此书早佚，辑录不全，《临海水土记》是否出自杨孚，留下很多疑问[3]9。因临海吴时始建，若杨孚为太守，则当百余岁，不太可能。

综上所述，杨孚入朝为官是章帝时期，当时以"四科辟士"，孚被郡举贤良，经对策考试，以二科补议曹[4]487。他在政治上主张守业用文，毋轻用武，治务廉平，孝治天下。

东汉晚期岭南归交趾部所属，辖南海、郁林、苍梧、交趾、合浦、九真、日南等九郡，刺史的任务，就是巡视各郡，表奏举刺，向朝廷贡献珍异。杨孚撰《异物志》的目的似是为了向士民普及这方面的知识，并能做到"贡献"准确，文体有的是散文，有的是四言韵语。

杨孚故居在今广州河南下渡村，仅遗"杨孚井"（见图1-7-2）一口，作者曾亲往访视，见虽已作文物保存，但井台已破，井水已被下水污染，无法饮用，不胜嘘唏。据屈大均《广东新语》解释"河南"地名之由来，不在于下渡村在珠江南岸，而是纪念杨孚在东都洛阳做官，门前所植松柏召来瑞雪之故。他还记载清时有名为张琼者，掘地种菱，得刻有"杨孝元宅"砖一块[2]42。

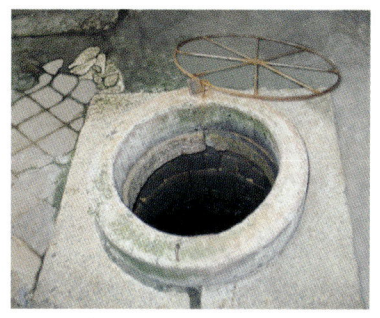

图1-7-2　广州河南下渡村尚存杨孚井

二、《异物志》的有关争议

（一）史志著录中的变迁

杨孚《异物志》首见于史志著录为《隋书·经籍志》，在"杂传"中录有：《异物志》一卷，后汉议郎杨孚撰；《交州异物志》一卷，杨孚撰；《临海水土（异）物志》，沈莹撰[5]3370。《旧唐书·经籍志》录有：《交州异物志》一卷，杨孚撰；《临海水土异物志》一卷，沈莹撰[6]3718。《新唐书·艺文志》录有：杨孚《交州异物志》一卷，沈莹《临海水土异物志》一卷[7]4288。《宋史·艺文志》地理类四百七部中杨孚与沈莹著作均未载[8]5817。但宋代郑樵《通志略·艺文略》地理方物中则见：《异物志》一卷，后汉杨孚撰；《交州异物志》一卷，杨孚撰；《临海水土异物志》一卷，隋沈莹撰[4]。看来杨孚所撰《异物志》与《交州异物志》似是两书；隋时两书皆见，唐时只见《交州异物志》，至南宋两书均存；而《临海水土异物志》为三国吴人沈莹之作，至宋仍有传世。明代李时珍《本草纲目·引据古今经史百家书目》中尚有杨孚《异物志》，明后佚。

（二）《临海水土记》之辨

"《广东文征》叙杨孚，于'拜议郎官'后添'终临海太守'，又曰：'其官临海，著《临海水土记》以正贡献。'"有学者对此提出质疑，认为"临海"之置郡为吴太平二年（公元 257 年），杨孚岂能终到 150 年之后[3]10？查临海的地理位置，设郡初自会稽郡分出，治临海县（今临海市），属扬州，不久移治章安（今临海市东南）。辖境相当于今象山港以南，天台、缙云、龙泉、丽水等市县以东地区[9]652-653，它不属于岭南，而在江浙一带，与南越无关。尽管《说郛》中保存有著者阙名的《临海水土记》[10]2903~2904，并与沈莹《临海异物志》分开，但主要内容为海中动物，难于肯定为杨孚所作。

也有一种意见认为《异物志》与《水土记》并传，"称名偶异"。《水土记》，阮《志》不著录，先是《广东新语》称《十三州记》，"世以其书与杨孚《南裔异物志》，《临海水土记》并传"。后《广东文征》按语云："《临海水土记》见徐坚《初学记》，隋、唐志皆无之。"又引证黄泰泉之说，因为此书后人亦改称《异物志》，属于流传中"称名偶异，非史志之佚"，并谓黄说"理或然也"。此说难以令人置信。今学者均认为《临海水土记》即《临海水土异物志》为三国沈莹所著。

（三）《南裔异物志》之辨

北魏郦道元《水经注·叶榆河》，引《南裔异物志》"蚺惟大蛇，既洪且长，采色驳荦，其文锦章，食豕吞鹿，腴成养创，宾享嘉燕，是豆是觞"。唐代段公路《北户录》亦引《南裔异物志》曰："蚺蛇牙，长六七寸，土人尤重之，云辟不祥，利远行，卖一枚直牛数头"[10]2928。另外，黄泰泉《广东志》中引有翠（鸟）与翡（鸟）。屈大均《广东新语》也提及"《南裔异物志》辞旨古奥，散见他书，搜辑之亦可以为广东文之权舆"[2]318。看来，以"南裔"名杨孚《异物志》者不少。考虑《异物志》无限定词，所言为南越事，今"南裔"似指中国南部边陲之地，意指南越，似可理解其所指为《异物志》，如蚺蛇条又与书中四言诗风相同，故《南裔异物志》当是《异物志》。

（四）《交州异物志》之辨

《隋志》载《异物志》与《交州异物志》两书，清代阮元（公元 1764~1849 年，乾隆五十四年进士，两广总督，体仁阁大学士）认为有广州物产与交州物产之分[3]10。查汉武帝元封五年（公元前 106 年）置十三刺史部，原南越地区为交趾刺史部，辖南海、郁林、苍梧、交趾、合浦、九真、日南、儋耳、朱崖九郡，西汉末年辖区相当于今广东、海南、广西大部及越南中北部。王莽时改名为交州。刘秀时复名为交趾，后于汉建武十八年（公元 42 年）又改名为交州，治所在广信（今广西梧州市），至汉建安十五年（公元 210 年）移治番禺（今广州市）[11]178。可见，东汉时不论是"交趾"还是"交州"的概念，均指南越，即岭南地区。交广二州之分是在三国吴时开始的。因此，杨孚《交州异物志》应是东汉时期的交州，不存在交、广两州的问题。

曾钊辑《交州异物志》3条，包括翠鸟、孔雀、鲛3种动物，与《异物志》品目同，而内容不完全相同，略有增加，考虑为不同版本，实际似是一书。

三、曾钊辑《异物志》

曾钊（公元1793~1854年），字勉士，又敏修，南海人。1825年选拔贡，官合浦教谕，旋调钦州学正。公元1826年秋，应两广总督阮元之召，出任学海堂学长。生平好读书，家藏书数万卷。其藏书楼取名面城楼，又名古输廖山馆。精于考据，著有《周礼注疏小笺》、《诗说》、《论语述解》、《面城楼集》、《古输廖山馆藏书目录》等。辑《异物志》是他一大贡献[12]512。

（一）《异物志》卷一

曾钊所辑为二卷本，卷一是在清道光辛巳年（公元1821年）完成的。其内容有：从《后汉书》注、《初学记》、《北堂书钞》、《太平御览》中辑出《异物志》佚文儋耳夷、稻、文草、橘、翠鸟、翡鸟、鸬鹚、鲮鲤等8条。从《艺文类聚》、《太平御览》、《太平广记》中辑出《交州异物志》佚文翠鸟、孔雀、鲛鱼等3条。从《水经注》、《文选·蜀都赋注》、《本草纲目》、黄泰泉《广东志》等辑出《南裔异物志》佚文儋耳、朱崖、蚺蛇、翠鸟、翡鸟、龙眼、荔枝、郁金等8条。从《初学记》、《锦绣万花谷》、《锦绣万花谷后集》、《广韵》等辑出《临海水土记》佚文鳎鱼并板鱼，鱼牛，鲮鱼，海狶共4条。曾钊书后按语的意见：一是"《异物志》、《交州异物志》'殆亡于宋'，因两书皆见于《大观本草》及南宋郑樵《通志略》"。二是"《南裔异物志》、《交州异物志》、《临海水土记》'盖三书流传称名之异，非随时有佚也'"。三是"据'临

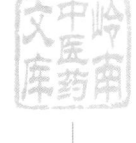

岭南医药启示录

海置于吴太平二年，又《后汉书·五行传》注引杨孚《董卓传》'认为杨孚享大年，而不仕吴"。后世学者对曾钊意见多不认同，一是认为《异物志》亡于明以后，因为《本草纲目》引书中尚有《异物志》；二是认为三书"非流传称名之异"，因为《临海水土记》有特指地区，且成书较晚，为三国吴沈莹之作；三是认为杨孚享大年任临海太守无可能性，因为历史上活至150岁上能为官者未见。

（二）《异物志》卷二

完成于清道光己酉年（公元1849年），约在卷一完成之后28年，此次辑佚，态度比较严谨，主要是从《齐民要术》、《太平御览》、《艺文类聚》、《文选》、《太平寰宇记》、《后汉书》注、《初学记》、《海录碎事》、《广韵》、《大观本草》、《本草纲目》等书辑出佚文94条。其中有1条包括几种物类的，有2条名称重复者，计有民族十，古国二，官吏一，矿物五，地质奇观二，动物：兽类十五、鸟类十、鱼介鳞虫十五，植物三十六，均选自名为《异物志》之书。书后按语说："余既掇拾议郎遗书，并编此为一帙，以无明文，别附前帙后，从疑事无质之义，用示矜慎云尔。"

（三）曾钊辑佚所引原始文献

摘主要者介绍如下。

1. 《后汉书》

最早为三国吴谢承撰，早佚，后人有辑本；其次为东晋谢沈撰，久佚，后人亦有辑本；三是东晋袁山松撰，书中《艺文志》来自梁阮孝绪《七录》，已佚，有辑三；四是南朝宋范晔撰，九十卷，其中之《志》三十卷，取自西晋司马彪《续汉书》，唐章怀太子李贤作注。曾钊所引主要为此书。唐时以本书与《史记》、《汉书》并称三史，其他各种东汉纪传体史书多被湮没。

2．《齐民要术》

北魏贾思勰撰，成书于公元 533~544 年间，是中国和世界上最早、最完整的一部综合性农业科学著作，现存版本 20 余种，国内通行的为明抄本（明碧楼藏本）。书中载有《异物志》佚文至少有 15 条之多，曾钊只取其部分。

3.《水经注》

原著《水经》可能出自三国时代，共记录我国河流 137 条。北魏郦道元作注，补充记录河流水运达 1 252 条，注文为原书的 20 倍。他以水道为纲，描述范围自地理情况至历史事迹、民间传说，内容非常丰富，文章驯雅多采，引书达 370 余种。至是《水经》则以《水经注》传世，宋以后有所亡佚，后人有辑本。曾钊辑自此书者甚少。

4.《文选》

南梁昭明太子萧统所编，又名《昭明文选》，辑录自先秦至梁各体诗文 37 类、30 卷。为我国现存最早的文学总集。以"事出于沉思，义归于翰藻"为选文标准，所以此书是以文学作品为主，而不选经、史、子之文。唐显庆中，李善作注，分60 卷。曾钊所引《吴都赋》刘渊林注，即出自此书。

5．《艺文类聚》

唐代欧阳询等于唐武德五年（公元 622 年）奉敕编著，历三年始成。100 卷，46 部，727 条子目。以事类居前，诗文附后。为我国古代类书中体例最为完善者，所引古籍甚为丰富，约达 1431 种，其中十分之九，今已亡佚。曾钊辑自此书者稍多。

6.《初学记》

唐开元间（公元 714~741 年），徐坚、韦述、余钦、施敬本、张烜、李锐、孙季良等分门别类，编纂而成，共30卷。本书主要摘录六经、诸子百家之言，以类相从，分23部313子目。其体例先为叙事，次为事对，末为诗文。此书旨在为玄宗诸子作文时检事类，故名《初学记》。引书相当广泛，且多为今已失传之书。曾钊辑自此书者不多。

7.《太平御览》

为北宋李昉等14人所编，于公元983年成书，历时六年，直接间接引书千余种，共千余卷，是一部大型类书。缺点是比较粗糙，如书名前后不一，书各与篇名相混，标列书名有误等。版本十余种。今本为商务印书馆影印版。曾钊辑自本书条目最多，但不知其所用版本。

8.《太平寰宇记》

北宋地理总志，原200卷，乐史编著，简称《寰宇记》。乐史以五代割据郡县地名多有改变，至是全国统一，故取山经地志，考证讹误，纂成此书。行政区划以太平兴国五年（公元980年）至宋端拱二年（公元989年）为限，始于东京开封府，终于四夷。后晋割契丹燕云十六州，仍列其名，以示时人恢复旧土之志。除仿《元和郡县图志》门类外，又增风俗、姓氏、人物、土产、四夷等门。举凡府、州、县建置沿革，地名取义、城市迁徙、风俗文化、山川地形、经济物产、人口增减，无不具备。较《元和郡县图志》篇幅增加数倍。其所引唐前地志佚文，可补史籍之缺略，今本缺佚八卷，杨守敬自日本辑回所缺五卷半。曾钊辑自此书者不多。

9.《海录碎事》

宋代叶廷珪撰，凡22卷，16部，581目。其自序云："入仕，盖四十余年，见书益多，未尝一日手释卷帙。食以饴口，怠以为枕，虽老而不衰。每闻士大夫家有异书无不借，借无不读，读无不终篇而后止。尝恨无赀，不能尽得写，间作数十大册，择其可用者手抄之，名曰《海录》。其文多成片段者，为《海录杂事》；其细碎如竹头木屑者，为《海录碎事》。"因其所录者皆从借读之书随手摘抄，编次难免有所漏疏。曾钊辑自此书者不多。

10. 《广韵》

宋代陈彭年、邱雍等人根据《切韵》系统之韵书增订而成，称《大宋重修广韵》，于大中祥符四年（公元1011年）完成。5卷，206韵，26 194字。增订以加注为主，注中保留了不少古文献。曾钊辑自此书者不多。

11. 《大观本草》

宋代特别重视官修本草，开国之初有《开宝本草》（公元973年）、《开宝重修本草》（公元974年）；宋嘉祐六年（公元1061年），苏颂《图经本草》颁布。12世纪唐慎微有《经史证类备急本草》之作，宋大观二年（公元1108年）该书经艾晟等重修增入陈承《本草别说》后作为官定本刊行，遂改称《经史证类大观本草》，也即曾钊所引用之书。杨孚《异物志》不仅出现在本书所附《证类本草所出经史方书》中，而且《本草拾遗》、《海药本草》、《图经本草》、《开宝本草》等亦多有引用。

12. 《本草》

即明代李时珍《本草纲目》（公元1578年），其《引据古今经史百家书目》中有杨孚《异物志》，本草各家亦有引用者。凡出自《本草纲目》者曾钊均简称为《本草》。

杨孚《异物志》佚文散见于各种古籍之中，曾钊辑佚所查文献不下数十种，其中类书是其主要者，此处仅录其采摘重要书目。由此也可见曾钊辑《异物志》难度之一斑。

四、伍崇曜开雕《异物志》一卷本

伍崇曜（公元1810~1863年），清末广东南海人，原名元薇，字紫垣，商名绍荣，广东十三行怡和行行主。以累世与官府、外商勾结，贩卖鸦片，私运白银，垄断贸易而成巨富。清道光二十一年（公元1841年），撮合奕山在广州向英军乞和。次年被派赴江苏，参与耆英对英乞降活动。1857年英法联军攻下广州后，受巡抚柏贵之命，向侵略者接洽投降。清政府先后授予钦赐举人、候选道加布政使、荣禄大夫等职衔。在1849年广州人民反入城斗争高潮时，曾约同与外洋交易的行业一起停业，以抵制英军入城的图谋[12-14]。

伍氏喜搜集古籍与刻书，计有《岭南遗书》五十九种，三百四十三卷；《粤十三家集》一百八十二卷；《楚庭耆旧遗诗》七十四卷；《粤雅堂丛书》一百八十种，都凡千余卷，皆海内罕见本；《舆地纪胜》二百卷。编辑校订均出自同邑谭莹之手[12] 99,[14] 288。杨孚《异物志》一卷本为其《岭南遗书》之一种，开雕于清道光三十年（公元1850年）[15]（见图1-7-3、图1-7-4）。此书实际上是曾钊所辑《异物志》

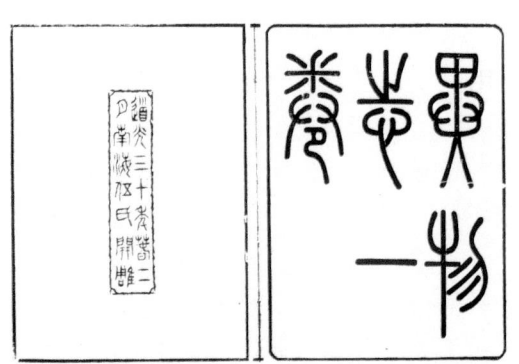

图1-7-3 杨孚《异物志》一卷本，道光三十年南海伍氏开雕

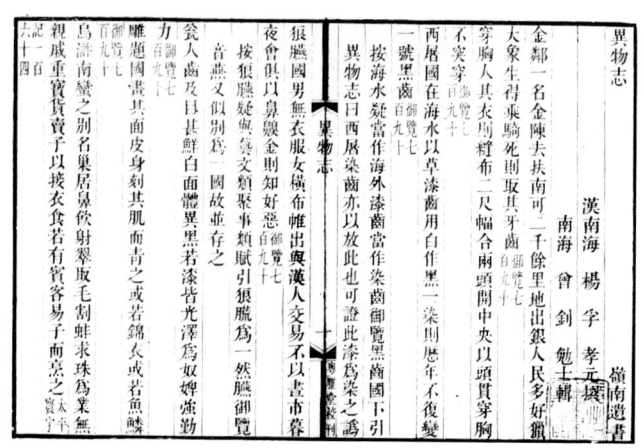

图1-7-4 杨孚《异物志》一卷本正文

二卷本的卷二，为今广东传存的重要古版本。书后跋文除重复曾钊之意外，还强调《异物志》在文学上的价值。他举屈大均《广东文选》中的桂、犀、贝、鹧鸪等四言诗，强调广东诗始于杨孚。《岭南遗书》中的《异物志》，商务印书馆1936年曾出版有排印本，谓"岭南遗书本排印初编各丛书仅有此本"[16]，另《异物志》二卷本，1982年广东人民出版社也有横排本出版[17]。

五、学术成就

杨孚《异物志》开岭南地区民族志与博物志的先河，其学术成就是巨大的，论述内容丰富兹分以下几点概述。

（一）论述内容丰富

1. 古国、民族、耷官

金邻、西屠国（黑齿）、狼胐国、雕题国、扶南国、乌浒、儋耳夷、狼䏴民、合浦民（见图1-7-5）、穿胸人、瓮人、黄头人、南方人、交趾橘官。

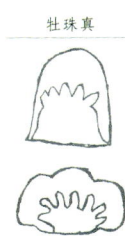

(1)《本草
纲目》图

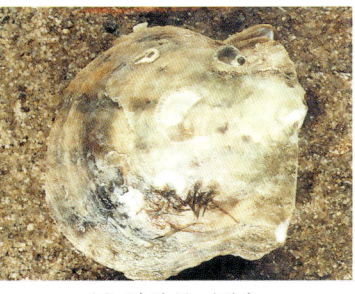

(2) 珍珠贝（引自
《药典图集》）

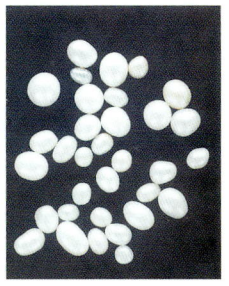

(3) 珍珠（引自
《药典图集》）

"合浦民善游，采珠。"

图 1-7-5　珍珠

2. 植物类

榕树、摩厨、枰桐、枸桹、木棉（见图 1-7-6）、木蜜
（香树）、槟榔、扶留、椰树、荔枝、橘树、薕实（三薕）
（见图 1-7-7）、枸橼、橄榄、桂、益智、杭梁、梓棪、莓母、
笛、筼筜、交趾稻、交趾草滋、科藤、葭蒲、石发、甘薯、
菇草树、藿香、豆蔻、姜汇（廉姜）（见图 1-7-8）、余甘、
芭蕉(甘蕉)、甘蔗、香菅、郁金、文草、龙眼、斯调火洲木。

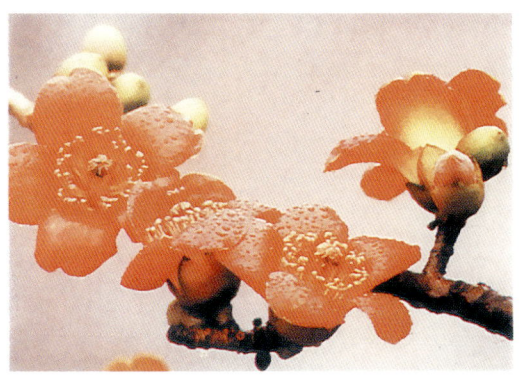

木棉"树高大，其实如酒杯，皮薄，中有如丝棉者"

图 1-7-6　木棉（引自《广东中药志》）

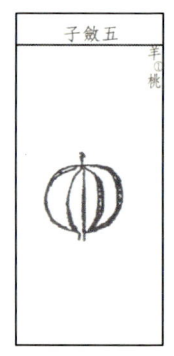

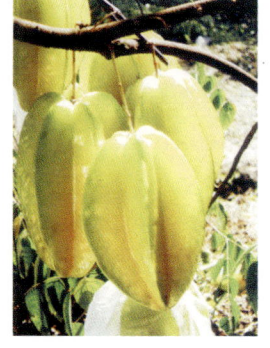

（1）《本草纲目》图　　　　　　　（2）杨桃

三廉"味酸且甘，藏之尤好"

图1-7-7　五敛子

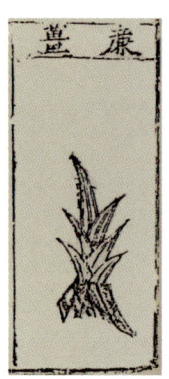 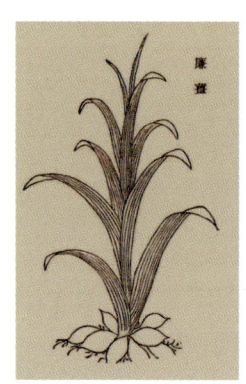 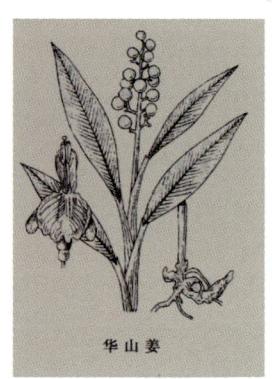

（1）《本草纲目》图　（2）《植物名实图考》图　　（3）《中药大辞典》图

图1-7-8　廉姜

3. 动物类

鸟类：锦鸟、木客鸟、鸱鹕、鸡鹊、鹧鸪、翠鸟、翡、孔雀、鹰鸟、苦鸟。

兽类：猕猴、狖、鼯鼠、猓然、豻、狐母、猿、猩猩、郁林大猪、日南竦牛、周留、麞狼、通天犀、灵狸、白蛤狸、鼠母。

鳞介类：高鱼、鲸鱼、朱崖水蛇、芦鳟、鲮鱼、懒妇鱼、鹿鱼、鲛鱼、古贲灰（牡蛎灰）、琄瑁、虾蟆、蚌、蟛蜞子、鱼牛、海豨、鲮鲤（见图1-7-9）、蚺蛇、鹦鹉螺、鼍风鱼。

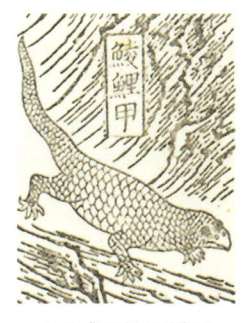 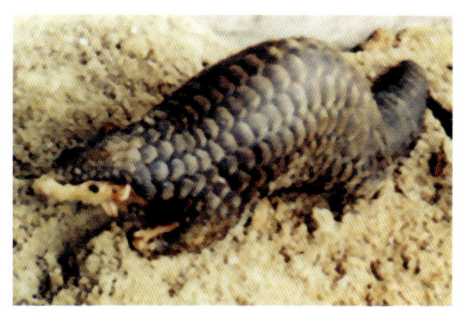

（1）《证类本草》图　　　　　（2）穿山甲（引自《药典图集》）

鲮鲤（穿山甲）"吐舌，蚁附之，乃吞之"

图1-7-9　鲮鲤

4. 矿物类

玉，火齐，云母，涨海崎头的磁石，悦城北百余里山中燋石。

杨孚《异物志》开我国记载不同地区珍异物类的先河。自孚以后异物志类书籍愈来愈多，隋时属"杂传"类；而唐以后均列为地理方物类，补充了史书之未备，记载了大量的博物知识；至清，志岭南异物之书不下数十部。

六、释析举例

曾钊辑本《异物志》十余条与医药有关，如桂、益智、藿香、豆蔻、槟榔、牡蛎灰、扶留、郁金、犀角、灵狸等[16-18]。举例如下：

（1）"橘树，白花而赤实，皮馨香，又有善味。"

按：橘皮，《本草经》已列为上品，后岭南橘皮发展为道地药材广陈皮，是基原为茶枝柑、四会柑的果皮。

（2）"甘蔗远近皆有，交趾所产蔗糖特醇好，本末无薄厚，其味至均。围数寸，长丈余，颇似竹。斩而食之，既甘；榨取汁为饴饧，名之曰糖，益复珍也。又煎而曝之，既凝而冰，破如博棋，其食之，入口消释，时人谓之'石蜜'者也。"

按：汉以前食蔗者，始为蔗浆，其后炼为饴饧，再后煎曝成石蜜。杨孚所言可能是我国榨取蔗汁制出石蜜的最早记载。汉时尚未能制砂糖，仍称为石蜜，与《本草经》中称蜂蜜为石蜜不同。《名医别录》载广州有多年生甘蔗。宋代洪迈《糖霜谱》载唐太宗遣使至摩揭陁国取熬糖法，中国始有砂糖。《图经本草》载"广州多榨之，炼砂糖"说明宋代广东榨蔗制砂糖已很普遍。

（3）"椰，树高六七丈，无枝条。叶如束蒲在其上，实如瓠，系在于巅，若挂物焉。实外有皮如葫芦。核里有肤，白如雪，厚半寸，如猪肤，食之美于胡桃味也。肤里有汁升余，其清如水，其味美于蜜。食其肤，可以不饥；食其汁，则愈渴。又有如两眼处，俗人谓之"越王头"（见图 1-7-10）。

按：这可能是我国最早对椰子果肉（胚乳，含油量达 60%~65%）、

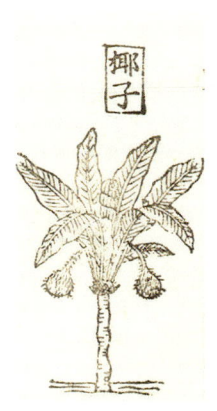
《证类本草》图

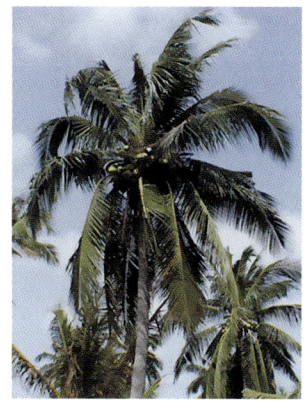
椰子生态图

"食其肤可以不肌；食其汁，可以治渴。"

图 1-7-10　椰树

椰子浆（含少量葡萄糖、果糖、蔗糖，后世谓能清暑解渴，主消渴）的功用描述。

（4）"槟榔（见图1-7-11），若笋竹生竿，种之精硬，引茎直上，不生枝叶，其状若桂。其巅近上末五六尺间，洪洪肿起，若瘣木焉；因拆裂，出若黍穗，无花而为实，大如桃李。又棘针重累其下，所以卫其实也。剖其上皮，煮其肤，熟而贯之，硬如甘枣。以扶留、古贲灰并食，下气及宿食、白虫，消谷。饮啖设为口实。"又说："古贲灰，牡蛎灰也，与扶留、槟榔合食，然后善也。扶留藤似木防。扶留（见图1-7-12）、槟榔，所生相去远，为物甚异而相成。俗曰：扶留槟榔，可以忘忧。"

按：杨孚最早记载了岭南嚼食槟榔、扶留（胡椒科蒟酱）合古贲灰

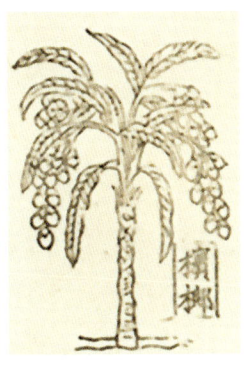

(1)《证类本草》图

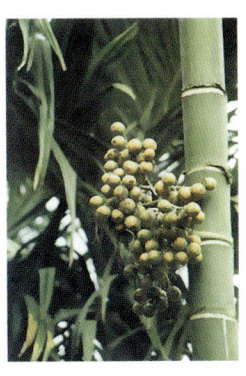

(2) 生态图（引自《药典图集》）

槟榔　"下气及宿食、白虫，消谷"

图1-7-11　槟榔

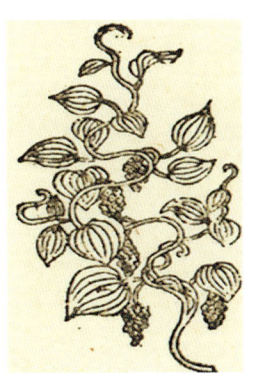

(1)《证类本草》图

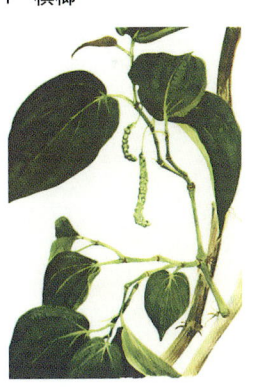

(2) 蒟酱（引自《药典图集》）

"扶留槟榔，可以忘忧"

图1-7-12　扶留

（牡蛎粉）的习俗，今知它可以起到增进食欲，减少口干、咽痛、腹痛，驱杀肠道寄生虫如寸白虫（绦虫）的作用，但久嚼可以引起牙齿松动、食欲减退。有报告其甚至可引起口腔黏膜癌变。今岭南保留此种习俗的地区已很少。

（5）"益智，类薏苡。实长寸许，如枳椇子，味辛辣，饮酒食之佳"（见图1-7-13）。

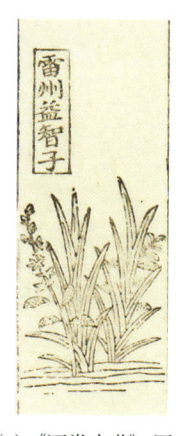
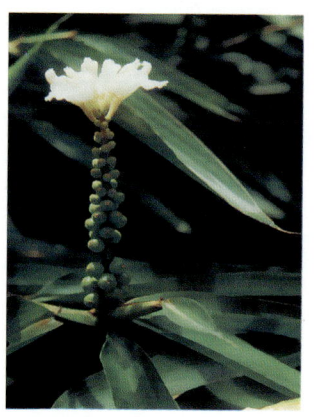

(1)《证类本草》图　　(2) 生态图（引自《广东中药志》）

益智"味辛辣，饮酒食之佳"

图1-7-13　益智

按：杨孚最早记载了益智的"味辛辣，饮酒食之佳"的功能，可能是取其醒脾健胃的作用。

（6）"余甘，大小如弹丸，视之理如定陶瓜。初入口苦涩，咽之，口中乃更甜美足味。盐蒸之，尤美，可多食"（见图1-7-14）。

按：杨孚最早记载岭南所产余甘子的先苦后甜之特征，其后的《南方草木状》谓："术士以变白须发有验"。《唐本草》始入药，名庵摩勒，主风湿热气。今知余甘子含有丰富的维生素C和鞣质，今已育成岭南别具风格的水果。

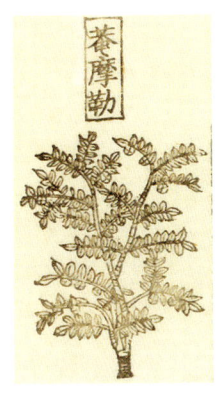
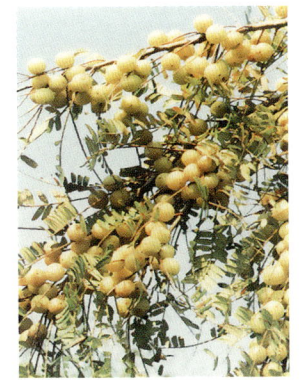

(1)《证类本草》图　　　　(2) 余甘子生态图

余甘"初入口苦涩，咽之，口中乃更甜美"

图1-7-14　余甘

（7）"豆蔻，生交趾，其根似姜而大，从根中生，形似益智，皮壳小厚核如石榴，辛且香"（见图1-7-15）。

按：杨孚最早指出豆蔻"辛且香"的性味。豆蔻宋时始入药，《图经本草》言其主要来自海上，广州亦有之，主胃冷。

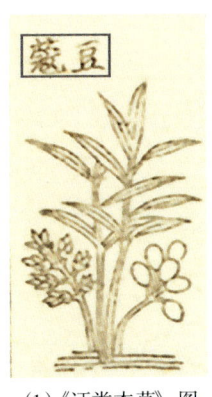
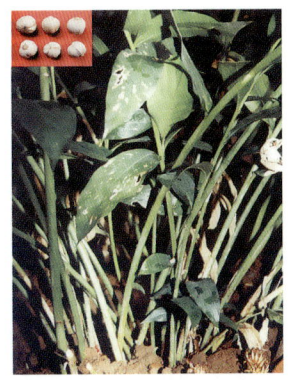

(1)《证类本草》图　　(2) 生态与药材图（引自《药典图集》）

豆蔻"从根中生，形似益智，皮壳小厚核如石榴，辛且香"

图1-7-15　豆蔻

（8）"藿香，交趾有之"（见图1-7-16）。

按：万震《南州异物志》谓："藿香出海边国，形如都梁，可着衣服中。"这种出交趾、九真诸郡的藿香，后来吏民皆种之，这可能就是岭南特有的广藿香。

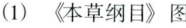

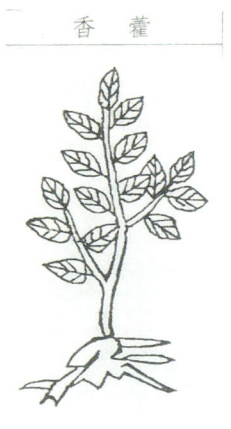
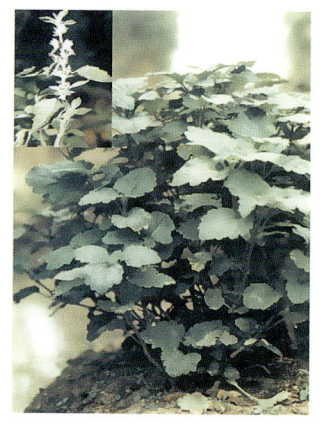

（1）《本草纲目》图　　　（2）广藿香（引自《广东中药志》）

藿香，"交趾有之"

图1-7-16　藿香

（9）"桂之灌生，必粹其族；柯叶不渝，冬夏常绿。"

按：桂之为药，早在《本草经》中已列为上品，杨孚主要歌咏其在岭南成林常绿。

（10）"郁金，出罽宾国，人种之，先以供佛，数日萎，然后取之，色正黄，与芙蓉花裹嫩莲者相似。可以香酒"（见图1-7-17）。

按：郁金有二解：一为姜科之郁金。《说文》谓："郁，芳草也，十叶为贯，百廾贯筑以煮之，为鬯……芳草合而酿之，以降神也。"一为百合科之郁金香。《本草拾遗》谓："其香十二叶，为百草之英。"《魏略》云："生秦国，二月

三月有花，状如红蓝，四月五月采花即香也。"杨孚所言似
是后者。

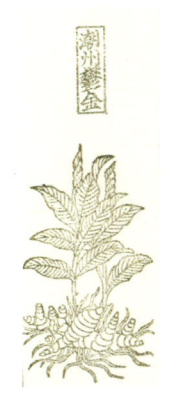
(1)《证类本草》图

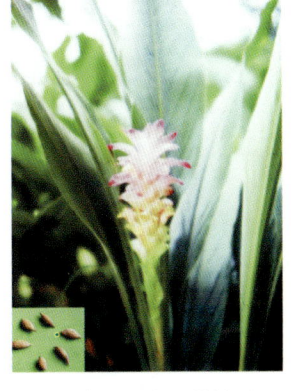
(2) 郁金生态及药材图

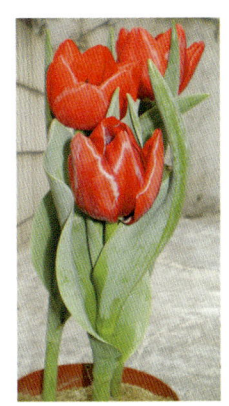
(2) 郁金香生态园

郁金"可以香酒"

图 1-7-17　郁金及郁金香

（11）"木蜜，名曰香树，生千岁，根木甚大，先伐僵之，
四五岁乃往看。岁月久，树材恶者腐败，惟中节坚直芬香者
独在耳。"

按：木蜜可能是指白木香，杨孚描述的是白木香砍伐
后，沉香成香的过程。白木香亦称土沉香，岭南资源丰富。

（12）"荔枝为果多汁，味甘绝口，又小酸，所以成其味，
可饱食，不可使厌。生时大如鸡子，其肤光泽，皮中食，干
则焦小，则肌、核不如生时奇。四月始熟也。"

按：荔枝在汉初已是岭南贡品，杨孚描述了其果实的性
状与果期，而且提到了荔枝干及吃荔枝时"不可使厌"。

（13）"蚺惟大蛇，既洪且长，采色驳荦，其文锦章。食
豕吞鹿，腴成养创，宾享嘉燕，是豆是觞"（见图 1-7-18）。

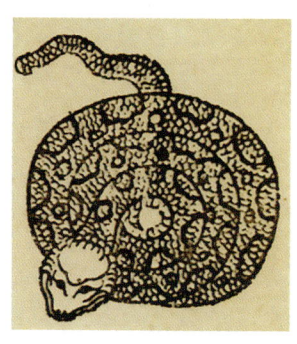
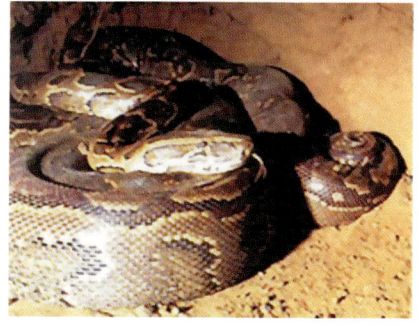

（1）《证类本草》图　　　　　　　（2）蚺蛇（蟒蛇）

蚺蛇"腺成养创"

图 1-7-18　蚺蛇图

按：蚺蛇胆与膏入药，《名医别录》始载。肉则始见于《食疗本草》和《本草拾遗》。杨孚诗中已经提及蚺蛇膏油可以愈疮，肉可为佳肴。巨蟒食豕吞鹿亦非虚言，国外都有实例报导。

（14）"灵狸，一体自为阴阳，刳其水道连囊，以酒洒阴干，其气如麝"（见图 1-7-19）。

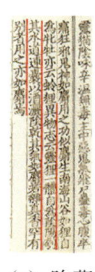
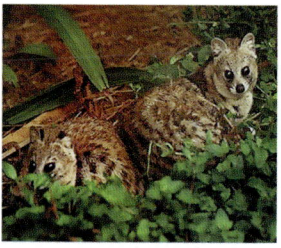
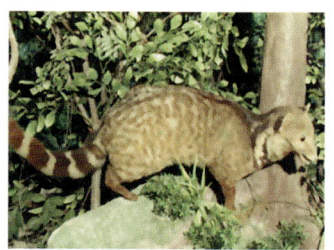

（1）陈藏器　　　　（2）大灵猫　　　　　　（3）小灵猫
引灵猫条

白蛤狸"刳其水道连囊，以酒洒阴干，其气如麝"

图 1-7-19　灵狸

按：唐代陈藏器《本草拾遗》首引《异物志》，以灵狸阴入药[18]。今知灵猫雌雄异体，均有肛腺，在尾部开口通向一大香腺囊，贮有黏稠液状分泌物"灵猫香"，其功用与麝香类似。

又《异物志》有："白蛤狸，刳其外革囊，以酒洒而阴干之，其气如麝，若杂真麝中，鲜有别者。"

按：所言疑为小灵猫。小灵猫香腺囊中所贮之分泌物，亦为灵猫香，功同麝香。

（15）"瑇瑁如龟，生南海，大者如籧篨，背上有鳞，鳞大如扇，有文章。将作器，则煮其鳞，如柔皮"（见图1-7-20）。

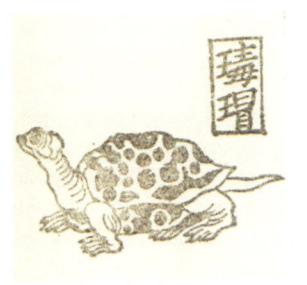
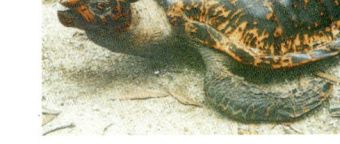

（1）《证类本草》图　　　　　　　（2）《广东中药志》图

"如龟，生南海"、"鳞大如扇有文章，将作器"

图1-7-20　瑇瑁

按：《本草拾遗》始入药，谓"主解岭南百药毒。俚人刺其血饮以解诸药毒。大如帽，似龟甲，中有文，出岭南海畔，山水间。"杨孚年代，瑇瑁为贡品，并已提及可以鞣皮作器。

（16）"犀角中特有光耀，白理如线，自本达末，则为通天犀。"

按：犀角我国早年有产，汉代出土有铜犀尊。《本草经》已入药，陶弘景谓："通天犀，有一白缕直上至端，此至神验"，杨孚介绍的犀角是入药最好的品种。犀角因犀为濒危动物，今我国已禁用。

七、《异物志》的贡献

杨孚的《异物志》是我国也是世界上最早记载某一地区地理方物的科学著作，但由于种种原因，它没有得到深入的研究和充分的应用，所以，迄今为止还处于再发现、再认识的过程。我们深感杨孚所作的开创性工作意义是深远的，贡献是巨大的。《异物志》应是我国最早的岭南地区民族和博物志。我们对其全文进行了校释，将有专著发表。

（一）对民族史的贡献

它记载了汉代南越多个古少数民族的生活状态和习俗。其中，多数开化较晚，处于原始社会末期阶段，有的甚至穴居野外、吃人乱婚、生食鼻饮、文身绣面、裸身穿胸；也有的已知农耕、纺织，正处于与汉人杂居的逐步进化之中。其中瓮人可能是非洲黑人，在汉代已有移居中国，主要从事奴婢等体力劳动。《异物志》对古越族人的记载弥补了正史的不足。

（二）对海外交通史的贡献

它记载了与我国长期友好的金邻国、扶南国，前者地处印度支那半岛的最南端，盛产金银、象和象牙。在西域的斯调国可能是大秦的属国，似曾向中国输入过摩厨子（即油橄榄）和橄榄油，火浣布即石棉布。大秦国的琉璃、罽宾国的郁金香也都输入过中国。扶南、大秦国使节来华献贡的活动，书中也有所反映。

（三）对博物学的贡献

《异物志》一卷本增辑佚 8 种，共记载了 10 种禽类、15 种兽类、17 种鳞介虫蛇、34 种植物，反映了汉代南越气候温暖、潮湿多雨，适合多种生物繁殖，出现了欣欣向荣的景

left
岭南医药启示录

象。在鸟类，有锦鸡的翱翔、孔雀的野生与家饲、木客鸟（可能是黄鹂）的集群迁徙飞翔、翠鸟的大量繁殖；在鱼介类，我国的南海有鲨鱼的游弋、鲸鱼的海滩搁浅、鳗鲡的近海集结；在兽类，有多种猴类、猿类的栖息，如长尾猿、猕猴、黑叶猴、猩猩以及风狸（疑为鼯猴）、大小灵猫等珍稀动物。特别值得提出的是南越的水系，沼泽中有扬子鳄，草地上有麟狼（疑为麋鹿），但今都已灭绝；山溪中有大鲵，今已列为保护动物。而在植物中，特别介绍了多种棕榈科、姜科植物，如槟榔、菂、椰树、栟榈（棕榈）、科藤（疑为省藤）、蒟母（疑为蒲葵）和豆蔻、益智、廉姜等。果类则有芭蕉、甘蔗、荔枝、橘、枸橼、橄榄、蘆实（阳桃）等的栽培。风水树则有榕树、木棉的记载。至于矿物方面，则介绍了磁石、玉、火齐、云母、火浣布、琉璃、燋石等。这些物种的记载，可供了解它们在东汉时期的分布和其后的兴衰，有利于探索其中的规律。

（四）对农业技术的贡献

记载了交趾稻一年两熟；甘蔗经蔗饧而制石蜜；用文草酿酒；用玳瑁、鲨鱼皮鞣革；用蕉茎织布。还记载了饲养培育良种家畜如郁林大猪、日南驲牛、周留（水牛）等。

（五）对本草学的贡献

《异物志》中所报告的物类，有些当时已用作药物，有些后来逐步衍化为药物，大大丰富了本草学。如灵狸、白蛤狸的外革囊洒酒阴干，其香如麝，即今之灵猫香；通天犀描述的是当时的上好犀角；南人嚼食槟榔、古贲灰、扶留能"下气及宿食、白虫，消谷"；椰汁"愈渴（糖尿病）"。有些物类性味也写得比较正确，如橘皮"馨香善味"，益智"味辛辣，饮酒食之佳"，菂"味近甘苦，并鸡舌香，食之益善"，豆蔻、廉姜"辛且香"，余甘"初入口苦涩，咽之，口中乃更甜美足味"，对个别香药也描述得十分准确，对木蜜即白木香砍仆促进其生成沉香也有描述。

（六）开《异物志》类著作之先河

《异物志》是杨孚所首创，记载某一地区的物类，以补充正史地理、志书记载之不足，因此，正史多有所引用。杨孚之后，此类书籍层出不穷，仅与岭南有关者亦不下数十部。如三国时期的万震《南州异物志》、朱应《扶南异物志》、沈莹《临海水土异物志》；两晋南北朝时期的郭义恭《广志》、嵇含《南方草木状》、顾微《广州记》、刘欣期《交州记》、王韵《始兴记》、沈怀远《南越志》、任昉《述异记》；隋唐时期的房千里《南方异物志》、孟琯《岭南异物志》、段公路《北户录》和段成式《酉阳杂俎》、刘恂《岭表录异》、莫休符《桂林风土记》、郑熊《番禺杂记》；宋元明清时期的范成大《桂海虞衡志》、吴莱《南海古迹记》、涉及丝绸之路外国风土人情的周达观《真腊风土记》、费信《星槎胜览》以及专记广东的屈大均《广东新语》、吴震方《岭南杂记》、李调元《南越笔记》等等。这些著作不仅丰富了地方志书的内容，特别是为历代本草家所征引，利于溯本求源，探析物种，比较鉴别，大大促进了本草学的发展。

（七）广东文学之权舆

杨孚祖居河南下渡村，是道地的广州人。屈大均说："《南裔异物志》辞旨古奥，散见他书，搜辑之亦可以为广东文之权舆。"又说："汉和帝时，南海杨孚字孝先，其为南裔异物赞，亦诗之流也。"因而作出"诗始杨孚"的结论。在《异物志》中如鹧鸪、蚺蛇、榕树、摩厨、三薕、桂等都是以四言古诗吟咏的。

由于历史的局限，囿于个人的见闻和知识水平，《异物志》中出现不准确、错误，这是难免的，如鸬鹚胎生、火浣布是斯调火洲木所织等。但总体看来，内容是充实的，论述是质朴的，本质是科学的，怪异迷信之说甚少，是一本不但具有历史意义而且具有现实意义的科学著作，值得深入研究。在我国科学技术史上占有很高位置，也是毋庸置疑的。

八、启示

杨孚曾身为议郎，但对岭南方物仔细观察研究，所著《异物志》，为岭南科学技术史上的奠基作，无论是从博物学、地理学、史学、民族学还是医药学的角度来看，都有很大成就，给后人留下了丰厚的遗产。但是，由于古代引用文献不够科学、严谨，致曾钊所辑《异物志》，目前不能确切地肯定其全为杨孚所著，其中也有遗漏与错引的可能。然而，杨孚《异物志》开记载某一地区奇异物类志书之先河，其后效仿杨孚专志异物之书大量涌现，从而保存了不少相关史料，特别是对许多海药南药的记载，其功是不可没的。今广州河南下渡村仍存"杨孚井"一眼，广州市政府已将其作为历史文物以志纪念。

参考文献

[1] 仇巨川.羊城古钞：杨孚 [M].陈宪猷，校注.广州：广东人民出版社，1993：438-439.

[2] 屈大均.广东新语 [M].北京：中华书局，1985.

[3] 毛庆耆.岭南学术百家：杨孚 [M].广州：广东人民出版社，2004：9-16.

[4] 郑樵.通志略：艺文志：地理方物 [M].影印本.上海：上海古籍出版社，1990.

[5] 长孙无忌.隋书：经籍志 [M] // 二十五史：影印本.上海：上海古籍出版社，1986：3370.

［6］刘昫.旧唐书：经籍志［M］∥二十五史：影印本.上海：上海古籍出版社，
　　1986：3718.

［7］欧阳修.新唐书：艺文志［M］∥二十五史：影印本.上海：上海古籍出版社，
　　1986：4288.

［8］脱脱.宋史：艺文志［M］∥二十五史：影印本.上海：上海古籍出版社，
　　1986：5817.

［9］中国历史大辞典历史地理卷编纂委员会.中国历史大辞典：历史地理［M］.上
　　海：上海辞书出版社，1996：652–653.

［10］陶宗仪.说郭三种：说郭一百二十卷：临海水土记：六［M］.影印本.上海：
　　上海古籍出版社，1986.

［11］中国历史大辞典秦汉史卷编纂委员会.中国历史大辞典：秦汉史［M］.上海：
　　上海辞书出版社，1990：178.

［12］倪俊明，沈锦锋.广东近现代人物词典［M］.广州：广东科技出版社，1992：512.

［13］辞海编辑委员会.辞海［M］.缩印本.上海：上海辞书出版社，1999：261.

［14］梁嘉彬.广东十三行考：怡和行［M］.广州：广东人民出版社，1999：288.

［15］杨孚.异物志一卷［M］∥曾钊，辑.木刻本.南海伍氏开雕，1850（道光三十年）.

［16］杨孚.异物志［M］.曾钊，辑.竖排本.上海：商务印书馆，1936.

［17］杨孚.异物志［M］.曾钊，辑.∥梁廷楠，杨孚，顾微，等.南越五主传及其他
　　七种.杨伟群，点校.广州：广东人民出版社，1982.

［18］唐慎微.重修政和经史证类备用本草［M］.影印本.北京：人民卫生出版社，
　　1957.

第八节　士燮与董奉

一、士燮传略

字威彦，汉末三国时苍梧广信（今广西梧州）人（公元137~226年），其先人祖居鲁国汶阳（今山东宁阳东北），王莽乱时迁交州。燮少游京师，察孝廉，举茂材，后迁交趾太

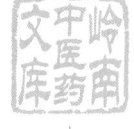

守，掌岭南事。东汉献帝时，天下大乱，南北交通断绝。士燮乃表弟壹为合浦太守，次弟为徐闻令，弟䵋为九真太守，弟武为南海太守，一家五兄弟执掌岭南大权，贵威一时。因不废贡职，诏拜安远将军，封龙度亭侯。士燮待人谦厚，中原士人往依避难者以百数，后袁徽与荀彧评论说："交趾士府君，既学问优博，又达于从政，处大乱之中，保全一郡二十余年，疆场无事，民不失业，羁旅之徒，皆蒙其庆，虽窦融保河西曷以加之"（见图 1-8-1）。汉建安十五年（公元210年），孙权遣步骘为交州刺史时士燮归吴，加为左将军，后以诱劝益州豪姓雍闿附吴，迁卫将军，封龙编侯。在郡四十余年卒，享年九十[1]。

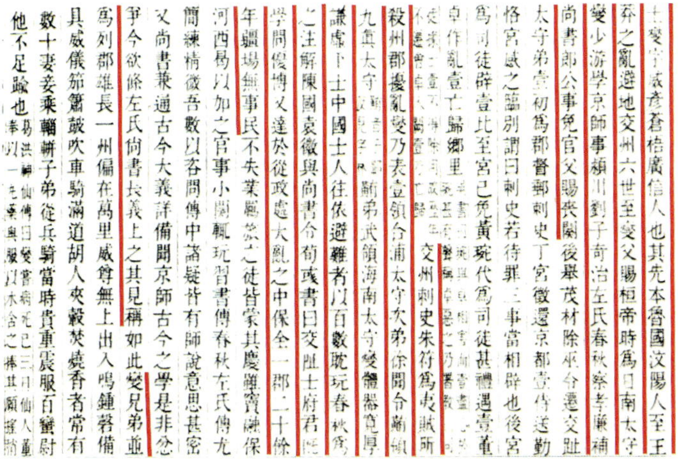
士燮字威彥蒼梧廣信人也其先本魯國汶陽人至王
莽之亂避地交州六世至燮父賜桓帝時爲日南太守
燮少游學京師事潁川劉子奇治左氏春秋察孝廉補
尚書郎公事免官父賜喪闋後舉茂材除巫令遷交阯
太守弟壹初爲郡督郵刺史丁宮徵還京都壹侍送勤
恪宮感之臨別謂曰刺史若待罪三事當相辟也後宮
爲司徒辟壹比至宮已免黃琬代爲司徒甚禮遇壹董
卓作亂壹亡歸鄉里
交州刺史朱符爲夷賊所
殺州郡擾亂燮乃表壹領合浦太守次弟徐聞令䵋領
九眞太守䵋弟武領海南太守燮體器寬厚
謙虛下士中國士人往依避難者以百數耽玩春秋爲
之注解陳國袁徽與尚書令荀彧書曰交阯士府君旣
學問優博又達於從政處大亂之中保全一郡二十餘
年疆埸無事民不失業羈旅之徒皆蒙其慶雖竇融保
河西曷以加之官事小闋輒玩習書傳春秋左氏傳尤
簡練精微吾數以咨問傳中諸疑皆有師說意思甚密
又尚書兼通古今大義詳備聞京師古今之學是非忿
爭今欲條左氏尚書長義上之其見稱如此燮兄弟並
爲列郡雄長一州偏在萬里威尊無上出入鳴鐘磬備
具威儀笳簫鼓吹車騎滿道胡人夾轂焚燒香者常有
數十妻妾乘輜軿子弟從兵騎當時貴重震服百蠻尉
他不足踰也

图 1-8-1 《三国志·士燮传》盛赞其治交州之功

二、董奉传略

葛洪《神仙传》，载有董奉为士燮医病故事[2]，医史专著亦据此写有传记，奉未留有著作。去其神仙，简录原文于下：董奉，字君异，侯官（今福建福州市）人，一说苍梧人。吴时，士燮为交州刺史，得毒病死，死已三日，奉时在彼，乃往，与药三丸，内在口中，以水灌之，使人捧举其头，摇而消之。须臾，手足似动，颜色渐还，半日乃能起坐，后四日乃能语……燮遂活。因起谢曰："甚蒙大恩，何以报效。"乃为奉起楼于庭中。奉不食他物，唯啖脯枣，饮少酒。燮一日三度设之……后还豫章庐山下居……奉居山不种田，日为人治病，亦不取钱。重病愈者，使栽杏五株，轻者一株，如此数年，计得十万余株，郁然成林。示时人曰欲买杏者，不需奉报，但将谷一器置仓中，即自往取一器杏去。……奉每年货杏得谷，旋以赈救贫乏，供给行旅不逮者。岁二万余斛。《浔阳记》说："杏在北岭上数百株，今犹称董先生杏"（见图1-8-2、图1-8-3、图1-8-4、图1-8-5）。

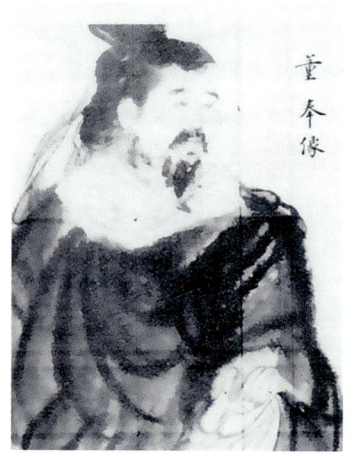

图1-8-2　《中国历代名医画传》中的董奉　　图1-8-3　葛洪《神仙传》中的董奉

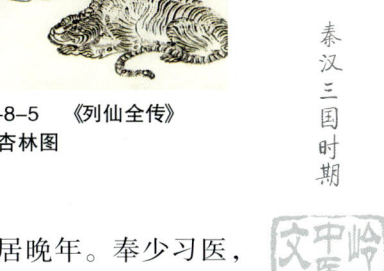

图 1-8-4 李昉《太平广记》中的董奉　　图 1-8-5 《列仙全传》虎守杏林图

三、启示

董奉给士燮看病时应值壮年，士燮居晚年。奉少习医，医术日渐高明，与张仲景、华佗齐名，被后世并称为"建安三神医"[3]，不但精于医术、导引，而且医德高尚，在岭南为士燮医病期间，传播了中原医药知识和良好的医德医风，从而对岭南医药发展起了积极影响。

后世以"杏林春暖"、"誉满杏林"称誉医术高尚的医家，唤中医为"杏林"（见图 1-8-6）。董奉何以要种如此之多的杏树，可能如陶弘景所说，与杏"处处有，用药多用"

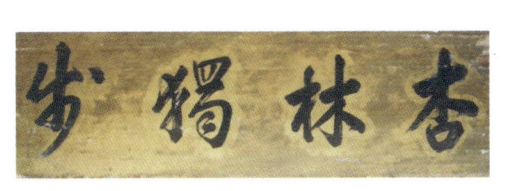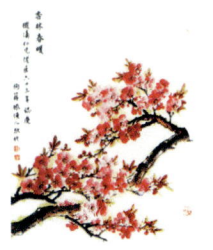

图 1-8-6 古今赞誉德艺双馨的医生称为"杏林高手"、"杏林独步"、"杏林春暖"

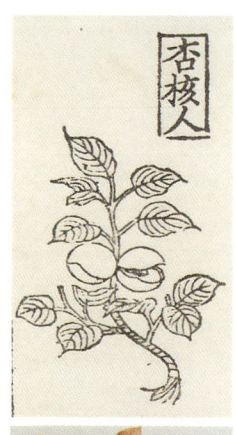

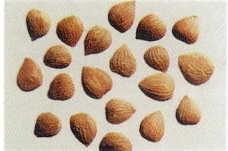

《证类本草》中的
杏仁是一味重要的药材

图 1-8-7 杏仁图

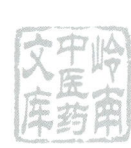

有关。考杏为我国最早栽培的古老果树之一（见图1-8-7），**经丝绸之路传入中亚、西亚，继而传入欧洲**。18 世纪，意大利、西班牙已是盛产杏仁的大国；20 世纪美国加州杏仁生产已雄居世界。我国不但杏的原生种多，如杏、东北杏、西伯利亚杏、巴旦杏、野杏等（见图1-8-8）；栽培品种亦极其丰富，它是亦食亦药最好的品类之一。现在药用除传统的止咳平喘、润肠通便、消炎镇痛之外，正扩展用于抗癌、降血糖、降血脂。且杏仁含油 50%，能在−40℃不冻结，已广泛用于美容防冻，精密仪器的高级用油。在食品方面，由于杏仁富含营养，已开发出干果罐头、杏仁粉、杏仁豆腐、杏仁奶、杏仁酱等保健食品，实现了古代医家"去风虚，却百病"的愿望。如果董奉、李时珍等名医知道现代杏仁开发研究创新达到如此地步，也会高兴的。

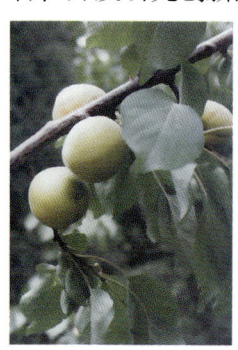

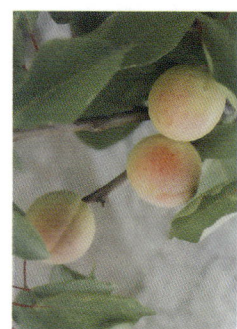

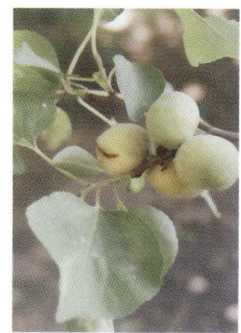

（1）杏　　　　　　　（2）野杏　　　　　　　（3）山杏

图 1-8-8 《中草药大典》所载入药的各种杏

士燮在岭南掌政多年，在全国战乱中，使岭南处于和平发展时期达 20 余年之久。他对生产关心，力促物产丰富。《南方草木状》载："吴黄武中(公元 220~229 年)，交趾太守士燮献橘十七实同一蒂，人以为瑞异，群臣毕贺"[4]（见图 1-8-9）。

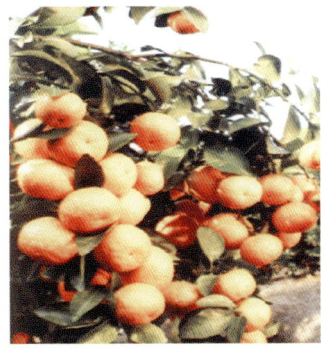

橘白华，亦賫皮馨香有美味，自漢武帝得交趾置橘官長一人，秩二百石主貢御橘吳黄武中交趾太守士燮獻橘十七實同一蒂，人以爲瑞異郡人畢賀相乃橘之屬滋味甘美特異者也有黄者

《南方草木状》载士燮献吴，橘一蒂多果以为瑞，今岭南橘一蒂多果比比皆是

图 1-8-9 今日岭南橘一蒂多果

可见当时在柑橘的种植选育方面也非常进步，"柑乃橘之属，滋味甘美特异者也。有黄者，有赪者，赪者谓之壶柑"；"橘类有朱橘、乳橘、塌橘、山橘、黄淡子。此辈皮皆去气调中。"而且柑橘种植户已掌握了生物防治法，以黄柑蚁防治柑橘树蜡类害虫。在行政上"自汉武帝，得交趾置橘官长一人，秩二百石，主贡御橘"。中国是柑橘的原产地，汉代以来，经多年来的栽培选育，出现许多优良品种，岭南已成为主产地。现代有名的十大广药之一的广陈皮，就是茶枝柑、四会柑的成熟果皮，这不能不想到士燮的功劳。

参考文献

[1] 陈寿.三国志:吴 [M] // 二十五史:2.影印本.上海:上海古籍出版社，1986:1210.

[2] 李昉.太平广记:第一册 [M].北京:中华书局,1961:83-85.

[3] 中国历史大辞典科技史卷编纂委员会.中国历史大辞典:科技史[M].上海:上海辞书出版社,2000:658.

[4] 嵇含.南方草本状 [M] // 陶宗仪.说郭三种:二.影印本.上海:上海古籍出版社，1988:1195.

第九节　虞翻与诃林

一、虞翻传略

　　虞翻（公元 164~233 年），三国时会稽余姚（今浙江绍兴）人，字仲翔（见图 1-9-1）。少好学，有高气，通医学。太守王朗命为功曹。东汉建安元年（公元 196 年），会稽为孙策所破，虞翻护王朗浮海逃至东冶（今福建福州）。朗遣之还，策复任命翻为功曹。东汉建安四年（公元 199 年），翻奉孙策之命说降豫章太守华歆。孙权以为骑都尉。翻数犯颜谏争，权不能悦，又性不协俗，多见谤毁，坐徙丹阳泾县（今安徽泾

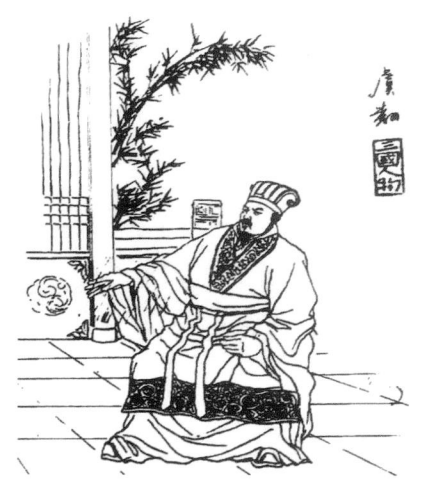

图 1-9-1　虞翻画像（引自《光孝寺》）

县西）。吕蒙图取关羽称疾还建业（今南京），以翻兼知医术，请以自随，亦欲因此令翻得释也。后因性耿直，言世无神仙，为孙权所恶，流放交州[1-2]（见图 1-9-2）。

　　虞翻谪南海期间，居本尉佗玄孙建德故宅（相当于今广州市光孝寺处），他以废宅为苑囿，广植苹婆、苛子（诃子），时人称为"虞苑"，又称"苛林"。在此十余年，讲学

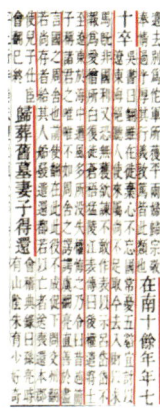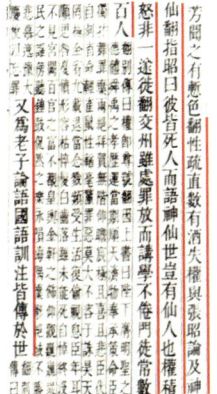

图 1-9-2　《三国志·虞翻传》被贬岭南经过

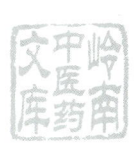

不倦，有门徒数百人，为《老子》、《论语》、《国语》作注，带来了中原文化与医药知识。吴嘉禾二年（公元233年），翻劝止权使周贺等赴辽东，从公孙渊求马，为吕岱所谮，复徙猛陵（今广西苍梧西北）。后贺等果无功，权思其言，乃召之回，翻已先卒[2]。

二、诃林传略

翻归葬旧墓，妻子还吴，施其宅为寺，匾曰"制止"。意在抑制心欲之动，不受外物之乱，佛家禅语。东晋哀帝隆和中(公元362年)，罽（jì）宾国（古西域国名，在喀布尔河流域下游的克什米尔）三藏法师始创其为"王苑朝廷寺"，又称"王园寺"。

刘宋武帝永初元年（公元420年），梵僧求那罗跋陀三藏到此，指诃子树谓众曰："此西方诃梨勒果之林也，宜曰'诃林制止'"，于是寺名"诃林"。梁武帝普通八年（公元527年）达摩初祖自天竺至此，寺中有达摩洗钵泉。其后唐代改"制止王园"为"乾明法性寺"，五代南汉铸铁塔二座于寺之东、西；宋代先后改为"乾明禅院、崇宁万寿寺、报恩广孝禅寺、光孝寺；元明时期有所扩建；清顺治十一年（公元 1654 年）寺因兵燹颓废，东莞人蔡元正（一名性因）请

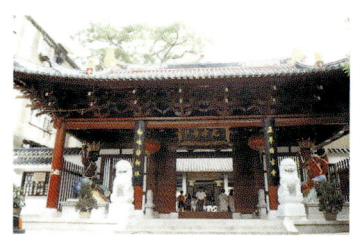

（1）光孝寺山门

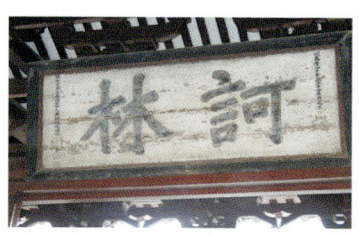

（2）山门后所悬明代左春坊题诃林（公元1612 年）

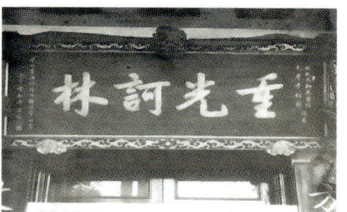

（3）上世纪丙子年（公元 1996 年）重修光孝寺纪念重光诃林匾

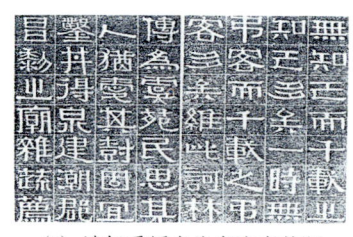

（4）清伊秉绶书光孝寺虞仲翔（虞翻）碑局部

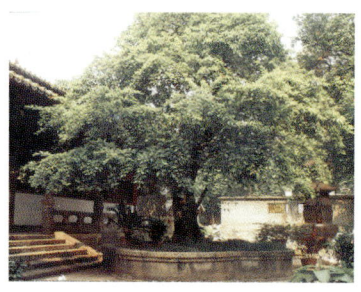

（5）光孝寺仅存的一株古诃子树，树龄 140 多年

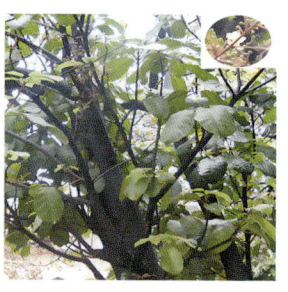

（6）光孝寺中的古苹婆树正在开花结果

图 1-9-3　广州光孝寺中有关虞翻的遗迹

平、靖两藩重建，僧今释碑记，田塘税三十五顷零[3]（见图1-9-3）。

　　诃子（见图1-9-4）为使君子科乔木，原产印度，我国早有栽培，且以广州为早。《神农本草经》未载，药用最早为仲景《金匮要略》诃梨勒散，治久痢；晋《南方草木状》说它"可作饮，变白髭发令黑"。宋《图经本草》说："诃梨勒生交爱州，今岭南皆有，而广州最盛……《岭南异物志》云：'广州法性寺佛殿前有四五十株，子极小而味不涩，皆是六路，每岁州贡只以此寺者。寺有古井木根蘸水，水味不咸。每

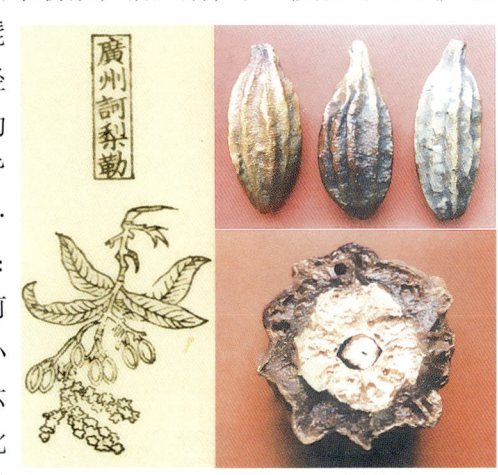

（1）《证类本草》图　　　（2）药材图

图 1-9-4　后世诃子

子熟时有佳客至，则院僧煎汤以延之。其法用新摘诃子五枚，甘草一寸，皆碎破，汲木下井水，同煎，色若新茶。今其寺谓之乾明旧木，犹有六七株，古井亦在。南海风俗尚贵此汤，然煎之不必尽如昔时之法也'"[4]。就是说，在吴、晋时，今光孝寺处还诃子成林；唐代法性寺时已剩五六十株；宋代仅余六七株；到了明末清初，不知何时尽伐，已经全无，仅佛殿左有菩提一株，殿前有榕四株，门有蒲葵二株为古物。屈大均感慨翻谪居时，广种苹婆、诃子树，今已全无。虽作诗云："虞园虽是古浮图，诃子成林久已无；一片花宫生白草，牛羊争上尉佗都。"[5]至于苹婆，亦称蘋婆、

凤眼果，也是一味药材（见图1-9-5），药食兼用，能暖胃杀虫，养肝明目，虞苑的苹婆林也已下落不明。

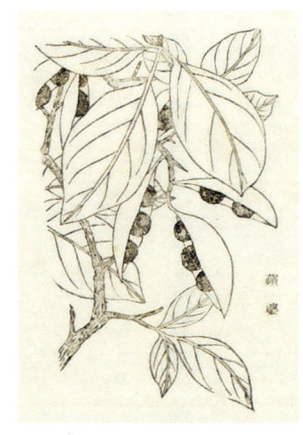

（1）《植物名实图考》中的苹婆

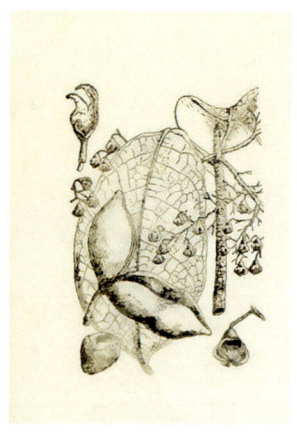

（2）《中国高等植物图鉴》中的苹婆

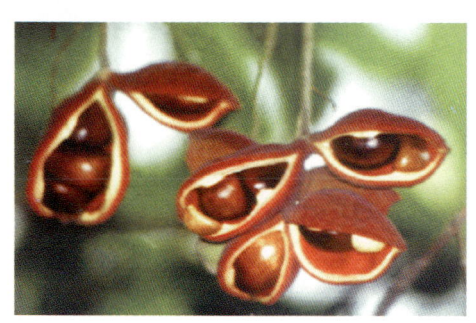

（3）苹婆鲜果果实

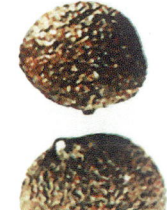

（4）圆粒苹婆药材

图1-9-5　后世苹婆植物、药材图

三、启示

虞翻既是儒学大师又深通医理，被贬广州后，一方面讲学，一方面广种诃子、苹婆，多年之后竟然成林。由于"虞苑"改为寺庙，几经变迁一直保存至今。作者近日再访光孝寺，只见诃子一株，树龄百年有奇，病腐缠身，日渐衰朽；苹婆两株，树龄数十年而已。"诃林制止"匾额在山门背后。仍保存少许虞翻为人民做好事的遗迹，实属不易。诚盼在光孝寺再建诃林。

参考文献

[1] 陈寿.三国志：吴 [M] // 二十五史：2.影印本.上海：上海古籍出版社，1986：1226.

[2] 中国历史大辞典魏晋南北朝史卷编纂委员会.中国历史大辞典：魏晋南北朝史 [M].上海：上海辞书出版社，2000：698.

[3] 仇巨川.羊城古钞 [M] // 陈宪猷，校注.广州：广东人民出版社，1993：250-252.

[4] 唐慎微.重修政和经史证类备用本草 [M].影印本.北京：人民卫生出版社，1957：342.

[5] 屈大均.广东新语 [M].北京：中华书局，1985：636.

第十节　两汉三国时期岭南与海外的医药交流

一、汉代始建海上丝绸之路

南海是我国与东南亚的交通要道，开发得很早。《汉书·地理志》（见图1-10-1）说：汉武帝时，番禺是一个大都会，为与海外交易的大市场，"近海多犀、象、毒冒、珠玑、银铜、果布之凑"。这里的毒冒，就是玳瑁。而"果布"原注，果为龙眼、荔枝之属，布为葛布；近有人解释为龙脑香，来自马来语 Sapurbarus（果布婆律）。又"自合浦、徐闻

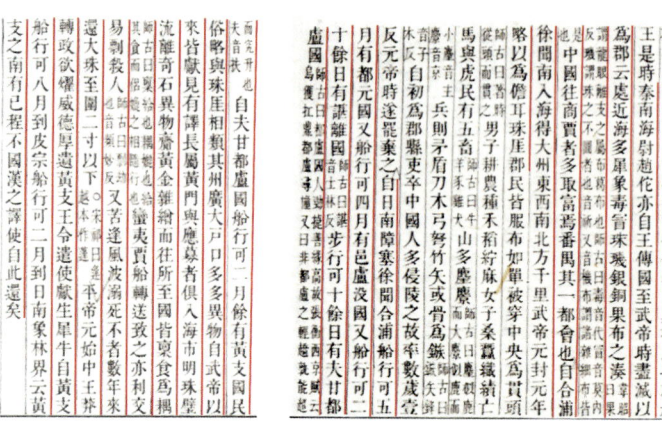

图 1-10-1 《汉书·地理志》中有关南海交通的记载

南入海得大州，东西南北方千里，武帝元封元年（公元前110年）略以为儋耳、珠崖郡"，开始经营海南岛。对于南海的交通，"自日南障塞（出海口即今越南岘港）、徐闻、合浦沿印支半岛（今中南半岛）南下，船行可五月到都元国（今越南南圻一带），路程1 060海里；又船行可四月有邑卢没国（今泰国华富里），路程约840余海里；又船行可二十余日有谌离国（暹罗古都佛统），路程100余海里；舍舟登陆，横越中南半岛，步行可十余日到夫甘都卢国（今缅甸蒲甘地区，为下缅甸直来人居地，包括萨尔温江入海处和仰光一带），全程约300公里。自夫甘都卢国船行可两月余有黄支国（今印度东海岸建志补罗，出海口为马德拉斯），全程约1 728海里。"《前汉书》说黄支国"民俗略与珠崖相类，其州广大，户口多，多异物。自武帝以来皆献见，有译长，属黄门与应募者，俱入海市明珠、璧流离（琉璃）、奇石异物，赍黄金、杂缯而往。所至国皆禀食为耦，蛮夷贾船转送致之，亦利交易。剽杀人，又苦逢风波溺死，不者数年来

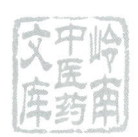

还。大珠至围二寸以下。平帝元始中（公元 1~5 年）王莽辅政，欲耀威德，厚遗黄支王，令遣使献生犀牛。自黄支船行可八月到皮宗（今苏门答腊岛西北部），船行可二月到日南、象林（越南岘港）界云。黄支之南有已程不国（Sihadvipa，意为狮子洲，今斯里兰卡）。汉之译使自此还矣"[1-2]（见图1-10-2）。

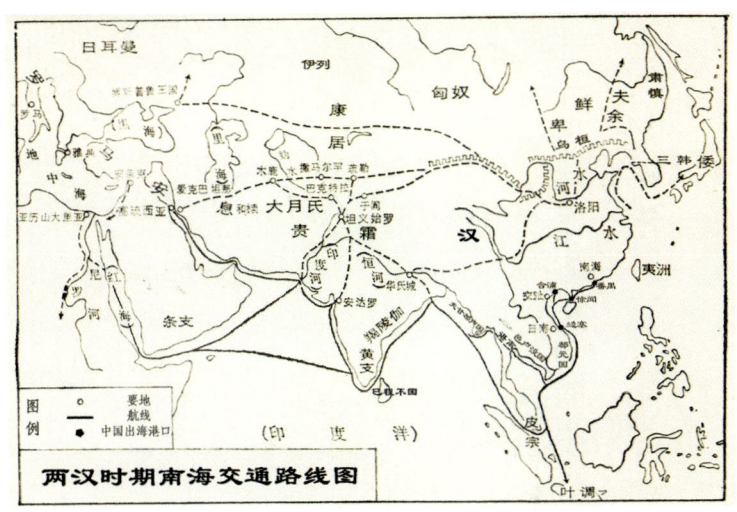

图 1-10-2 两汉时期南海交通路线示意图

附注：1. 日南边塞（今越南岘港）　　2. 都元国（今越南南圻一带）　　3. 邑卢没国（今泰国华富里一带）
　　　 4. 谌离（暹罗古都佛统）　　　 5. 夫甘都卢国（今缅甸仰光一带）　6. 黄支国（今印度马德拉斯一带）
　　　 7. 已程不国（今斯里兰卡）

可见我国汉代与东南亚、南亚诸国所建立的海上交通往来有两条线路。北线自日南、合浦、徐闻中的一地出发，船行经都元、邑卢没、谌离后，舍舟登陆，陆行至夫甘都卢，再乘船到黄支。汉使南下多循此线。南线则由黄支经皮宗至日南，黄支使臣入朝中国赠生犀牛，北上亦循此线。韩振华认为汉使南行皆由"蛮夷贾船，转送致之"，自日南至谌离，

85

乘坐暹罗湾或印度支那半岛南部船只，船形狭长如龙舟，以人力划桨前进，只能在近岸的浅海而不能作远洋的航行，平均日行7海里。自谌离横越中南半岛以后，改乘孟加拉湾的船只，船体高大，利用季候风扬帆，日平均行28海里。黄支国使臣至皮宗，则乘此种船，只是到达苏门答腊后，需要等待半年转换一次的季候风，所需实际时间两月，同皮宗至日南一样，日行28海里。但也有人认为这种交通往来汉代已有政府船队下西洋[3-4]，因为当时岭南已有很强的航海技术和造船能力（见图1-10-3）。

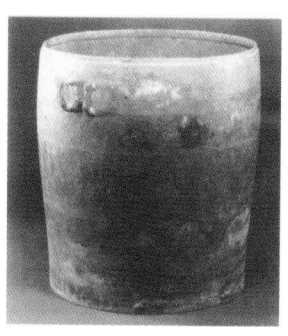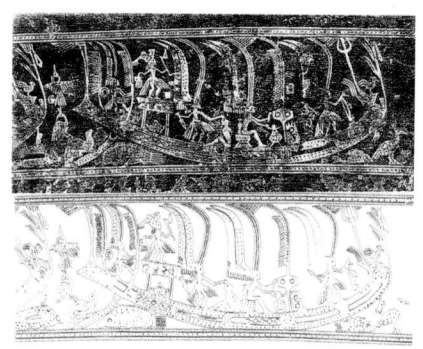

图1-10-3 《广州南越王墓》载出土铜提筒及筒身"越人海战连环图"的拓片及摹本，共四条战船，每船六人

二、汉末三国时期中国与海外的交通

外国商人来中国，汉及三国时代都曾有过。荷兰人戴闻达《中国人对非洲的发现》中有："公元166年（延熹九年）有一人来自大秦（即东罗马），自称是该国皇帝安敦王的使节到达日南，然后前往洛阳宫廷。另一人叫做秦伦，于公元226年（吴黄武五年）抵达中国，并前往南京吴王的宫廷。当他启程回国时，吴大帝派遣了一名官员陪同他前往，但途中

这位官员死了，于是秦伦只身返回大秦。"[5]

这些事迹在我国史书中也得到证明。另外，吴国从海上贸易中所得的香药、珍宝，也引起了魏国的关注，吴嘉禾四年（公元235年）"魏使以马求易珠玑、翡翠、瑇瑁"。孙权曰："孤所不用而可得马，何苦而不听其交易。"[6]

综上所述，可见南海上的丝绸之路主要交易的是琉璃、珍珠、琥珀、香药、犀角、象牙、异物之类。其中珍珠、琥珀、香药、犀角先后成为我国的重要药材。

三、启示

我国"海上丝绸之路"的经营，汉初已具规模，那时候的广州称"番禺"，已是一个大都会，是海内外商品的集散地，而合浦、徐闻、日南障塞都是重要港口，从这里出发不仅远航东南亚、中西亚、欧洲，而且与非洲许多国家都有往来，这种频繁的海上交通，大大促进了中国各个方面包括医药的交流和发展。岭南作为中介，也不断丰富了自身的医药和文化。

"海上丝绸之路"对后世的影响巨大。汉以后南海交通日益发达，如晋代法显去天竺、狮子国取经，走的就是陆海丝绸之路，他从西安出发，渡流沙，越葱岭，抵北、西、中、东天竺，得真经后又从海路去狮子国（今斯里兰卡），然后经今印度尼西亚爪哇乘船返抵今青岛崂山，历时14年（公元399~412年），经30余国（见图1-10-4）。唐代广州已成大港，外贸极为兴盛。宋代首建市舶司主管海外贸易，近发现的南海Ⅰ、Ⅱ号沉船所获大量珍贵遗物（见图1-10-5），可说明当时南海交通与贸易的盛况。明代郑和（公元1371~1435年）七下西洋，南海交通达到高峰，公元1405年第一

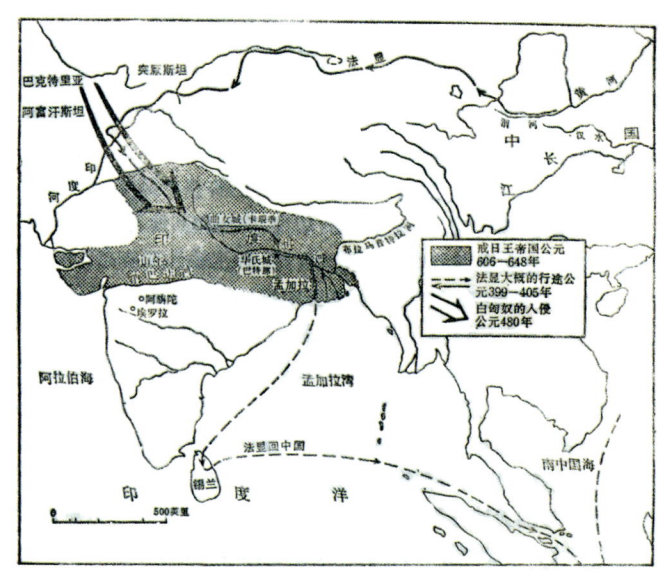

图 1-10-4　晋代法显赴天竺、狮子国求经陆海路线概图
（引自《世界文明史》中译本）

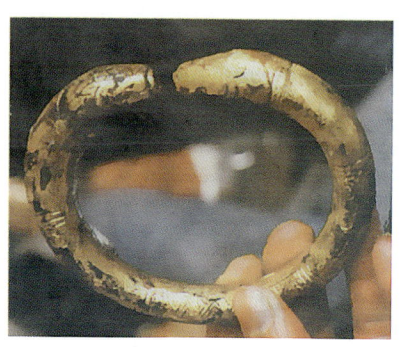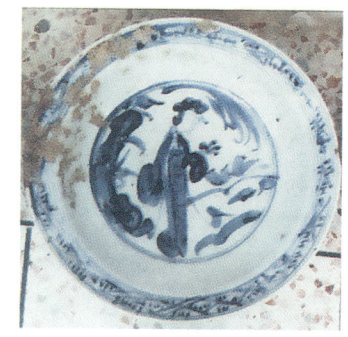

图 1-10-5　南海Ⅰ、Ⅱ号宋代沉船中出土的鎏金金镯、瓷盘

次出使，率船 200 余艘、27 000 多人，自长江口刘家港出发，沿我国海岸线南行入大海，历时两年返国。7 年间先后达东南亚、印度半岛、波斯湾、阿拉伯半岛、非洲东岸和红海海

口等 30 余国（见图 1-10-6、图 1-10-7），促进了中外政治、经济、文化、医药的交流。在世界航海史上，比哥伦布早 87年，比咖马早 93 年，比麦哲伦早 116 年。

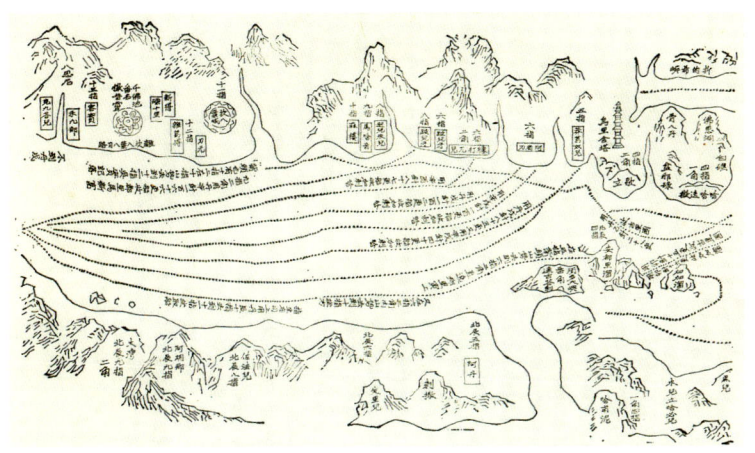

图 1-10-6 《武备志》中保存的郑和下西洋部分海图

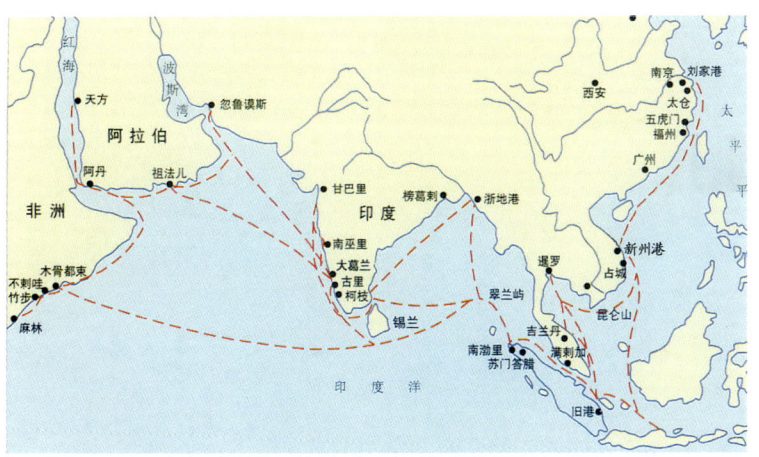

图 1-10-7 郑和下西洋路线图（引自《中国通史》）

参考文献

[1] 班固.汉书：地理志［M］∥二十五史：1.影印本.上海：上海古籍出版社，1994：524.

[2] 中国大百科全书总编辑委员会《中国历史》编辑委员会，中国大百科全书出版社编辑部.中国大百科全书：中国历史［M］.2.缩印本.北京：中国大百科全书出版社，1997：461.

[3] 颜泽贤，黄世瑞.岭南科学技术史［M］.广州：广东人民出版社，2002：80-81.

[4] 蒋祖缘，方志钦.简明广东史［M］.广州：广东人民出版社，1993：81-83.

[5] 戴闻达.中国人对非洲的发现［M］.胡国强，覃锦显，译.北京：商务印书馆，1983：12.

[6] 陈寿.三国志：吴：孙权传［M］∥二十五史：2.影印本.上海：上海古籍出版社，1986：1204.

岭南医药启示录

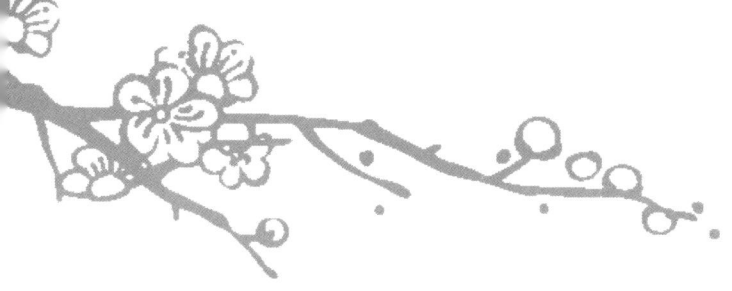

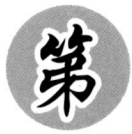 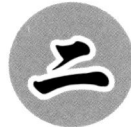 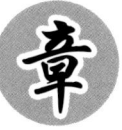

晋唐五代时期

第一节　嵇含与《南方草木状》

一、嵇含传略

嵇含（公元262~306年）西晋人，祖籍谯国铚县（今安徽宿县西南）；《晋书》本传作巩县亳丘（今河南巩义），字君道，自号亳丘子。自幼博览艺文，好学属文，性通敏。既仕，好荐达才贤。受叔祖嵇康、叔嵇绍影响，好老庄，喜文学、方书、本草、博物、地志。撰有多种植物诗赋，如《宜男花赋序》、《孤黍赋》、《瓜赋》、《朝生暮落树赋》、《长生树赋并序》、《槐香树赋并序》、《菊花铭》；动物则有《遇蚕赋序》（存于《太平御览》中）等。他还关心物理机械，撰有《八磨赋》，歌咏以牛为动力转动中间大齿轮，带动周围八盘小磨的“连转磨”。嵇含出身秀才，初楚王司马玮辟为掾（yuàn，管理楚王府中众务的属员），晋永兴中（公元304~305年）累官至振威将军，襄城太守。后依镇南将军刘弘。弘于公元306年表含为平越中郎将、广州刺史，假节未发。会弘死。嵇含，参好友葛洪为参军，先行

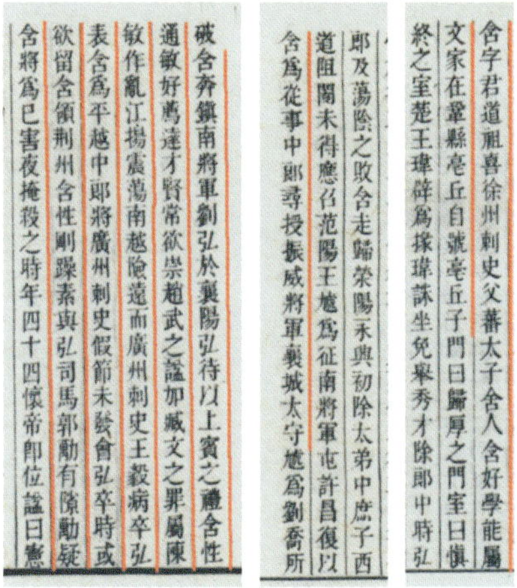
舍字君道祖喜徐州刺史父蕃太子舍人含好學能屬
文家在鞏縣亳丘自號亳丘子門曰歸厚之門室曰慎
終之室楚王瑋辟爲掾瑋誅坐免舉秀才除郎中時弘
郎及蕩陰之敗含走歸榮陽永興初除太弟中庶子西
道阻閡未得應召范陽王虓爲征南將軍屯許昌復以
含爲從事中郎尋授振威將軍襄城太守虓爲劉喬所
破含奔鎮南將軍劉弘於襄陽弘待以上賓之禮含性
通敏好薦達才賢常欲崇趙武之謚加臧文之罪屬陳
敏作亂江揚震蕩南越險遠而廣州刺史王毅病卒弘
表含爲平越中郎將廣州刺史假節未發會弘卒時或
欲留含領荊州含性剛躁素與弘司馬郭勱有隙勱疑
含將爲己害夜掩殺之時年四十四懷帝即位謚曰憲

图2-1-1　《晋书·嵇含传》部分

摧兵广州。其后，不幸为同僚司马郭劢所害，时年44岁[1-4]（见图2-1-1）。

　　嵇含有《嵇含集》十卷，载于《隋书·经籍志》、《唐书·艺文志》中，宋代《通志略·艺文略》在别集中亦载有《广州刺史嵇含集》十卷。影响大、评价高的是其所著《南方草木状》，唯《隋书·经籍志》与新、旧唐志均未载。宋代尤袤《遂初堂书目》首载此书，陈振孙《直斋书录题解·地理类》首作题解，其后元代《文献通考·经籍考》也载有此书。其版本，学者认为以宋麻沙本为最古；今商务印书馆排印的《百川学海》本即宋代版本，最佳；另明代《说郛》中有《涵芬楼》本、《宛委山堂》本；原华南农学院藏有明代广汉魏丛书本；又有清代王谟《增订汉魏丛书》本及民国12年（1923年）有湖北先正遗书版、沔阳卢静慎始基斋刻本等多种。此书，宋代以后花谱、地志、农学、医药学类书籍多有引用。唐代以前北魏贾思勰《齐民要术》（约成书于公元533~544年），唐代《艺文类聚》（公元625年）、《文选》注（公元718年）援引多是《南方草物状》，且引文不同于今本，学者多认为是晋宋人徐衷所作。今本《南方草木状》认为是嵇含所著者多；但也有不少人认为是后人托名的伪著；我们认为是在原佚本的基础上经后人补缀而成。

二、有关作者的争议

　　清代以来，对《南方草木状》作者是否为嵇含有了争议，一为"嵇含所著说"，一为"后人伪作说"，至今尚未统一。其原因主要是，本书较晚见于史志。首载于《隋志》的是附于《郭象集》之下的"广州刺史《嵇含集》十卷、《录》一卷，亡"[5]。其后，《唐志》、《宋志》、《通志》又有《嵇含

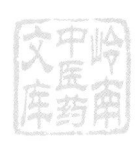

集》的出现，唯不载《南方草木状》一书。《南方草木状》首载于宋代尤袤《遂初堂书目》，其后，陈振孙《直斋书录题解》，谓："南方草木状一卷，襄阳太守嵇含撰。"元代马端临《文献通考·经籍》[6] 亦照录之。宋代以后花谱、地志、本草著作则多引用《南方草木状》中的内容。

（一）嵇含所著说

以《四库全书总目》（见图 2-1-2）为代表，谓："《南方草木状》晋嵇含撰。考《隋志》、《旧唐志》俱有含集十卷，而不载此书，至《宋志》始有著录。观此书载指甲花自大秦国移植南海，是晋时已有是花；而唐段公路《北户录》乃云：指甲花本出外国，梁大同二年始来中国，知公路未见此书。盖唐时尚不甚显，故史志不载也。诸本但题谯国嵇含，惟宋麻沙旧版前题曰永兴元年（公元 304 年）十一月丙子振威将军襄阳太守嵇含撰云云。载其年月仕履，颇为详具。盖旧本如是，明人始刊削之。""惟《隋志》称广州太守嵇含，而此作襄阳太守，考书中所载，皆岭表之物，则疑襄阳或误题也。

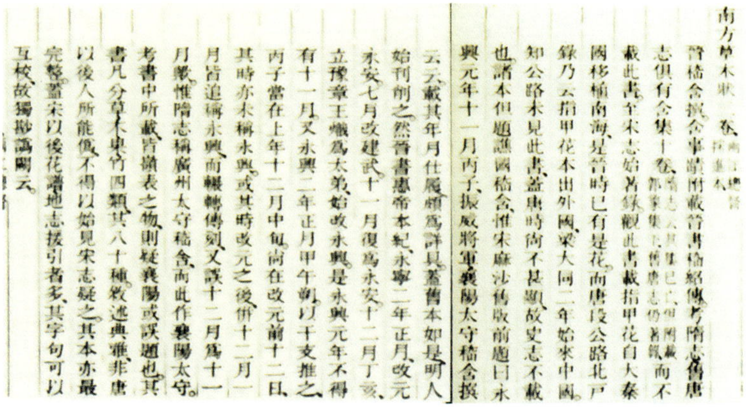

南方草木狀 三卷

晉嵇含撰。含事蹟附載晉書嵇紹傳。考隋志、舊唐志俱有含集十卷，而不載此書。至宋志始著錄。觀此書載指甲花自大秦國移植南海，是晉時已有是花。而唐段公路北戶錄乃云指甲花本出外國，梁大同二年始來中國，知公路未見此書。蓋唐時尚不甚顯，故史志不載也。諸本但題譙國嵇含，惟宋麻沙舊版前題曰永興元年十一月丙子振威將軍襄陽太守嵇含撰云云。載其年月仕履頗為詳具。蓋舊本如是，明人始刊削之。然晉書惠帝本紀，永寧二年正月改元永安，七月改建武，十一月復為永安，十二月丁亥立豫章王熾為太弟，始改永興。是永興元年不得有十一月。又永興二年正月甲午朔，以干支推之，丙子當在上年十二月中，尚在改元前十二日。其時亦未稱永興。或其時改元之後，併十二月皆追稱永興，而輾轉傳刻，又誤十二月為十一月歟。惟隋志稱廣州太守嵇含，而此作襄陽太守。考書中所載皆嶺表之物，則疑襄陽或誤題也。其書凡分草、木、果、竹四類，共八十種。敘述典雅，非唐以後人所能偽。不得以始見宋志疑之。其本亦最完整。蓋宋以後花譜地志援引者多，其字句可以互校，故獨鮮訛闕云。

图 2-1-2 《四库全书》的《南方草木状》提要介绍有关作者的争议

其书凡分草、木、果、竹四类，共八十种，叙述典雅，非唐以后人所能伪，不得以始见《宋志》疑之，其本亦最完整。盖宋以后花谱、地志援引者多，其字句可以互校，故独觇伪缺云"[7]。我国学者，如清乾隆时代的王谟，现代的彭世奖、杜石然、苟萃华、戚经文、孙启明，美国宾州大学李惠林等均赞成此说[8]。辞书类书籍中明确为嵇含所著者有《辞海》[9]、《辞源》[10]、《简明不列颠百科全书》[11]等。

（二）后人伪作说

以晚清参与戊戌变法、创办强学会、后总理官书局的文廷式（公元1856~1904年）为代表，他在《补晋书·艺文志》卷四中明确提出本书非嵇含所作。理由：一是"嵇含实未至广州，不得为此书也"；二是"书中乞力伽一条云，'刘涓子取以作煎'"，涓子东晋人，远在嵇含后；三是"此书文笔渊雅，自是唐以前作，然以为嵇含作则非也"。我国学者陈连庆、刘昌芝、辛树帜，美国芝加哥大学马泰来等均赞成伪书之说，认为是南宋人所为[8]。辞书类书籍中则有《中国历史大辞典·魏晋南北朝史》[2]及《中国历史大辞典·科技史》[12]提出有宋人托名之作的论点。谓："嵇含曾被表为广州刺史，但未赴任而遭害。近人考证，作者非嵇含，此书亦非晋代作品，乃南宋人抄集古书草集名类，重新编排，托名而成。"

（三）后人辑佚说

我们提出这一认识，基于以下几点。

1. 后人辑佚整理遗痕众多

《南方草木状》由于早佚，赖诸书引用，得以保存诸多条目。北魏贾思勰《齐民要术》以《南方草物状》为名，用不同体例、品类与内容论述了不少种植物[13]。查《证类本草》可发现，唐代陈藏器《本草拾遗》引用耕香、优殿两种植物时，称引自《南方草木状》，但其内容基本同《齐民要术》[14]215，而为今本所不载[15]；橄榄条《证类本草》在引用《南方草木状》时曰"橄榄子，大如枣，八月熟，生交趾"[14]479，与《齐民要术》亦不全同，且为《南方草木状》各版本所无[15]。成书于公元1061年的苏颂《图经本草》在枫香条中说："似白杨甚高大，叶圆而作歧，有三角而香，二月有花，乃连着实，大如鸭卵（《南方草木状》各版本所无），八九月熟，暴干可烧。"《南方草木状》曰："枫实惟九真有之，用之有神，乃难得之物。其脂为白胶香，五月斫为坎，十一月采之（为《南方草木状》各版本所无）[14]305。藿香条引《南方草木状》云："榛生，吏民自种之。"掌禹锡注引《南方草木状》，内容更全，"味辛，榛生，吏民自种之，五六月采，暴之，乃芬尔，出交趾、九真诸国"[14]309，而今本则无[15]。

《本草纲目》（公元1596年）龙眼条引嵇含《南方草木状》云："木高一二丈（《图经》、《开宝》均作木高两丈许，今本无此文），似荔枝而枝叶微小，凌冬不凋，春末夏初，开细白花，七月实熟（后十六字为《南方草木状》各版本所无），壳青黄色，又作鳞甲，形圆，大如弹丸，核若木梡（《图经》、《开宝》作无患子）而不坚。肉薄于荔枝，白而有（今本作"带"）浆。其甘如蜜，实极繁，每枝二、三十枚（《图经》、《开宝》同，今本作一朵五六十颗），作穗如蒲桃（今本作蒲萄）然"[16]1820。其后，《图经》有"荔枝过则龙眼即熟，故南人目为荔枝奴也"；今本则为"荔枝过即龙眼熟，故谓之荔枝奴，言常随其后也"[15]。文尾所引历史故事《东观汉记》内容亦有不同，《本草纲目》谓："汉时南海常贡之，大为民害。临武长唐羌上书言状，和帝感其言，下诏止之。"[16]1820 今本则为《东观汉记》曰："单于来朝，赐橙橘、龙眼、荔枝。魏文帝诏群臣曰：南方果之珍异者，有龙眼、荔枝，令岁贡焉，出九真、交趾"[15]。综上可知，唐至宋初本草家甚至明李时珍所引《南方草木状》与南宋始见的《南方草木状》统一版本收载的植物、内容、文字，引用典籍都不尽相同，说明有不同版本存在，本书似仍处在整理完善、趋同的发展过程之中。

2. 引用古典均为晋以前书

本书共引古典5种：陆贾（公元前240~前170年）的《南越记行》，为其2次出使南越之作；东方朔（公元前154~前93年）的《林邑集》《琐语》，是关于林邑地区地理风貌和杂说之作；《东观汉记》，是东汉官修纪传体东汉（由光武至灵帝）史；司马相如《乐歌》，是西汉宫廷祭祀用乐。以上四书殆无疑问，有争议的是《三辅黄图》，宋代晁公武《郡斋读书志》谓其为南朝陈梁间人作，宋代程大昌《雍录》则谓出自唐人，因此，疑今本《南方草木状》为南宋人伪书。据许多学者及《中国历史大辞典》的研究，"《汉书》如淳注已引此书，如淳为曹魏时人，则原书应成于东汉末或三国初。后屡经增补，至中唐后成今书。《隋书·经籍志》作一卷，晁公武《郡斋读书志》作三卷，今本六卷三十六篇。记载汉时长安（今西安）古迹，间及周代灵台灵囿诸事，尤以汉京师为主。"[17]

3. 书中故事基本与史实吻合

如海枣树条"泰康五年（公元284年）林邑献百枚"[15]；枸橼子条"泰康五年大秦贡十缶"[15]；蜜香纸条"泰康五年大秦献三万幅，帝以万幅赐镇南大将军杜预，令写所撰《春秋释例》及《经传集解》以进，未至而预卒，诏赐其家，令藏之"[15]。考《晋书·武帝纪》有"泰康五年十二月庚午大赦"，"林邑、大秦国各遣使来献；闰月大将军当阳侯杜预卒"[1]256。考《晋书·杜预传》有"从容无事，乃耽思经籍，为春秋左传《经传集解》，又参考众家谱第，谓之《释例》……卒时年六十三"[1]1363。枸橼子条还有"帝以三缶赐王恺，助其珍味，夸示于石崇"，与西晋时王恺与石崇斗富的史实符合。孙启明提出《内证二则》：一者，《南方草木状》柑条"柑乃橘之属……今华林园有柑两株，遇结实，上命群臣宴饮于旁，摘而分赐焉"[15]。"今"指晋武帝时期，"上"指晋武帝，"华林园"指东汉始建的芳林园，三国魏扩建为宫苑，晋时更名为"芳林园"，在今洛阳故城内。二者，橄榄条有"咀之芬馥，胜似鸡舌香，吴时岁贡，以赐近侍，本朝自泰康后亦如之"[15]。孙启明以嵇含时当胜年，可能耳闻目睹，故曰："今"、"上"、"本朝"。综上，《南方草木状》当为嵇含之作[8]。

4. 继承发展了杨孚《异物志》的有关内容

杨孚是东汉人，主要活动于汉章和二帝时期（公元 76~104 年），《异物志》可能著于其离朝之后，嵇含主要活动于晋武帝时期，《南方草木状》约著于永兴元年或至二年（公元 304~305 年），时隔近 200 年，嵇含有可能目睹《异物志》全帙。清代曾钊辑《异物志》[18]共载岭南植物 36 种，《南方草木状》载相同植物者 17 种，如榕、木蜜（香树）、槟榔、蒟酱（扶留）、椰树、五敛子（三廉）、枸橼子、橘、橄榄、荔枝、桂、益智、甘薯、鸡舌香、豆蔻、甘蕉（芭蕉）、菴摩勒（余甘子）等，与《异物志》相比，内容多有采撷，论述多有发展，为其他晋时相关书籍所未及。

5. 书中有后人窜入的误文

如众人所指谪的乞力伽条"刘涓子取以作煎，令可丸，饵之长生"[15]，实为后人误窜。考刘涓子为东晋人，晚于嵇含，不得引《刘涓子鬼遗方》为当然事。且该书称"术"而不称"乞力伽"，仅有"术膏方"，为治烫火伤的外用膏剂[19]。《证类本草》苍术条，曾载陶隐居所论"昔刘涓子接取其精而丸之，名守中金丸，可以长生"，其所用名称亦为"术"。唐《外台秘要》有乞力伽散，而《日华子本草》、《图经本草》始称乞力伽为术之别名[14][15]。可知"乞力伽"名出于唐宋之际，亦难见于西晋时的《南方草木状》。关于乞力伽的产地，《南方草木状》谓"濒海所产，一根有至数斤者"，但清《植物名实图考》已指出其错误，谓："深山大壑殆必有，如濒海者特未遇也。"[20]154今知"术"主产于浙、歙等地深山大谷，向来不产于临海的岭南。刘涓子，有学者释为《列仙传》中的涓子，确有一定道理。又如《南方草木状》龙眼条有"魏文帝诏群臣曰：'南方果之珍异者，有龙眼、荔枝，令岁贡焉'"[15]。其意为魏文帝（在位时间为公元220~226年）曾诏交州岁贡龙眼、荔枝。实际上，当时的南方交州为魏国权力所不及，何谈岁贡龙眼、荔枝。公元210年，孙权命步骘占领并任命其为交州刺史，至此，不难看出其为后人画蛇添足之误笔。此文实出自《东观汉记》。

6. 强调以"所闻诠叙"

嵇含《南方草木状》前有一序，阐述著书的目的与依据，谓："南越交趾植物有四裔，最为奇，周秦以前无称焉。自汉武帝开拓封疆，搜求珍异，取其尤者充贡，中州之人，或昧其状，乃以所闻诠叙，有稗子弟云尔。"[15]意思是，南方草木有四类，多与中土植物不同，特异品种已充作贡物，但中土之人多不识其形态性状，所以根据自己搜集的资料撰书，希望有助于普及这方面的知识，序中没有强调为自己所亲见。实际上，嵇含在洛阳时曾有接触南方人的机会，加之素爱植物、本草；或在赴任前，调查属地情况而成书，也不无可能。

另外，苏方条的论述与葛洪《肘后方》以苏方治产后血晕方的内容符合；茅芒条黄茅瘴的论述与晋人瘴疟流行的观点相符合，都是《南方草木状》出自嵇含之手的有力佐证。

三、关于版本问题

《南方草木状》由于早佚，传存至今的版本，至宋明时期才有出现。

（一）百川学海本 [15]

咸淳间（公元1265~1274年），宋人左圭所辑《百川学海丛书》中始见，商务印书馆曾据此排印有丛书集成本。1955年重印时又根据公元1916年沈怡园校宋刊本复核，改正误字，并附上海市历史文献图书馆所藏缺著图者名《南方草本状图》60幅和沈氏跋文（见图2-1-3）。此版本署名晋

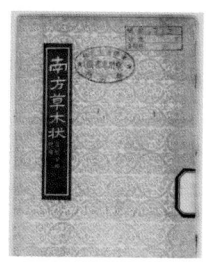 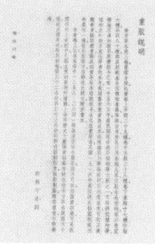 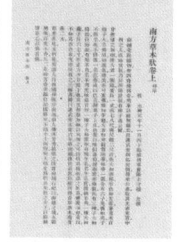

(1)《南方草木状》 (2)《南方草木状》 (3)《南方草木状》 (4)《南方草木状》
封面 目录 重版说明 首页

图2-1-3 公元1955年商务印书馆排印的宋百川学海本

永兴元年（公元304年）十一月丙子振威将军襄阳太守嵇含撰，有目录。这应是现存最早、内容最全、错误最少的善本。我们根据附图中的印章和文字进行研究，认为《南方草木状图》的作者为吴平斋，时年五十，是清代文字金石考证家（见图2-1-4、图2-1-5），熟知两广植物，对广东特别是海南植物论述较多、较细。如附枫人条

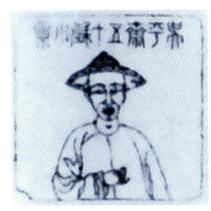

图 2-1-4 《南方草木状图》作者吴平斋五十录小景

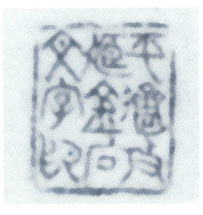

图 2-1-5 《南方草木状图》作者平斋考藏金石文字印

有"荫馆琼州时曾于土人家获见之"；蘘条有"琼中人以瓮种之"；椰条有"种时以海藻培之乃生，琼州多植"；槟榔条有"琼州嘉凌产者最良"。所论较为确切，推断吴氏可能是海南人。

（二）涵芬楼本

元末明初陶宗仪曾辑《说郛三种》。其《说郛一百卷》辑书705种中有《南方草木状》，署名嵇含撰，无目录。此版本不缺品种，无重大错误，错字较多。简称涵芬楼本[21]（见图2-1-6）。

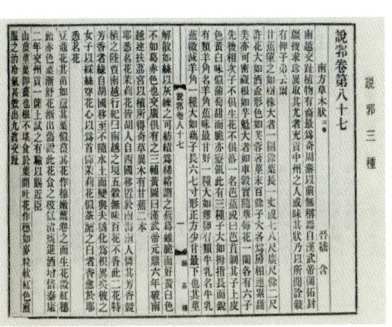

图 2-1-6 《南方草木状》首页（涵芬楼本）引自《说郛三种》

（三）宛委山堂本

《说郛三种·说郛一百二十卷》辑书1 200余种，其中亦有《南方草木状》，署名晋谯国嵇含，无目录，但每条重出一目，专写植物名称，世称宛委山堂本[22]。其流行早于涵

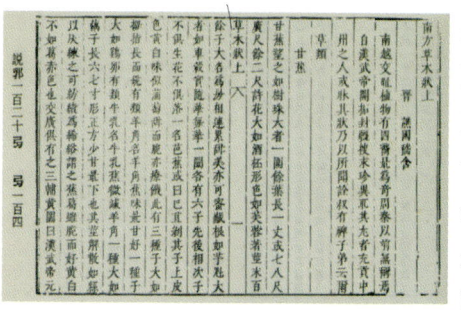

图 2-1-7 《南方草木状》首页（宛委山堂本）

芬楼本。错误不少，如：海梧子条，其目名为海梧子，释文为海松子，因此缺海松子名，少海梧子释文。石林竹条，"似桂竹劲而利，削为利（应为刀），割象皮如刀（应为切）笋（应为芋）"，致不知所云。龙眼条，"故谓之荔枝如"，"如"应为"奴"。草曲条，"南海多矣酒"应为"多美酒"。杨梅条，"以醅酒号梅香耐（应为酎）等"。其他条文则错字较少，且有纠正百川本错误处，如蜜香纸条，将百川本"诏赐其家令上之"，改为"令藏之"（见图 2-1-7）。

（四）汉魏丛书本

汉魏丛书为明嘉靖间何镗所辑，先后有明万历间程荣、何允中，清乾隆间王谟三刻，辑书增至 94 种，其中亦有《南方草木状》。原华南农学院藏本为明万历二十年（公元 1592 年）刻广汉魏丛书本（见图 2-1-8），当系何刻本题名[23]书前先出总目，缺海松子名；正文署名谯国嵇含著，徐仁毓

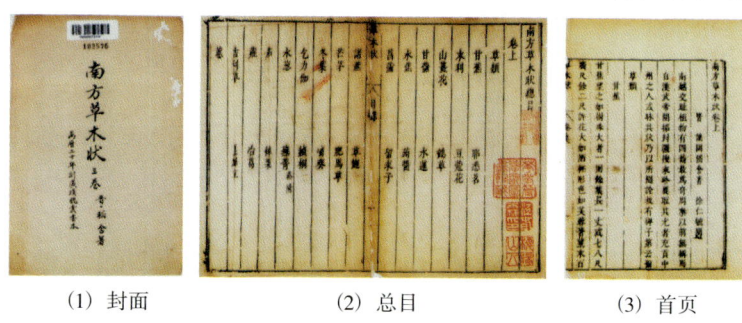

（1）封面　　　　　（2）总目　　　　　（3）首页

图 2-1-8 《南方草木状》汉魏丛书本，明万历二十年刻本，藏华南农业大学

阅。其编排版式，完全同宛委山堂本，每页九行，每行二十字。重要错误亦同，未见修改，个别字互有正误。因此推断，此版本源自明初宛委山堂本，只是书前编有总目。

此书可能是岭南迄今保存完好的、唯一的明代古版本。另，王谟(清乾隆四十三年进士)辑本应属汉魏丛书本系列，题名《增订汉魏丛书》，海松子与海梧子名实相混、龙眼称"荔枝如"的错误一如其旧，但书中有些则有改正。书后识语，则力主嵇含到过广州，目睹南越、交趾珍奇植物而撰书[24]。

（五）沈兆奎刻本

为清末民初人在沈兆奎校正宋百川学海本后，于民国五年(公元 1916 年)丙辰所刻（见图 2-1-9）。其书署为晋永兴元年十一月丙子振威将军襄阳太守嵇含撰，有目录，较百川学海本错误为少。书后跋文力主为嵇含所作，非后人伪托。刻工精细，为善本书，现存于中国中医研究院[25]。

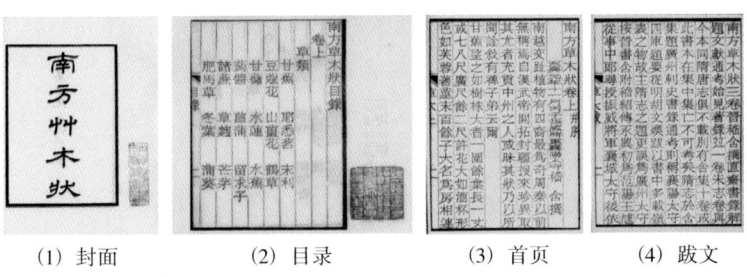

(1) 封面　　　(2) 目录　　　(3) 首页　　　(4) 跋文

图 2-1-9　《南方草木状》沈兆奎校刊本，民国五年刻，藏中国中医研究院

此外，还有明代胡文焕所辑《格致丛书》刊本，与前丛书本类似，但均不及宋本。

四、学术成就

（一）《南方草木状》著作目的

根据原书所载简短的前言谓："南越、交趾植物，有四裔最为奇，周秦以前无称焉。自汉武帝开拓封疆，搜求珍异，取其尤者充贡。中州之人，或昧其状，乃以所闻诠叙，有裨子弟云尔。"从内容分析，这本书是专门记载南方即当时的交广二州（今广东，海南，广西，越南北部、中部一部分地区）所生及海外诸国经交广两州引进、朝贡的植物和植物制品，其根据多是嵇含所搜集的见闻，目的是推广这一方面的知识。

（二）《南方草木状》的内容特点

全书分草、木、果、竹四类，一方面讲植物的形态、生理特性；另一方面特别重视其经济用途，包括食用、药用、妆饰及其他，有的还叙述了相关历史故事、栽种方法、生物防治等内容。全书共三卷：上卷状草类 29 种，中卷状木类 28 种，下卷状果类 17 种、竹类 6 种，计 80 种。它是我国也是世界上最早的地方植物志或经济植物志，在植物学和科学技术史上有很高的地位，早有多种外文译本。下面我们按用途分类阐述。

1. 药用植物

（1）豆蔻花[15]。今学者多认为是姜科植物草豆蔻 *Alpinia katsumadai* Hayata 的干燥花穗花，杨孚《异物志》所载豆蔻似是出交趾的白豆蔻。今《南方草木状》所载为花，谓："旧说此花食之破气消痰，进酒增倍。泰康二年，交州贡一筐（fěi，有盖的竹篓），上试之有验，以赐近臣。"（见图 2-1-10）宋代《图经本草》说："豆蔻，即草豆蔻也，生南海，今岭南皆有之。苗似芦，叶似山姜、柱若辈，根似高良姜。花作穗，嫩叶卷之而生，初若芙蓉，穗头深红色。叶渐展，花渐出，而色渐淡，亦有黄白色者。南人多采以当果实，尤贵。其嫩者并穗入盐同腌治，叠叠作朵，不散落。又以朱槿花同浸欲其色红耳。"今作为药材，只有果实供应，能行气健脾，温中燥湿。亦有认为其基原为白豆蔻与红豆蔻者。

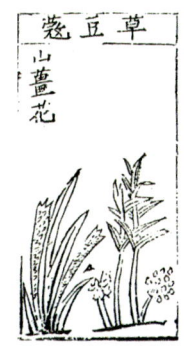 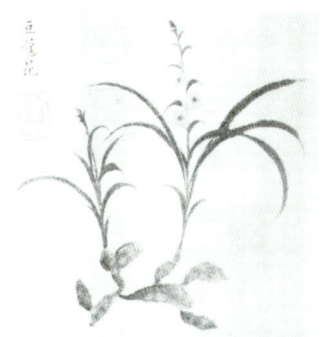 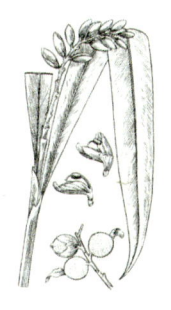

(1) 金陵版《本草纲目》草豆蔻　　(2) 吴平斋所绘《南方草木状图》豆蔻花　　(3) 草豆蔻（引自《中药大辞典》)

《南方草木状》中豆蔻花的基原，功用"破气消痰，进酒增倍"

图 2-1-10　豆蔻花

（2）山姜花[15]。今认为是姜科植物山姜的花。《南方草木状》谓："茎叶即姜也，根不堪食，于叶间吐花，作穗如

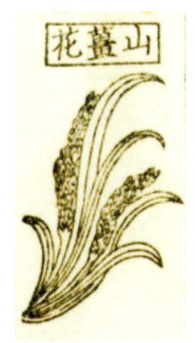 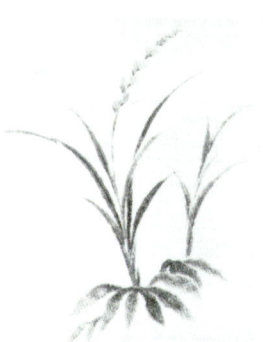 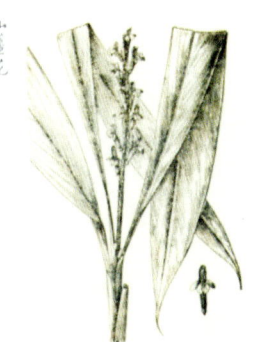

(1)《证类本草》山姜花　　(2) 吴平斋所绘《南方草木状图》山姜花　　(3) 山姜基原和山姜（引自《中国高等植物图鉴》)

嵇含《南方草木状》山姜花"治冷气甚效"

图 2-1-11　山姜花

麦粒，软红色。煎服之，治冷气甚效。"后世本草说它能"调中下气，消食，杀酒毒。"今定基原为姜科植物山姜 *Alpinia japonica* Miq. 或华山姜的花，最早入药见《本草拾遗》（见图2-1-11）。《图经本草》说："与豆蔻花相乱，而微小耳。花生叶间，作穗如麦粒，嫩红色，南人取其未大开者，谓之含胎花。以盐水淹，藏入甜糟中，经冬如琥珀色，香辛可爱，用其鲙醋，最相宜也。又以盐杀治暴干者，煎汤服之，极能出冷气，止霍乱，消酒食毒，甚佳。"

（3）鹤草[15]。根据形态学描述"蔓生，其花曲尘色，浅紫蒂，叶如柳而短，当夏开花，形如飞鹤，嘴翅尾足，无所不备。"《植物名实图考》所载鹤草释为杏叶沙参，今有人疑是兰科龙头兰（白蝶花）*Pecteilis susanannae* (L.) Rafin.，也有人疑为兰科广东石豆兰。谓："出南海，云是媚草。……女子藏之……能致其夫怜爱"，这种奇特的功能可能是一种传闻。唐代段公路《北户录》有同样记载。

（4）菖蒲[15]。今认为是天南星科植物石菖蒲 *Acorus tatarinowii* Schott，《本草经》已列为上品。《南方草木状》谓："番禺东有涧，涧中生菖蒲，皆一寸九节，安期生采服仙去，但留玉舄焉。"这里它记载了番禺诸山的山涧中有产，而且是一寸九节的优质石菖蒲，秦朝方士安期生服后"羽化成仙"，产地可能特指罗浮山的山涧中。

（5）留求子[15]。今认为是使君子科植物使君子 *Quisqualis indica* L. 的成熟果实。《南方草木状》首载，称"留求子"，谓"中有肉白色，甘如枣，核大，治婴孺之疾。南海、交趾俱有之"（见图 2-1-12）。这里所治之病主要是小儿肠道寄生虫病。

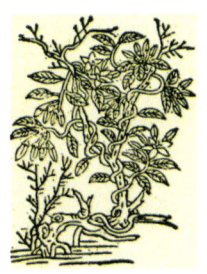
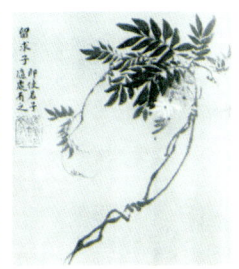
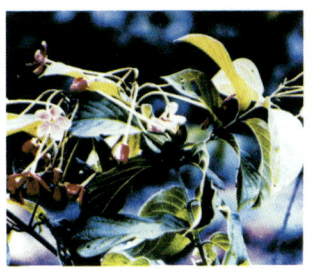

(1)《证类本草》　　　(2) 吴平斋所绘《南　　　(3) 使君子生态图（引自
使君子　　　　　　　方草木状图》使君子　　　《广东中药志》）

《南方草木状》谓留求子"治婴孺之疾"

图 2-1-12　留求子

（6）芒茅[15]。似主要指禾本科植物芒和白茅或黄茅。谓"芒茅枯时，瘴疫大作，交、广皆尔也。土人呼曰黄茅瘴，又曰黄芒瘴"。《南方草木状》以芒茅之草枯黄的秋冬之际为瘴疫流行的季节。后来的《诸病源候论》也有"岭南从仲春迄仲夏，行青草瘴；季夏迄孟冬，行黄芒瘴"[26]之论。这种季节性流行的瘴疫很可能是疟疾。它与晋代医家瘴疟、山瘴疟的认识一致。

（7）冬叶[15]。"姜叶也，苞（包）苴（菹 zū，切碎的肉、菜食物）物，交、广皆用之。南方地热，物易腐败，惟

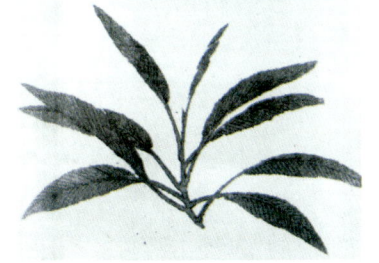
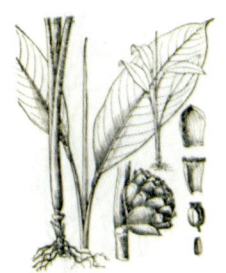

(1) 吴平斋所绘《南方草木状图》冬叶　　　(2) 基原为竹芋科柊叶（引自《中国高等植物图鉴》）

《南方草木状》冬叶"南方地热，物易腐败，惟冬叶藏之，乃可长久"

图 2-1-13　冬叶

冬叶藏之，乃可持久。""姜叶也"指叶似姜叶，释为柊叶。《广东新语》柊叶："状如芭蕉叶，湿时以裹角黍，干以包苴物、封缸口，盖南方地性热，物易腐败，惟柊叶藏之可持久。"其文与《南方草木状》基本相同 [27]658。柊叶亦称粽叶，竹芋科柊叶 *Phrynium capitatum* Willd. 的叶片，今广东包粽除竹叶、柊叶外亦用荷叶(见图 2-1-13)。

(8) 冶葛 [15]。即"胡蔓草"，今认为是马钱科植物胡蔓藤(钩吻)，较为特殊之处谓蘸菜可以解其毒，"山羊食其苗，即肥而大"，这些经验至今岭南民间仍有流传。

(9) 乞力伽 [15]。"药有乞力伽，术也。濒海所产，一根有至数斤者。刘涓子取以作煎，令可丸，饵之长生"。刘涓子为嵇含以后人，此条显系后人撺入。另外，白术岭南不产。术为菊科植物白术 *Atractylodes macrocephala* Koidz. 的根茎，又名山蓟、山芥、山姜、山连等别名，乞力伽名唐以后书始见。但也有人释为涓子，齐人，见《列仙传》，有饵术可以长生的记载。

(10) 蕙草 [15]。谓"一名熏草，叶如麻，两两相对，气如蘼芜，可以止疠，出南海"。此草今释为报春花科植物灵香草 *Lysimachia foenum-graecum* Hance；但也有释为罗勒者。《山海经》谓之熏草；入本草，《别录》谓之蕙草，《本草纲目》也称零陵香。功用主为止痢，合香，制作面膏、澡豆(肥皂)。"止疠(麻风)"功用可能是《南方草木状》引自《山海经》。

(11) 枫香树和枫人 [15]。枫香树即今金缕梅科植物枫香 *Liquidambar formosana* Hance。《南方草木状》谓"有脂而香，其子大如鸭卵，三月花发乃着实，八九月熟，曝干可烧。惟九真郡有之。"枫香树脂，《唐本草》以白胶香入药，含挥发油，主为萜类及桂皮酸类。枫香树果实，《本草纲目拾遗》称路路通，它是一种复果，圆球形，直径 2~3cm，并无鸭卵大。"可烧"指可以作为一种香药焚烧。至于"枫人"："五岭之间多枫木，岁久则生瘤瘿"，疑为指树龄达数十年以上的老树可见流出树脂呈大小不一的黄色半透明的球形颗粒。"一夕遇暴雷骤雨，其树赘暗长三五尺，谓之"枫人"。越巫取之作术，有通神之验"，似是一种传闻，也反映了当时岭南巫术的盛行。

（12）益智子[15]。"如笔毫长七八分，二月花，色若莲，着实，五六月熟。味辛，杂五味中芬芳，亦可盐曝。出交趾、合浦，汉建安八年（公元 203 年）交州刺史张津，尝以益智子粽饷魏武帝（曹操）。"今知益智子为姜科植物益智 *Alpinia oxyphylla* Miq. 的果实，呈纺锤或椭圆形，长约 1.5~2cm，形似笔毫，描述很为恰当，花期果期，形色描述基本正确。顾微《广州记》还载有东晋末年广州刺史卢循，遗益智粽刘裕（宋武帝）事。《南方草木状》最早记载益智子芳香味辛，调五味，可以作粽。入药则最早载于《开宝本草》。

（13）薰陆香[15]。"出大秦，在海边，有大树，枝叶正如古松，生于沙中。盛夏，树胶流出沙上，方采之。"今知是海外传来的一种香药，即橄榄科植物乳香树 *Boswellia car-erii Birdw.* 的胶树脂，中药名乳香。

（14）桂[15]。《南方草木状》论桂，主要讨论桂的品种。谓："出合浦，生必以高山之巅，冬夏常青，其类自为林，间无杂树。交趾置桂园。桂有三种：叶如柏叶，皮赤者，为丹桂；叶似柿叶者，为菌桂；其叶似枇杷叶为牡桂。"晋时狭义的"交趾"指今越南北部红河流域一带，自古以来富产肉桂，喜聚生，形成群落，所以有专门的"桂园"。本草之书对桂的品种和药材，各家多有辩论：《神农本草经》惟有牡桂、菌桂两种；陶弘景又增一种"桂"；苏恭认为只有牡桂、菌桂两种，陶氏所增一种是错误的；陈藏器认为"牡桂、菌桂、桂心三色，同是一物。"李时珍赞成嵇含之论，谓"其说甚明，足破诸家之辩矣。"那么，这三种桂树究竟是什么种呢？一般称"丹桂"者为木樨科植物。樟科有细叶香桂或称丹桂 *Cinnamomum chingii* Metcalf；另有一种阴香，广东称土肉桂 *Cinnamomum burmanii* （*Nees*）Bl. 民间亦作肉桂用。它们的叶均较肉桂细小，具三出脉，而非柏树的鳞形叶。今所用肉桂、桂皮、桂枝均出自肉桂（玉桂）一个种 *Cinnamomum cassia* Presl，《中国药典》已作了统一规定。那么叶似枇杷长于肉桂柿叶样的桂究竟是哪种桂呢？考虑到越南桂树品种较多，也有可能为肉桂的一个变种。公元 1969 年我国广东、海南引进越南一种肉桂，名为越南肉桂，商品名为南肉桂，经植物学家鉴定为 *Cinnamomum cassia* Presl var. macrophyllum Chu，树冠较宽，枝伸展，叶长大，公元 1985 年已成材供应。《广东中药志》已明确把南肉桂作为肉桂的基原之一[28-29]。

　　（15）蜜香、沉香、鸡骨香、黄熟香、栈香、青桂香、马蹄香、鸡舌香[15]。谓："此八物，同出于一树也。交趾有蜜香树，干似柜柳，其花白而繁，其叶如橘。欲取香，伐之经年，其根、干、枝、节各有别色也。木心与节坚黑沉水者，为沉香；与水面平者，为鸡骨香；其根为黄熟香；其干为栈香；细枝紧实未烂者，为青桂香；其根节轻而大者，为马蹄香；其花不香，成实乃香为鸡舌香。"今知其基原为瑞香科植物白木香 *Aquilaria sinensi* (Lour.) Gilg（见图 2-1-14）。杨孚《异物志》所载木蜜、香树虽讲的也是蜜香树，但内容远较《南方草木状》简单，其所言为白木香砍伐后的成香过程和因药材部位与质量不同所作的命名，一直沿用多年。进入本草首载于《名医别录》。至宋代《图经本草》才纠正了鸡舌香为白木香实的错误，而肯定为母丁香（桃金娘科植物丁香 *Eugenia caryophyllata* Thunb.的花蕾）。

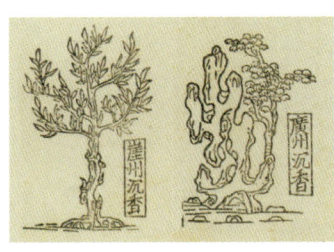

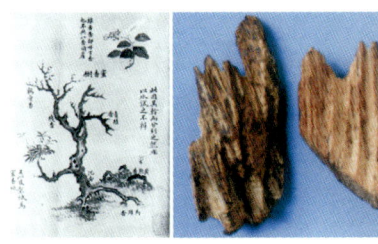

（1）《证类本草》崖州沉香　（2）《证类本草》广州沉香　（3）吴平斋所绘《南方草木状图》蜜香树各部位名称　（4）今统称沉香，图为国产沉香与进口沉香（陈兴兴赠图）

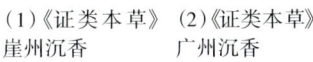

历代沉香图，稽含《南方草木状》蜜香即白木香

图 2-1-14　沉香图

（16）诃梨勒[15]。使君子科植物诃子 *Terminalia chebula* Retz.的果实，张仲用以固涩止痢，《南方草木状》记载了一种新的功能，谓："可作饮，变白髭发令黑。"

（17）荆[15]。"宁浦有三种：金荆可作枕，紫荆堪作床，白荆堪作履，与他处牡荆、蔓荆全异。又彼境有杜荆，指病自愈；节不相当者，月晕时刻之，与病人身齐等，置床下，虽危困亦愈。"金荆、白荆不知其物，紫荆《日华子本草》认为是豆科植物紫荆。《尔雅》、《广志》以蔓荆与牡荆为一物，《南方草木状》明确分为两药是正确的。牡荆可以"指病自愈"，可能是民间近乎迷信的习俗。

（18）榼藤[15]。"依树蔓生，如通草藤也。其子紫黑色，一名象豆，三年方熟，其壳贮药，历年不坏。生南海，解诸药毒"为《南方草木状》首载，入本草为其种子，《本草拾遗》最早，称"合子"。实际上这种豆科植物榼藤 *Entada phaseoloides*（L.） Merr. 的种子核仁中含两种毒性皂甙，误服可引起溶血，严重者可致呼吸衰竭而死亡。因此说它"解诸药毒"可能不正确。后世本草主要用治五痔、下血、喉痹。用量甚少，研末、或研末烧存性用。其茎干今称过山风、过岗扁头、过江龙，治风湿骨痛等。

（19）槟榔、扶留藤、古贲灰[15]。"并食则滑美，下气消谷"，所言与杨孚《异物志》相似，但不若其"并食，下气及宿食、白虫，消谷"功能齐全。另外还载有："出林邑，彼人以为贵，婚族客必先进。若邂逅不设，用相嫌恨。一名宾门药饯。"反映了当时岭南人嚼槟榔和婚嫁的习俗。

（20）菴摩勒[15]。"食之，先苦后甘，术士以变白须发有验。"与杨孚《异物志》"余甘"条内容相似，乌须发作用其为首载。余甘子为大戟科 *Phyllanthus emblica* L.，《唐本草》入药称庵摩勒。

（21）绰菜[15]。"夏生于池沼间，叶类茨菰，根如藕条，南海人食之，云令人思睡，呼为瞑菜。"原植物为龙胆科睡菜 *Menyanthes trifoliata* L.，《本草纲目》谓治"心膈邪热，不得眠"。

（22）草曲[15]。"南海多美酒，不用麴蘗，但杵米粉，杂以众草叶、治葛汁溲溲之，大如卵，置蓬蒿中，荫蔽之，经月而成，用此合糯为酒，故剧饮之，既醒，犹头热涔涔，以其有毒草故也。"草曲是岭南人的一大发明，这种酒曲不但含有促进谷物淀粉酒化的淀粉酶，而且还有促成糖化的丝状菌毛霉，因此能使谷物糖化、酒化同时进行，这就是所谓的复式发酵法。六神曲是用辣蓼、青蒿、杏仁等与面粉、麸皮混合发酵而成。今岭南草曲则用山桔、辣蓼、马蓼之属[7]387，不再使用有毒的冶葛汁，杵以米粉培养成草曲，再与糯米饭合而发酵成为糯米酒，连糯带酒共饮用之，有健脾养胃之功，故流传到现在不衰。

（23）吉利草与良耀草[15]。"吉利草，其茎如金钗股，形类石斛，根类芍药。交广俚俗多畜蛊毒，惟此草解之，极验。吴黄武中（公元222~228年），江夏李俣（yǔ）以罪徙合浦，始入境，遇毒，其奴吉利者，偶得是草，与俣服，遂解。吉利即遁去，不知所之。俣因此济人，不知其数，遂以吉利为名，岂李俣者徙非其罪，或俣自有隐德，神明启吉利者救之耶。""良耀草，枝叶如麻黄，秋结子如小粟，煨食之解毒，功用亚于吉利。始昔有的是草者，梁氏之子耀，亦以为名，梁转为良尔。花白似牛李，出高凉。"《证类本草》、《本草纲目》均有载，吉利草今认为是兰科植物圆柱钗子股 *Luisia teretifolia* Gaudich.，良耀草疑为纤叶钗子股 *Luisia hancockii* Rolfe。

（24）藿香。"味辛，榛生，吏民自种之。五六月采，暴之乃芬尔。出交趾、九真诸国。"载于《重修政和经史证类备用本草·藿香》。杨孚《异物志》仅载"交趾有之"。可见晋时已广为栽培，今基原定为唇形科广藿香 *Pogostemon cablin* (*Blanco*) Benth.不同于藿香，今已成为著名的广药，为治疗脾胃病之要药。今本《南方草木状》未载。

2. 食用植物

（1）甘蕉[15]。根据其描述，今基原定为 *Musa paradisiaca* L.var.sapientum（L.）O.Kuntze，此外还载有三个栽培品种：羊角蕉、牛奶蕉，还有"一种大如藕，子长六、七寸，形正方，少甘，最下也"可能是今天带酸味的大蕉。今之学者认为香蕉的栽培品种甚多，均来自两个种：*Musa acuminata*

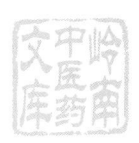

Colla 和 *Musa balbisiana Colla*。嵇含在一千八百年前就认识到甘蕉的诸多栽培品种（见图 2-1-15），说明他观察植物具体入微并加以分类，另一方面也说明岭南人民的植物栽培技术达到了相当高的水平。此外还记载了岭南人综合利用蕉茎，经纺织成蕉葛的成就。

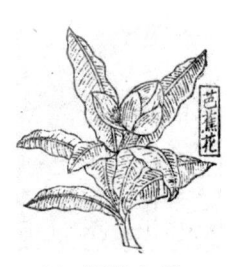
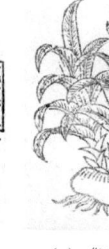
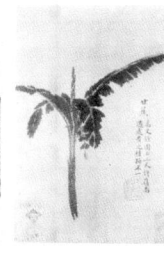
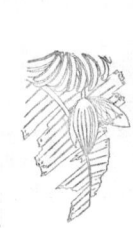

(1)《证类本草》　　(2)《证类本草》　　(3)《南方草木　　(4) 甘蕉（引自
　　芭蕉　　　　　　　甘蕉　　　　　　　状图》甘蕉　　《植物名实图考》）

嵇含《南方草木状》甘蕉包括岭南诸多可食蕉类

图 2-1-15　历代甘蕉图

（2）诸蔗[15]。似言甘蔗有诸多栽培品种，谓："交趾所生者，围数寸，长丈余，颇似竹，断而食之甚甘；笮取其汁，曝数日成饴，入口消释，北人谓之石蜜。……南人云：'甘蔗可以消酒'"。并载有："泰康六年（公元 285 年），扶南贡诸蔗一丈三节"，这可能是一种优良品种。

（3）甘藷[15]。"盖薯蓣之类，或曰芋之类。茎、叶亦如芋，实如拳，有大如瓯者，皮紫而肉白，蒸鬻食之，味如薯蓣，性不甚冷。旧珠崖之地，海中之人，皆不业耕稼，唯掘地种甘藷，秋熟收之。蒸晒切如米粒，仓囷（贮粮的囤）贮之，以充粮粮（干粮），是名藷粮。北方人至者，或盛具牛豕脍炙，而末以甘藷荐之，若粳粟然。大抵南人二毛者（谓须发斑白的老者）百无一二，惟海中之人寿百余岁者，由不食五谷而食甘藷故也。"《南方草木状》对甘藷的记载远比杨孚《异物志》详悉，而且认为海中之人长寿可能与吃甘薯有关。考甘薯有两解：其一释为旋花科植物 *Ipomoea batatas*（L.）Lam.，如《辞源》甘薯条谓："又称红薯、白薯、红苕、地瓜、番薯等，可作粮食。《艺文类聚·八七·郭义恭·广志》：'甘藷似芋，剥去皮，肉白。南方以当米谷，宾客亦设之，出交趾。'晋代嵇含《南方草木状》作'甘藷'。参阅《本草纲目·二七·菜二·甘藷》。"李时珍曰："《陈祈畅异物志》云：'甘薯出交广南方，民家以二月种，十月收之。其根似芋，亦有巨魁。大者如鹅卵，小者如鸡、鸭卵。剥去紫皮，肌肉正白如脂肪。南人用当米谷、果食，蒸炙皆香美，初时甚甜，经久得风稍淡也。"《本草纲目》始入药，谓："补虚乏，益气力，健脾胃，强肾阴，功同薯蓣。"《植物名实图考》说："甘薯，详《南方草木状》，即番薯。《本草纲目》始收入菜部，近时种植极繁，山人以为粮，偶有以为蔬者，安南十月中有开花者，形如旋花。"此说与《南方草木状》所载相符之处是，可以大田生产，可以熟食、生食，薯干可以作粮食贮备；久食长寿，是因为甘薯膳食纤维丰富，蛋白质含量一般为 1.5%，氨基酸组成与大米相似，脂肪含量仅为 0.2%，碳水化合物含量高达 25%，胡萝卜素、维生素 B_1、维生素 B_2、维生素 C 含量比谷类高，人体必须的微量元素也多。问题是，番薯原产可能为南美热带，岭南引入一般认为是在明万历年间；或谓我国汉代已有耕种，可能源自越南，海上丝绸之路；或即原产地，但缺乏证据。其二释为薯蓣科甘薯 *Dioscorea esculenta*（Lour.）Burkill，如《辞海》、《中药大辞典》。《辞海》说："甘薯（*Ipomoea batatas*）……旋覆花科……晋嵇含《南方草木状》中所载'甘藷'，当非本种。据我国农学家丁颖考证，实为薯蓣科之甜薯（*Dioscorea esculenta*）。《中药大

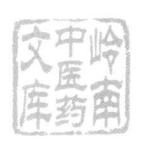

辞典》说甘薯是薯蓣科植物甘薯 *Dioscorea esculenta*（Lour.）Burkill 的块茎，生于海拔 600m 以下的山坡稀疏灌丛或路边岩石缝中，分布于湖南、广东、广西、海南、云南。并认为《本草纲目》所载甘薯即是本种。此说与《南方草木状》所载相符的是，本种是我国原产。问题是它难以大田生成作为薯粮，也不能生吃。迄今两种意见并存，以便进一步深入研究。但学者多认为后者正确。

（4）蒟酱[15]。"荜茇也。生于番国者，大而紫，谓之荜茇；生于番禺者，小而青，谓之蒟焉；可以调食，故谓之酱焉。交趾、九真人家多种，蔓生。"《南方草木状》将蒟酱（扶留）与荜茇作一物，但也注意到它们的产地不同，形态有异，实际是因为这两种胡椒科植物外形类似，但瘦果集合而成的果穗略有差异。《唐本草》入药时已析为两药。今知蒟酱即蒌 *Piper betle* L.，而荜茇为 *Piper longum* L. 岭南均有产。

（5）蔬菜[15]。载有芜青、菘（白菜）、茄、绰菜、蕹等五种。嵇含已注意到因岭南气候不同栽培后发生的变化，如芜青（十字花科，亦名蔓青）生有一个较大的肉质块根，地上部分似芥，花与种子似油菜，《齐民要术》说此物可以度凶年，救饥馑，汉桓帝曾诏"横水为灾，五谷不登，令所伤郡国，皆种芜青，以助民食"[13]52 可以看出芜青在岭北是重要蔬菜，广泛栽种。但《南方草木状》则说："岭峤以南俱无之，偶有士人因官携种，就彼种之，出地则变为芥"，即块根变小而只长地上部分，所言变芥则是错误的，因为芥是同属的另一种植物。"至曲江方有菘"，菘即白菜（黄芽白菜），只限于粤北生长。"茄树，交广草木，经冬不衰，故园圃之中种茄，宿根有三五年者，渐长，枝干乃成大树，每夏秋盛熟，则梯树采之，五年后树老子稀，即伐去之，别

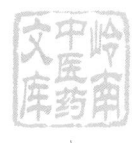

栽嫩者。"据《植物志》载，茄子原是草本，确实可以变成灌木，株高1米。可两、三年生。段成式说："岭南茄子，宿根成树，高五六尺。"但没有成为大树的记录，所以"成大树"可能是传闻奇谈。"蘸，叶如落葵而小，性冷，味甘。南人编苇为筏，作小孔，浮于水上，种子于水中则如萍，根浮水面。及长，茎叶皆出于苇筏孔中，随水上下，南方之奇蔬也。冶葛有大毒，以蘸汁滴其苗，当时萎死。世传魏武能啖冶葛至一尺，云先食此菜。"这里记载的水蘸的浮筏栽培法是岭南人首创，在科学技术史上也占世界领先地位。至于蘸菜治冶葛（胡蔓草、钩吻）中毒，至今仍在岭南民间流传，但从无实验报告。

（6）肥马草 [15]。谓"南方冬无积藁，濒海郡邑多马，有草叶类梧桐而厚，取以秣马，谓之肥马草。马颇嗜而食，果肥壮矣。"不知其究为何物，有人疑为三裂叶野葛。

（7）果类。《南方草木状》所载果类，有水果亦有坚果。除药用者外，包括众所周知的果实荔枝、龙眼、椰子、橘、柑、钩缘子（芸香科枸橼）、五敛子（酢浆草科阳桃，亦称三敛子、羊桃）、杨梅（杨梅科杨梅）（见图2-1-16）、石栗（大戟科石栗）、人面子（漆树科人面子），海松子(松科红松的种子)和来自国外的海枣（来自非洲、中东的椰

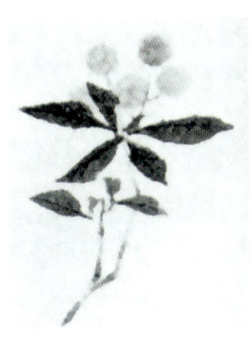

（1）吴平斋所绘《南方草木状图》杨梅

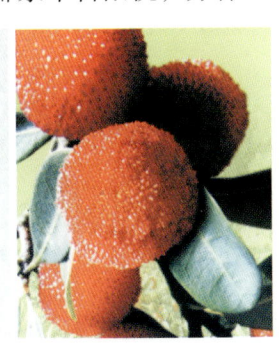

（2）杨梅生态图《南方草木状》所载果类之一

图2-1-16　杨梅

枣，系波斯枣 *Phoenix dactylifera* L.的果实）。海梧子，有疑为苹婆者。千岁子，本草家还不确知为何物。宋代范成大谓："如青黄李，味甘。"[30]119 清代屈大均《广东新语·诸山果》谓：千岁子"蔓生，子在根下，有绿须交加如织，一苞恒二百余子，皮青黄，干者壳肉相离，撼之有声如肉豆蔻"[27]640。与《南方草木状》所叙基本相同。今多疑为落花生。其中橘、枸橼、阳桃、椰子、橄榄等，杨孚《异物志》虽不如其详悉，但早有报告，余者均为《南方草木状》首载。特殊之处是，在橘、柑条中写道："吴黄武中，交趾太守士燮，献橘十七实同一蒂，以为瑞异，群臣毕贺。"说明当时岭南柑橘的栽培技术已很高明。而柑条中载有多个栽培品种：黄者、赪者（赪者谓之壶柑）。另外，还涉及有世界生物防治最早的记录，谓："交趾人以蓆囊贮蚁鬻于市者，其窠如薄絮，囊皆连枝叶，蚁在其中，并窠而卖。蚁，赤黄色，大如常蚁。南方柑树若无此蚁，则其实皆为群蠹所伤，无复一完者矣。"今知这种黄蚁又名黄柑蚁 *Oecophylla smaragdina* Fabr.，能捕食柑橘科棱蝽等 20 余种有害昆虫，迄今岭南柑橘园仍在普遍应用。英国李约瑟博士认为这是世界上生物防治最早的记录，西方 19 世纪才有类似记载，晚中国千余年[4]107,[31]。

关于石栗，谓"花开三年方结实，其壳厚而肉少，其味似胡桃仁；熟时，或为鹦鹉群至啄食略尽，故彼人极珍贵之。"[15] 可能不一定是今日大戟科的石栗。考石栗开花结果每年一度，秋季采收，宋代范成大《桂海虞衡志》说："石栗，圆如弹子，每颗有梗抱附之，类杓柄，肉黄白甘韧，似巴榄子，仁附肉，有白厣，不可食，发病。北人或呼为海胡桃。"[30]116 近人研究其种子油可作工业用油，但中含有辛辣树脂，有致泻作用，故不能食用。我们认为释为壳斗科石栗子、白石栗

或罗浮栲为宜。又木类桄榔条谓"皮中有屑如面，多者至数
斛，食之如常面无异"[15]，描述亦不够准确，今知取桄榔树
干髓部晒干，磨粉，始能得面即淀粉。

3. 花卉植物

（1）耶悉茗花、茉莉花、指甲花。《南方草木状》谓三
花均系胡人自西国移置于南海者。耶悉茗花即木樨科之素馨
花；茉莉花即木樨科之茉莉，"此二花特芳香……彼之女子
以彩丝穿花心以为首饰"[15]；"末利花似蔷薇之白者，香愈
于耶悉茗"[15]；《广东新语》说茉莉有藤有木；其花有实
珠、有千叶、有重台……沾之者竟日芬腻[27]644。可见广州
自古以来尚香花并作头饰，且栽培品种至清已衍化多个品
种。指甲花"其树高五六尺，枝条柔弱，叶如嫩榆，与耶悉
茗、末利花皆雪白，而香不相上下，亦胡人自大秦国移植于
南海。而此花极繁细，才如半米粒许，彼人多折置襟袖间，
盖资其芬馥尔。一名散珠（沫）花。"[15]《广东新语》说：
"一花数出甚香，粤女以其叶兼矾石少许染指甲，红艳夺目。
唐诗：'弹筝乱落桃花片，似谓此。'"还说："二、三月
时……与指甲花（指凤仙花）为一丛，儿童向街头卖者，多
此两花"[27]649。本草家认为此花为千屈菜科植物指甲花，
亦称散沫花 *Lawsonia inermis* L.，其叶含有指甲花醌，结构类
似维生素 K，有止血作用，这种黄色色素能染指甲与染发。
广州至少在明末清初已有叫卖指甲花，妇女染指甲的习俗，
晋时的广州已是一个花的城市。

（2）水莲、水蕉、赪桐、水葱、朱槿花[15]。均为岭南所
产花卉，美而不香。水莲为睡莲科睡莲；水蕉疑为石蒜属之一
种 *Lycoris* Sp.；赪桐为马鞭草科赪桐 *Clerodendrum japonicum.*
(Thunb.) sweet.（见图 2-1-17）；李时珍以水葱为百合科荠

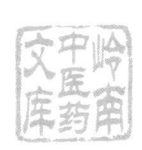

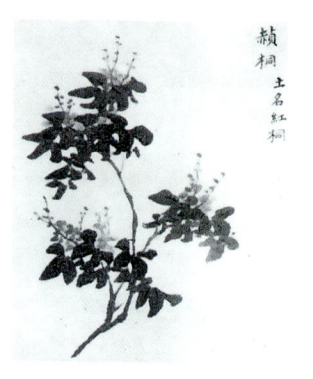 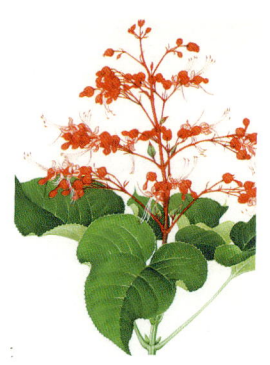

（1）吴平斋所绘《南方草木状图》赪桐　　　　（2）赪桐生态图

《南方草木状》所载花卉植物之一

图 2-1-17　赪桐

葱，谓 "《南方草木状》有一种水葱，状如鹿葱，盖亦此类也"。认为同属而异种。《开宝本草》以百合科萱草 *Hemerocallis fulva* (L.) L.为鹿葱，又名宜男草[8]259。朱槿为锦葵科朱槿 *Hibiscus rosa-sinensis* L.，《纲目》亦称扶桑，屈大均说： "以其花蒸醋食之，能美颜润血。苏子瞻诗：焰焰烧空红扶桑，谓朱槿也"[27]666 反映了清初广东妇女爱花的习俗。

《南方草木状》 "草类" 有一论，谓： "凡草木之华者，春华者冬秀，夏华者春秀，秋华者夏秀，冬华者秋秀，其华竞岁。故妇女之首，四时未尝无华也。" 反映了晋初岭南花卉四时不断的盛况和花秀的季节规律。唐以后的文人，又看到岭南花不以时序限之的景象，韩愈有 "南方二月半，春物亦已少"；屈大均有 "花到岭南无月令" 的诗句。古人对岭南花开月令各有见地，主要原因是人们尚未认识到植物成花的机理，秋菊是短日照成花，梅花是低温成花。岭南地处北纬 18°20′~26°24′，横跨 8 个纬度，地处热带、亚热带，所以梅花早开，而菊花迟开。

4. 木类植物

除药用、食用者外，包括若干乔木、藤及木材制品。

（1）蒲葵[15]。"如栟榈（棕榈）而柔薄，可为葵笠。出龙川"。今定基原为棕榈科植物蒲葵 *Livistona chinensis*（Jacg.）R.Br.。

（2）水松、杉[15]。水松为我国特有杉科植物，主要分布于江南，以岭南为多。嵇含说："水松叶似桧而细长，出南海，土产众香，而此木不大香，故彼人无佩服者。岭北人极爱之，然其香殊胜在南方时。"今知水松为杉科植物 *Glyptostrobus pensilis*（Lamb.）K.Koch，其枝叶及果均入药，有祛风湿、止痹痛之效，唯作为香料甚少使用（见图 2-1-18）。杉则讲汉安帝时代合浦东巨杉故事，断株可坐三百人，"至今犹存"。杉为杉科植物 *Cunninghamia lanceolata*（Lamb.）Hook.，入药首载于《别录》，洗漆疮；《唐本草》以来则用杉木治脚气。

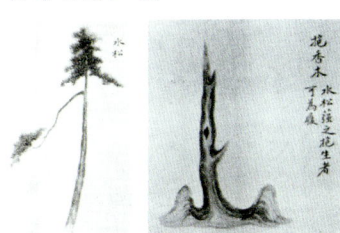
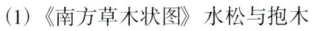
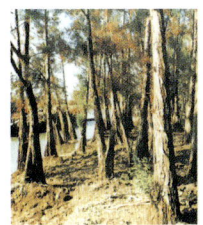

（1）《南方草木状图》水松与抱木　　（2）水松林与巨大的水松根
（引自《绿化广东影集》)

图 2-1-18　水松与抱木（即水松根）

（3）刺桐、苏枋、紫藤[15]。均为豆科植物。刺桐 *Erythrina variegata* L. var. orientalis（L.）Merr.，主要言"其木为材"，"花开竟岁"。《开宝本草》始以"海桐皮"入药。紫藤 *Wisteria sinensis* Sweet.，则言其实"置酒中历二三十年亦不腐败"；茎经烟熏后可成"紫香","可以降神"。"苏枋树类槐花黑子，出九真。南人以染黄绛，渍以大庾之水则色愈深"未强调药用。苏枋今称苏木*Caesalpinia sappan* L.，以心材入载《唐本草》，能行血化瘀，消肿止痛。

（4）蜜香纸、抱香履[15]。前者为大秦所献，系蜜香树（沉香）皮叶所作；后者为扶南所献，系抱木所制木履，轻韧，着之善去湿热之气。谓："抱木生于水松之旁，若寄生。然极柔弱，不胜刀锯，乘湿时刳为履，易如削瓜；既干，则韧不可理也。履虽猥大，而轻者若通脱木，风至则随风飘而动，夏月纳之，可御蒸湿之气，出扶南、大秦诸国"。（见图2-1-18）屈大均、吴平斋均随文释意为水松寄生，未能明确为何物。深入研究，抱木实际就是水松发达的根系，并非另一树种。杉科水松，树根材质松软而轻，浮力大，今作瓶塞、救生圈用，作履当无问题。岭南多产。《北户录》明确提出抱香履为水松根所作。

（5）棹[15]。"树干、叶俱似椿，以其叶鬻（yù）汁渍果，呼为棹汁果。……出高凉郡。"似言香椿，但不知其确为何种树种。有人释为印度楝。

（6）榕树[15]。《异物志》最早用诗咏之。《南方草木状》谓："南海、桂林多植之。……以其不材，故能久而无伤；其荫十亩，故人以为息焉；而又枝条既繁，叶又茂细；软条如藤（榕树须）垂下，渐渐及地，藤梢入土便生根节。或一大株，有根四五处，而横枝及邻树即连理，南人以为常，不谓之瑞木。"他把榕树作为岭南标志树种来描述。其后榕树叶、榕树须等，民间多作药用。屈大均谓："榕易高大，广人多植作风水。"[27]618今定榕树为桑科植物细叶榕*Ficus microcapa* L.f.。

5. 竹 [15]

载有云丘竹、慈箕竹、石林竹、思摩竹、篁竹、越王竹六种。《南方草木状》是晋初我国竹亚科植物描述最多、功用最齐全的书。其后，戴凯之《竹谱》载有员丘帝竹（云丘竹）、箮箬竹、越王竹；《续竹谱》之篁竹与篁竹所述相同。今分类将竹分为禾本科竹亚科禾木状禾草植物，全球有75属以上，1 000多种，但多同种异名，我国有300余种，分布在长江流域。《南方草木状》中有竹6种，为古竹名，颇难释。慈箕竹为今同名思劳竹*Schizostachyum pseudolima* McClure.；篁竹为*Lingnania cerosissima*（McClure.）McClure.；越王竹又称越王余算，除有释为一凤尾竹外，还有释为海洋生物者，即越王余算基原为鞭柳珊瑚科灯芯柳珊瑚*Junceella juncea*（Pallas.），或鳞灯芯柳珊瑚*Junceella squamata* Toeplitz.。

五、关于《南方草物状》

《齐民要术》（北魏）、《艺文类聚》（公元625年）、《文选注》（公元718年）均引用过《南方草物状》有关条文。查两书内容大致相同的如甘蔗、甘薯、椰、槟榔、橄榄、益智、甘蔗等条，余则不见于宋时出现的《南方草木状》。《齐民要术》所引诸条，着重于花期、果期、食用方法、产地，很少言及药效。且文字较粗糙古朴，不如《南方草木状》雅驯。后人疑为晋宋之际徐衷所著。今从《齐民要术》中辑出20条于后，以供研究 [13] 189-217。

（1）刘树，子大如李实，三月花色，仍连着实，七八月熟，其色黄，其味酢。煮蜜藏之，仍甘好。

（2）甘薯，二月种，至十月乃成卵，大如鹅卵，小如鸭卵。掘食，蒸食，其味甘甜。经久得风，乃淡泊。出交趾、

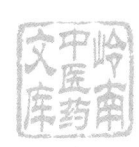

武平、九真，兴古也。

（3）椰，二月花色，仍连着实，房相连累，房三十或二十七、八子。十一月、十二月熟，其树黄实，俗名之为"丹"也。横破之，可作碗，或微长如栝蒌子，从（纵）破之，可为爵（酒杯）。

（4）槟榔，三月花色，仍连着实，实大如卵。十二月熟，其色黄。剥其子，肥强不可食，唯种作子。青其子，并壳取实曝干之。以扶留藤，古贲灰合食之。食之即滑美。亦可生食，最快好。交趾、武平、兴古、九真有之也。

（5）橄榄子，大如枣，大如鸡子。二月花色，仍连着实。八月、九月熟。生食味酢，蜜藏仍甜。

（6）益智，子如笔毫，长七八分。二月花色，仍连着实。五六月熟。味辛，杂五味中，芬芳。亦可盐曝。

（7）豆蔻，树大如李，二月花色，仍连着实。子相连累，其核、根芬芳，成壳。七、八月熟，曝干，剥食，核味辛，香五味，出兴古。

（8）优殿，合浦有菜，名优殿，以豆酱汁茹食之，甚香美可食。

（9）由梧竹，吏民家种之，长三四丈，围一尺八、九寸，作屋柱。出交趾。

（10）沈藤，生子大如齐瓯，正月华色，仍连着实，十月、腊月熟，色赤。生食之，甜酢。生交趾。

（11）耗藤，生山中，大小如苹蒿，蔓衍生。人采取，剥之以作耗，然不多。出合浦、兴古。

（12）笛子藤，生缘树木，正、二月花色，四、五月熟。实如梨，赤如雄鸡冠，核如鱼鳞。取，生食之，淡泊无甘苦。出交趾，合浦。

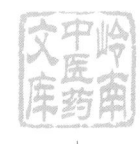

（13）野聚藤，缘树木，二月华色，仍连着实，五六月熟，子大如羹瓯，里民煮食。其味甜酢。出苍梧。

（14）椒藤，生金封山，乌浒人往住卖之。其色赤。又云，以草染之。出兴古。

（15）嵇含《宜男花赋序》云：宜男花者，荆楚之俗，号曰鹿葱，可以荐宗庙，称名则义过"马舄（xì）"焉。

（16）都咸，树野生，如手指大，长三寸，其色正黑。三月生花色，仍连着实。七八月熟，里民啖子，及柯皮干作饮，芳香，出日南。

（17）都桷，树野生，二月花色，仍连着实，八九月熟，一如鸡卵，里民取食。

（18）夫编（一本作遍），树野生，三月花色，仍连着实，五六月成子，及握。煮投下鱼、鸡、鸭羹中，好。亦中盐藏。出交趾、武平。

（19）都昆，树野生，二月花色，仍连着实。八九月熟，如鸡卵。里民取食之，皮核滋味醋。出九真、交趾。

又，《南方草物状》似是一本博物书，《太平御览》保存条目中，鸟类有鹣、越王鸟、孔贵鸟、金吉鸟、羽鸟；鱼类有短头细黄鱼、水猪鱼；兽类有果然；矿物中有铁等[32]。《艺文类聚》保存的条目中亦有果然。

六、启示

具有岭南特色的海药、南药之学，其萌芽、进步、发展和形成是一个很长的历史过程，除特殊的地理、气候及海洋条件外，需要多代，无数人的不懈努力。嵇含从植物学角度出发，特别重视它们的实用价值，辑录其相关资料著书相传，收载了不少植物中有药用价值者，较明确地描述了它们的形态与功能，拓宽了医药学植物学、农学等科学技术的视野，特别是对南药、海药学以及岭南科学技术的发展起到了很大的促进作用。至于他专志岭南地区主要植物之功，更是功不可没。《南方草木状》记载植物及其制品达80种，被誉为世界上最早的地区植物志，诸多品种后来多转为本草药物，贡献很大。嵇含还关心民瘼，在荔枝条引《三辅黄图》说："汉武帝元鼎六年破南越建扶荔宫，扶荔者以荔枝得名也。自交趾移百株于庭，无一生者。连年移植不息，数岁偶一株稍茂，然终无华实，帝亦珍惜之。一旦忽萎死，守吏坐诛死者数十，遂不复茂矣。其实则岁贡焉。邮传者疲毙于道，极为生民之患。"嵇含对这种帝王贪图口福而涂炭生民之举极力批评。

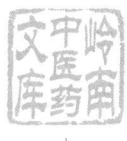

参考文献

［1］李世民.晋书：嵇含传［M］//二十五史：2.影印本.上海：上海古籍出版社，1986：1513.

［2］中国历史大辞典魏晋南北朝史卷编纂委员会.中国历史大辞典：魏晋南北朝史［M］.上海：上海辞书出版社，2000：675.

［3］葛洪.抱朴子：自叙［M］.影印本.上海：上海古籍出版社，1990：334.

［4］颜泽贤，黄世瑞.岭南科学技术史［M］.广州：广东人民出版社，2002：103–108.

［5］长孙无忌.隋书：经籍志［M］//二十五史：5.影印本.上海：上海古籍出版社，1986：3376.

［6］马端临.文献通考：经籍［M］.影印本.北京：中华书局，1986：1704.

［7］永瑢.四库全书总目：史部：地理类：南方草木状［M］.影印本.北京：中华书局，1965：622.

［8］孙启明.嵇含撰《南方草木状》内证二则［J］.中华医史杂志，2003，33（3）：内封2.

［9］辞海编委会.辞海：1［M］.缩印本，上海：上海辞书出版社，1999：166.

［10］辞源修订组.辞源（修订本）［M］.缩印本.北京：商务印书馆，1979：231.

［11］简明不列颠百科全书编辑部编译.简明不列颠百科全书：6［M］.上海：中国大百科全书出版社，1986：172.

[12] 中国历史大辞典科技史卷编纂委员会.中国历史大辞典：科技史［M］.上海：上海辞书出版社，2000：483.

[13] 贾思勰.齐民要术［M］.全译本.成都：巴蜀书社，1995.

[14] 唐慎微.重修政和经史证类备用本草［M］.影印本.北京：人民卫生出版社，1957.

[15] 嵇含.南方草木状（附图）［M］.上海：商务印书馆，1955.

[16] 李时珍.本草纲目：第三册［M］.点校本.北京：人民卫生出版社，1978.

[17] 中国历史大辞典秦汉史卷编纂委员会.中国历史大辞典：秦汉史［M］.上海：上海辞书出版社，1990：16.

[18] 曾钊辑.异物志一卷［M］.道光三十季春二月.南海伍氏开雕.

[19] 刘涓子撰，龚庆宣编.刘涓子鬼遗方［M］.点校本.北京：人民卫生出版社，1986：72.

[20] 吴其濬.植物名实图考［M］.北京：中华书局，1963：153-154.

[21] 嵇含.南方草木状［M］//陶宗仪.说郛三种：说郛一百卷：二.影印本.上海：上海古籍出版社，1988：1192-1196.

[22] 嵇含.南方草木状［M］//陶宗仪.说郛三种：说郛一百二十卷：八.影印本.上海：上海古籍出版社，1988：4807-4817.

[23] 嵇含.南方草木状［M］.万历二十年刻.广汉魏丛书本.原藏华南农学院.

[24] 嵇含.南方草木状［M］//梁廷楠，杨孚，顾微，等.南越五主传及其他七种.杨伟群，点校.广州：广东人民出版社，1982：56-71.

[25] 嵇含.南方草木状［M］//沈兆奎刻本.赵药农藏书.今藏中医研究院的善本书.1916.

[26] 巢元方.诸病源候论［M］.影印本.北京：人民卫生出版社，1956：64.

[27] 屈大均.广东新语［M］.北京：中华书局，1985.

[28] 《广东中药志》编辑委员会.广东中药志：第二卷［M］.广州：广东科技出版社，1996：516.

[29] 《中药商品知识》编写组.中药商品知识：中册［M］.广州：广东科技出版社，1989：171.

[30] 范成大.范成大笔记六种：桂海虞衡志［M］//孔凡礼，点校.北京：中华书局，2002：116.

[31] 李约瑟.中国科学技术史：总论：第一分册［M］.北京：科学技术出版社，1975：250.

[32] 李昉.太平御览［M］.影印本.北京：中华书局，1960.

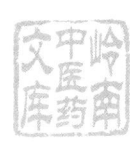

第二节　葛洪与岭南医学的奠基

一、葛洪传略

葛洪，丹阳句容（今江苏句容市）人，为晋代著名的医家、道家、炼丹家、哲学家（见图2-2-1、图2-2-2）。他长期生活并终老于广东，为岭南医学的奠基做出了巨大的贡献。

葛洪在所著《抱朴子》中有《自叙》[1]329，在《晋书》中有传[2]，但均缺具体的生卒年代，而史书、辞书也均未统一。《辞海》[3]、《中医大辞典》[4]认为生于公元281年，而卒于公元341年，如按本传81岁的记载，则卒于公元361年。有些著作则将生卒年定为公元283~343年[5-6]。据《晋书·葛洪传》，洪祖、父均为吴国高官，晋灭吴后其父仕晋。

洪少年好学，十三岁逝父，"家贫躬自伐薪，以贸纸笔，夜辄写书诵习，以儒学知名"，"为人木讷，不好荣利"，寡交游，但"寻书问义，不远数千里，崎岖冒涉期于必得，遂究览典籍，尤好神仙导养之法"。洪先随从祖葛玄之徒郑隐学道于庐江马迹山，得《太清丹经》、《九鼎丹经》、《金液经》等

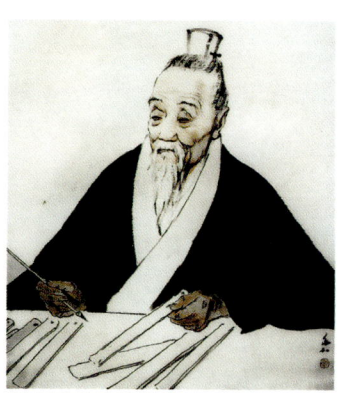

图 2-2-1　葛洪像（蒋兆和绘）

炼丹、炼金仙经及口诀。后在晋太安元年（公元 302 年），郑隐去霍山；葛洪则师从南海太守鲍玄（靓）[7~8]“玄亦内学，逆占将来，见洪深重之，以女妻洪。洪传玄业，兼综练医术，凡所著、撰，皆精核是非而才章富赡”。晋太安二年（公元 303 年）五月张昌起事，占领荆、江、徐、扬、豫，七月陶侃大破之。八月昌部将石冰起事[9]，“吴兴太守顾秘为义军都督，与周玘等起兵讨之，秘檄洪为将兵都尉，攻冰，别率破之，迁伏波将军”。晋永安元年（公元 304 年）三月石冰败死，“洪不论功赏，径至洛阳，欲搜求异书，以广其学”。时逢上国大乱（八王之乱），北道不通，葛洪欲避地南土。适友人嵇含为广州刺史，任命洪为参军，先行摧兵。306 年嵇含赴任前为同僚所害。洪遂滞留广州，有些学者认为葛洪是在这一年从鲍靓学习的。洪在广州多年“征镇檄命，一无所就。后还乡里，礼辟皆不赴。晋元帝（公元 317~321 年）时为丞相辟为掾，以平贼功赐爵关内侯。晋咸和初（公元 326 年）司徒导召为州主簿转司徒掾，迁谘议参军。干宝深相亲

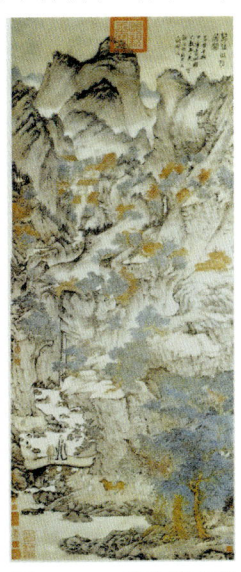

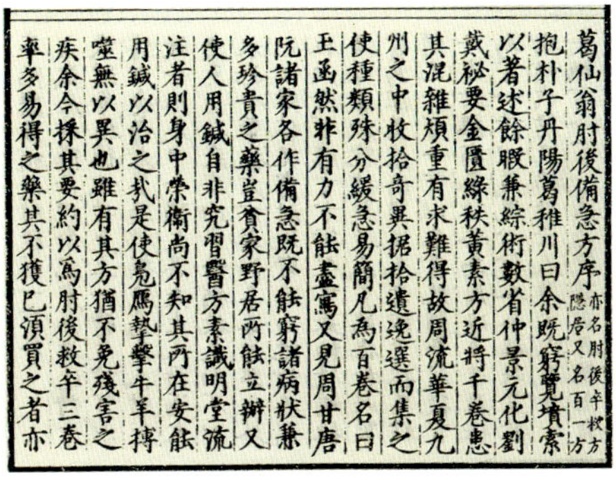
葛仙翁肘後備急方序 亦名肘後卒救方 隱居又名百一方
抱朴子丹陽葛稚川曰余既窮覽墳索
以著述餘暇兼綜術數省仲景元化劉
戴秘要金匱綠秩黃素方近將千卷患
其混雜煩重有求難得故周流華夏九
州之中收拾奇異捃拾遺逸選而集之
使種類殊分緩急易簡凡為百卷名曰
玉函然非有力不能盡寫又見周甘唐
阮諸家各作備急既不能窮諸病狀兼
多珍貴之藥豈貧家野居所能立辦又
使人用鍼自非究習醫方素識明堂流
注者則身中榮衛尚不知其所在安能
用鍼以治之哉是使鳧鴈摯擊牛羊搏
噬無以異也雖有其方猶不免殘害之
疾余今採其要約以爲肘後救卒三卷
率多易得之藥其不獲已須買之者亦

图 2-2-2 《肘后备急方》葛洪原序

图 2-2-3 葛洪携妻带子移居罗浮山。元代王蒙绘，原图纸本藏故宫博物院

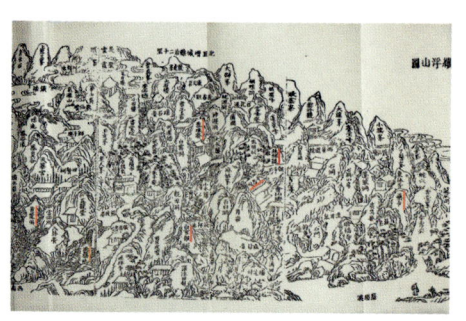

葛洪在罗浮山所建四庵、药市和纪念鲍姑的荔珠庵（《羊城古钞》宋或清代罗浮山图部分）

图 2-2-4 罗浮山图

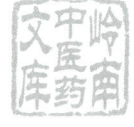

友，荐洪才堪国史，选为散骑常侍，领大著作，洪固辞。"掾"，是主府中诸曹事的官职，葛洪回乡后曾作过丞相掾、司徒掾、州主簿、谘议参军，但干宝推荐他做官，他都未就，而向皇帝请求去作勾漏令炼丹以求长寿。后经批准，举家携子侄迁岭南（见图 2-2-3）。至广州，刺史邓岳留不听，乃入罗浮山炼丹。"在山积年，优游闲养，著述不辍"，81 岁逝世。葛洪在罗浮山期间 30 年有奇，建道观，兴药市，炼丹采药，布道行医，著书立说，往来于罗浮、广州间，做了大量工作（见图 2-2-4）。明代罗浮山尚存葛洪遗迹有：冲虚观（葛洪居此）、衣冠冢、丹灶（有苏东坡书"稚川丹灶"刻石）、遗履轩（鲍靓与葛洪夜谈之所）、黄野人庵（葛洪门人黄野人居此）、酥醪观（葛洪北庵）、观源洞（葛洪洗药处）、白鹤洞（葛洪东庵）。清代《罗浮山图》，在罗浮东侧邻东林寺绘有药市[10]，在广州浮丘社有浮丘井。"葛洪稚川饮之，有海神献珊瑚一株，因名珊瑚井。井旁多豨莶草，三月上巳游人多采撷之"。今罗浮山尚有诸观及葛洪丹灶（原苏东坡所题"稚川丹灶"，在清嘉庆重修时由学使吴云岩补书）、洗药池等遗迹[11]（见图 2-2-5、图2-2-6、图 2-2-7、图 2-2-8、图2-2-9）。

至于葛洪是否到过广西勾漏，也有一些记载[12]。《神仙通鉴》有"晋咸和中，葛洪乞为勾漏令，携内子潜光之

130

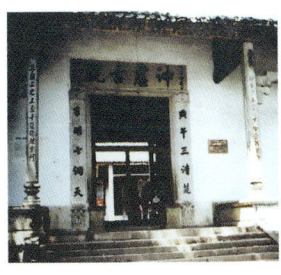

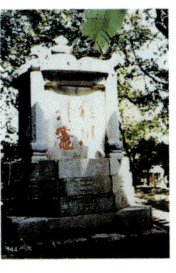

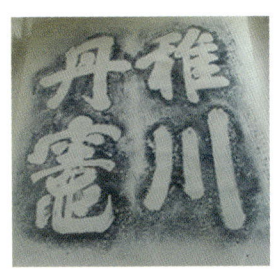

图 2-2-5 冲虚观，葛洪常居之所（引自《中国医学通史·文物图谱》）

图 2-2-6 葛洪炼丹丹灶遗址（引自《中国医学通史·文物图谱》）

图 2-2-7 稚川丹灶拓片（清人补苏轼所书）

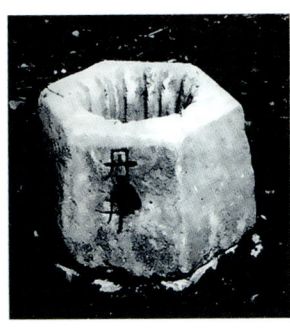

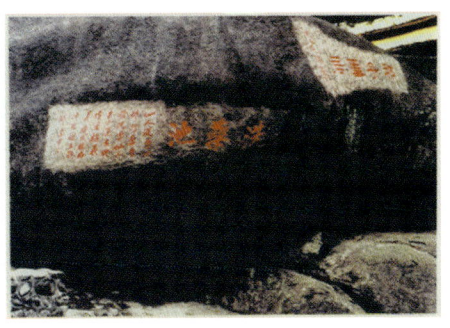

图 2-2-8 葛洪丹井（引自《中国医学通史·文物图谱》）

图 2-2-9 葛洪洗药池（郑洪赠图）

任，三年薄赋省刑，邑人爱戴。然性恬淡，慕出世术，获丹砂数十斤，遂解官，归隐西湖葛岭"。《北流县志·古迹》载"勾漏县在县治东北十里勾漏山前，晋置。葛洪求令即此"。遗迹有"圣水井，即葛洪井，在勾漏灵宝观南大路旁，相传葛稚川于此洗药，石盘、石杵尤存"，"丹砂井，在一厢鸭壤村，饮其水者，多长寿，相传葛洪采砂于此"。《北流县志·杂记附》有："黄野，一厢人，葛洪之仆人也，随洪炼丹……野常往来罗浮、勾漏"。今人据此在勾漏建有葛仙祠、碧虚亭纪念他。这些史料与《晋书·葛洪传》止于罗浮相悖，但可能说明葛洪曾通过黄野人往来罗浮、勾漏，采砂炼丹。

二、葛洪著述

葛洪著述甚多，与炼丹、医学有关者如下。

（一）《抱朴子》内外二篇

内篇为神仙养生之论，外篇为儒家应世之说。他将道家理论与儒家名教纲常结合起来，并主张"玄"为"自然之始祖"。范文澜认为这种玄学属于唯心论范畴，是变质的道家学说，因为玄生于无而不先生于自然。儒道佛玄四家的分离结合，是东晋南北朝哲家思想的特点[13]。《抱朴子》还载有许多具体的炼丹和炼金术，以及不少医药知识。

（二）玉函方

《晋书·葛洪传》作《金匮药方》，一百卷，佚。《抱朴子·杂应》中存有该书序言，葛洪曰："余见戴霸、华佗所集金匮绿囊、崔中书黄素方及百家杂方五百许卷，甘胡、吕傅、周始甘、唐通、阮河南等，各撰集暴卒备急方，或一百十，或九十四，或八十五，或四十六，世人皆为精悉不可加也。余究而观之，殊多不备。诸急病甚尚未尽，又浑漫杂错，无其条贯，有所寻按，不即可得。而治卒暴之候，皆用贵药，动数十种，自非富室而居京都者，不能素储，不可卒办也。又多令人以针治病，其灸法又不明处所分寸，而但说身中孔穴荣输之名，自非旧医备览明堂流注偃侧图者，安能晓之哉?! 余所撰百卷，名曰《玉函方》，皆分别病名，以类相续，不相杂错，其九十三卷，皆单行径易，约而易验，篱陌之间，顾眄皆药，众急之病，无不毕备。家有此方，可不用医。……"[1] 114-115《玉函方》早佚，但我们可以看出葛洪研读了晋以前和晋初的救急方书，发现有两大问题：一是病

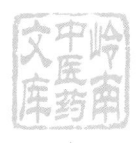

类不够齐全，编排分类错乱，查找困难。二是用药多为贵药，一般百姓，难于应用；针法孔穴多以穴名表达，难于普及。于是他撰著《玉函方》百卷，采取按病名分类贯穿全书，治疗主要选用单方，药物选用廉价易得之品，灸法则描述俞穴所在部位，少用穴名，使人易懂易用。

（三）肘后方 [14]

《晋书·葛洪传》称《肘后要急方》（简称《肘后方》），四卷；《唐志》称《肘后救卒方》，《隋书·经籍志》六卷，《旧唐志》作四卷，《宋志》谓已佚。根据该书的序言 [14] 所说，因《玉函方》百卷太大，"非有力不能尽写，又见周、甘、唐、阮诸家各作备急，既不能穷诸病状，兼多珍贵之药，岂贫家野居所能立办……采其（玉函方）要约，以为肘后救卒三卷"。治疗方药贯彻了"率多易得之药，其不获、已须买之者亦皆贱价草石，所在皆有。兼之以灸，灸但言其分寸，不名孔穴，凡人览之，可了其所用，或不出乎垣篱之内顾眄可具"的简验便廉原则。

传存至今的《肘后方》，是经后人多次增删的版本，《四库全书总目》提要认为"虽颇经后来增损，而大旨精切，犹未尽失其本意焉"。本书增损过程比较复杂，首先是梁代陶弘景撰《补阙肘后百一方》，他研究了葛洪旧方八十六首，"检其四蛇两犬，不假殊题，喉舌之间，亦非异处，入塚御气，不足专病，杂治一条，犹是诸病，部类强致殊分，复成失例"，于是"今乃配合为七十九首，于本文究具，都无忖减，复添二十二首，共百一方"。陶弘景增加的治方，有的是他自己的《陶隐居效验方》和葛洪前后、晋及南北朝医家的方剂，如《小品方》、《姚氏方》、《刘涓子鬼遗方》、《席辩刺史方》等。其缺点是陶氏所增文字未与葛洪旧著相区别，引起《肘后方》原文的混乱。陶氏以内疾为上卷，外发为中卷，他犯为下卷，各有方三十五、二十五、三十一首(条)。金朝国子监博士杨用道，在乾（皇）统间（公元1141~1148年）得《肘后方》善本，又取唐慎微证类本草诸方，附于肘后随证之下，为《附广肘后方》。此书所用的《肘后方》，已非葛洪原著，而是陶弘景《补阙肘后百一方》。《四库全书总目》提要说："元世祖至元间，有邬某者，得其本于平乡郭氏，段成己为之序，称葛陶二君共成此编。而不及杨用道。此本为明嘉靖中（公元1522~1565年），襄阳知府吕容所刊，始并列葛、陶、杨三序于卷首，书中凡杨氏所增，则别题附方二字，列之于后，而葛陶二家之方，则不加分析，状无可辨别。"随后又提出一些疑问，"案《隋书·经籍志》，葛洪《肘后方》六卷、梁二卷、陶弘景《补阙肘后百一方》九卷，亡。不应元时复出，《宋史·艺文志》止有葛书而无陶书，原目九卷，而此本合杨用道所附有八卷，篇帙多寡，亦不相合，疑此书本无百一方在内，特后人取宏景原序冠之耳。"[15] 查《隋书·经籍志》确未载葛、陶二人的肘后方书，但《旧唐书·经籍志》载有《肘后救卒方》四卷，葛洪撰；《补肘后救卒备急方》六卷，陶弘景撰。《新唐书·艺文志》载葛洪《肘后救卒备急方》六卷，陶弘景《补肘后救卒备急方》六卷。《通志·艺文略》（公元1161年）尚存葛洪《肘后救卒方》六卷，陶弘景《补肘后救卒备急方》六卷，《陶隐居效验方》十卷；《宋史·艺文志》（公元1345年）仅载葛洪《肘后备急百一方》。根据《百一方》自序可知陶氏在撰写中做了大量改动，葛洪原载方八十六首，陶氏并七首，加二十二首，共为一百一首，编目次序、分类、药名、剂量、用法也有修改。

尚志钧氏用《外台秘要》、《医心方》、《证类本草》、《医方类聚》所保留的佚文与今本互校，复辑为《补辑肘后方》，发现朝鲜金礼蒙《医方类聚》所引来自金代杨用道附广本，今本所阙凡十四门：治手足诸病，治卒吐血、唾血、大小便血，治消渴小便利数，治卒患诸淋不得小便，治梦交接泄精及溺白浊，治大便秘涩不通，治卒关格大小便并不通，治患寸白蛔虫诸九虫病，治患五痔及脱肛，治妇人漏下月水不通，治妊娠诸病，治产难横生逆生胎死胞不出，治产后诸色诸患、治小儿诸病诸方[16]。而今本为明万历二年（公元1574年）李拭（巡按湖广监察御史）在武当从《道藏》中找到的附广本，既经杨用道的附广，又经邬氏、李氏的再刊，已非陶氏《肘后百一方》之旧[17]，因此，中国、日本都有学者对《肘后方》及《肘后百一方》作复辑工作。

（四）葛氏单方

《通志·艺文七·单方》载："葛氏单方三卷。"《中国医籍考》则载："《艺文略》三卷，佚。"今存于诸书中的佚文，多称《葛氏方》。不知是否为《葛氏单方》。唐代《外台秘要》不见今本《肘后备急方》的佚文，多以《肘后》名之；而宋初日本《医心方》则以《葛氏方》名文，两相对照，有内容基本相同，而书名不同者。

三、学术思想

（一）反对是古非今

在《肘后备急方》序言中说："世俗苦于贵远贱近，是古非今，恐见此方无黄帝、仓公、和鹊、踰跗之目，不能采用，安可强乎？"[14] 在这种思想的指导下，他勇于探索创新，发现了一些新病、新的医学昆虫，在民间搜集一些新药新方，创造一些新的治法、方药。

（二）重视简验便廉的原则

他从施惠于民的愿望出发，提倡灸法，但言其分寸，不名孔穴，凡人览之，可了其所用，而力求安全。药物他倡导"垣篱之内，顾眄可具"，简验廉而易得，不必追求道地贵重药材，因此，能将田野广为生长的臭蒿（黄花蒿即青蒿）列入治疟要药。鉴于古代传染热病"伤寒"流行病辨证论治颇难，葛洪试图简化使人易于掌握，他说："伤寒有数种，人不能别，令一药尽治之者。若初觉头痛、肉热、脉洪，起一、二日，便作葱豉汤。用葱白一虎口，豉一升，以水三升，煮取一升，顿服，取汗。不汗复更作加葛根二两，升麻三两，五升水，煎取二升，分再服。必得汗。若不汗更加麻黄二两，又用葱豉汤研米二合，水一升煮之，少时下盐豉，后内葱白四物，令火煎取三升分服取汗也。"[14] 可见他的良苦用心。

（三）重视体质在发病中的作用

葛洪认为"风冷与暑湿，不能伤壮实之人也，徒患体虚气少者，不能堪之，故为所中耳"，又说："设有数人，年纪老壮既同，服食厚薄又等，俱造沙漠之地，并冒严寒之夜，素雪坠于上，玄冰结于下，寒风摧条而宵骇，咳唾凝呀于唇吻，则其中将有独中冷者，而不必尽病也。非冷气之有偏，盖人体有不耐者耳。"[1]98 所论的"耐"实际就是体质的不同，"俱食一物，或独以结病"，"钧器齐饮，或醒或醉"，都是因天赋的"耐性"不同。至于发病他提出"素体壮实，邪难伤人，体虚气少，邪不能堪"的论点，是《黄帝内经》"正气存内，邪不可干"思想的继承和发展。

（四）重视辨病分型

葛洪在所著《玉函方》序言中强调"分别病名，以类相续，不相杂错"[1]115 的思想，在《肘后方》中也得到很好的体现。如他把伤寒、温病、时行、霍乱、瘴气、疫疠、温毒，均列在一起，今日观之都属于传染病，他把疟疾分为温疟、瘴疟、劳疟、久疟；把脚气分为脚弱不仁的干型、捏之没指的湿型、上气入腹的冲心型；把水肿区别为身面皆洪、肿从脚起、肿偏有所起处、大腹水肿等类型，都难能可贵。

（五）重视预防的思想

葛洪倡导养生、按摩、导引及服药防病都体现了他重视预防的先进思想。如他说："夫导引疗未患之患，通不和之气，动之则百关气畅，闭之则三宫血凝，实养生之大律，祛疾之玄术。"[1]160 "未患之患"即"未病之病"，类似今日之健康与亚健康状态。又葛洪主张家庭应有"常备药"[14]150，岭南更须常贮常山、蜀漆等[14]150。防瘴疟可预服"度瘴散"[14]，防瘟疫可服"辟瘟疫药干散"[14]42，防温病可服常用"辟温病散"[14]等。

四、学术成就

葛洪是一个百科全书式的学者，他在学术上的成就是多方面的，而且不少具有首创性。

（一）传染病、寄生虫病

1. 最早记载沙虱毒（恙虫病）与沙虱（恙螨幼虫）

谓："山水间多有沙虱，甚细略不可见，人入水浴及以水澡浴，此虫在水中着人身，及阴天雨行草中亦着人，便钻入皮里。其诊法：初得之，皮上正赤如小豆、黍米、粟粒，以手摩赤上痛如刺，三日之后令百节强疼痛、寒热，赤上发

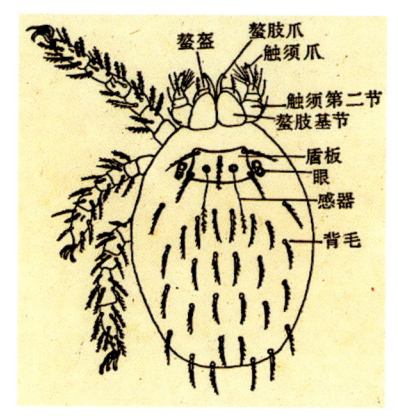

螯盔　螯肢爪
　　触须爪
触须第二节
螯肢基节
盾板
眼
感器
背毛

地里纤恙螨幼虫，葛洪所述沙虱多为此虫

图 2-2-10　沙虱

疮。此虫渐入骨则杀人。自有山涧浴毕，当以布拭身数遍，以故帛拭之一度，乃傅（敷）粉之也"[14]。《抱朴子·登涉》说："沙虱，水陆皆有，其新雨后及晨暮前，跋涉必着人。唯烈日草燥时，差稀耳。其大如毛发之端。初着人，便入其皮里，其所在如芒刺之状，小犯大痛，可以针挑取之，正赤如丹，着爪上行动也。"[1]134-135 这里所述的沙虱完全符合恙螨幼虫的形态与习性，它呈红色和橙黄，大小 0.2~0.5mm，形态与疥螨相类，肉眼可见。恙螨喜在溪流、河沟两岸、沼泽、水塘边缘、草丛、低洼地带孳生，其幼虫有喜晨间集中在草尖叮咬寄主的习性[18]。葛洪报告的临床表现，也基本与恙虫病一致。这是人类首次记载恙螨幼虫与恙虫病（见图 2-2-10）。

2. 最早记载虏疮的流行与临床表现

谓："比岁有病时行，仍发疮头面及身，须臾周匝，状如火疮，皆戴白浆，随决随生，不即治剧者多死。治得差后疮瘢紫黑，弥岁方灭，此恶毒之气。世人云：永徽四年此疮从西东流，遍于海中，煮葵菜以蒜齑啖之即止，初患急食之，少饭下菜亦得。以建武中于南阳击虏所得，仍呼为虏疮。"[14]关于天花的流行，由于对"永徽"、"建武"年号理解不同，学者意见迄未统一。《中国医学通史》认为"永徽"是"永嘉"之误，晋永嘉四年（公元 310 年）天花已在全国普遍流行[19]176。笔者理解"建武"可能指惠元帝建武元年（公元 304 年），那一年确有南阳击败石冰起义之战，"比岁"仅指当时流行发病的那一时段，未必定指我国天花自国外传入的时间。同理"虏黄"病流行那一年，葛洪用的是"比岁又"，这两种病都是在战争中流行，所以用"虏"来命名，可能均为葛洪当年所亲见。至于天花传入我国的确切时间应别加考证。

3. 最早记载虏黄病

谓："比岁又有虏黄病，初觉四体沉沉不快，须臾见眼中黄，渐至面黄及举身皆黄。急令溺白纸，纸即如檗染者。此热毒已入内，急治之。若初觉便作瓜蒂赤豆散吹鼻中，鼻中黄汁出数升者多差。若已深，应看其舌下两边，有白脉弥弥处芦刀割破之，紫血出数升亦歇。然此须惯解割者。不解割忽伤乱舌下青脉，血出不止便杀人。方可烧纺轊铁以灼此脉令焦。"[14]葛洪描述的极似现在的传染性急性黄疸型肝炎，他首创以纸染尿的方法，分析疾病的进退；观察舌下络脉的粗张以断定疾病的深浅；以芦刀割破舌腹面静脉放血来施治；误割舌腹面动脉大出血则以烧灼法止血；继《金匮要略》"一物瓜蒂汤"内服之后，创用瓜蒂赤豆散吹鼻法的治方。

4. 最早记载以狂犬脑敷狂犬病人伤口法

《肘后方》谓："杀所咬犬，取脑傅之，后不复发。"[14]有研究者认为这是免疫疗法的先驱，因为狂犬脑组织内有狂犬病毒的抗体存在。

5. 最早记载马嚼人作疮（马鼻疽）

谓："马嚼人作疮，有毒，肿热疼痛"；又"人体上先有疮而乘马，马汗若马毛入疮中，或但为马气所蒸，皆致肿痛烦热，入腹则杀人。"又"剥死马，马骨伤人手，毒攻欲死。"[14] 较详细地描述了传播途径，病因"马气"与症状。

6. 最早记载了尸注及其疗法

谓："大略使人寒热淋沥，恍恍默默，不的知其所苦而无处不恶，累年积月，渐就烦滞，以至于死，死后复传之旁人，乃至灭门。"[14] 这里"尸注"认为是今之结核病，他提出以羊肉或鹿肉作羹及吃赤小豆饭；獭肝一具阴干捣末，水服方寸匕，日三。此等皆为食养疗法。药物方面，他用杜衡、人参、瓠子、松萝、赤小豆捣末为散温服。今人认为松萝有抗痨作用。

7. 最早记载青蒿治疟

谓："青蒿一握，以水二升渍，绞取汁尽服之。"[14] 今我国学者，从葛洪用青蒿绞汁而不用水煎服得到启发，用有机溶媒，低温提取获得青蒿素及其衍生物多种，并将其与他药结合制成复方。由于其结构完全不同于氯喹，主要作用于疟原虫红内期，高效速效，今已广泛应用于全球抗疟，成为中医药对人类最大的贡献之一。葛洪治疟还善用常山，《肘后方》用常山的方达 14 条之多。

8. 最早记载溪毒

谓："今东间诸山县无不病溪毒，春月皆得，亦如伤寒，呼为溪瘟。未必是射工辈，亦尽患疮痢，但寒热烦痛不解便致死耳。"[14] 所述极似今之急性血吸虫病。据其后《诸病源候论》之流行病学论述，和晋唐以迄明清方书之记载，除急性期外，在江南，血吸虫病流行区已有晚期血吸虫病"血蛊"病例之报道。

9. 肠虫病治方

金代杨用道本《肘后备急方》中无治虫方，但《外台秘要》卷二十六有方 10 条、论 1 条；《医心方》卷七有葛氏方6条；《医方类聚·诸虫门》有肘后方15条。其所用药物今认为确有驱肠虫作用的有：苦楝根、狼牙（仙鹤草根）、槟榔、芜荑、榧子、吴茱萸根、艾、藜芦等。代表方如楝木根方："取有子楝木根剉，以水煮取浓赤黑汁，用米煮作糜，宿勿食，旦取肥香脯一片，先吃，令虫闻香举头，稍从一口（匕）为度，始少进，渐加服一匕服，至半升便下蛔虫。"[20]卷26:14 考用苦楝根驱虫始自葛洪，《本草经》用苦楝子。槟榔方："浓煮猪肉汁，煎槟榔三十枚，取三升，服之，虫尽出（白虫）。"[20]卷26:15 白虫芜荑散："生狼牙三分，炙芜荑二分，二物为末，依前脯法，顿服令尽，立愈。"[21]8-42 这些方剂多为唐以后医家所应用。《肘后方》对肠虫病一论，也很有见地，谓："三虫者，谓长虫（寸白虫）、赤虫（蛔虫）、蛲虫也。乃有九种，而蛲虫及寸白人多病之。寸白从食牛肉饮白酒所成，相连一尺则杀人。服药下之须结裹溃然出尽乃佳。若断者相生未已，更宜速除之。蛲虫多是小儿患之，大人亦有其病。"[20]卷26:17 他谈到晋代肠虫病以牛肉绦虫病及蛲虫病为多，而绦虫病则由食牛肉所引起。驱除绦虫要彻底自头节以下全部驱除才能治愈，而蛲虫病主要在小儿间流行，而大人亦可患之。对小儿寸白虫，葛氏方有："薏苡根二斤细剉，水七升煮取二升，分再服。又可作糜也。"[22]569 这一传统药效记载始于《本草经》"薏苡仁，其根下三虫，一名解蠡"，具体临床应用则葛洪早于陶弘景。《肘后方》还有疗食鲙过多，冷不消，不疗必成虫瘕方："马鞭草捣绞取汁，饮一升即消去，亦宜服诸吐药吐之。"[20]卷31:20 这是我国吃生鱼片可致腹内生虫瘕的最早治法。

（二）外治法

1. 针刺急救

《肘后方》重灸，少针。其针主要用于急救。如救卒死尸厥"针人中（见图2-2-11）至齿"，又针百会、足大指甲下

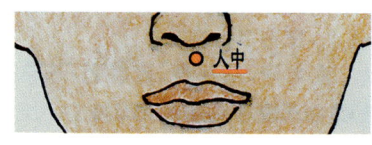

图2-2-11　人中

肉（内）侧去甲三分（太白）、足中指甲上三分（气端）、大指之内去端韭叶（少商）、手少阴锐骨之端（神门）[14]15。狂病针刺鼻下人中近孔内侧空停针；两耳根前宛宛动中（听宫）停针；又刺鼻直上入发际一寸，横针；又刺鼻直上入。"[14]48明确指出穴位、针法者如"治卒风瘖不得语，针大椎旁一寸五分，又刺其下停针之。"

2. 首载隔物灸

如隔蒜灸、隔盐灸、隔椒灸、隔面粉灸等（见图2-2-12），他在《灸肿令消法》中说："取独颗蒜，横截，厚一分，安肿头上，炷如梧桐子大，灸蒜上百壮。不觉消，数数灸，唯多为善。勿令大热，但觉痛即擎起蒜，蒜燋即换新者，不用灸损皮肉。如有体乾不须灸。余尝小腹下患大肿，灸即差，每用之，则可大效也。"[14]95葛洪不仅说明了隔蒜灸的目的是在于避免灼伤皮肤，而且说明了具体作法和自家应用的经验。

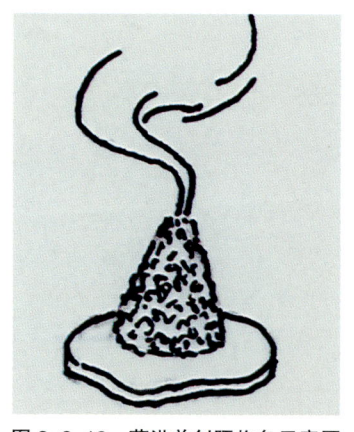

图2-2-12　葛洪首创隔物灸示意图

3. 首载许多经外奇穴

如脐中左右上下各一寸的"脐中四边"穴，两眉间的印堂穴，手足指端的十宣、气端，内踝尖，外踝尖，腰眼，足大趾聚毛等（见图2-2-13），后人命名并有应用。

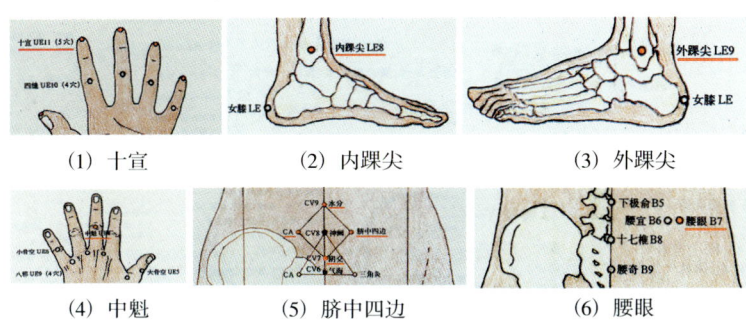

  (1) 十宣   (2) 内踝尖   (3) 外踝尖

  (4) 中魁   (5) 脐中四边   (6) 腰眼

图2-2-13　葛洪首先报告的经外奇穴示意图

4. 首载指针法

如卒呃不止，"痛爪眉中夹间气也"；中恶死"爪其病人人中取醒"；卒发心痛"以手大指按心下宛宛中（巨阙）。这种方法简易、安全，易为人所掌握。

5. 熨法

一种是以布为囊，盛热药熨患处，如"取灶下热灰，筛去炭分，以布囊贮，令灼灼尔，便更番以熨痛，上冷更熬热"，又有"蒸大豆，若煮之，以囊贮，更番熨痛处，冷复易之"，皆以治"卒心痛"。另一种是以器盛汤或药液熨患处，如"以铜器，若瓦器贮热汤，器着腹上，转冷者撤去……大冷者易以热汤"，以治"卒客忤死"。

6. 熏法

一种是用竹筒盛药点燃熏之，如"烧艾于管中熏之，令烟入下部中，少雄黄杂，妙"，用于毒攻下部及溪温；一种是用有小口器，如"手足不随方：取青布少作烟，就小口器中熏痛处"。

7. 敷法

一种是用药液涂患处，如"风肿多痒，以苦酒磨桂，若独活，数傅之良"[14]92；一种是用药物着绵上，裹敷患处，如治㿗疝，"熬芜菁熟捣，裹以展转其上，日夜勿止"[14]93；一种是制成油膏，傅患处，如用升麻膏疗丹毒肿热疮[14]97。

8. 洗薄法

一种是冲洗，如治毒病后攻目方"煮蜂窠以洗之，日六七度佳"[14]35；一种是灌洗创腔，如卒被毒箭方"捣蓝青绞汁饮，并薄创，无蓝可渍青布及绀草绞汁饮，亦以汁灌创中"[22]402。这是用于清创冲洗伤口。

9. 摩法

一种是以药液摩患处，如霍乱转筋，"煮苦酒三沸以摩之"[14]；一种是以药液、药膏摩穴位，如"老小鼻塞常有清涕出，方：杏仁、附子各二分，细辛一分，右三味切，以苦酒拌，用猪脂五两煎成膏去滓，以点鼻中即通，又以摩囟上佳。"[20]卷22:9

10. 渍手足法

为葛洪治病最常用之法，用热汤或药液沐足，要求泡至踝上，皮肤发赤为度。如毒攻手足用虎杖根剉煮渍足；两臂脚及胸胁转筋，用热盐水渍手足；"治卒心腹烦满，又胸胁痛欲死方，以热汤令灼灼尔，渍手足。"[14] 又"救卒死而壮热者，矾石半斤，水一斗半，煮消以渍脚，令没踝。"[14]

11. 烙法

一种是代壮灸，如霍乱转筋"烧铁令赤以灼踵白肉际上，近后当纵铁以随足为留停，令成疮，两足皆尔，须臾间热入腹，不复转筋便愈"[14]；一种是烧灼止血，如舌卒肿刺舌脉出血，出血不止，"乃烧铁令小赤，以烧疮数过，绝其血"；一种是烧灼病变，如"肘后疗悬壅肿卒长数寸如指、随喉出入不得食方：开口捧头，以箸抑舌，及烧小铁于管中灼之，令破。灼火毕，以盐随烙处涂之。"[20]卷23:8 实际上这是一种手术，以手捧头是固定头部，抑舌和用小竹管套铁线是保护口腔健康组织，主要是烙悬壅垂的肿胀物病变部位，烙后涂盐是保护烙伤创面，防止感染。

12. 吹法

主要用竹管吹药入鼻，如救卒中恶死，"取皂荚（粉）如大豆，吹其两鼻中，嚏，则气通矣。"[14] 治卒得鬼击，"以淳酒吹内两鼻中"[14]；卒魇寐不寤"捣雄黄细筛，管吹纳两鼻中，桂亦佳。"[14] 吹鼻法主要用于昏迷不醒病人，所用多以刺激性药粉如皂角，量亦不多。其次，有舌下用药法，亦常以竹管吹入，如治魇寐方：用菖蒲末吹入舌下；口噤吹生附子末于舌下；亦有用桂者。神志清楚者亦用舌下含咽法，如卒风瘖不得语，"用新好桂，削去皮捣筛，三指撮着舌下咽之"[14]55；救卒死尸蹶，"捣干菖蒲以一枣核大着其舌下"[14]。

13. 导尿法与灌肠法

天行病，小腹胀满不得小便方："细末雌黄、蜜和丸取如枣核大，内溺孔中令半寸，亦以竹管注阴，令痛朔之通。"[14]《证类本草》王瓜条有"治小便不通及关格方：生王瓜根捣取汁，以少水解之，筒中吹下部，取通。"[23] 220《本草纲目》引用时尚有"大便不通，上方吹入肛门内。二便不通，前后吹之，取通。"[24] 1275

14. 导法

指肛门下部有疮毒肿痛，以药物蘸棉等法纳入肛门内以治之。如"毒病下部生疮者，烧盐以深导之，不过三"；"生漆涂之绵导之"，"煮桃皮，煎如饴，以绵合导之"，"以水中荇菜捣，绵裹导之，日五易差"；"檗皮、槲皮合煮汁如粘糖以导之"[14]3。

15. 人工呼吸法

救猝死及自缢死作人工呼吸之法，谓："捧两手，忽放之。"[14]即术者用患者双上肢挤按胸部，然后突然放开以扩胸。

（三）内科病

1. 首载脚气病

谓："脚气之病，先起岭南，稍来江东。得之无渐，或微觉疼痹，或两胫小满，或行起忽弱，或小腹不仁，或时冷时热，皆其候也。不即治转上入腹便发气则杀人，治之多用汤酒摩膏，种数既多，不但一剂。"[14]这是我国最早的脚气病流行病学和临床学的描述。在临床表现上，葛洪将其分为脚弱疼痹（干型）、两胫小满捏之没指（湿型）和上腹发气（脚气冲心）三型。在治疗上，他倡导综合治疗，食疗有"水煮大豆，饮其汁；又食小豆亦佳，又生研胡麻，酒和服之"；大方有"风引、白鸡、竹沥、独活诸汤及八风、石斛、狗脊诸散"，还有金牙酒、侧子酒；田舍贫家他则用拔葜、松节、松叶酿酒。重视灸法，主张"必先从上始，若直灸脚气上，不泄则危矣。"常用穴位有大椎、肩井、膻中、巨阙、风市、足三里、上廉、下廉、绝骨（悬钟）。葛洪之论，对后世医家影响深远。

2. 大腹水病

所指极似肝硬化腹水。谓："水病之初，先目上肿起如老蚕色。夹头脉动，股里冷，胫中满，按之没指，腹内转侧有节（水）声，此其候也。不即治，须臾身体稍肿，肚尽胀，按之随手起，则病已成。"[14] 葛洪描述的症状与体征主要是全身轻度浮肿，腹腔内积水，动摇有水声，颈静脉充盈搏动（上腔回流受阻）；另外，还提到"唯腹大，动摇有水声，肤黑（黑色素沉著），名曰水蛊。"这些体征都是通过细致的望诊和按诊取得的。治疗上，他重视食养，用白鸡，青雄鸭，胡燕卵，蛤蝼，羊肉等配合葶苈子、商陆、白茅根、巴豆等利水，又提倡"食小豆饭，饮小豆汁，鳢鱼。"至于"下之不去，便针脐下二寸，入数分，令水出，孔合须腹减乃止"[14]9，则与《灵枢》腹腔穿刺放水的部位略有不同，但也很安全。

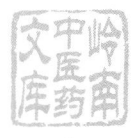

3. 卒心痛

《肘后方》中卒心痛除真心痛外还包括了胃脘痛、虫痛等多种疾病。其中载有两条重要方剂："黄连八两，以水七升煮取一升五合，去滓，温服五合，每日三服"[14]；"苦参三两，苦酒升半，煮取八合，分再服。亦可用水，无煮者，生亦可用。"[14] 今人研究，用单味黄连或苦参有抗心律失常，改善心肌供血、降血脂等功用，已广泛用于治疗冠心病。另外有："胸痹之病，令人心中坚痞，忽痛肌中苦痹，绞急如刺，不得俛（俯）仰，其胸前皮皆痛，不得手犯，胸满短气，咳嗽引痛，烦闷，自汗出，或彻引背膂，不即治之，数日害人。"[14] 今人认为这是对心绞痛急性发作的典型描述。

4. 药物中毒

《肘后方》所举的中毒的药物中，金石药物有五石、雄黄、矾石、金；植物药有狼毒、巴豆、芫花、狼葵、藜芦、生附子、乌头、半夏、羊踯躅、蜀椒、杏仁、野葛（钩吻）等。其治疗方法有：涌吐法，灌（开口，以竹管灌之）药法。常用鸡子、鸭血、猪犬血等动物蛋白，甘草、大豆、蓝、小豆汁，亦用生姜、栀子、防风、藿、葵根等。前述这些有毒药物至今仍为常见的中毒原因，其治法今亦常被选用。书中还介绍有《席辩刺史方》述岭南俚人有常用蛊药毒人的陋习，治疗常用都淋藤（三百两银）、黄藤等草药。亦有人用甘草、干姜、蓝实、白花藤者[14]。

按：都淋藤，《中药大辞典》释为马兜铃科植物马兜铃的茎叶。这些经验应是陶弘景增入的，因为席辩晚于葛洪。

5. 晕动病

《肘后方》首载，谓："女子、小儿多注车注船，心闷乱，头痛，吐。"[14]治法用囊贮车前子、车下李根皮、石长生、徐长卿配带；如果晕船暴泄，还可烧作屑内服。

（四）外科及骨伤科

1. 对痈、疽、发背、乳痈等的认识

《肘后方》对皮肤、软组织的外科感染认识较前代有所进步。其治疗原则是："初起令消"，"若已结痈使聚不更长"，"痈已有脓当使坏"，"溃后脓血不止"应促进排脓愈合。葛氏重视疮疡并发症的治疗，如"卒毒肿起急痛"、"恶核肿结不肯散（淋巴结肿大不消散）"、"已入腹（疔疮走黄，相当于今之毒血症、败血症）"等均有专方。葛氏治疮善用外治，其用药剂型多种：薄者有涂法、傅法；厚者有药饼傅法、药泥傅裹等法；还有用动物油脂所制的膏剂。另外，有些病症尚配合内治[14]。

2. 首载恶脉、恶核、恶肉、燝疽等病

恶脉的症状是："身中忽有赤络脉起，如蚓状"；恶核则

148

是："肉中忽有核如梅李，小者如豆粒，皮中惨痛，左右走身中，壮热、瘰、恶寒是也。此病卒然，如起有毒入腹，杀人，南方多有此患"；恶肉则是："身中忽有肉如赤小豆粒，突出便长如牛马乳，亦如鸡冠状，亦宜服漏芦汤，外可以烧铁烙之，日三烙令稍焦。"[14]96学者多认为"恶脉"为今之淋巴管炎，"恶核"为今之淋巴结炎，"恶肉"为今之疣赘。倡导用烙法烧焦以除之。

3. 首载海藻疗瘿、羊蹄治白秃、硫黄治疥

我国晋代医家自葛洪以来已认识到"瘿"是一种地方性甲状腺肿，《肘后方》疗颈下卒结囊渐大欲成瘿海藻酒方："海藻一斤去咸，清酒二升。上二味，以绢袋盛海藻，酒渍春夏，二日一服，二合，稍稍含咽之，日三。酒尽更以酒二升渍，饮之如前，滓暴干滓末服方寸匕，日三尽。更作三剂佳。"[20]卷23:1葛洪以后的医家都用海藻、昆布等富含碘的药物治瘿。白秃为今之白癣，葛洪首先用蓼科植物"羊蹄"治之。方："羊蹄草根，独根者……以三年醋研和如泥，生布拭疮，令赤，以傅之。"[14]今知羊蹄具有广谱抗致病性皮肤真菌作用。疥疮，葛洪已观察到其致病的疥虫，自《五十二病方》以来，治疥主要用雄黄，而葛洪首创用硫黄法。《葛氏方》："麻油摩硫黄涂之。"[22]383他还用芫花油膏、苦楝根与苦酒煎剂涂拭或洗浴。《外台秘要》载方更多，其法更细，"石硫黄，无多少，研粉，以麻油或以苦酒和，涂摩之；以酒渍苦参饮之。"他要求涂药要同时摩擦，使药进入皮损内部；另外，内服苦参可能取其止痒的作用。又"取楝根削去上皮，切皂荚去皮子，等分，熟捣下筛，脂膏和，搔痒去痂以涂之"；又"取艾如鸡子大，先以布裹乱发于纸上，置艾熏（硫）黄末、朱砂末、杏仁末、水银，各如杏

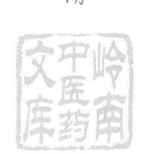

仁许。水银于掌中以唾研涂纸上，以卷药末，炙干烧以熏之。"[20]卷 30:19 葛洪治疗的方法又多又富创意。

4. 直肠脱垂还纳法

"《肘后》疗卒大便脱肛方：灸顶上回发（百会）中百壮；疗若肠随肛出转广不可入一尺来者方：捣生栝蒌取汁温服之，以猪肉汁洗手，随抑按自得入。"[20]卷 26:7

5. 卒腹痛手法治疗方

"使病人伏卧，一人跨上，两手抄举其腹，令病人自纵重轻举抄之。令去床三尺许便放之，如此二七度止"；"拈取其脊骨皮，深取痛引之，从龟尾至顶（项）乃止，未愈更为之。"[14] 今之学者把前者称为"颠簸疗法"用之于急腹症，轻度肠套叠；后者称之为"捏脊疗法"广泛应用于小儿疳积、厌食症、脾胃虚弱。另外，《治卒心痛方》中有："生油半合，温服差。"[14] 今人亦用于中西医结合治疗轻症肠梗阻。

6. 下颌关节脱臼牵推复位法

《葛氏方》有治卒颌（颊）车蹉、张口不得还方："令两人手牵牢其头，已暂推之，急出大指，或咋伤也。"[22] 140 此法晋唐以来，一直延续应用至今。孙思邈对此法描述略细，"一人以手指牵其颐，以渐推之，则复入矣。推当疾出指，恐误啮伤人指也。"[25] 114

7. 四肢骨折小夹板固定法

"《肘后》疗腕折四肢骨破碎及筋伤蹉跌方：烂捣生地黄熬之，以裹折伤处，以竹片夹裹之，令遍病上，急缚勿令转动，一日可十易，三日即差。"[20]卷 29:4 （见图 2-2-14）此方晋唐医家多所引用，《千金方》、《删繁》、《备急千金要方》、《文仲》、《古今录验》均同。实开小夹板固定法之先河。而

《医心方》在引用《葛氏方》时，还有"破竹简编之，令竟病上"[22]405，意为将所破竹板，以绳联成竹簾应用。

8. 对金疮的进步认识

葛洪认为重伤主要为血管伤、颅脑伤、内脏伤，"《肘后》凡金疮伤，天窗、眉角、脑户、臂里跳脉、髀内阴股、两乳上下、心、鸠尾、小肠及五脏六腑输，此皆是死处，不可疗也。又破脑出血，而不能言语、戴眼直视、咽中沸声、口急唾出、两手妄举，亦皆死候，不可疗。若脑出而无诸候者可疗"[20]卷29:6。

对金疮的合并症，他提出中风（破伤风），中水"疮边自出黄汁"（似指一般的化脓性感染），伤经"痛不在疮处"（似指神经损伤），"血出不可止，前赤后黑"（似指大血管损伤），"白肌肉腐臭、寒冷、坚急，其疮难愈亦死也"

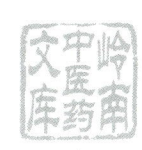

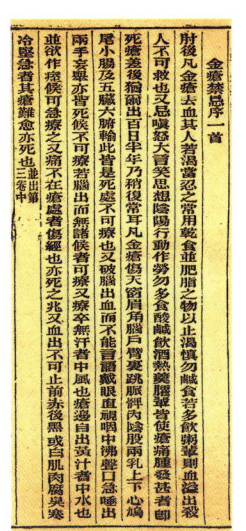

图 2-2-14 《肘后方》首载小夹板固定法治疗骨折（《外台秘要》）

图 2-2-15 《外台秘要》载葛洪对重症金疮及其合并症的论述

图 2-2-16 《外台秘要》载葛洪对三种箭毒的论述

（似指坏疽）[20]卷29:6（见图2-2-15）。

对毒箭所伤者，他提倡用蓝青，既要内服，又要用蓝汁灌洗伤口，此多为晋唐医家所应用。他尚观察到毒箭有三种：一种是中"焦铜作箭镞"，一种是中"诸蛇虫毒螫物汁"所渍箭镞，"此二种才伤皮便洪肿沸烂"。另一种是射罔（由乌头所制的乌头碱结晶）为射猎所用，"用射罔以涂箭镞，人中之，当时亦困顿；着宽处者不死，若近胸腹亦宜急疗之"[20]卷29:10（见图2-2-16）。

9. 断肠缝合与肠还纳术

《葛氏方》若肠已断者方："以桑皮细线缝合，鸡热血涂之乃令入"[22]400。其法较隋代的《诸病源候论·金疮断肠候》为先，但较粗略。金创伤后肠出不断，欲燥而草土着肠者方，《备急千金要方》所载《肘后方》"作大麦粥，取汁洗肠，推内之。常研米粥饮之，二十日稍稍作强糜，百日后乃可差耳"[25]462。《医心方》所载《葛氏方》略细，谓："作薄大麦粥，使才暖以泼之，以新汲冷水潠之，肠则还入，草土辈当跰。"[22]400这种方法，似是以温度适宜的稀薄、滑润的米汤，将肠管上的泥土冲洗干净，然后用新汲清洁冷水再喷洗干净，借肠管遇冷收缩的功能自我还纳。

10. 治疮痈肿毒、金疮善用生草药

如堕坠，压伤用生地汁、茅根汁内服；金疮中风发痉服鲜竹沥[20]卷29:4；金疮外敷用蛇衔草（蛇含）、狼牙草（仙鹤草）捣敷；用"钓樟根出江南，刮取屑敷疮上，有神验"；"紫檀末，以敷金疮止痛，止血生肌"[20]卷29:7。卒中毒箭，蓝青绞汁或生葛绞汁，或煮藕取汁服。《肘后》疗丹毒方："煮栗荚有刺者（栗壳）者洗之"[20]卷30:11；疗白丹有"酸模草（蓼科酸模）、五叶草煮饮汁，并以淬薄丹。以荠（荠菜）亦

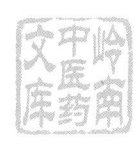

佳。"[20] 卷30:13 其中有许多南方草药是葛洪最先应用的，如酸模草、五叶草、紫檀、钓樟根、栗壳等。

按：钓樟根，樟科植物钓樟，亦称乌樟，气味类似乌药，今粤人称"贼佬骨"，善治跌打损伤瘀血疼痛。紫檀：豆科紫檀，产岭南。五叶草：牻牛儿苗科牻牛儿苗或老鹳草。

（五）养生

1. 提倡综合养生

葛洪说："善摄生者，卧起有四时之早晚，兴居有至和之常制，调利筋骨有偃仰之方，杜疾闲邪，有吞吐之术，流行荣卫有补泻之法，节宣劳逸有与夺之要。忍怒以全阴气，抑喜以养阳气"[1] 100。意是善于养生的人，起睡应当根据四时不同变化来调节早晚；居处生活要遵循恰到好处的规律，形成制度；调身健体防病要用导引气功运动之法；调和情志要注意节制，不可过甚激愤，以保护阴阳之气。唐代诗人李商隐"慎安寝膳，勉护兴居"，简要概括的养生之道与葛洪所言很类似。

2. 提倡行为适度

葛洪说："是以养生之方：唾不及远，行不疾步，耳不极听，目不久视，坐不至久，卧不及疲。先寒而衣，先热而解。不欲极饥而食，食不过饱；不欲极渴而饮，饮不过多。凡食过则结积聚，饮过则结痰癖。不欲甚劳甚逸；不欲起晚；不欲汗流；不欲多睡；不欲奔车走马；不欲极目远望；不欲多啖生冷；不欲饮酒当风；不欲数数沐浴；不欲广志远愿，不欲规造异巧；冬不欲极温，夏不欲穷凉；不露卧星下；不眠中见肩。大寒大热，大风大雾，皆不欲冒之。五味入口，不欲偏多。故酸多伤脾，苦多伤肺，辛多伤肝，咸多伤心，甘多伤肾"[1] 100。葛洪的养生，其积极部分是强调使

"养生以不伤本"为原则。人的心理行为都要掌握一个适当的尺度，超过适当的度，不知节制，容易"伤本"。其消极部分是提倡进取性的锻炼不够。

3. 提倡导引

导引是以主动的肢体躯干运动为主，配合呼吸吐纳意念，辅以按摩，是古代的一种养生方法。道家对此法十分重视，《庄子·刻意》有："吹呴呼吸，吐故纳新，熊经鸟申，为寿而已矣。此导引之士，养形之人，彭祖寿考者之所好也。"《素问·异法方宜论》曾论及它的来源，认为它首先出现在我国的中部，"其地平以湿，天地所以生万物也众，其民食杂而不劳，故其病多痿厥寒热，其治宜导引按蹻"。战国时的"行气玉佩铭"，马王堆汉墓出土的《导引图》，三国华佗的"五禽戏"，都可说明这一方法的历史悠久和兴盛。葛洪继承发展了导引养生之术，并丰富了其理论。他说"导引疗未患之患，通不和之气，动之则百关气畅，闭之则三宫血凝，实养生之大律，祛疾之玄术矣"。在方法上他说："夫导引不在于立名，象物粉绘，表形著图，但无名状也。或伸屈，或俯仰，或行卧，或倚立，或踯躅，或徐步，或吟，或息，皆导引也。不必每晨为之，但觉身有不理则行之，皆当闭气，节其气冲以通也。亦不在待立息数，待气似极，则先以鼻少引入，然口吐出也。缘气闭既久，则冲喉，若不更引而便以口吐，则气一一粗而伤肺矣，如此但疾愈则已"[1]160（见图 2-2-17）。葛洪导引行气有胎息法，守一之法

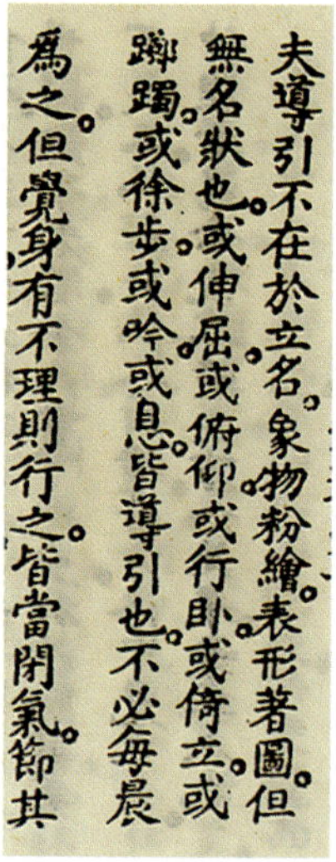
夫導引不在於立名。象物粉繪。表形著圖。但無名狀也。或伸屈或俯仰或行卧或倚立或躑躅。或徐步或吟或息。皆導引也。不必每晨爲之。但覺身有不理則行之。皆當閉氣。節其

图 2-2-17 《抱朴子》论导引

及多种仿生功法，如"龙导"、"虎引"等。

（六）炼丹（金）术

是以金石类物质炼制长生不死药和"丹精生金"的方术。炼丹家亦称方士。我国早在春秋战国就有神仙之说。秦皇汉武都有入海寻仙之举。汉以后兴起炼丹、服丹之风，因此历代皇帝、王公贵族，服食丹药者，不少因中毒而死亡。汉唐间炼丹知名者有李少君、魏伯阳、葛洪、陶弘景、孙思邈等。葛洪炼丹的著作主要存于《抱朴子》的《金

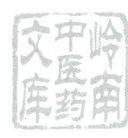

图 2-2-18 《抱朴子·内篇·黄白》中的化学配方

丹》、《仙药》、《黄白》诸卷中，当时他已能将 20 余种化学物质用于炼丹（见图 2-2-18）。服食仙丹可以长生不老是千百年来的无知妄说，直至明以后才被抛弃。但是，炼丹术对古代化学、冶金学、医药学的贡献则是应当肯定的。葛洪的贡献主要有：

1. 描述了分解与化合、氧化与还原等多种化学反应

葛洪认为"高山为渊，深谷为陵，此亦大物之变化，变化者乃天地之自然"。就是说大而言之天地之沧海桑田，小而言之各种物质的变化是自然界的普遍规律。他观察到"丹砂烧之成水银，积变又还成丹砂"[1] 23，丹砂就是朱砂，化学上称硫化汞 HgS，隔绝空气加热，就可分解生成水银与硫，

$$HgS \xrightleftharpoons{\text{隔绝空气加热}} Hg+S$$；在空气中加热可生成水银和二氧化硫

$$HgS+O_2 \xrightleftharpoons{\text{在空气中加热}} Hg+SO_2$$。反之水银与硫黄反应，就可再

使水银与硫黄化合成为丹砂。他描述的正是分解与化合的可逆反应。"铅性白也，而赤之以为丹；丹性赤也，而白之而为铅"[1]119。这里的铅指的是铅白（白色的碱式碳酸铅），加热后可以变成铅丹（赤色的四氧化三铅），铅丹经过化学反应又可变成铅白，这种物质变化也是可逆的。他又说："曾青涂铁，铁赤色如铜……而皆外变而内不化也。"[1]122 曾青是天然的碳酸铜（$2CuCO_3 \cdot Cu(OH)_2$），把它涂在铁的表面，铁的表面就会呈铜色，但内部的铁则没有变化。这里描述的是置换反应，就是说碳酸铜溶液中的铜，被铁所置换，附在铁的表面，呈铜样。葛洪还认为有些物质是人工可以制造的，如说："黄丹及胡粉是化铅所作。"[1]13 古代黄丹与胡粉的制法是：将铅块悬在瓮中，瓮底置醋，尔后封闭之，四十九日后启开，则铅化为粉，白色粉末称为铅粉，不白的炒为黄丹，黄丹渣则为密陀僧。铅粉与黄丹的主成分是碱式碳酸铅，而密陀僧的主成分为氧化铅（PbO）。

2. 丹砂水

《抱朴子·黄白》有作丹砂水法"[1]124，是用丹砂、石胆、消石、苦酒制成的溶液。学者认为由于溶液中加有硝石，可以溶化天然丹砂中的氧化铁，取得纯净的丹砂。醋酸是一种弱酸，加入硝石后，利用它的氧化能力，大大提高其对许多金属单质和化合物的溶解能力，如醋酸不能溶解的铜，醋酸无能为力的硫化锌、硫化钴、硫化镍、硫化铅、硫化锡，硝石和醋酸的混合溶剂，都可将其溶解[26]。

3. 饵雄黄法

《抱朴子·仙药》用"纯而无杂的雄黄"，"或以蒸煮之，或以酒饵，或先以硝石化为水乃凝之，或以玄胴肠裹蒸之于赤土下，或以松脂和之，或以三物炼之"[1]81，化学史家研究认为葛洪用硝石、猪胴肠、松脂三物炼雄黄可以得单质砷。过去认为孙思邈《太清丹经要诀·造赤雪流珠丹法》可以还原雄黄得到单质砷，今又提前到晋代，约在公元4世纪。西方是在13世纪日耳曼炼金家马格努斯（Albertus Magnus）才得到单质砷的。单质砷可以用于制造青铜与火药，火药虽正式发明于唐代，但其起源又可以上溯至晋代[19]205。

4. 金液方

《抱朴子·金丹》有服金液方"合之用古秤黄金一斤，并用玄明、龙膏、太二旬首中石冰、石紫、游女、玄水、液金化石、丹砂，封之成水"[1]31。化学史家用模拟试验研究，葛洪以前的炼丹书和《太清金液神丹经》、《三十六水法》等，均不能制成名副其实的金液，只有葛洪的金液配方能得到金可以溶解其中的液体。微量的黄金可以治疗惊痫、风热、神昏、肝胆瘴疟诸病，《千金翼方》中的紫雪方中药味（金、寒水石、石膏、磁石、升麻、玄参、羚羊角、青木香、犀角、沉香、丁香、甘草、硝石、朴硝、朱砂、麝香）与葛洪的金液类似。北京同仁堂制造紫雪丹使用金锅，自清至今，金锅重量明显减轻，说明微量的金不断溶解转入紫雪丹中发挥了金的药理作用。因而研究者认为，葛洪的金液方可能是"紫雪"的源头[19]205。

五、启示

葛洪是道而医者，哲学思想较为庞杂。他将道家学术词语附会到金丹、神仙的教理，使道教思想系统化、理论化，并与儒家的名教纲常理念相结合，以神仙养生为内，以儒术应世为外。提出"玄"为"自然之始祖"，"立言必须有助于教化"。不满道家"无为而治"的思想，"身在山林，心存巍阙"。他可能是东晋时期儒道玄结合的代表者。葛洪在医学上的成就是巨大的，他在中国医学史上占有重要的地位，是岭南医学的奠基人。我们从仅存的《肘后方》及《葛氏方》的佚文中可以看出，葛洪一生富有创新思维，其发明、发现、创新冠于医林，采撷民间验方极为用心，原创性经验至为丰富，迄今仍被大力开发。研究葛洪的医学成就经验，我们深感有四点至为重要。一是仁心仁术。从他撰著《玉函方》与《肘后方》的经过可以看出，首先认真纠正了当时方书的时弊，以简验便廉为原则，力求撰著一部方便一般百姓使用的急救方书，甚至无医时可以自用。在入住罗浮后，他建起了东西南北四庵即冲虚观、酥醪观、白鹤观、黄龙观，并开辟了罗浮山的药市，以方便药材的交流。他往来于罗浮、广州之间，医病、采药、炼丹、传道、著书，以济世活人为己任，多年不曾间断。二是勤于实践。从他对某些病症、体征描述之详悉，病症分类之恰当，可知他看病认真、观察入微、鉴别仔细，从他对某些传染病媒介昆虫的发现、流行病学的描述、病程的阶段性变化，可知他所见病例必多，并深入到岭南疫区调查。三是博采众方。《肘后方》并非均为葛洪的实践经验，他除博览群书之外，重视搜集民间经验，不少来自当地土住的俚人，许多药物也是就地取材的草药、生药，而且喜欢捣烂绞汁应用，开岭南应用生草药治病之先河。四是实验探索。葛洪在炼丹方面作了许多化学试验，自觉不自觉地制造了一些化合物和单质元素；描述了一些化学反应，为一般医家所不见；在诊断上，创造了一些独特的带有实验诊断性质的新方法，如以纸染尿的观察黄疸进退的方法；在治疗上创造了一些手术疗法，可见他勇于探索的精神。

至于他倡导炼丹服石，以求成仙不死，画符念咒驱赶虫蛇、治疗病痛等无知妄说，则是由于历史的局限，不能以瑕掩瑜，强求于古人。

参考文献

[1] 葛洪. 抱朴子 [M]. 影印本. 上海：上海古籍出版社，1990.

[2] 李世民. 晋书：葛洪传 [M] // 二十五史：2. 影印本. 上海：上海古籍出版社，1986：1467.

[3] 辞海编辑委员会. 辞海：葛洪：2 [M]. 上海：上海辞书出版社，2000：729.

[4] 中国中医研究院，广州中医学院. 中医大辞典：葛洪 [M]. 北京：人民卫生出版社，1995，1470.

[5] 中国历史大辞典魏晋南北朝史卷编纂委员会. 中国历史大辞典：魏晋南北朝史 [M]. 上海：上海辞书出版社，2000：663-664.

[6] 中国大百科全书出版社《简明不列颠百科全书》编辑部译编. 简明不列颠百科全书：葛洪：3 [M]. 上海：中国大百科全书出版社，1985：404.

[7] 卿希泰. 中国道教思想史纲：1 [M]. 成都：四川人民出版社，1980.

[8] 伊东俊太郎. 科学史技术史事典：葛洪 [M]. 东京：弘文堂，1983：202-203.

[9] 翦伯赞. 中外历史年表 [M]. 北京：中华书局，1961：177.

[10] 王圻，王思义. 三才图会：上 [M]. 影印本. 上海：上海古籍出版社，1988：387-388.

[11] 仇巨川. 羊城古钞：罗浮山图 [M]. 陈宪猷，校注. 广州：广东人民出版社，1993：746.

[12] 黄瑾明. 葛洪是否到过广西勾漏 [J]. 中华医史杂志，1984，14（4）：215.

[13] 范文澜. 中国通史简编：第二编 [M]. 修订本. 4版. 北京：人民出版社，1964：299.

[14] 葛洪. 肘后备急方 [M]. 影印本. 北京：人民卫生出版社，1956.

[15] 永瑢. 四库全书总目：医家类 [M]. 影印本. 北京：中华书局，1965：858.

[16] 王宁.《肘后方》和《补辑肘后方》评论 [J]. 中华医史杂志，1988，18（1）：58-61.

[17] 贾维诚，贾一江. 中国医籍志 [M]. 哈尔滨：中国医院管理杂志社，1984：211.

[18] 中山医学院. 人体寄生虫学 [M]. 北京：人民卫生出版社，1980：253-255.

[19] 李经纬,林昭庚.中国医学通史:古代卷 [M].北京:人民卫生出版社,2000.

[20] 王焘.外台秘要 [M].石印本.上海:上海集成印书局,1898 (光绪二十四年).

[21] 金礼蒙.医方类聚:第八分册 [M].点校本.北京:人民卫生出版社,1982:42.

[22] 丹波康赖.医心方 [M].浅仓屋藏版影印本.北京:人民卫生出版社,1955.

[23] 唐慎微.重修政和经史证类备用本草 [M].影印本.北京:人民卫生出版社,1957.

[24] 李时珍.本草纲目 [M].点校本.北京:人民卫生出版社,1975.

[25] 孙思邈.备急千金要方 [M].影印本.北京:人民卫生出版社,1982.

[26] 颜泽贤,黄世瑞.岭南科学技术史 [M].广州:广东人民出版社,2002:114.

第三节 鲍姑与红脚艾灸

一、鲍姑传略

鲍姑,名潜光,晋人。祖籍东海高城(今河北盐山县),后迁上党(今山西长治市) [1-4]。生卒年月不详,大致应与丈夫葛洪相若而年纪较轻,宋大仁考证其生卒约在公元 288~343 年 [5]。父鲍靓喜方术,曾从"阴真人"学炼丹之术,道学水平很高。后被征召,官至黄门侍郎,出任南海太守 [3]。鲍姑与父遂定居广州,并与葛洪结为夫妻。鲍姑受父亲与丈夫的熏陶,乐于学习医术,从医为人治病,尤以艾灸赘瘤为特长,医名远扬,是我国医史中第一位女灸家。她的行医足迹遍及南海、番禺、博罗、惠阳、罗浮山等地。地方府、县志均有记载。由于她周游四方,采药行医,济世活人,卓有成效,后人把她列入"仙释"行列,称她为"鲍仙姑"。她所用的红脚艾称为"仙艾",为她修井、建祠、建庙,纪念她对人民的贡献。《云笈七签》有《鲍姑传》,说她"及笄,无病暴卒","人皆谓为尸解","姑与稚川相次登仙" [6]。

这与史实不相符合。

据《南海百咏》载：在弥陀寺、菖蒲观、景泰寺均凿有鲍姑井。《罗浮山志合编》载在罗汉岩建有黍珠庵，都是为纪念鲍姑而建。这些古迹，因年代久远已不复存在。今广州市越秀山脚尚存三元宫（见图 2-3-1），此宫原名越岗院，为鲍靓在东晋大兴二年（公元 319 年）所建的道观，曾多次毁而重建。当年鲍姑曾在此采药行医，以红脚艾灸治赘疣。死后，后人为纪念她修了鲍姑殿、鲍姑亭和鲍姑井，井旁有"虬龙古井"石碑（见图 2-3-2、图 2-3-3、图 2-3-4）。民

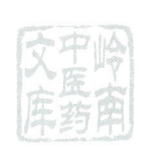

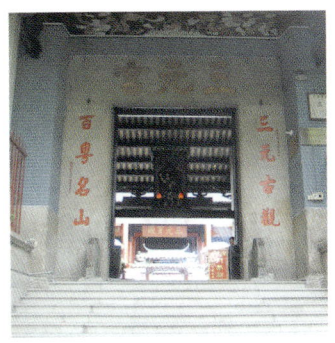

图 2-3-1 广州越秀山下的古三元宫，原为晋代鲍靓所建道观，鲍姑在此行医，几经重修

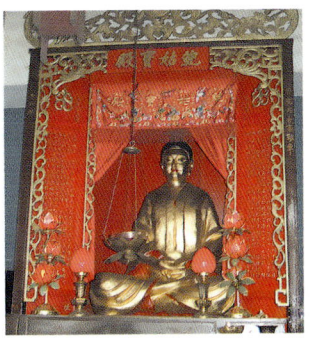

图 2-3-2 古三元宫鲍姑殿中的鲍姑像

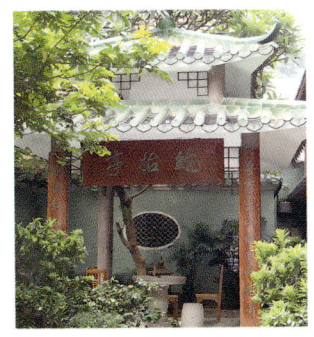

图 2-3-3 古三元宫中的鲍姑亭

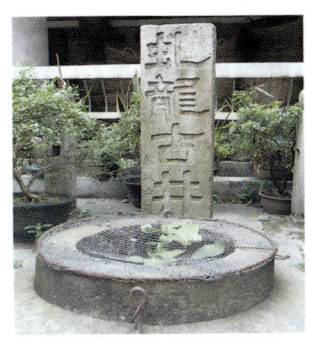

图 2-3-4 古三元宫中的鲍姑井及碑

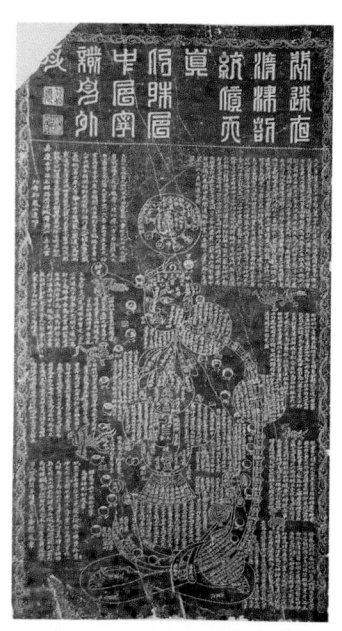

图2-3-5 古三元宫中的气功碑，为清代所立，今已不见。拓本藏广州中医药大学医史博物馆

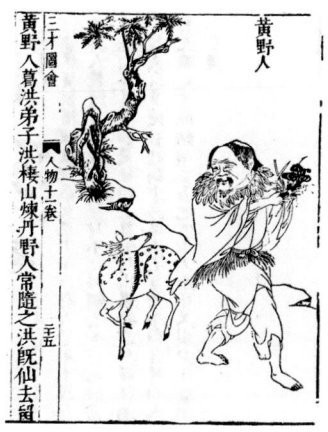

图2-3-6 《三才图会》葛洪、鲍姑的弟子黄野人

国三十五年（公元1944年）又建藏经阁，树道家练气功的炼功碑一块（嘉庆年间，公元1811年刻）（见图2-3-5）、《广东省广州市粤秀山三元宫历史大略记》石碑一块。《略记》中有：鲍姑"藉井泉及红艾为医方，活人无算"。可惜在"文革"中全被破坏。"文革"后修复了鲍姑殿、鲍姑亭，被填的鲍姑井又被清理凿复，于公元1982年三元宫重新开放。鲍姑的医术也有传人。据《罗浮山志补》载"鲍姑亦传于黄野人，乃稚川之徒"。黄野人后来精于治疗疮痍之疾，修行成道，罗浮山建有黄野人庵[7]（见图2-3-6）。《太平广记》载有唐代崔炜学习红脚艾灸的传奇故事。崔炜原为唐代监察御史崔向之子，很有诗名，后来当了南海从事，寓居南海，乐善好施，不数年散尽家财，不得不寄居佛舍。中元节崔炜游开元寺，遇一老妪因打破酒瓮被殴，崔炜用所着衣装代赔了事。老妇不谢而去。不久崔炜再遇老妪，

妪说：前此得您帮助始免于难。我善用灸法治疗赘瘤，赠你越井岗艾少许，遇此病灸一炷可愈，不独愈苦，且兼获美艳。崔炜受艾，瞬间老妪不见。因游海光寺，恰值寺中老僧耳生赘瘤，崔炜一灸成功，僧又介绍一巨富，崔炜又一灸而赘落。后来崔炜知老妪为鲍姑，于是携家室入罗浮访鲍姑，不知所终[8]。

二、红脚艾灸

鲍姑所用红脚艾，据考证为菊科蒿属白花蒿 *Artemisia lactiflora* Wall. 是广州常见艾属 6 种植物之一。乐昌称甜菜子、惠阳称野勒菜，广州称鸭脚艾，潮汕称珍珠花菜。《广东中药志》称广东刘寄奴，性味苦温，破血通经，止血止痛，消积除胀，今已不用为艾灸[9]。鲍姑时代就地取材晒干揉烂使成茸状，用作壮灸，它富含挥发油。自古以来艾灸所用之艾叶为艾 *Artemisia argyi* Levl.et Vant. 的干燥叶。《孟子》"犹七年之病，求三年之艾"，《黄帝内经》所用灸疗都是用此种艾叶。但汉代《本草经》未载，只有白蒿。到了晚于鲍姑的陶弘景《本草经集注》才记载艾叶[10]。

三、启示

鲍姑是中国第一位女灸家，她克服了种种困难，以艾灸名于中国医学史，以行医济世名于岭南。一个人做一件好事易，做一生好事难，鲍姑为人民治病奉献一生，她与丈夫葛洪对艾灸作了许多开创性工作，其经验记载在《肘后方》中，推动了后世艾灸的发展，所以人民永远纪念她。大医精诚，医术惠民，古今中西，概莫能外。

参考文献

[1] 仇巨川.羊城古钞：鲍姑［M］.广州：广东人民出版社，1993：555-556.

[2] 仇巨川.羊城古钞：鲍靓［M］.陈宪猷，校注.广州：广东人民出版社，1993：551-552.

[3] 李世民.晋书：列传：鲍靓［M］//二十五史：2.影印本.上海：上海古籍出版社，1986：1534.

[4] 吴粤昌.岭南医徵略：鲍姑［M］.广州：中华全国中医学会广州分会，广州市卫生局，1984：5.

[5] 宋大仁.鲍姑——晋代灸法专科女医师［J］.医学史与保健组织，1958，2（4）：283.

[6] 张君房.云笈七签［M］.李永晟，点校.北京：中华书局，2003：2542-2543.

[7] 沈英森.岭南中医［M］.广州：广东人民出版社，2000：271-273.

[8] 李昉.太平广记：第一册［M］.北京：中华书局，1961：216-220.

[9]《广东中药志》编辑委员会.广东中药志：第一卷［M］.广州：广东科技出版社，1994：19-21.

[10] 唐慎微.重修政和经史证类备用本草［M］.影印本.北京：人民卫生出版社，1957：217.

第四节　支法存与《支太医方》

一、支法存传略

支法存史书未留有传记。唯南朝宋人刘敬叔《异苑》卷六中简略记载谓："沙门有支法存者，本自胡人。生长广州，妙善医术，遂成巨富。有八尺毦氍，光彩耀目，作百种形象。又有沉香八尺板床，居常香馥（见图2-4-1）。太原王淡为广州刺史，大儿邵之屡求二物，法存不与。王因状法存豪纵，乃杀而籍没家财焉。"[1]　其后先仕北齐的颜之推（531~?）在他所撰《还冤志》中也有大致相同的记载。据冯汉镛氏的考证[2]，两位作者距支法存生活年代不远，后书只是在文字上略有差异，将“王淡”写作“王谈”，将“沙门支法存”写作“魏支法存。”至于广州刺史，他认为是在《晋书》有传的王峤儿子王淡。王淡在晋永和初（公元345年）到广州任刺史，枉杀支法存应在永和中、后期，即在公元350年左右。《太平御览·卷七〇八·服用部一〇·毾㲪》引《异苑》杀支法存者的名字，也用的是“王淡”。因此，此说大致可信。查《晋史·王湛》中有《承族子王峤传》，谓永嘉后（公元307年）携二弟避乱渡江，元帝、明帝多次赐官未就，后领庐陵王寻卒。“子淡嗣，历位右卫将军、侍中、中护军尚书、广州刺史。淡子度世骁骑将军。”[3] 其他无准确资料可证。支法存可能主要活动于东晋时期，大致与葛洪为同一时代人。其姓氏籍贯，大都认为是月支，即月氏人，所以姓支。月支是我国的古民族，秦汉时期游牧于今甘肃敦煌、祁连间。曾击败乌孙，势力扩展至今甘肃武威一带，与匈奴互通往来。汉文帝初年为匈奴冒顿单于击败，大部分西迁入今新疆伊犁河流域及其迤西一带，称大月氏；少数迁入今祁连山，依羌族而居，称小月氏[4]。月支的毾㲪，似今之毛毯，班固与弟班超书中也提到此物“月支毾㲪，大小相杂，但细小而已。”《后汉书·西域传·天竺》：“又有细布好毾㲪”[5]。

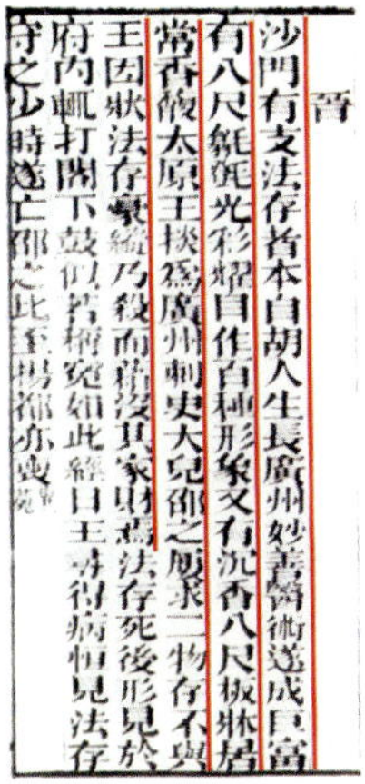
晉
沙門有支法存者本自胡人生長廣州妙善醫術遂成巨富
有八尺毾㲪光彩耀目作百種形象又有沉香八尺板牀居
常香馥太原王琰為廣州刺史大兒邵之屢求二物存不與
王因狀法存豪縱乃殺而籍沒其家財焉法存死後形見於
府內輒打閤下鼓似若稱冤如此經日王尋得病恒見法存
守之少時遂亡邵之比至揚都亦喪

图 2-4-1 光绪《广州府志》支法存传

天竺与大月氏相邻，支法存可能是大月氏人，来自海上。至于《备急千金要方》称支法存为岭表人与刘敬叔《异苑》谓“生长广州”为同义语，并无矛盾。

二、学术成就

支法存著有《申苏方》。《中国医籍考》载：“支氏法存《申苏方》，《七录》五卷，佚。”[1]（见图 2-4-2）孙思邈在《备急千金要方》卷第七论风毒脚气时说：“考诸经方，往往有脚弱之论。而古人少有此疾，自永嘉南渡，衣缨士人，多有遭者。岭表江东，有支法存、仰道人等，并留意经方，偏善斯术，晋朝仕望，多获全济，莫不由此二公。”[6]138 对支法存在治疗脚气方面的成就给予了极高的评价。由于《申苏方》早佚，无法深入研究他在学术方面的成就，但曾有《支太医方》传存至明，《重修政和经史证类备用本草·证类本草所出经史方书》[7]、《本草纲目·引据古今医家书目》[8] 中均有此书。冯汉镛先生从《补阙肘后方》、《千金方》、《外台秘要》、《千证类本草》中搜集到支方佚文，达 21 条之多[9]。我们又增 7 条，并将佚文加按释析如下。

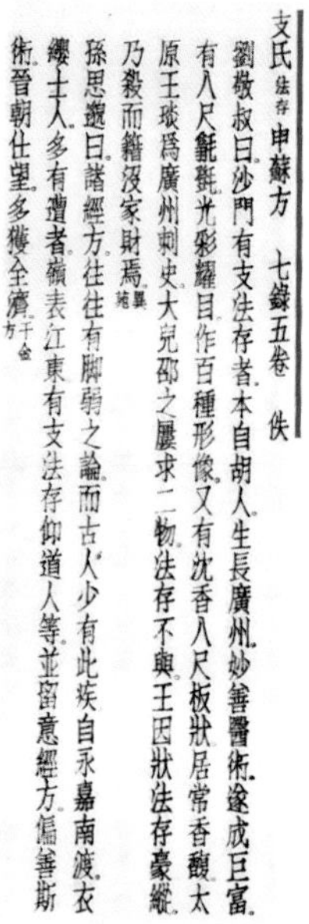

支氏法存 申蘇方 七錄五卷 佚

劉敬叔曰沙門有支法存者本自胡人生長廣州妙善醫術遂成巨富有八尺氍毹光彩耀目作百種形像又有沈香八尺板牀居常香馥太原王琰爲廣州刺史大兒邵之屢求二物法存不與王因狀法存豪縱乃殺而籍沒家財焉 異苑

孫思邈曰諸經方往往有脚弱之論而古人少有此疾自永嘉南渡衣纓士人多有遭者嶺表江東有支法存仰道人等並留意經方偏善斯術晉朝仕望多獲全濟 千金方

图 2-4-2 《中国医籍考》支法存《申苏方》题解

1. 伤寒、时气、温毒

（1）黑奴丸。胡洽、小品同，一名水解丸。又一方，加小麦黑勃一两，名为麦奴丸，支同此注。麻黄二两，大黄二两，黄芩一两，芒硝一两，釜底墨一两，灶突墨二两，梁上尘二两，捣蜜丸如弹丸，新汲水五合，末一丸顿服之。若渴但与水，须臾寒，寒了汗出便解，日移五赤，不觉更服一丸。此治（温毒发斑，大疫难救）五、六日，胸中大热，口噤，名为坏病，不可医治，用此黑奴丸[10]33（见图 2-4-3）。

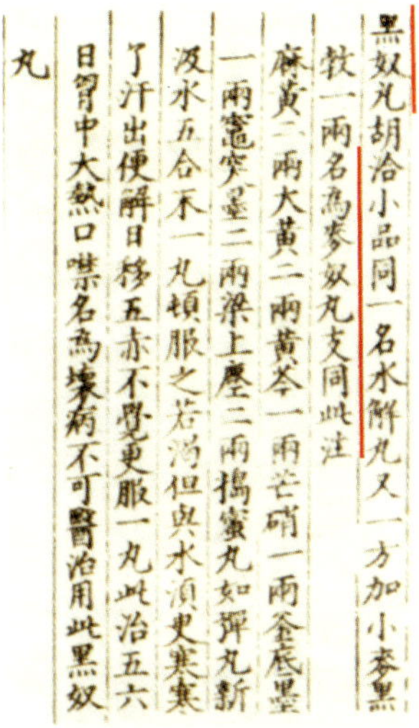
黑奴丸胡洽小品同一名水解丸又一方加小麥黑
勃一兩名為麥奴丸支同此注
麻黃二兩大黃二兩黃芩一兩芒硝一兩釜底墨
一兩竈突墨二兩梁上塵二兩擣蜜丸如彈丸新
汲水五合末一丸頓服之若渴但與水須臾寒
了汗出便解日移五赤不覺更服一丸此治五六
日胸中大熱口噤名為壞病不可醫治用此黑奴
丸

图 2-4-3 《肘后方》治温毒发斑黑奴丸方

按：“赤”通尺，“日移五赤”即日移五尺，是古代时间较短的概念。查《外台秘要》，黑奴丸方凡两出，一是用为“伤寒五六日以上不解，热在胸中，口噤不能言，唯欲饮水，为败伤寒，医所不疗方”，注有“肘后、胡洽、小品、删繁、张文仲、深师、范汪、经心录、广济并同”[11]75。二是用为“疗温毒发斑，赤斑者五死一生，黑斑者十死一生，大疫难救”方，其标为“备急”；其注为“胡洽、小品同，一名水解丸，又一方加小麦黑勃一两，名麦奴丸，范汪方同”[11]134。考麦奴即小麦黑勃，《本草拾遗》谓“主烦热，解丹石，天行热毒”；《本草纲目》谓“治阳毒温毒，热极发狂，大渴及温疟”。今知其为小麦棵穗感染黑粉科真菌麦散黑粉*Ustilago nuda*（Jens.）Rostr.后产生的菌瘿。从上述材料中可以看出，黑奴丸自晋唐以来，均用于重症温病与伤寒。

（2）伤寒有数种，庸人不能分别，今取一药兼疗者方。豉（一升绵绵裹），右一味，以童子小便三升，煮取二升，分温再服，汗出为效。集验加葱白一升切，云神良。支太医、文仲、备急同[11]64。

按：《肘后》有葱豉汤，亦有与前方相同方剂，“又方：

豉一升，小男溺三升，煎取一升，分为再服，取汗。"[10] 32

（3）栀子豉汤。疗吐下后虚羸欲死方，栀子（一十枚），豉（四合，绵裹）。右二味，以水五升，先煮栀子取二升，内豉又煮三四沸，去滓，分再服。支同，此出姚万第二卷中，集验、备急同，各用栀子十四枚[11] 91。

按：栀子豉汤为仲景方，栀子用十四枚，掣，要求"服得吐，止后服"。

（4）疗天行，若已五六日不解，头痛壮热，四肢烦疼，不得饮食。支太医桃叶汤熏身法。水一石，煮桃叶，取七斗，以荐席自围，衣被盖上，安桃汤于床簟下，取热自熏，停少时当雨汗，汗遍去汤。待歇速粉之，并灸大椎则愈[11] 110（见图2-4-4）。

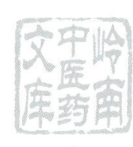

图2-4-4 《外台秘要》支太医桃叶汤熏身法

按：晋代对伤寒汗不出，重用熏蒸之法，且均用桃叶。阮河南蒸法："薪火烧地良久扫除去火，可以水小洒，取蚕砂，若桃叶、桑柏叶，诸禾糠及麦麸皆可用。易得者，牛马粪亦可用，但臭耳。桃叶欲落时，可益收取干之。以此等物着火处，令厚二三寸，布席卧上温覆。用此发汗，汗皆出。若过热，当细审消息，大热者可重席。汗出周身辄便止，当以温粉粉身，勿令遇风。"[11] 71-72 又有陈廪丘蒸法："经云，连发汗，汗不出者死，可蒸之，如中风法。后以问张苗，苗云，曾有人疲极汗出，卧单簟中冷，但苦寒蜷。四日凡八过发汗，汗不出。苗烧地排（桃）叶蒸之，则得大汗。被中傅粉极燥便差。后用此法发汗得出疗之。"[11] 110 备急疗

168

溪毒方中，有从土俗搜集到的方法："初觉，便取溪蒜、豨莶、桃叶到一斛，蒸使遍热，出布席上，解衣卧上，厚覆衣被，大汗良久，出拭之，勿见风则差。"[11] 1132

2. 疟

（1）疗疟鸡子常山丸方。取鸡子一枚，断开头出黄及白令尽，置小铛子中。又取常山细末。量满前空壳，又倾铛子中。又量白蜜还令满壳，复倾铛子中，三味同搅，微火煎之，勿停手，微冷可丸则停，丸如梧子。如病人午时发，已时服三十丸，欲至发时，又服三十丸，用饮汁下，欲吐任吐，亦如前服讫，更不发者，不须服。服后禁脂腻、油面、生菜、瓜果七日。此方敕赐乔将军服之立效（小品、崔氏、文仲、延年、支家、备急并同）[11] 152。

（2）疗间日疟桂广州法醇醨汤方。大黄（三分），甘草（一分半炙），常山（一分半）。右三味，以水三升，煮取一升，去滓。更以水二升煮滓取一升。未发时服醨，醨是后煮者。相次服醇，醇是前煮者。差。忌菘菜、海藻、生葱、生菜等。（支云极验）[11] 162（见图 2-4-5）。

（3）龙骨丸疗久疟不断者方。龙骨（一两），常山（三两），大黄（二两），附子（二分炮）。右四味捣末，以鸡子黄丸如梧子大，先发临发，各饮服五丸，无不断，长将服之。支云神验，疗三十年疟。忌生葱、生菜、猪肉等（张文仲、支方同出第二卷中）[11] 163。

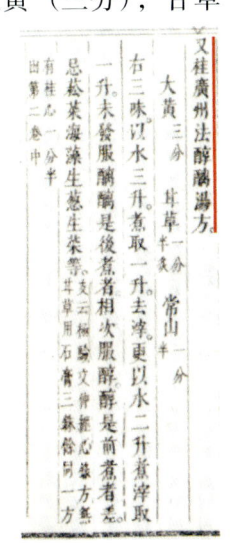

图 2-4-5 《外台秘要》来自桂广州的治疟醇醨汤

（4）竹叶常山汤。疗温疟。壮热微寒，温疟之候也。壮热后如觉微寒，或瘴疟依时手足冷，少时便壮热，亦有手足烦热、干呕者；痎疟先大寒后大热者，并主之，神效；尤宜乳下小儿亦差方。常山（三两，切），淡竹叶（一握），小麦（一升）。右三味，以水五升渍一宿，明旦煮取二升，温分三服。忌生菜、生葱（支、小品、文仲，并同，出第三卷中）[11] 156。

（5）疗瘴疟常山丸方。常山、黄连、豉（各三两），附子（二两，炮）。右四味捣筛为末，蜜和丸如梧子。发前空腹服四丸，欲发更服三丸，饮下之。自旦至暮，乃食三日。勿杂食猪肉、鱼、肥腻，及生冷、生葱、生菜（桂广州家传已用有效，此方兼痢者差）[11] 158。

按：以上五方，均以常山为主药，并采取发作前 2 小时，发作之前的时间服药法，所治疟病，涉及泛指的疟、久疟、温疟、间日疟、瘴疟。疗瘴疟常山丸，《外台秘要》有之，载于《山瘴疟方一十九首》中，前有《备急方》一论，专释瘴疟的异同，其后列数方中亦有此方。所注："桂广州家传"与"桂广州法醇醨汤方"中的"桂广州"应是同一人，生活年代可能与支法存相近，因而推断似为支法存所搜集的方子。

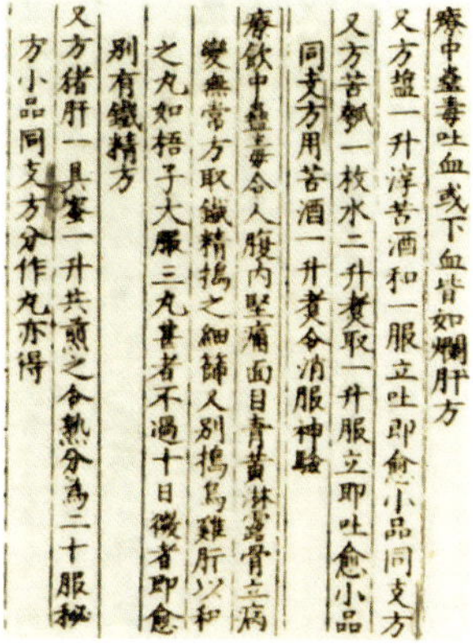
療中蠱毒吐血或下血皆如爛肝方
又方鹽一升淳苦酒和一服立吐即愈小品同支方
又方苦瓠一枚水二升煑取一升服立即吐愈小品
同支方用苦酒一升煑令消服神驗
療飲中蠱毒令人腹內堅痛面目青黄淋露骨立病
變無常方取鐵精搗之細篩又別搗烏雞肝以和
之丸如梧子大服三丸甚者不過十日微者即愈
別有鐵精方
又方猪肝一具蜜一升共煎之令熟分為二十服秘
方小品同支方分作丸亦得

图 2-4-6 《肘后方》治蛊毒吐、下血如烂肝方

3. 蛊毒

（1）疗中蛊毒吐血或下血如烂肝方。一升，醇苦酒和一服立吐即愈。小品同，支方苦酒一升煮令消，服愈 [10] 135（见图2-4-6）。

（2）又方：苦瓠一枚，水二升，煮取一升，服立即吐愈。小品同，支方用苦酒一升，煮令消，服神验[10]135。

按："蛊毒"一般认为是指血吸虫病或蛊药中毒。上述两方均为吐法，一方用盐与醋；一方用苦瓠，即葫芦科苦壶芦 *Lagenaria siceraria*（Molina）Standl. Var. gourda Ser. 的果实，用醋煮。《植物名实图考长编》说："今人以苦瓠疗水肿，亦能令人吐。"

（3）疗饮中蛊毒，令人腹内坚痛，面目青黄，淋露骨立，病变无常方。猪肝一具，蜜一升，共煎之，令熟，分为二十服，秘方小品同，支方分作丸亦得[10]135。

按：此证描述极似慢性血吸虫病，腹内坚痛可能指的是肝脾肿大。而目青黄、淋露骨立可能指的是贫血、营养不良。

（4）治蛊已食下部肛尽肠穿者。取长股虾蟆青背一枚，鸡骨支方一分，烧为灰，合。内下部，令深入。小品同，支方屡用大验。姚方亦同[10]135。

按：此证描述极似急性血吸虫病发生的结肠、直肠病变。虾蟆即今蛙科动物泽蛙。虾蟆烧灰古方多以治小儿口疮、下痢、急疳。今支方加鸡骨灰更能加强其吸附保护黏膜作用。

（5）支太医有十数传用方。取马兜铃根捣末，服方寸匕，随吐则出，极神验。此物苗似葛蔓，缘柴生，子似橘子[10]136（见图2-4-7）。

按：马兜铃根即青木香，粗制剂可引起恶心、呕吐、头晕。

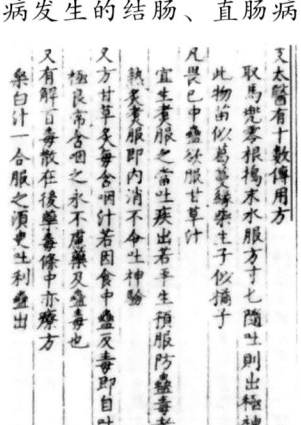

图2-4-7 《肘后方》支太医防治蛊毒方

(6) 凡畏已中蛊欲服甘草汁 宜生煮服之，当吐疾出。若平生预服防蛊毒者，宜熟炙煮服，即内消，不会吐，神验[10]136。

(7) 甘草炙，每含咽汁，若因食中蛊反毒即自吐出，极良。常含咽之，永不虑药及蛊毒也[10]136。

(8) 解百毒散在后药毒条中亦疗方。桑白汁一合，服之须臾吐利蛊出[10]136。

按：桑白汁为桑树皮中的白色汁液。上述4方，有的用于预防中蛊毒，有的用于初中蛊毒有利于排出，解百毒散亦适用于解药毒。

4. 诸种疾病

(1) 疗诸疾病方。卒得吐泻、霍乱、蛊毒、脐下绞痛、赤痢、心腹胀满、宿食不消、蛇螫毒入腹、被毒箭入腹，并服二枚。取药子中仁，暖水二合，研碎服之。疽疮、附骨疽肿、疔疮、痈肿，此四病，量疮肿大小，用药子中仁，暖水碎和猪胆封上。疖、肿、冷游肿、癣、疮，此五病，用醋研封上。蛇螫、恶毛、蝎、蜈蚣等螫，沙虱，射工，此六病，用暖水研赤苋和封之。妇人难产后腹中绞痛及恶露不止、痛中瘀血下，此六病，以一枚一杯酒研温服之。带下、暴下，此二病，以栗汁研，温服之。龋虫食齿，细削内孔中立愈。其捣末筛，着疮上，甚主肌肉。此法支家太医本方[10]149（见图2-4-8）。

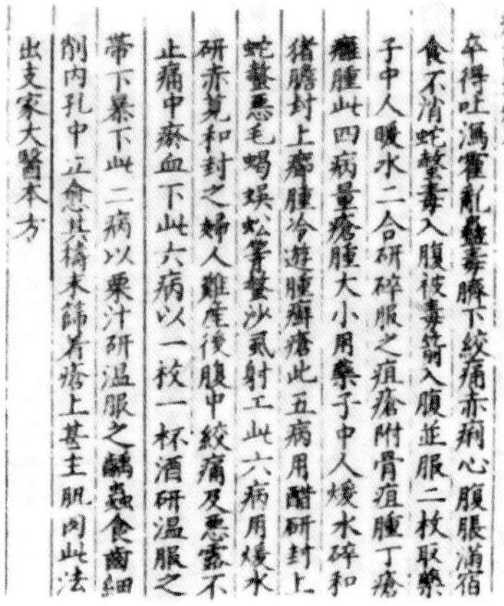
療諸疾病方
卒得吐瀉霍亂蠱毒臍下絞痛赤痢心腹脹滿宿
食不消蛇螫毒入腹被毒箭入腹並服二枚取藥
子中人暖水二合研碎服之疽瘡附骨疽腫丁瘡
癰腫此四病量瘡腫大小用藥子中人煖水碎和
猪膽封上瘑腫冷遊腫癬瘡此五病用醋研封上
蛇螫惡毛蝎蜈蚣等螫沙虱射工此六病用煖水
研赤莧和封之婦人難産後腹中絞痛及惡露不
止痛中瘀血下此六病以一枚一杯酒研温服之
帶下暴下此二病以栗汁研温服之齲蟲食齒細
削内孔中立愈其擣末篩着瘡上甚主肌肉此法
出支家大醫本方

图2-4-8 《肘后方》支家太医疗诸疾病方

（2）药子一物方。婆罗门胡名"船疏树子"，国人名"药"，疗病唯须细研，勿令粗，皆取其中仁，去皮用之[10] 149。

按："药子"一物，古籍中有载。《本草经》下品中有"药实根，味辛温，主邪气、诸痹疼酸。续绝伤，补骨髓。一名连木，生山谷。"《名医》曰："生蜀郡，采无时；按《广雅》云："贝父，药实也"[12] 119。《唐·新修本草·药实根》按语谓："此药子也，当今盛用，胡名那绽，出通州(今四川达县、开江、宣汉、万源，城口等县市)，渝州。《本经》用根，恐误载"根"字。子味辛，平，无毒。主破血，止痢，消肿，除蛊注蛇毒。树生叶似杏，花红白色，子肉味酸甘，用其核仁也[13] 352。宋《图经本草》疑《本草经》所载药实根可能是"黄药"，但与苏恭描述的植物形态不符，所以结论为"此为不同，今亦稀用"[7] 346。明《本草品汇精要》则以"药实根"名入药，宗《新修本草》之说[14]。

清代《植物名实图考长编》，则以"药实"名入药，宗《新修本草》诸说，但没有药图[15]。所以迄今不知此药的基原，但知其为能治多种疾病的胡药，在唐代曾盛行一时，今已失传。

5. 风毒脚气

（1）防风汤。治肢体虚风微痉发热，肢节不随，恍惚狂言，来去无时，不自觉悟。南方支法存所用。多得力温和，不损人，为胜于续命、越婢、风引等汤。罗广州一门、南州士人常用，亦治脚弱甚良方。防风、麻黄、秦艽、独活各二两，当归、远志、甘草、防己、人参、黄芩、升麻、芍药各一两，石膏半两，麝香六铢，生姜、半夏各二两。一方用白术一两。右十六味， 咀，以水一斗三升，煮取四升，一服一升，初服，厚覆取微汗，亦当两三行下。其间相去如人行十

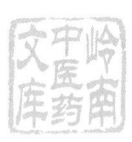

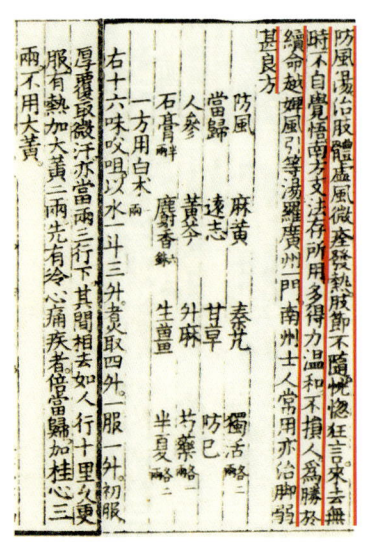

图 2-4-9 《千金要方》支法存治疗脚气防风汤

里久，更服。有热加大黄二两；先有冷心痛疾者，倍当归，加桂心三两，不用大黄[6]146（见图2-4-9）。

按：防风汤是支法存治疗脚弱即脚气，留下的唯一一条署名的方剂，用药平和，药味较多。原方似是治疗偏风、风痹一类的疾病。支法存用其治脚气，南州士人、罗广州一门用之亦甚得力，所以广为流传。后在唐初甄权有防风汤治偏风；金代刘完素有防风汤治风痹，药味不尽相同。

（2）灸法。凡脚气初得脚弱，使速灸之，并服竹沥汤。灸讫可服八风散。服散而不灸，如此者半差、半死；虽得差者，或至一二年复更发动，觉得便依此法速灸之；及服散者，十灸十愈。此病轻者，登时虽不即恶，治之不当，根源不除，久久期于杀人，不可不精以为意。

初灸风市，次灸伏兔，次灸犊鼻，次灸膝两眼，次灸三里，次灸上廉，次灸下廉，次灸绝骨。凡灸八处。第一风市穴，可令病人起正身平立，垂两臂直下，舒十指掩着两髀，便点当手中央指头髀大筋上是。灸之百壮，多亦任人；轻者不可减百壮；重者乃至一处五六百壮，勿令顿灸，三报之佳。第二伏兔穴，令病人累夫端坐，以病人手夫掩横膝上，夫下傍与曲膝头齐上傍侧，夫际当中央是。灸百壮，亦可灸五十壮。第三犊鼻穴，在膝头盖骨上际，外骨边平处，以手按之得节解则是。一云在膝头下，近外三骨箕踵中，动脚以手按之得屈解是。灸之五十壮，可至百壮。第四膝眼穴，在膝骨下两旁陷者宛宛中是。第五三里穴，在膝头骨节下一夫，附胫骨外是；一云在膝头骨节下三寸，人长短大小当以病人手夫度取，灸之百壮。第六上廉穴，在三里穴下一夫，亦附胫骨外是，灸之百壮。第七下廉穴，在上廉下一夫。一云附胫骨外是，灸之百壮。第八绝骨穴。在脚外踝上一夫，亦云四寸是。凡此诸穴，灸不必一顿灸尽壮数，可日日报，灸之三日之中，灸令尽壮数为佳。凡病一脚则灸一脚，病两脚则灸两脚。凡脚弱病，皆多两脚。

又一方云：如觉脚恶，便灸三里及绝骨各一处；两脚恶者，合四处灸之，多少随病情轻重，大要虽轻不可减百壮，不差，速以次灸之，多多益佳。一说灸绝骨最要。人有患此脚弱不即治，及入腹，腹肿大上气，于是乃须大法灸，随诸输及诸管开节腹背尽灸之，并服八风散。往往得差者。诸管输节解法，并在第二十九卷中。觉病入腹，若病人不堪痛，不能尽作大灸，但灸胸心腹诸穴及两脚诸穴，亦有得好差者。凡量一夫之法，覆手并舒四指，对度四指中上节上横过为一夫。“夫”有两种，有三指为一夫者，此脚弱灸以四指为一夫也。亦依支法存旧法，梁丘、犊鼻、三里、上廉、下廉、解溪、太冲、阳陵泉、绝骨、昆仑、阴陵泉、三阴交、足太阴、复溜、然谷、涌泉、承山、束骨等凡十八穴。旧法多灸百会、风

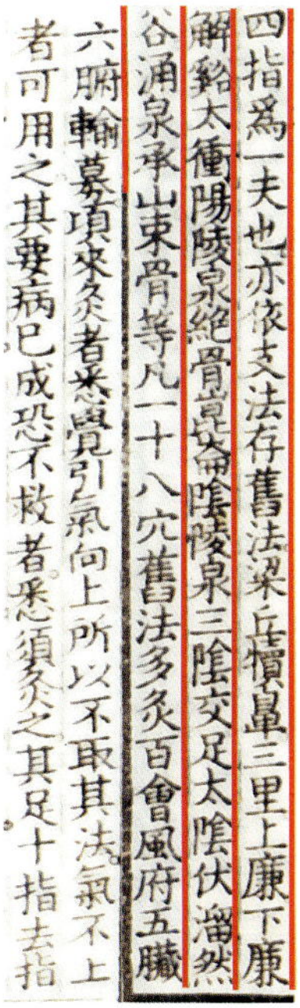
四指為一夫也亦依支法存舊法梁丘犢鼻三里上廉下廉
解谿太衝陽陵泉絕骨崑崙陰陵泉三陰交足太陰伏溜然
谷涌泉承山束骨等凡一十八穴舊法多灸百會風府五臟
六腑輸募項來灸者悉覺引氣向上所以不取其法氣不上
者可用之其要病已成恐不救者悉須灸之其足十指去指

图 2-4-10 《千金要方》支法存灸脚气法

府、五脏六腑输募 [6]140（见图 2-4-10）。

按：本文是《备急千金要方·风毒脚气》中的一"论"，专门讨论脚气的灸法。前一部分论述风市、伏兔、犊鼻、两膝眼、足三里、上廉、下廉、绝骨（悬钟）的取穴方法和灸法；后一部分是支法存旧法所取的十八穴，及旧法多灸的穴位。"顿灸"是指一次灸完；"报灸"是指分次重复灸治。"三报"是指分三次灸治。常用于壮灸。足太阴指脾经络穴公孙。"夫"又称一夫法，为取穴比量法之一。《千金》谓："凡量一夫之法，覆手并舒四指，对度四指上中节上横过为一夫，即以第二至第五指并拢当中节上横量，其宽度为三寸，称为一夫，常用于上下肢取穴。

6. 疔肿

（1）支太医云：有一十三种疔疮，其状在大方中。初起皆患寒热，又三十六疔亦是十三种数内，或今日生一，明日生二，或生三，或生十，满三十六疔，皆疗之方，蛇皮炙末，和鼠矢，以针刺破疮，内中即拔出，差止 [11]815。

（2）取人粪干者末之，挑肿破，敷疮大良，若犯疮未死者，开口灌厕清一大升，须臾立差 [11]815。

（3）取白马牙齿烧作灰，先以针刺疮令破，以灰封之，用麹周匝围之，候肿软，用好酢洗却灰，其根即出，当便差 [11]815。

（4）又内令消神验方。反勾棘针（三十二枚，一年以上陈者），生大豆黄（四十枚全者），绯头须（三条，条阔一寸），乱发（三鸡子许）。右四味，作三分，先将绯一片裹棘针、豆黄各三十枚，用发一块缠绯，令周匝牢固，又取两段绯各如法裹之讫，各于炭火上烧令烟尽。且以两段于瓷器中熟研。和酒半盏，空腹服之。半日疮四边软，内舒适，即差。半日不觉，可更服一段，必差。若后犯之，有三五豆赤黑脓出；不经犯者，十八日即差；此方甚效；勿犯之 [11] 815。

按：一般认为棘即酸枣，棘针即酸枣树上的刺。《本草经》载有白棘，主痛肿溃脓，止痛 [12] 82。《唐·新修本草·棘刺花》报告为另一种植物棘的刺。谓刺有两种：有钩，有直，补益用直者，疗肿宜取钩者 [13] 337。此处所用棘刺应是棘刺花，但不知其为何种植物。疗肿前二方是使其软化溃脓，疗根出治愈；后一方似是目的在使疗肿消散。绯头须指红色的束发带。

7. 妇儿病

（1）支太医方。治妇人百病、诸虚不足，当归四两、地黄二两，为末，蜜和丸如梧子大，食前米饮下十五丸 [7] 199，[8] 836（见图2-4-11）。

（2）支太医疗小儿口疮方。桑木白汁、生地黄汁（各一合），赤蜜（半合），上三味和暖，敷儿口中疮便差 [11] 995。

按：明人影抄宋本《幼幼新书》（人民卫生出版社点校本）亦有记载。

8. 眼疾

治雀目术。令雀盲人至黄昏时看雀宿处，打令惊起，雀飞乃咒曰：紫公，紫公，我还汝盲，汝还我明。如此日日暝三过作之，眼即明，曾试有验。（《肘后》云；《删繁》载支太医法）[6] 108。

按：雀目即今之夜盲症，此条是用祝由咒语治疗，当乏疗效。

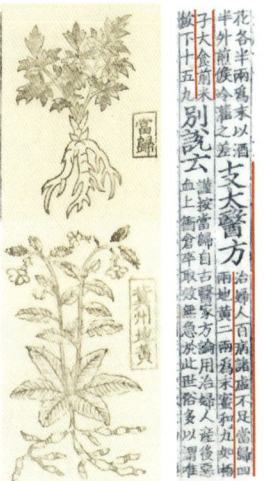

图2-4-11　《政类本草》支太医治妇人百病方，只用当归、地黄两味

三、启示

支法存是胡人医生，是我国少数民族定居广州者，所撰《申苏方》，赖《支太医方》得以保存。从所辑佚方分析，他对岭南多发病卓有研究，对蛊毒、疟疾、脚气等积累有较多的经验，不独自创方剂，也搜集了不少民间经验，如桂广州的治疟方，罗广州一门和南方士人常用治疗脚气的效方等，得到孙思邈的赞扬。其他内外妇儿也有涉及，《支太医方》应是一本比较全面的方书，其对岭南医学的贡献是应当肯定的。另外，书中还有少许落后的内容，如用祝由咒语治疗夜盲，外用鼠矢等治疗疔疮，实是历史的局限。这在晋代医家葛洪的《肘后方》、《抱朴子》中也有相似的方法存在，反映了当时医学认识的实际水平，无法苛求于古人，但瑕不掩瑜，这就需要我们去粗取精，整理提高。

参考文献

[1] 丹波元胤. 中国医籍考：方论十八 [M]. 北京：人民卫生出版社，1956：637.

[2] 冯汉镛. 支法存生平及其佚方与成就 [J]. 中华医史杂志，1981 (4)：213-215.

[3] 李世民. 晋书：王堪传 [M] // 二十五史：2. 影印本. 上海：上海古籍出版社，1986：1475.

[4] 中国历史大辞典民族史卷编纂委员会. 中国历史大辞典：民族史 [M]. 上海：上海古籍出版社，1995：108.

[5] 范晔. 后汉书：西域传：天竺国 [M] // 二十五史：2. 影印本. 上海：上海古籍出版社，1986：1057.

[6] 孙思邈. 备急千金要方：风毒脚气 [M]. 影印本. 北京：人民卫生出版社，1982.

[7] 唐慎微. 重修政和经史证类备用本草 [M]. 影印本. 北京：人民卫生出版社，1956.

[8] 李时珍. 本草纲目 [M]. 点校本. 北京：人民卫生出版社，1978.

[9] 冯汉镛. 古代秘方遗书集：《申苏方》辑佚 [M]. 成都：四川科学技术出版社，1992：25-38.

岭南医药启示录

[10] 葛洪. 肘后备急方 [M]. 影印本. 北京：人民卫生出版社，1956.
[11] 王焘. 外台秘要 [M]. 影印本. 北京：人民卫生出版社，1955.
[12] 吴普，等述. 神农本草经 [M] // 孙星衍，孙冯翼，辑. 北京：人民卫生出版社，1963：119.
[13] 苏敬，等. 唐·新修本草 [M] // 尚志均，辑校. 辑复本. 合肥：安徽科学技术出版社，1981.
[14] 刘文泰. 本草品汇精要 [M]. 北京：人民卫生出版社，1982：571.
[15] 吴其浚. 植物名实图考长编：第四册 [M]. 北京：中华书局，1963：1135.

第五节 仰道人与岭南脚气

仰道人，不知其身世，亦无著作存留。根据唐人孙思邈《备急千金要方》的论述可知他是东晋时人，大致与支法存生存于同时期，并为长于治疗脚气病的僧而医者。孙氏认为仰道人与支法存都是当时治疗脚气的名医，所以说："岭表江东有支法存、仰道人等，并留意经方，偏善斯术，晋朝仕望多获全济，莫不由此二公。"[1] 现留下的历史资料有同治《广东通志·列传五十九》谓："仰道人，岭表僧也，虽以聪慧入道，长以医术开怀，因晋朝南移，衣缨士族，不袭水土，皆患软脚之疾，染者无不毙踣，而此僧能疗之，天下知名焉。"遗憾的是，也未见治方。

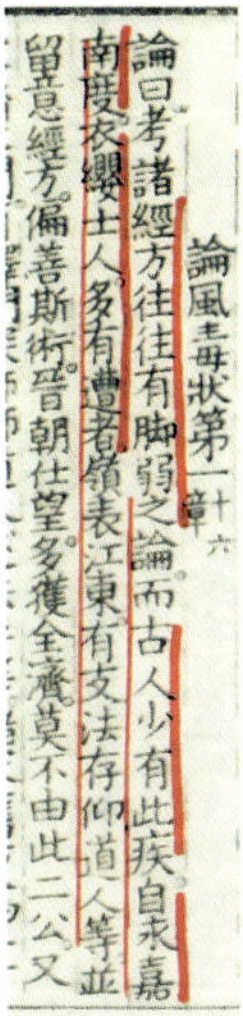
論風毒狀第一 十六
論曰考諸經方往往有脚弱之論而古人少有此疾自永嘉
南度衣纓士人多有遭者嶺表江東有支法存仰道人等並
留意經方偏善斯術晉朝仕望多獲全濟莫不由此二公又

图 2-5-1 《备急千金要方》极赞岭南支法存、仰道人治脚气之功

参考文献

[1] 孙思邈. 备急千金要方 [M]. 影印本. 北京：人民卫生出版社，1982：138.

第六节 释深师与《深师方》

一、释深师传略

释深师是僧而医者，生平不详，曾整理撰述晋时支法存诸家的旧方，以善治脚气而有名。其生活年代，有以下不同见解。

（一）宋齐间人

本自孙思邈，《备急千金要方·风毒脚气》说"宋齐之间，有释门深师、师道人述法存等诸家旧方为三十卷，其脚弱一方，近百余首"[1] 138（见图 2-6-1）。考刘宋（公元 420~479 年）至南齐（公元479~502 年）间大约82年，孙思邈肯定深师主要活动在这一时期。《备急千金要方·风毒脚气》中署名深师，只载有一条治脚气的方子。谓："道人深师增损肾沥汤，治风虚劳损挟毒，脚弱疼痹或不随，下焦虚冷，胸中微有客热，心虚惊悸不得眠，食少失气味，日夜数过心烦，迫不得卧，小便不利，又时复下。湘东王至江州王在岭南病悉如此，极困笃。余作此汤令服，即得力。病似此者，服无不

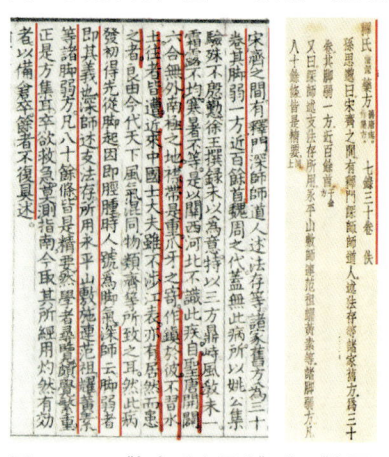

图 2-6-1 《备急千金要方》与《中国医籍考》介绍《深师方》概要

差"[1]145（见图2-6-2）。

　　这里的"湘东王"，为萧齐"湘东王子建，字云立，武帝第二十一子也，母谢无宠，武帝度为尼，明帝即位，使还母，子建永泰元年（公元498年）见杀，年十三"[2]（见图2-6-3）。大杀武帝诸子孙的是齐明帝萧鸾。湘东王的生存年代是公元486~498年，可能在10岁左右到过九江和岭南，得过脚气重症，深师用增损肾沥汤治好他。孙思邈这段话还可说明，深师主要医事活动在宋齐间，他还到过岭南。

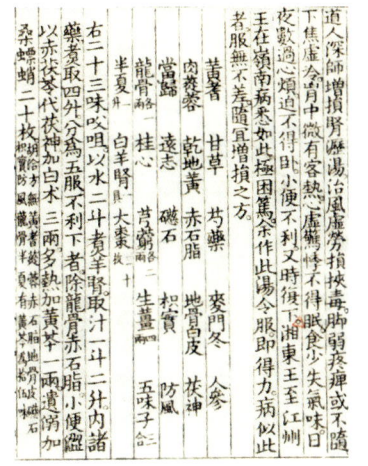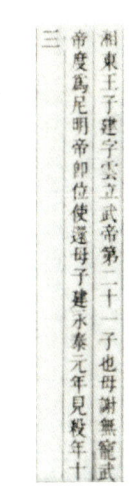

图2-6-2　《备急千金要方》深师
增损肾沥汤，曾治湘东王脚气

图2-6-3　《南史》
湘东王传

　　我们还发现《外台秘要》卷十二，有一乌头丸方，载有深师在刘宋时期的医疗活动。谓："深师乌头丸，疗心腹积聚胀满，少食多厌，绕脐痛，按之排手，寒中有水上气；女人产后余疾；大人风癫，少小风惊痫百病者。元嘉中用疗数人皆良。有一人服五服药，即出虫长一尺余三枚；复出如牛胆黑坚四枚，中皆有饭食，病即愈。方：乌头七枚炮，干姜

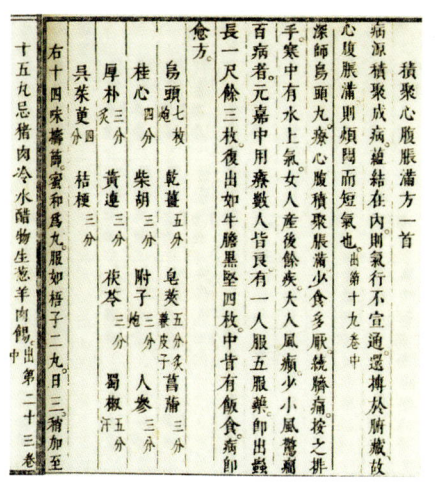

图 2-6-4 《外台秘要》深师乌头丸载有宋元嘉中应用经验

五分，皂荚五分炙兼皮子，菖蒲三分，桂心四分，柴胡三分，附子三分炮，人参三分，厚朴三分炙，黄连三分，茯苓三分，蜀椒五分汗，吴茱萸四分，桔梗三分。右十四味捣筛，蜜和为丸，服如梧子二丸，日三，稍加至十五丸。忌猪肉、冷水、醋物、生葱、羊肉、饧"[3]334（见图 2-6-4）。

元嘉是宋文帝刘义隆的年号，元嘉元年至三十年（公元424~453 年），深师在这一期间，可能医疗活动不少。其乌头丸寒热并用，能治百病，其所报告的病例似是蛔虫病患者，今知方中蜀椒、吴茱萸有驱蛔作用。

（二）东晋晚期人

李红、张谷运曾在《中华医史杂志》发表一篇短论《深师生存时间考异》，根据《外台秘要》卷三"天行病发汗等方四十二首"中增损理中丸的尾注与内容认为是晋人[4]。现将原文引之于下："崔氏疗时行数日而大下……又其年时行四五日，大下后或不下，皆患心中结满，两胁痞塞，胸中气急，厥逆欲绝，心胸高起，手不得近，不过二三日，辄便死殁。诸医用泻心汤，余用大小陷胸汤，并不得疗。重思此或是下后虚逆，而气已不理，而毒复上攻，毒气相搏，结于胸中，纵不下者，毒已入胃，胃中不通，毒还冲上，复搏于气，气毒相激，故致此病。疗之，当先理其气，次下诸疾，思与增损理中丸，方：人参二两，白术二两，甘草二两炙，干姜六分炮，栝楼根二两，枳实四枚，茯苓二两，牡蛎二两熬。右八味，末之，以蜜和为丸。服如弹子一丸，熟水下。不歇，复服。余时用此，效的神速，下喉即折，续复与之，不过服五六丸，胸中豁然矣。用药之速，未尝见此。然渴者当加栝楼，不渴除之；下者当加牡蛎，不下勿用。余因以告领军韩康伯、右卫毛仲祖、光禄王道豫、灵台郎顾君苗、著作商仲堪诸人，并悉用之，咸叹其应速。于时枳实乃为之贵。难者曰：伤寒热病，理中温药，今不解之以冷，而救之以温，其可论乎？余应之曰：夫今诊时行，始于项疆救(chì)色，次于失眠发热，中于烦躁思水，终于生疮下痢，大齐于此耳。忌海藻、菘菜、酢物、桃李、雀肉等。深师方同"[3] 111（见图 2-6-5）。作者认为文中"崔氏"是指唐代崔知悌，亦称其官名"崔尚书"。尾注"深师方同"是讲《深师方》中有同样记载。而文中所言韩康伯、毛仲祖、商（殷）仲堪等

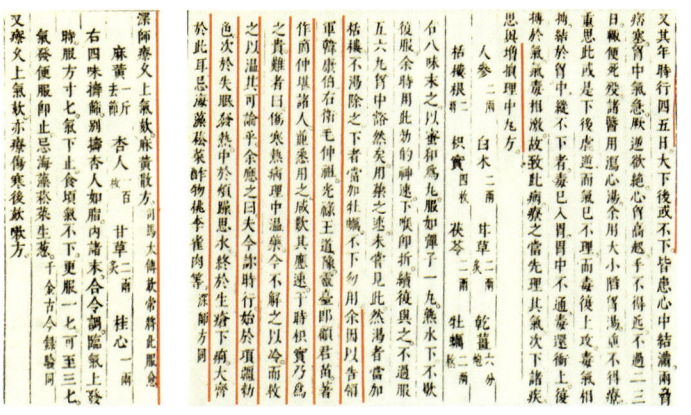

图 2-6-5 《外台秘要》深师麻黄散方及增损理中丸所提司马太傅、商仲堪等均为东晋晚期人

人均为东晋晚期人。"余"应是深师自称。

查殷（商）仲堪（公元？~399年），晋书有传，《中国医籍考》载："殷氏仲堪《荆州要方》七录一卷佚。《晋书》曰：殷仲堪，陈郡人，能清言，善属文，名士咸爱之。谢玄以为长史，厚遇之。仲堪父病积年，衣不解带，躬本医术，究其精妙，执书挥泪遂眇一目（《太平御览》）"[5]。我们还发现，在《外台秘要》卷十"深师疗久上气咳，麻黄散方"有一注谓："司马太傅咳，常将此服，愈。"[3]299考晋时司马家为太傅者只有司马道子（公元365~403年），系晋简文帝子。初封琅琊王，改封会稽王。淝水战后，罢谢氏兵权，代表皇族执政。晋太元（公元376~396年）中领司徒、扬州刺史、徐州刺史、录尚书、假节都督中外诸军事、太子太傅。与孝武帝终日酣唱，用王国宝专制朝廷。安帝年幼即位（公元396年）。为太傅、摄政，总揽内外事，帝长后归政。[6]如果"麻黄散方"夹注意为深师曾将此方用治司马太傅久咳有效，也是深师为东晋人的一个内证。

根据目前的资料看，只有孙思邈明确提出深师是宋齐间人。而从《外台秘要》找到的内证为东晋时人，仍属间接论据。所以至今一些辞书，如《中医大辞典》乃肯定为宋齐间人。

二、《深师方》

梁代《七录》名《释氏僧深药方》，三十卷，佚（见图2-6-1）。《旧唐书·经籍志》、《新唐书·艺文志》均名《僧深集方》三十卷，释僧深撰。宋代《通志略·艺文略》称《释僧深集方》三十卷。《证类本草·所出经史方书》有《深师方》。

金代杨用道《附广肘后备急方》引用时亦称《深师方》。至明代李时珍《本草纲目·引据古今经史百家书目》中仅有《深师脚气论》，其下注"即梅师"，并有《梅师集验方》。看来，至明代《深师方》已佚。《古今医统》谓："善疗瘴疠，医杂症，悉说单方，其效甚速。人咸集，相传曰《梅师方》云。"今人考证《梅师方》即《梅师集验方》，卷数不详，梅师即梅文梅，广陵（今江苏扬州）僧人[7]。可见时珍将《梅师方》即为《深师方》是错误的。《证类本草》、《附广肘后备急方》、《本草纲目》引用时亦分别列出，不相混淆。

　　《深师方》是一部内容十分丰富的方书。《备急千金要方》、《外台秘要》、《医心方》、《证类本草》、《附广肘后备急方》等书均有引用，其中以《外台秘要》引用最多。王焘在其序中说："凡古方纂得五六十家，新撰者向数千百卷，皆研其总领，核其指归，近代释僧深、崔尚书、孙处士、张文仲、孟同州、许仁则等十数家，皆有编录，并行于代。"[3]22 王焘所说的"近代"医家，把僧深列为第一人，可能是以南北朝为界，晋以前为"古"，南北朝以后为"近"。从《外台秘要》所载大量深师方看，其体例比较严谨，首先写明适应病证；次为方剂内容，每味药物均有剂量与炮制要求；再次为丸散膏煎的制剂方法与服法、禁忌。有的则写有自己实践的经验，一些方剂也体现了辨证论治思想。下面我们就《外台秘要》所保存的佚文，只就伤寒、天行、温病、疟、脚气、胸痹等几种病证与一些外治方剂，对其学术特点略作分析。

　　（一）伤寒方 [3]65

　　四条均以病日论治方，而不似仲景辨证论治，但有的用仲景方。

"伤寒一日至三日，应汗，作此汤方（葛根、乌梅、葱白、豆豉）"，可能源自《肘后方》葱豉汤、一味葛根汤，用乌梅十分特殊。"麻黄解肌汤，疗伤寒三四日，烦疼不解者方（麻黄、甘草、杏仁、桂心）"，本仲景麻黄汤。"黄芩汤，疗伤寒六七日，发汗不解……（黄芩、桂心、茯苓、前胡、半夏）"。"石膏汤，疗伤寒病已八九日，三焦热……（石膏、黄连、黄柏、黄芩、香豉、栀子、麻黄）"。

（二）天行病方

共十方，"增损理中丸方"是最为重要的方剂，是在使用泻心汤、大小陷胸汤无效后，其自己摸索出来的，有明确的适应证和加减法。前文已有详细记载，不再赘述。此外尚有：疗天行毒病，或下不止，咽喉痛的黄连马通汤；疗天行毒病，鼻衄的松烟墨鸡子白丸、黄土汤、一味黄芩汤；灸天府穴法[3]112；疗天行下部疮烂方（乌梅、大蒜、屋尘，捣筛为散，苦酒调成丸，作长挺，内下部）[3]123。深师对天行病未复、天行病瘥后的饮食注意有专条论述[3]125。并有一条竹叶汤（竹叶、小麦、甘草、石膏、茯苓、半夏、前胡、知母、黄芩、人参、生姜、大枣），专治天行后虚热牵劳食复[3]126。对阴阳易有灸法、汤方各一首[3]124。

（三）温病方

只有治食复麻黄散一方[3]135。

（四）疗疟方

多首。有疗疟乌梅汤、撩膈汤、常山大黄汤、醇醨汤，均重用常山；疗疟丸神方则用人参、铅丹、天雄，比较特殊。疗久疟难断香豉丸、疗三十年疟常山汤均重用常山。特别提出的是醇醨汤（生姜、乌梅、甘草、桂心、常山、蘘荷根）的煎服法，深师把头煎药称"醇"，二煎药称"醨"，未发时服醇，发时不断服醨；另法，发日平旦服醨，发时服醇者，总之似是强调时间服药法[3]150。支法存也有同名汤，称“桂广州法醇醨汤”（大黄、甘草、常山），药味略有不同，也要求未发时服醨，发时服醇。醨是后煮者，醇是前煮者[3]162。两者可能存在有继承关系（见图 2-6-6）。

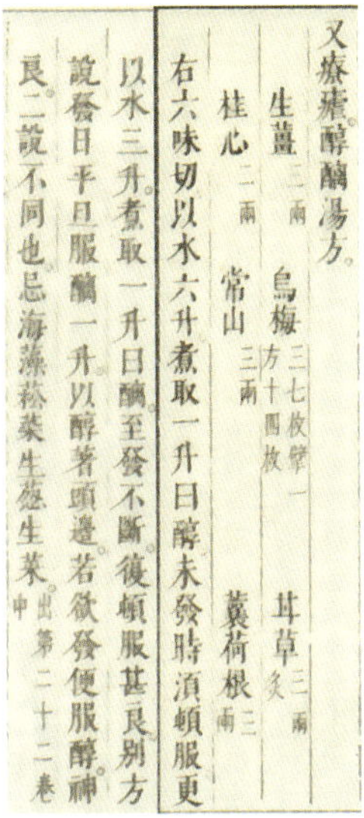
又療瘧醇醨湯方
生薑三兩 烏梅三七枚擘一方十四枚 甘草三兩炙
桂心二兩 常山三兩 蘘荷根三兩
右六味切以水六升煮取一升曰醇未發時須頓服更以水三升煮取一升曰醨至發不斷復頓服甚良別方說發日平旦服醨一升以醇著頭邊若欲發便服醇神良二說不同也忌海藻菘菜生葱生菜 出第二十二卷中

图 2-6-6 《外台秘要》深师疗疟醇醨汤方

（五）脚气方

孙思邈在《备急千金要方·风毒脚气》中说：“此病发初得，先从脚起，因即胫肿，时人号为脚气。深师云：脚弱者，即其义也。深师述支法存，所用永平山敷、施连、范祖耀、黄素等诸脚弱方，凡八十余条，皆是精要。然学者寻览，颇觉繁重，正是方集耳。卒欲救急，莫测指南，今取其所经用灼然有效者，以备仓卒。余者不复具述。”[1]138 孙氏所选汤液方共三十八首：如第一、第二、第三竹沥汤，麻黄汤，独活汤，兼补厚朴汤，风引独话汤，防风汤，治脚痺独活汤，越婢汤，治脚弱神验方，风引汤，大、小鳖甲汤，风缓汤，犀角旋覆花汤，大犀角汤，犀角麻黄汤，茱萸汤，小风引汤，四物附子汤，增损肾沥汤，石膏汤，半夏汤，乍毒汤，风缓汤（与前风缓汤药味大致相同），紫苏子汤，防风汤，甘草汤等。散有七首：如八风散、大八风散、内补石斛秦艽散、秦艽散、淮南八公石斛万病散、茱萸散等。酒醴十六首：如小黄芪酒、黄芪酒、茵芋酒、大金牙酒、钟乳酒、秦艽酒、术膏酒、松叶酒、治脚气方、侧子酒等。膏八首：如卫侯青膏、神明青膏、神明白膏、太傅白膏、曲鱼膏、野葛膏、苍梧道士陈元膏、裴公八毒膏等。

《备急千金要方》所载 69 首方剂，按孙思邈"论"中所言，应是由《深师方》中所选，经亲试有效的方剂，或有增损。但，其中明确与深师有关的有 3 首：一为深师增损肾沥汤；一为支法存防风汤；一为紫苏子汤，谓"治脚弱上气，昔宋（可能误写，应为齐）湘东王在南州（东晋南朝时，以江州在都城建康之南，亦称南州），患脚气困笃，服此汤大得力"[1]146。似是深师语，湘东王与"增损肾沥汤"中的湘东王应是同一人，宋帝诸子中并无湘东王。但林亿等考证有四方为唐人苏恭方，如茱萸汤、乌特（认为是"犊"之误）牛尿、蓖麻叶敷脚法等。

《外台秘要·脚气下》在卷十九中明确写明为《深师方》者有：大八风汤、茵芋酒、八风汤、犀角丸、疗风湿脉浮身重汗出恶风方（同仲景防己黄芪汤）、四物附子汤（同仲景甘草附子汤）、疗风湿身体疼痛恶风微肿汤。另外还有两首与他人方同：疗风湿百节疼痛不可屈伸痛时汗出方（同仲景三黄汤）、大续命汤。应该指出的是：茵芋酒一方药味虽与《备急千金要方》不同，而同于《千金翼方》，且谓"疗新久风，体不仁，屈曳或拘急肿，或枯焦皆主之。施连所增损方甚良。"[3]527 说明深师确实继承整理了支法存、施连等晋代医家的脚气方。

（六）胸痹方及其他外治法

其中胸痹方类似今麝香救心丸的祖方，外治法亦别有创意（见图 2-6-7、图 2-6-8、图 2-6-9、图 2-6-10）。

图 2-6-7 《外台秘要》深师疗胸痹麝香散方　　图 2-6-8 深师治肛肠溃烂艾熏法及桃皮汤　　图 2-6-9 深师治伤寒舌强喉痛、口疮烂的含咽法、含吐法　　图 2-6-10 《外台秘要》深师治误吞钩法

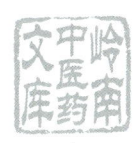

三、启示

　　释僧深是一位学术修养深厚、南朝时代的著名僧医，所集《深师方》是一部全科的方书，主要搜集了晋南北朝时代的医方，具有很高的学术价值，尤其是脚气方对后世影响深远。脚气一病在我国肆虐时间很久，我国历代医家都是采取综合治疗，饮食、灸法、方药、摄生并举；而方药则采用简易验方与大方并用。《肘后方》说："其有风引、白鸡、竹沥、独活诸汤及八风、石斛、狗脊诸散并别在大方中。金芽酒最为治之要。"[8]《诸病源候论》破例地在《脚气缓弱候》中讨论了续命汤、越婢汤、竹沥汤、大鳖甲汤等应用的经验[9]。其后，孙思邈、王焘专门搜集了《僧深集方》中的脚气方。对这些方剂的整理提高和传存，深师是有贡献的。《外台秘要·脚气上》中专列有《岭南瘴气脚气酒汤散方一十三首》中有出自《备急千金要方》的犀角旋复花汤、大犀角

汤、大金牙酒、小金牙散，可能都来自《深师方》[3]511，加上深师所创增损肾沥汤、支法存防风汤，可见释深师对岭南脚气治疗是有较深研究的。

参考文献

[1] 孙思邈.备急千金要方 [M].影印本.北京：人民卫生出版社，1982.

[2] 李延寿.南史：齐武帝文惠明帝诸子传 [M] // 二十五史：4.影印本.上海：上海古籍出版社，1986：2791.

[3] 王焘.外台秘要 [M].影印本.北京：人民卫生出版社，1955.

[4] 李红，张谷运.深师生存时间考异 [J].中华医史杂志，1999 (2)：108.

[5] 丹波元胤.中国医籍考 [M].北京：人民卫生出版社，1956：645.

[6] 中国历史大辞典魏晋南北朝史卷编纂委员会.中国历史大辞典：魏晋南北朝史 [M].上海：上海辞书出版社，2000：223.

[7] 中国中医研究院，广州中医学院.中医大辞典 [M].北京：人民卫生出版社，1995：1360.

[8] 葛洪.肘后备急方 [M].影印本.北京：人民卫生出版社，1956：57.

[9] 巢元方.诸病源候论 [M].影印本.北京：人民卫生出版社，1955：79.

第七节　晋唐医家对脚气认识的进步

晋以前无脚气之名。《内经》中的"痹"，"痿"，"躄"等病，汉代的"缓中"，三国时期的"流肿"，可能包括一部分营养不良而致的脚气，但至晋代始出现"脚气"这一专用病名。首先描述脚气的是岭南医学的奠基者葛洪。

一、关于流行病学

《肘后备急方》说："脚气之病，先起岭南，稍来江东"[1]。就是说，岭南脚气病出现最早，而后渐及江东，与我国食米区一致。其后随食米区的扩大，脚气病增多。唐代孙思邈所论精辟，谓："考诸经方，往往有脚弱之论，而古人少有此疾。自永嘉南渡，衣缨士人，多有遭者。岭表江东，有支法存、仰道人等，并留意经方，偏善斯术，晋朝仕望，多获全济，莫不由此二公。又宋齐之间，有释门深师、师道人述法存等。诸家旧方为三十卷，其脚弱一方，近百余首。魏、周之代，盖无此病，所以姚公《集验》殊不殷勤，徐王撰录未以为意"。"是以关西河北不识此疾。自圣唐开辟六合，无外南极之地，襟带是重，爪牙之寄，作镇于彼，不习水土，往者皆遭。近来，中国士大夫虽不涉江表，亦有居然而患之者。良由今代天下风气混同，物类齐等所致之耳"。[2] 孙氏认为我国的脚气是在永嘉南渡后大量出现的，就是说晋永嘉五年（公元311年），刘曜攻陷西晋首都洛阳，中原士族大批南迁岭南和江东，他们患脚气者甚多，经岭南脚气专家支法存、仰道人等治疗，多获治愈。但北方的北魏（公元386~534年）、北周（公元557~581年）发病甚少，所以北魏《徐王方》、北周姚僧坦《集验方》言之不多，致关西河北医家多不识脚气。但南方的刘宋（公元420~479年）、南齐（公元479~502年）则发病甚多。唐朝开国之后，经略岭表江东者，多得此病，有些不涉江表的官员也有得脚气的。孙氏所谓"天下风气混同，物类齐等"，实际是由于食米区的扩大所造成。随着大运河的打通，南方稻米进入中原，上层社会食米而致脚气者日增。

生活于7世纪的苏敬，身患脚气病多年，对脚气有很深的研究。他说："近入京以来，见在室女及妇人，或少年学士得此病者，皆以不在江岭，庸医不识，以为他病，皆错疗之，多有死者，风气毒行，天下遍有，非独江岭间也。既妇人亦病，又非由肾虚而得，卑湿之土，斯病尤众，不为此疗，冤死极多，深用哀悼，无如之何。"[3]492 贞元十九年（公元803年），韩愈作《祭十二郎文》中有"比得软脚病，往往而剧"，又说："江南之人，常常有之"，说明9世纪中国脚气流行仍很严重。

二、关于病因

（一）风毒说

《诸病源候论》说："凡脚气病，皆由感风毒所致"，"江东岭南土地，卑下风湿之地，易伤于人。"[4]79 《备急千金要方》谓："风毒之气，皆起于地，地之寒暑风湿，皆作蒸气，足当履之，所以风毒之中人，也必先中脚。"[2]138 唐临认为是由于暑湿之气，郁积于内，毒厉之气，吹薄其外。[5]179

（二）酒风说

《备急千金要方》说："酒醉汗出，脱衣靴袜，当风取凉，皆成脚气。"[2]138 苏敬说："多饮酒食面"[3]491 可致脚气。宋元以后特别重视饮酒所引起的"酒风脚"，寇宗奭曰："有人嗜酒，日须五七杯，后患脚气甚危。"[6]748 清代岭南名医何梦瑶在《医碥》中说："岭南人嗜酒者，每多病此，名酒风脚，由酒之湿热伤脾，不能运化，因而下坠，结为痰涎，不能解散所致。其痛不可忍，虽蚊蝇着脚，重若石压，治此鲜有效者。"[7] 就是说，岭南多发的因嗜酒引起的脚气，至清乾隆间其病因及症状才被认识得比较清楚。

（三）食米说

唐代许多本草家，经过大量的观察和实验，发现人食稻米可引起脚气。孟诜（7世纪）《食疗本草》有："糯米寒，使人多睡，发风动气，不可多食"[8]。陈藏器《本草拾遗》（公元 739 年）云："糯米性微寒，妊身与杂肉食之，不利子，作糜食一斗，主消渴，久食之令人身软。黍米及糯饲小猫犬，令脚屈不能行，缓人筋故也"[8]。《本草纲目》引用时，还有"马食之足重"；陈士良（9 世纪）《食性本草》说："久食发心悸"；萧炳（10 世纪）《四声本草》说："壅诸经络气，使四肢不收，发风昏昏"。唐代大诗人元稹有"短脚知缘旧施春"名句。远在晋代张华《博物志》已有"马食谷，足重不行"。综上所述，晋唐时期，称稻亦为糯，已经认识到久食稻米，人畜均可见足重、筋缓、脚屈不能行，甚至发风动气、心悸、脚气攻心。另外还认识到，久食稻米对妊妇、胎儿不利，春食陈旧稻米也可致脚气。可惜这种进步的正确观点，未能再深究一步。

（四）体质说

《苏敬脚气论》说："夫脚气之为病，本因肾虚，多中肥溢，肌肤虚者，无问男女。若瘦而劳苦，肌肤薄实，皮肤厚紧者，纵患亦无死忧"。[5] 179 孙思邈说："其人本黑瘦者易治，肥大肉厚赤白者难愈。"[2] 139

（五）妊产、乳母、乳儿相关说

《备急千金要方》有："妇人产后，春夏取凉，多中此毒。"[2] 138 葛洪《抱朴子》有："乳母饮醉过度，取凉，邪乳入喉，令儿失音不语"。妊妇、产后哺乳消耗维生素 B_1 甚多，所以易得脚气；而乳母饮酒多，缺少维生素 B_1，哺乳婴儿也易得脚气，因其喉返神经受损，所以失音。这些病候，晋唐时期已有一定认识。

三、关于辨病与辨证

晋唐时期，大都将脚气作为一病分型论治，宋以后辨证才逐渐增多。《肘后备急方》首先将脚气分为干、湿、入腹冲心三型，迄唐无大变化，而症状描述愈来愈细。孙思邈提出肿、不肿、脚气入心三型，他说："脚气不得一向以肿为候，亦有肿者，有不肿者。其以小腹顽痹不仁者，脚多不肿；小腹顽后不过三五日，即令人呕吐者，名脚气入心，如此者死在旦夕。"[2]139《极要方》云："脚气皆令人脚胫大肿，趺肿重闷，甚者上冲心，肿满闷气短，中间有干、湿者二。脚气湿者脚肿，干者不肿，渐觉枯燥，皮肤甲错，须细察之。"[5]181 徐嗣恭把脚气分为阴、阳、阴阳三型，并以此推断预后，指导治疗。他说："凡脚气皆有阴阳，若两脚及髀已来肿满，按之应骨，骨疼又痛者，此名阴阳脚气，阴阳俱患，不宜攻心，攻心则死者十有七八。若两脚唯缓拘行起不得，不肿，按之应骨，骨疼亦痛者，此名阴脚气，阴上则死者十有四五。若直皮肤上肿，不废行走，按之不疼痛者，此名阳脚气，上至面及手指亦无死忧。"[5]8

四、关于脚气形候

葛洪之后，以《小品方》、《诸病源候论》、《千金方》、《苏唐徐三家脚气论》，论之最详。

（一）初始证候

"初甚微，饮食嬉戏，气力如故"，"得此病者多不即觉，或先无他疾而忽得之，或因众病后得之"。

（二）麻痹不仁

"其状自膝至脚有不仁，或若痹，或淫淫如虫所缘，或脚趾及膝胫洒洒尔","瘙知如隔衣物不觉知","或微肿，或酷冷，或痛疼，或纵缓不随，或有挛急","或举体转筋","干者脚不肿，渐觉枯燥，皮肤甲错","或脚屈弱不能行"，"或脚渐枯细"。

（三）水肿

"水肿脚满，小便不利","胫已满，捏之没指","水肿不能行","遍身肿满或水病","脚胫大肿，跗肿重闷"。《诸病源候论》认为"肾气不能宣通水液，水液不传于小肠，致壅溢府藏，府藏既浸渍于皮肤之间，故肿满也"[4] 80。

（四）情志证候

"寐处不欲见明","言语错乱有善忘误","或眼浊精神昏聩"。

（五）脾胃证候

"或至困能饮食者，或有不能者，或见饮食而呕吐，恶闻食臭……或腹内苦痛而兼下者"。

（六）冲心证候

"气上入腹，或肿或不肿，胸胁逆满，气上肩息，急者死不旋踵，宽者数日必死。……但看心下急则气喘不停，或白汗数出，或乍寒乍热，其脉促短而数，呕吐不止者，皆死也","脚气冲心，烦闷乱不识人"。

（七）特殊证候

"壮热头痛","脚屈弱或不能语","失音不能言"。

（八）脉象

葛洪少有论述。《小品方》开始注意脉象与病情轻重及预后的关系，谓："脉浮大者病在表，沉细者病在里，其脉浮大紧驶（快）者三品之中最恶脉也。"苏敬说："脚气脉有三种，以缓脉为轻，沉紧为次，洪数为下，沉紧者多死，洪数者并生，缓者不治自差。"《诸病源候论》则以脉象指导治疗：脉得浮大及缓，宜服续命汤两剂；若风盛，宜作越婢汤，加术四两；若脉转驶而紧，宜服竹沥汤；脉微而弱，宜服风引汤二三剂，此皆多是因虚而得；若大虚乏气短，可以间作补汤，随病体之冷热而用。这里指出"沉紧"，"紧驶"的脉象为危。紧脉，李时珍释为"急数"；李中梓释为"热郁于内，而寒束于外，故急绞转"。"驶"同"快"字。现代临床上见脉率加快，认为是脚气冲心，心衰的一种重要指征。

五、关于治疗

晋唐医家倡导的是综合治疗。

（一）饮食治疗

葛洪最早使用大豆、赤小豆、胡麻、牛奶、羊奶、乌犊牛尿。陶弘景提倡吃生栗，他说："昔脚弱人，但栗树下生食数升，便能起行。"《备急千金要方》云："唯得食粳、粱、粟、米、酱、豉、葱、韭、薤、椒、姜、橘皮……又大宜生牛乳、生栗子矣。"[2] 140《苏唐》云："常宜食犊肉、犊蹄、鲤鱼、鳢鱼、猪肉、兔肉、葱、芥、薤、莼、猪肝肺。"《医门方》云："食生牛乳、生栗子诸下气之物为佳。"《食经》说："宜食昆布、鹿肉、鲤、石决明。"可以看出，这些食物多是富含维生素 B_1 的食物，而且医家们倡导杂食。

（二）灸治与渍足

自葛洪始即倡导灸治，施灸宜自上而下，其取穴常用大椎、肩井、膻中、巨阙、风市、三里、上廉、下廉、绝骨；唐代则提倡取四肢五腧穴，大腿内侧痛痹则灸内侧穴位，大腿外侧痛痹则灸外侧穴位，讲求阴阳辨证而灸，并辅以膏摩。又创造了许多渍足法、裹敷法。常用杨、桃、柳、桑、槐、榖(楮)、杉或松、梓等枝叶或树皮煎水沐足，或以糟、赤小豆泥裹敷足部。

（三）内服汤散

宜辨证而不宜泥于一方。苏敬认为，病有数种，形证不同，每发差异，为疗亦殊，前用经效，后用则增剧，一旬之内变候不等，不可以先方救后发也。

宜汗泻不宜补。苏敬云："脚气病不可常服补药，补药多令鼓胀紧实难救也。每月之中须五六度行利为佳，纵常服药，时时取利，亦宜时取汗，当候冷热随时消息，不可专一法。"又说："凡脚气病虽苦虚羸，要不可补之。补药唯宜冬月，酒中用之，丸散亦不可补，服必胪胀，非泻不差。庸医不晓此，谓为肾虚，多将补药，有不经剂而毙也。若以疗脚气法用疗风，则十愈八九矣。"《医门方》："若大小便秘涩，则以利大小便药疗之；或皮肤虚肿成水病者，以水药疗之。"[5]183

宜针对具体病情使用大方。葛洪云："有风引、白鸡、竹沥、独活诸汤及八风、石斛、狗脊诸散并列在大方中，金芽酒最为治之要"；支法存有"防风汤"；僧深有"增损肾沥汤"；巢元方已提到"续命汤、越婢加术汤、风引汤、竹沥汤"；孙思邈则列有众多大方，如：第一、第二、第三竹沥汤，麻黄汤，独活汤，风引独活汤，防风汤，越婢汤，风引汤，大鳖甲汤，小鳖甲汤，风缓汤，大犀角汤，犀角麻黄汤，茱萸汤，小风引汤，四物附子汤，石膏汤，半夏汤，乌头汤，迮毒汤，紫苏子汤，附子汤；大八风散，秦艽散，淮南八公石斛万病散，茱萸散；石斛酒，乌麻酒，枸杞菖蒲酒，虎骨酒，蓼酒，小黄芪酒，黄芪酒，茵芋酒，大金牙酒，钟乳酒，秦艽酒，术膏酒，松叶酒，侧子酒等。这些方剂可能多来自葛洪、支法存、僧深等晋南北朝医家。其中有"治脚气风毒实及岭南瘴气面肿、乍寒乍热似疟状、脚肿、气上、心闷、咳嗽、瘫缓、顽痹方，用麻仁、升麻、麻黄、射干、菖蒲、芒硝、大黄、甘草、豉九味，取利。"可能是专用于岭南多发的脚气合并瘴气患者的方剂。

六、关于复发

唐侍中认为"凡脚气病人不能永差，至春夏还复发动。"[3]494 苏敬认为"凡脚气病，多以春末夏初发动。春发如轻，夏发更重，入秋少轻，至冬自歇"。又说："一差以后，又不可久立蒸湿等地，多饮酒食面，心情忧愦，亦使发动。"苏敬久患脚气，30年中，"六七度发，每发几死"，实深有体会。

七、启示

脚气一病对我国人民健康的危害十分严重，持续千余年未息。我国发病地区主要是岭南、江东，后来扩大到广大的食米区。医家对此病的研究倾注了很多精力。在流行病学方面，正确地记载了永嘉南渡东晋初期与唐朝开国后两次流行的高峰。在病因方面提出了风毒说、食米说、饮酒中毒、妊产乳儿、大病后易得此病等诸说。在证候上具体入微地描述了包括颅神经损害、心血管损害、水肿及浆液渗出等症状，并有几与现代分型相同的干、湿、脚气冲心三型。在治疗方面提出了综合治疗的方策，倡导杂食，提出许多含维生素 B_1 较多的食物。遗憾的是，我国医家未能认识到米糠中有抗脚气的物质，这与"食米说"只有一步之遥。这个教训值得深思。

同样，久受脚气病严重困扰的东亚、东南亚等食米的国家，也长期未能查到真正病因，其发病率、死亡率也都很高。直到荷兰人埃克曼 Cristian Eijkmann（公元 1858~1930 年）于公元1897 年在雅加达所作的实验，发现用白米饲育雏鸡可见到与人患脚气出现神经麻痹一样的症状，如果给予米糠，则不但可以预防，且可以治疗。公元 1906~1912 年英国人霍朴金斯Freclerick Gowland Hopkins（公元 1861~1949 年）通过动物实验证实，食物中除蛋白质、碳水化合物、脂肪之外，还必须有一种微量的"辅助因子"。公元 1911 年末，冯克 Casimir Funk（公元 1884~1967 年）在米糠中成功提出了抗神经性因子，命名为维生素 Vitamine，后来规范称为 Vitamin。公元 1936年，美国威廉姆斯 Williams 提纯并弄清楚其化学结构，合成了盐酸硫胺，正式命名为维生素 B_1，进一步明确脚气病是因维生素B_1缺乏所引起 [9]。

我国医家在唐朝已经有过大动物的实验观察，发现猫、犬、马久食白米可致脚软，可惜由于历史的局限，当时未能说明其内在的规律，实为遗憾。

参考文献

[1] 葛洪. 肘后备急方 [M]. 影印本. 北京：人民卫生出版社，1956：56-59.

[2] 孙思邈. 备急千金要方：风毒脚气：卷七 [M]. 影印本. 北京：人民卫生出版社，1982.

[3] 王焘. 外台秘要：卷十八 [M]. 影印本. 北京：人民卫生出版社，1955：429.

[4] 巢元方. 诸病源候论：脚气病诸候：卷十三 [M]. 影印本. 北京：人民卫生出版社，1982.

[5] 丹波康赖. 医心方 [M]. 浅仓屋藏板影印本. 北京：人民卫生出版社，1955：179-192.

[6] 李时珍. 本草纲目：第二册 [M].点校本.北京：人民卫生出版社，1977.

[7] 何梦瑶. 医碥 [M].点校本.北京：人民卫生出版社，1994：408.

[8] 唐慎微. 重修政和经史证类备用本草 [M].影印本.北京：人民卫生出版社，1957：495-496.

[9] 川喜田爱郎.现代医学の历史基盘 [M].东京：岩波书店，1977：1050-1051.

第八节　晋唐医家对岭南瘴疟认识的进步

晋代葛洪把瘴气列入疫疠、温毒同类，认为包括多种时行的传染病。疟病则另列一类，而区分为瘴疟、温疟、劳疟、久疟等类型，主用常山、青蒿。到了东晋陈延之《小品方》则出现"山瘴疟"病名，专指岭南疟疾，而引起诸多医家注意。

一、对山瘴疟病因、病机的认识

（一）《小品方》创有疗山瘴疟陵鲤甲汤

"陵（鲮）鲤（鲮鲤，穿山甲）甲十片炙（《千金要方》用十四片），乌贼鱼骨去甲、鳖甲炙各一两，常山三两，附子一枚炮。右五味切，以酒三升渍之一夕。先疟发前稍稍服之，勿绝药味兼以涂身体" [1] 5-7。《小品方》认为"南方山岭溪源，瘴气毒作，寒热发作无时，痿黄肿满，四肢痹弱，皆山毒所为也"。其用药则是以常山为主，且量比较大，不用煮法，用酒渍。这条方，唐代《千金》、《文仲》、《备急》、《经心录》均有引用 [1] 5-7。

（二）岭南瘴气与瘴疟

隋代巢元方《诸病源候论》中，在《疫疠病诸候·瘴气候》与《疟病诸候·山瘴疟候》中，深入讨论了岭南的瘴气与瘴疟。在《瘴气候》中说："夫岭南青草、黄芒瘴，犹如岭北伤寒也。南地暖，故太阴之时草木不黄落，伏蛰不闭藏，杂毒因暖而生，故岭南从仲春讫仲夏，行青草瘴；季夏讫孟冬，行黄芒瘴。量其用药体性，岭南伤寒，但节气多温，冷药小寒于岭北，时用热药，亦减其锱铢，三分去二。但此病外候小迟，因经络之所传与伤寒不异，然阴阳受病，会同表里，须明识患源，不得妄攻汤艾。假令宿患痼热，今得瘴毒，毒得热更烦，虽形候正盛，犹在于表，未入肠胃，不妨温而汗之；已入内者，不妨平而下之。假令本有冷，今得温瘴，虽暴壮热，烦满视寒，正须温药汗之，汗之不歇，不妨寒药下之。夫下痢治病等药在下品，药性凶毒，专主攻击，不可恒服，疾去即止。病若日数未入于内，不可预服利药，药尽胃虚，病必承虚而进，此不可轻治，治不瘥，成黄疸，黄疸不瘥，为尸疸。尸疸疾者，岭南中瘴气，土人连历不瘥，变成此病，不须治也。岭北客人，犹得斟酌救之。病前热而后寒者，发于阳；无热而恶寒者，发于阴。发于阳者，攻其外；发于阴者，攻其内。其一日二日，瘴气在皮肤之间，故病者头痛恶寒，腰背强重，若寒气在表，发汗及针，必愈；三日之上，气浮于上，填塞心胸，使头痛、胸满而闷，宜以吐药，吐之必愈；五日以上，瘴气深结在脏腑，故腹胀身重，骨节烦痛，当下之。或人得病久方告医，医知病深，病已成结，非可发表解肌。所当问，病之得病本末，投药可专依次第也"[2] 64-65。其《山瘴疟候》说："此病生于岭南，带山瘴之气，其状发寒热，休作有时，皆由山溪源岭、瘴湿毒气故也，其病重于伤暑之疟"[2] 68。

从上述论述中可以看出，《诸病源候论》认为岭南瘴气不同于伤寒，它是因"杂毒"因暖而生，包括岭南多种传染热病，其中必有疟疾，山瘴疟则是由"山溪源岭、瘴湿毒气"所引起。流行季节主要在仲春至仲夏（阴历2~4月）和季夏至孟冬（阴历6~10月），前者称"青草瘴"，后者称"黄芒瘴"。众所周知，岭南主要在北纬25°以南高纬度地区，南部山区为高疟区，恶性疟多，三日疟、间日疟少，混合感染亦为常见。流行季节在夏、秋，发病最多。早夏、晚秋气温经常在22~28℃，为传播疟疾主要媒介昆虫按蚊繁殖滋生的最适宜温度，其在10℃以下则停止活动。疟原虫的发育，在蚊体内24~26℃最适宜，16℃以下则不发育。所以，前人总结出青草瘴、黄芒瘴正是疟疾流行的两次高峰期，而早春、盛夏、冬季则不是高峰期，可见这种概括是符合岭南疟疾的实际情况。另外，巢元方也指出岭南土著人与岭北客人得病后不同，前者轻，后者重，治疗也应有异，这可能是最早表述个体或族群免疫差别特点的论述。因此，我们认为巢元方所论"瘴气"，疟疾有可能是其主要病种。

（三）瘴与疟的辨析

唐代《备急》论述瘴与疟的区别较为深刻，谓："夫瘴与疟分作两名，其实一致，或先寒后热，或先热后寒。岭南率称为瘴，江北总号为疟，此由方言不同，非是别有异病。然南方温毒，此病尤甚，原其所归，大略有四：一山溪毒气，二风温痰饮，三加之鬼疠，四发以热毒，在此之中热毒最重。"

以上论述可以看出，唐代医家对岭南瘴疟的认识，也渐渐趋向于疟疾，但在症上有所不同。

二、对山瘴疟治疗的认识

在治疗上，除针对疟疾的药物之外，还要注意将息和对症治疗。服治瘴药宜在疟疾发作之前，而且要坚持在平旦空腹时服药，治疗方法日趋细化。

（一）重用常山

《肘后方》治疟，有十四方，均用常山。《备急》治瘴疟有三方，均用常山。如"疗瘴疟常山丸"有常山、豉、黄连、附子；"麻黄散方"用麻黄、常山、杏仁、人参、干漆、甘草、鳖甲；患瘴热实兼吐痢"大黄汤方"用大黄、常山、升麻、甘草 [1] 7-8。

其他医家对瘴疟主用蜀漆（常山苗）与常山。如《千金方》"山瘴疟酒方"，用常山、鳖甲、升麻、附子、乌贼鱼骨。《延年》"蜀漆丸"治疟疾连年不差，用蜀漆、知母、升麻、白薇、地骨皮、麦门冬、乌梅肉、鳖甲、萎蕤、石膏、甘草、常山、豆豉，《千金翼方》同之。《救急》治久疟不差"蜀漆汤"，用白薇、蜀漆、知母、甘草、苦参、升麻、龙胆、常山、大黄、鳖甲、石膏、茯苓、黄芩、香豉、独蒜、淡竹叶；"朱砂丸"用朱砂、牛膝、常山；"敕赐长孙祥极效常山汤方"用常山、橘皮、牡蛎、桂心；"常山汤方"用常山苗（无苗取根）、独蒜、淡竹叶、豉、鳖甲、苦酒煎，当大吐便愈。《古今录验》"瘴疟及嶂气常山汤方"，用常山、蒜，酒渍一宿，旦服，须臾当吐，令尽 [1] 8-9。《医心方》中有《录验方》治疟及瘴气方，用"恒山、甘草各二两，切，以白酒一大升，浸一宿，去滓分二服。未发前一服，临发又一服，任吐，慎生冷、酢、滑、酒、肉、面、油腻、房室。"又经广州传入的《耆婆方》有"治瘴疟要方"，用蜀恒山三两，甘草二两，光明砂一两，三种捣筛，以蜜和丸如梧子。未发前服三丸，发时服二丸，发后服一丸，于后三日更一服，三日慎食[3]。

《近效》疗疟瘴孟补阙岭南将来"极效常山丸方"，用常山、豉、桃仁，蜜丸如梧桐子大，欲发前一食时酒下四十丸，须臾更服二十丸，如不差更服，远不过三服，能信用者无不差。瘴疟不差"蜀漆丸方"，用蜀漆、青木香、升麻、鳖甲、牡蛎、朱砂、猪苓、香豉、常山、大黄[1] 8-9。可以看出，晋唐医家治瘴疟继承了葛洪的经验，主要用常山、蜀漆，而且平时不用，等发作时才应用，连服，以吐为度。另外，已很少用附子之类的热药。

（二）重用青蒿

自葛洪创用青蒿水渍绞取汁尽服治诸疟以来，唐代《备急》、《张文仲方》均用此法，至宋代用之更多。但均用叶末，不入汤，而入丸、散，沿用了葛洪不用水煎饮的传统。

（三）重视山瘴疟并发痢疾的治疗

《备急》谓："患疟瘴之后，特须防瘴而发痢，死不旋踵。所以然者，瘴体先虚，虚不宜痢。又瘴宜冷差，痢宜温断。断痢则益瘴，断瘴则益痢，大率如此，不可不慎。非直药疗，亦须宜加将息取适。若能用一色药兼二种病，冷而止痢，温而断疟最其妙也。如不然，先须断痢，然后疗瘴，瘴缓痢急故也。仍率须作挟毒防之，不得专医其痢。又服瘴药皆在发前，必须平旦空腹服。服药之后勿洗手面、漱口、勿通外人，勿吃食，勿劳力。既过发时久，小进糜粥，如此将疗，无不即断。又当发热之时，慎勿多饮冷水及多服冷药，若心下冷结，更是难疗，得疟之后，复成癥癖，亦有即发气者，死不救。若热渴者，豉汁暖服，取足得吐弥善。水煮豉研犀汁与服，兼时进生葛根汁。其大热盛者，与紫雪如两枣许大，水和饮之"[1] 6-7。

三、启示

岭南瘴疟，晋唐时期流行甚烈，不仅土著百姓多有遭遇，而岭北客人更为恐惧。唐代贬官多有诗赋，如宋之问贬钦州过大庾岭有"林昏瘴不开"，柳宗元贬柳州有"桂岭瘴来云似墨"，韩愈有"夕贬潮州路八千"、"好收吾骨瘴江边"之名句。因此晋唐医家对岭南瘴疟多所研究。其进步之点，一是病因乃山溪源岭、瘴湿毒气；二是有特发的春夏之交、秋冬之交两个高发季节；三是根据临床形候已能区分几种类型；四是把岭南瘴疟看作与中原疟病为同一疾病；五是在治疗药物中，以常山为第一要药，发前服，发中服，发后服，不惧呕吐，剂量达到完全控制为止。今知常山所含常山乙碱是有效抗疟成分，只是毒副作用较大，呕吐很难克服。自葛洪重用常山以来，一直沿用至民国，现在仍有人对其进行深入研究。另外，葛洪创用青蒿治疟，唐宋医家也很赏用。这两种抗疟药，都是中医的原创，不能不说是中华民族的一项伟大贡献。

参考文献

[1] 王焘. 外台秘要：山瘴疟方一十九首：卷五 [M]. 石印本. 上海：上海图书集成印书局，1898（光绪二十四年）：6-9.

[2] 巢元方. 诸病源候论 [M]. 影印本. 北京：人民卫生出版社，1955：64-65，68.

[3] 丹波康赖. 医心方：治瘴疟方第十九 [M]. 浅仓屋藏板影印本. 北京：人民卫生出版社，1955：313.

第二章 晋唐五代时期

205

第九节　唐代有关岭南的几部医方与 郑景岫《广南四时摄生论》

一、唐代有关的岭南方书

唐代医药学家南行岭表，研究岭南疾病防治方法者不乏其人。《新唐书·艺文志》中载有：无名氏《岭南急要方》二卷；李暄《岭南脚气论》一卷，又方一卷；青溪子（李暄）《脚气论》三卷；郑景岫《南中四时摄生论》一卷；李继皋《南行方》三卷[1]。作者在《新唐书》中均无传记，唯李暄在《宰相世系表》中记有长州主簿。《崇文总目》提到青溪子是李暄别号，其《脚气论》又改称《新撰脚气论》；李继皋《南行方》变为《南得方》十卷[2]。查郑樵（公元1103~1162年）《通志略》，可知南宋时岭南方书尚存多部，计有：李暄《岭南脚气论》一卷，李暄《脚气方》一卷，《新撰脚气论》三卷（唐李暄撰，以三家之说不论风土，述江淮、岭南、

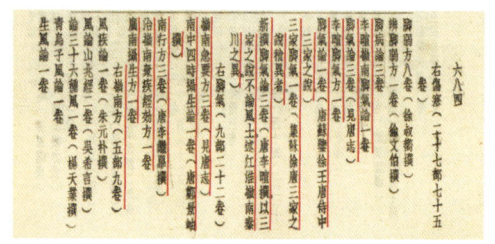

图 2-9-1　宋·郑樵《通志略》所载唐代岭南方多部

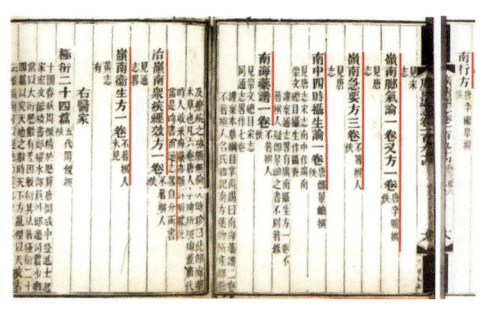

图 2-9-2　《广东通志》所载唐代岭南方及本草

秦川之异），《岭南急要方》三卷（见《唐志》），《南中四时摄生论》一卷（唐郑景岫撰），《南行方》三卷（唐李继皋撰），《治岭南众疾经效方》一卷，《广南摄生方》一卷[3]。这些岭南方书，《宋史·艺文志》中尚存郑景岫《广南四时摄生论》一卷，李继皋《南行方》三卷[4]，其后均佚（见图2-9-1、图2-9-2）。

二、郑景岫《广南四时摄生论》

郑景岫生平不详，《广东通志》、《广州府志》曾引《唐志》、《崇文总目》、《通志略》、《宋志》说他著有《南海四时摄生论》[5]。《中国医学人名志》载："郑著有《南中四时摄生论》一卷，见《唐书·艺文志》。"[6]李焘《续资治通鉴长编》载："宋真宗天禧二年（公元1018年）八月丁未，内出郑景岫《四时摄生论》、陈尧叟所集方一卷，示辅臣，上作序，命刊版模印，付阁门，赐授任广南臣僚，仍分给诸道州军。"[7]这段话说明，宋王朝对唐人郑景岫所著《南中四时摄生论》的重视，不但藏之宫内，而且宋真宗亲自作序，广为刊印，下发全国各道、州、军。特别是赐给广南东、西道的官员，让他们用以防病、治病，安心上任，在任内很好地工作。

由于本书宋代以后已经失传，今人冯汉镛先生对其进行了辑佚，在明代《普济方》中，辑得佚文20多条[8]，我们以之为线索再查《普济方》，补上药物炮制部分，并修正了个别差误。现将佚文按病类加按整理于下。

1. 伤寒、热病

（1）龙脑甘露丸。治一切风热、伤寒、热病及心神烦闷，口干渴，狂言乱语，浑身壮热及中诸毒。寒水石半斤，烧半日，净地坑内盆合，四面湿土壅起，候经宿取出；甘草末、天竺黄各二两；龙脑二分。右都研，拌合一处，同研三五百遍后，用糯米粥，先以生绢隔却粗末，只用汁和丸，如弹子大。每服将生姜、蜜水磨下半丸。如中药毒，入板蓝根汁同服。小儿一丸分四服，更少入腻粉（《普济方》卷一百三）[9] 352。

按：腻粉即轻粉，出《本草拾遗》，为粗制氯化亚汞结晶。辛寒，有大毒。外用治疥癣、疮毒；内服治水肿、鼓胀、大小便不利，过量、久服易中毒，引起心、肝、肾损害。今已少用。

2. 疟

（1）疟丹。砒霜、黄丹、砒黄各一钱，阿魏一皂子大，赤小豆三十五粒，豆豉七个，绿豆五十粒，皂面三钱七分。右先洗豆，软后于乳钵内烂研，便入诸药，更研二三十遍令匀。旋滴水丸，得为度。每一料药，可以作丸五十丸以来。临欲发时，猪肉汤下一粒（《普济方》卷一百九十七）[9] 2755。

（2）疟丹。雄黄豆二百粒，细小者是，浸三五日，候软烂研如糊，砒霜一钱研如面。右合丸如梧子大，取重五日合最好。不及，即四时八节皆可。以朱砂为衣，切须珍惜，不可令师、僧、女人、鸡、犬、猫儿见。合成又须洁净功德人收掌。如有患者，不计年月，只消两月。其药慎不可早服，须候发，浸晨取井华水，面向东吞下一丸讫。更候将欲发时，再用新汲水吞下一丸，并不嚼破。如女人患，即令丈夫与安药口内吞之（《普济方》卷一百九十七）[9] 2755。

按：唐时用砷类药物治疟之方甚少。本方用砒霜，主成分三氧化二砷，辛酸、大热、有大毒，用之不当则中毒，严重者可以致死。

3. 痢、霍乱

（1）桂枝散。治时疾疟痢，官桂、甘草、青橘皮去瓤，干姜炮，牵牛子生用，以上各等分，右为散。每服一钱，水一盏，煎至七分，热吃。早晨常一服，诸疾不生。如患者逐日早、夜五服，取安为度。莫忌，频频服（《普济方》卷二百）[9] 2831。

（2）止痢法。肉豆蔻一枚，诃子三枚炮、去核，右为散。每服一钱，空腹米饮调下（《普济方》卷二百一十）[9] 3075。

（3）木香热呷散。治一切泻痢。木香半两，肉豆蔻一斤去皮湿纸裹炮，肉桂去无味一分，陈橘皮一分，紫花术湿纸裹煨二分，甘草炙半分。右为散，每服一钱，水六分，煎五、六沸，倾下热呷。如霍乱吐下不止，入薄荷二叶同煎热呷（xiā，喝）。忌生、冷物（《普济方》卷二百七）[9] 3022。

（4）人参散。治霍乱吐逆及痢并脚转筋。人参去芦头，于白术、木瓜干者，各一两，姜炮半两。右为散，每服三钱，以水一中盏，入生姜半分，煎至五分，去滓，不计时候，温服（《普济方》卷二百五）[9] 2005。

4. 脚气、瘴毒脚气

（1）治脚气虚肿干泻方。京芎、羌活、萝卜子。右等分为散，每服二钱。先用绿豆一合，蒜大者五瓣，生姜七片，以水同煎，罨至烂。去姜、蒜，先吃豆一半，后便用豆汁调散，次服相去更余，吃余豆压之（《普济方》卷二百四十四）[9] 3976。

（2）治风毒脚气吐逆方。延胡索一两炮，蓬莪术一两半，蚌粉四两醋炒。右为散。炒黑豆令香熟，水煎三、五沸，入姜少许，更煎一、两沸，取汁，调一钱服之（《普济方》卷二百四十一）[9] 3919。

（3）治五脏风毒脚气心腹胀满方。附子炮，川芎、当归、桂心、木香、槟榔、陈橘皮、萝卜子，右等分为散，内萝卜子取仁别研，相和。更与诸药再研令匀，空心调酒下（《普济方》卷二百四十一）[9] 3920。

（4）四生丸。治腰膝骨节毒风，行履不得。川狼毒、黑附子、海桐皮、天南星，右等分，生用为末，头醋煮糊为丸，绿豆大，每服十丸。盐汤或冷酒送下《普济方》卷二百四十一）[9] 3920。

（5）治风毒脚气遍身疼方。芸苔子、天南星、乌头，右等分为散，以姜汁调涂脚心，觉体暖，便洗之（《普济方》卷二百四十六）[9] 4044。

按：芸苔子为十字花科植物油菜的种子，以含有大量芥酸为特点。《本草纲目》："治小儿惊风，贴其顶囟则引气上出也。"本方以姜汁调药粉，贴敷足心涌泉穴，为一种灸法。

（6）治瘴毒所侵，才觉脚气急疗方。黑豆二合，杉木节半两炒，生姜半两炒，童子小便半大盏，右各炒后，便入小便浸良久，以水同煎三五沸，滤去滓，适口服之，其疾立定，续用后药（《普济方》卷二百四十六）[9] 4036。

（7）橘皮、半夏、枳壳、麻黄、狼毒、茱萸，右等分为散，空心热水调下三钱（《普济方》卷二百四十六）[9] 4036。

按：主治同上条，两条均无方名。

（8）治瘴毒及脚气心狂者。黄芩、铁华粉各一两，牡蛎二两，黄丹半两炒令黑色，入地坑内三日，右为散，每服用淡竹沥调一钱服之（《普济方》卷二百四十六）[9] 4030。

（9）治忽中瘴毒及风毒脚气冲心闷绝方。硫黄、乌药、杉木节、诃子皮、青橘皮各半两，肉豆蔻、槟榔（缺分量），右为散。每服一钱，小便二盏，入生姜二两拍破，黑豆三合

岭南医药启示录

同煎，取半盏，分为二服，空心午时服。忌羊肉、鹅、鸭等物（《普济方》卷二百四十六）[9]4031。

（10）治瘴毒心间痞闷、元脏气虚方。乌药、蓬莪术、白术、青橘皮、白敛、高良姜、枳壳去瓤炒，等分。右捣罗为散，每服更入茴香末一匙，以温酒同调一钱（《普济方》卷二百四十六）[9]4031。

5. 治风方

（1）枇杷饮。一名枇杷煮散。治三焦风壅，五脏虚弱，偏身风气劳闷，手脚风毒气，寒热烦躁。通心神，健脾胃，益肾脏，正元气，止逆进食。枇杷叶炙去毛、木香、木通剉、大腹皮剉、诃梨勒皮各二两，桔梗剉炒、五味子、厚朴去粗皮生姜汁炙、鳖甲去裙襕醋炙、白芷、防风去叉、茯苓去黑皮、当归、泽泻、京三棱煨剉，各半两，白术、藿香叶、人参各一两一分，前胡去芦头（缺分量）、半夏汤洗七遍切焙一两、芍药、甘草炙剉、枳壳去瓤麸炒、牡丹皮、知母焙各一分。右粗捣筛，每服四钱匙，水一盏半，入生姜三片，大枣一枚擘破，煎至八分去滓热服，空心食前服。如要作药粥吃，用时用水一升，粟米一匙，药末二钱，候熟，次下药末，同煎至五分，带热服之（《普济方》卷一百五）[9]404。

（2）乌头丸。大补暖，疏风治气，空心常服，即无诸疾。川乌头一斤（以川中无积草者，先以黑豆一斗，用水与乌头同煮，水干，旋添汤，煮豆烂为度，去头不用，乌头去皮脐，以竹刀切作片，用盐四两，汤化为水，与乌头同煎烂，研成膏子，乃用后药）、肉豆蔻四斤、沉香一两、破故纸一两微炒、巴戟天一两去心、海桐皮二两、牛膝二两半、茴香二两微炒、甘草半两、天麻一两半、虎胫骨一两、槟榔一两，右为散。入乌头煎，搅和入臼内杵捣。临时看硬软，入

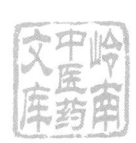

少许蒸饼，丸如梧子大，每日空心盐汤或温酒下二十丸，煎乌头或用青盐炒更妙（《普济方》卷二百二十）[9] 3391。

6. 治脾胃病

温脾暖胃散。陈橘皮、白术、厚朴各一两，右为散。每服一大钱。水一盏，入姜枣同煎至七分，空心温服（《普济方》卷二十二）[9] 550。

7. 解毒方

二珍散。专解一切药毒。天南星三两为末；黄牛胆大者一枚取汁，若收得阴干，用时用暖水浸软用。右和丸如鸡头（指芡实）大，阴干。遇中毒者，先同汗袜，水澄清半盏，入盐少许，磨下一丸或和服即差。如吐利后气满，即服平胃散助之。此药但头与腹未裂并可治（《普济方》卷二百五十一）[9] 4153。

8. 五官病方

（1）点眼方。脑子、砂糖各一钱，黄连末半钱，铜青飞过水浸半钱，炉甘石末三钱，右入糖一处研匀，罐儿盛了。点时以少许点眼头，用水一盏，铜箸洗之（《普济方》卷八十三）[9] 860。

（2）嗜鼻方。川芎、甘草、细辛、桔梗、蝎梢七个、龙脑薄荷叶，右各二钱重，为末，再入乳钵内研细，入雄黄一钱重研匀，方可用。嗜鼻药明眼又去头风（《普济方》卷八十三）[9] 860。

（3）蚰蜒入耳方。麻油四两、板蓝根二两油内浸五日，取出板蓝根不用。取鸡冠血、乌驴乳各少许，同入油中。如蚰蜒入左耳，紧塞右耳，向左耳灌药少许。若经年有蚰蜒子者，先于耳内灌药少许，后用药以手从额揩至顶，遂即覆盖卧定，由蚰蜒化为黄水流出即瘥（《普济方》卷五十五）[9] 278。

三、石刻"广南摄生论养气汤方"

桂林南溪山刘仙岩摩崖石刻"广南摄生论养气汤方"，为宋人吕渭于宣和四年（公元 1122 年）所刻，文为：

"□（为缺字，下同）附子圆实者去尽黑皮微炒秤四两，□黄汤洗浸壹宿用水淘去灰以尽为度焙乾秤二两，甘草炙秤壹两，上三味同捣罗成细末每服壹大钱入盐点空心服。"

宋皇佑至和年间（公元 1049~1055 年），刘君锡以事窜岭南，至桂州遇刘仲远先生口授此方。仲远是时已百余岁。君锡服此汤间关岭表数年，竟免岚瘴之患，后还襄阳，寿至九旬，尝云闻之仲远曰：凌晨盥栉讫，未得议饮食，且先服此汤，可保一日无事；旦旦如此，即终身无疾病矣。宣和四年上巳日，朝请郎提举广南西路常平等事晋江吕渭记。"

按：征诸宋人笔记，缺字应为"香"与"姜"。《志雅堂杂抄》卷八载："香附子四两，去黑皮，微炒；片子姜黄，汤浸一宿，洗净一两，甘草一两。各炒细末，入盐点，避岚瘴之气，极妙。"《是斋百一方》收载时，改名为"不老汤"。《广南摄生论》即《广南四时摄生论》，"养气汤方"应是此书佚方。但作者曾认为缺字当为"生"与"大"，即认为是附子、大黄，寒热互用的防瘴养生方剂。

四、启示

《广南四时摄生方》，从宋代朝野重视的情况看，它是唐人郑景岫撰写的一本普及型的疾病防治手册。我们可以从部分佚文中了解它的一些特点：一是以岭南多发疾病为重点，涉及各科，而且一方常适用多种病症；二是以丸、散、膏、丹剂型为主，且有外用方，应用起来十分方便；三是药物多

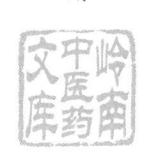

为一般药物，而且重视炮制，制备过程写得十分清楚，便于各地自行制备。实际似是对宋代《太平惠民和剂局方》起了先驱作用。

参考文献

[1] 欧阳修.新唐书：艺文志 [M] // 二十五史：6.影印本.上海：上海古籍出版社，1986：4293.

[2] 丹波元胤.中国医籍考 [M].北京：人民卫生出版社，1956：705-707.

[3] 郑樵.通志略 [M].影印本.上海：上海古籍出版社，1990：684.

[4] 脱脱.宋史：艺文志 [M] // 二十五史：7.影印本.上海：上海古籍出版社，1986：5828.

[5] 吴粤昌.岭南医徵略：郑景岫 [M].广州：中华全国中医学会广州分会，广州市卫生局，1984：9.

[6] 陈邦贤，严菱舟.中国医学人名志 [M].北京：人民卫生出版社，1955：220.

[7] 李焘.续资治通鉴长编 [M].影印本.上海：上海古籍出版社，1986：817.

[8] 冯汉镛.古代秘方遗书集 [M].成都：四川科学技术出版社，1992：201-207.

[9] 朱橚.普济方 [M].北京：人民卫生出版社，1982.

第十节　唐临与《脚气论》

一、唐临传略

唐临（公元 600~659 年），新、旧《唐书》均有传 [1-2]，京兆长安（今西安）人，字本德。初侍太子李建成，太子废，出为万泉丞。时县有轻囚十数人，适逢春雨，临竟出囚，令归家耕种，约时归狱，不缺一人，因而知名，迁侍御史。后奉使岭外，按交州刑狱，申叩冤系三千余人，累转黄门侍郎。

高宗时为大理寺卿，断狱无冤滥。唐永徽元年（公元 650 年）任御史大夫。唐永徽三年（公元 652 年）为刑部尚书，参与修撰《唐律疏议》。历兵部、度支、吏部三尚书。唐显庆四年（公元 659 年）坐事贬潮州刺史，卒于任上，年六十[3]（见图 2-10-1）。著有《冥报记》，大行于世。医学著作《脚气论》，志书未见记载，唯《外台秘要》、《医心方》[4] 载有多条佚文（见图 2-10-2）。《外台秘要》关于三家脚气论还有

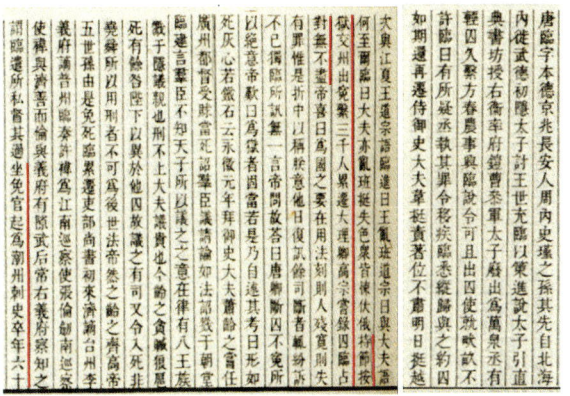

图 2-10-1　《新唐书·唐临传》曾持节按狱交州，后坐贬潮州刺史，卒于任内

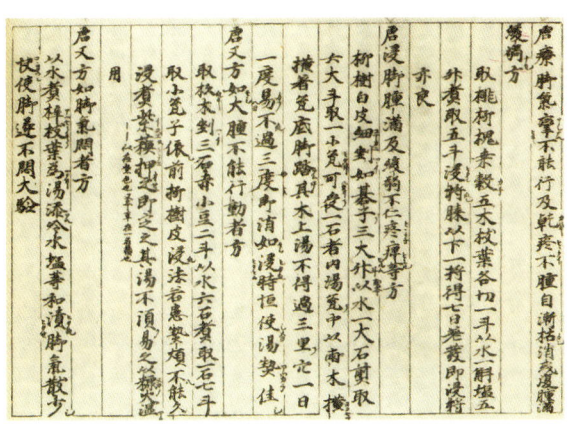

图 2-10-2　日本《医心方》中载唐临《脚气论》多条

215

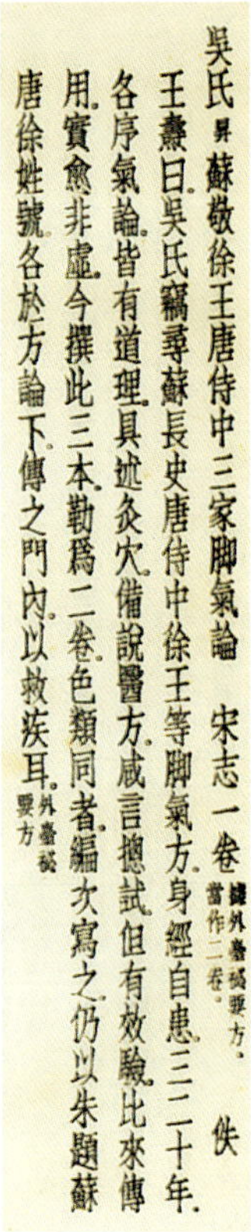
吳氏 吳 蘇敬徐王唐侍中三家脚氣論 宋志一卷 據外臺秘要方。當作二卷。 佚
王燾曰。吳氏竊尋蘇長史唐侍中徐王等脚氣方。身經自患三二十年。各序氣論。皆有道理。具述灸穴。備說醫方。咸言總試。但有效驗。比來傳用。實愈非虛。今撰此三本。勒爲二卷。色類同者。編次寫之。仍以朱題蘇唐徐姓號。各於方論下。傳之門內。以救疾耳。外臺秘要方

图 2-10-3 《中国医籍考》吴氏辑苏徐唐三家脚气论

一段成书经过的叙述：“吴氏窃寻苏长史、唐侍中、徐王（徐思恭）等脚气方，身经自患三二十年，各序脚气论皆有道理，具述灸穴，备说医方，咸言总试，但有效验。比来传用实愈非虚。今撰此三本，勒为二卷。色类同者，编次写之，仍以朱题，苏唐徐姓号，各于方论下传之门内，以救疾耳。”[5]4（见图 2-10-3）吴氏，不知何许人。

二、唐临《脚气论》佚文

唐临《脚气论》早佚，今从王焘《外台秘要》、日人丹波康赖《医心方》中辑出有关佚文，可见概貌。

1. 防部病因

唐侍中论云：“凡脚气病者，盖由暑湿之气，郁积于内；毒厉之风，吹薄其外之所致也。”[4]179

2. 形候

唐临论云：“此病形候大同小异，或脚冷疼痹，或行忽屈弱，或两胫肿满，或脚渐枯细，或心中忡愦，或少腹不仁，或举体转筋，或见食呕逆，或胃满气急，或偏身酸痛，皆脚气候也。”[4]180

“此病胁满气上，便煞人。急者不全日，缓者或一二月。初得此病，便宜速治之，不同常病也。”[4]181

3. 预防

（1）“苏唐豉酒：若能常饮此酒，极利腰脚。岭南常服此

酒必佳，及卑湿处亦准此。又恐有脚气似着，即宜服之。方：香豉三升，美酒香者一斗，右二味，先取香豉三升，三蒸三暴干，内一斗酒中，渍三宿，便可饮，随人多少，用滓敷脚良"[5] 19。

按：《医心方》中名为"徐豉酒"，内容完全相同，并谓"葛氏同之"。查王焘《外台秘要》早于《医心方》，此酒应以"苏唐豉酒"为正，有可能来自《葛氏方》。

（2）"大豆新者一斗，九蒸九暴，右一味，以美酒三斗渍三宿，便可随性多少，饮尽复作，常服甚佳。"[5] 19

按：此方与前方大致相同，用大豆不用豉。

（3）"香豉三升，犀角八两末之，右二味，其豉如前，用一生绢袋贮，用好美酒九升渍之五日许。其犀角末散著袋外。每服常搅，令犀角味入酒中，服三合，量性增减，日三服。其酒夏季勿作多，恐坏。可用此方，豉三合、橘皮、生姜、葱细切，任意调和，先熬油令香，次下诸物熬熟，以绵裹内铛中著酒，任意性饮之。"[5] 19

按：上述三方，药味经加温后，硫胺素可能多有破坏。

4. 治方

唐临除内治方外，喜用外治方。

（1）脚气初起 "唐方，以酒糟一斗，和盐，分作二分，炒令热，将故袜乳裹铺之，冷便易，以肿消为度。"[4] 184

按："乳裹铺之"，是将药摊成泥状涂袜腰上裹敷。

（2）"疗脚气挛不能行，及干疼不肿，自渐枯消，或复肿满缓弱方：取桃、柳、槐、桑、榖五木枝叶，各切一斗，以水一斛，盐五升，煮取五斗，浸将膝以下，⋯⋯捋得，七日差。发即浸捋亦良。"[4] 184

按："榖"指桑科植物楮树，亦称榖树。

（3）"浸脚肿满及缓弱不仁疼痹等方。柳树白皮，细剉如棋子，三大升（或本作斗），以水一大石，煎取六大斗，取一小瓮可受一石者，内汤瓮中，以两木横横着瓮底，脚踏其木上，汤不得过三里穴，一日一度易，不过三度即消。如浸时恒使汤热佳。"[4]184

（4）"大肿不能行动者方。取杉木，剉三石，赤小豆二斗，以水六石，煮取一石七斗。取小瓮子，依前柳树皮浸法，若患热烦不能久浸者，紫苏押之即定之，其汤不须易之，以糠火温用。"[4]184

（5）"脚气闷者方。以水煮梓枝叶为汤，添冷水、盐等，和渍脚，气散少快，使脚遂不闷，大验。"[4]184

（6）"熏脚气法。右以笼两具，以石灰摩捣泥，裹，安二寸灰，灰上着炭火，火上着二寸灰，灰上着好盐，以脚踏上。"[4]185

（7）"疗手足肿满洪直者大豆煎方。大豆一升净择，穀树皮一握，橘皮三两，桑根白皮二握，紫苏茎一握。先以水四斗煮大豆，取二斗汁，去滓，待清。别以清酒七升，共豆汁合煮前件药，取七升，分为三服。如气力强者，日别两三服；力弱者，旦服，极验。肿消后忌食大酢。"[4]185

（8）"疗气肿上至腰，小便涩，诸药不效宜服方。葶苈子二两碎，大枣十四枚去核，右以水三升，煮取二升八，三服。"[4]185

（9）"若脚气屈弱或不能语者，宜服此金牙酒，此酒最为脚气之要。金牙碎绵裹，细辛、莽草炙、干地黄、干姜、防风、附子炮、蛇床子、蒴藋、升麻各四两，人参三两，独活、牛膝、石斛各五两。右十四味，以酒四斗渍之七日，饮二三合，稍加之，以知为度，此酒最为脚气之要，忌如药

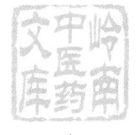

法。"[4]186

按：方中莽草与《千金要方》、《千金翼方》、《肘后方》同，李时珍称为"鼠莽"，《本草经》亦称莽草，今人认为是木兰科植物狭叶茴香，是有毒植物。金牙是一种矿石，常烧淬去毒入药。古方有大、小金牙酒，大、小金牙散，主要用于风毒脚气、瘴气之类。唐临金牙酒与古方个别药味不同。

（10）"犀角汤疗肿已消，犹遍身顽痹，毒气已入冲心闷吐逆不下食，或肿未消仍有此候者，先服此方，大验。犀角二两，大枣七升（二七）枚、碎，香豉一升、绵裹，紫苏茎一握，生姜二两。右以水八升，取二升八合，分三服，相去十里，频服三剂，以气下为度。"[4]187

（11）"气上急闷欲绝者服生姜汁方。右，生母姜合皮，捣取二升许汁，平旦温顿服之，立差。"[4]186

按：生姜富含硫胺素，每 100g 中含 0.09mg。

（12）"若气急攻心，此方甚散气，极验。大槟榔七枚，生姜二两，橘皮、吴茱萸、紫苏、木瓜各一两，右以水三升，煮取一升三合，分再服。"[4]187

（13）"疗苦脚气攻心，此方甚散肿气，极验。大槟榔七枚合子碎，生姜各二两，橘皮、吴茱萸、紫苏、木瓜各一两，右六味切，以水三升煮取一升三合，分再服。"[6]2

按：上述两条内容基本相同，只是文字略有差异，似是同一方剂。

（14）"唐侍郎大续命汤主手足挛急及不随。此方疗苦脚气上，又中风，四肢壮热如火，挛急或纵不随，气冲胸中方：当归二两，芎䓖、桂心各一两，麻黄去节二两，芍药、石膏各一两，生姜三两，人参一两，防风二两，黄芩一两，杏仁四十枚，甘草炙一两。右十一味切，以水九升煮取三

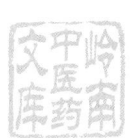

升，去滓，分四服。"[5] 11

（15）"葶苈丸疗水气及脚并虚肿方。葶苈子七分、生用；牵牛子，泽漆叶，海藻洗去咸、炙，昆布如上炙，桑根白皮炙，甘遂熬，椒目，郁李仁去皮，各三分；桂心一分：右十味，捣筛，蜜和为丸，如梧子，一服十五丸，日再服，加至二十丸。其药用桑白皮切五合，赤小豆一合，通草一两切，水二升，煮取一升下药。"[6] 3

（16）"疗上气槟榔汤方。槟榔二七枚，杏仁四七枚，去皮尖，捣，右二味；以小便一大升，煮取半升，分为二服，相去五六里许。此方甚下气，一日一服之佳。如腹中欲须利，槟榔并子搥碎如前，煎取汁服之，即快利也。"[6] 4

5. 灸方

"苏唐云：凡脚气发，有阴阳表里，当随状疗之，不可要依古方也。患阳疗阴、病表救里，皆为重虚、重实，危殆甚也。若病从阴发，起两足大指侧，向上回胫内及股里，顽痹不仁，或肿先发于此者，皆须随病灸疗。须灸复溜、中都、阴陵泉、曲泉等诸穴。灸先从上始，以次向下，引其气使下，各灸二十壮。自后隔日七壮，取差止。余穴皆依此。若病从阳发起，两足小指傍外侧向上，循胫外从绝骨至风市顽痹不仁，或肿起于此者，须灸阳辅、绝骨、阳陵泉、风市诸穴。灸数及从上向下，皆依前法。若气毒兼行表里者，乃可量其轻重，随灸膏摩之。若上下遍发，不知的处者，宜灸上廉、下廉、条口、三里，各灸一二处，以通泄之。其用药内攻，各量病投药也。逐遍苦处，恒使灸疮不差为佳。风气都除，乃随疮瘥。瘥后瘢色赤者风毒尽，青黑者犹有毒气，仍灸勿止。待身体轻利，然后可休矣。"[4] 189

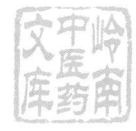

按：又一本云：常须灸三里、绝骨，勿令疮差佳。"[4]189 原文介绍常用穴位：阳陵泉、绝骨、风市、昆仑、阳辅、上廉、下廉、条口、太冲、犊鼻、膝目、曲泉、阴陵泉、中都、复溜、少阳（在内踝后一寸，动筋中是）、三阴（在内踝上八寸，骨下陷中是）、阴蹻（在内踝下，向前宛宛中是）、承筋、承山、涌泉。率多根据苏徐之说。"右件穴并要，不总能灸，其最要有三里、绝骨、承筋、太冲、昆仑、涌泉，患者不可不灸。"[4]190

"凡患脚气，法皆是春发，夏甚、秋轻、冬歇。大法春秋宜灸，冬差可行，夏都不可。夏既疮败，又不得着衣，风冷因入，及更增病。冬时血涩又迟，天理急，不得已，无药物处可灸一二穴，不可遍体多灸也。凡脚气病，大（不）论毒从下上，亦从上向下者，或云灸上毒便止，误矣。比见毒气攻处疼痛如刺，随病即灸，火彻便瘥，不拘上下。凡所冲如贼欲出，得穴即出，岂在大门也。风气所攻，亦复如是。皆此经试，万不失一，必不为忤耳。"[4]190

6. 将息法

（1）"论云：姑息脚气法，依此消息必得气愈。第一忌嗔，嗔即心腹烦，心腹烦即脚气发动。第二忌大语，大语即损肝肺，肝肺损亦发动。又不得露脚，当风入水，以冷水洗脚，脚胫尤不宜冷。虽暑月常恒须着绵袴。至冬寒倍，令两脚胫温暖，微有汗是大佳之法。依此将息，气渐得薄损。每至丑寅日割手足甲（剪指、趾甲），丑日手甲，寅日足甲。亦宜十二日一度割，割少浸罅太去气。又数须用梳拢头，每梳发欲得一百余梳，亦太去气。每旦长展脚；坐，手攀脚七度。令手着脚指，渐至脚心。极踏手用力极攀脚。每日如此，脚气亦不伤人。若头面及项，少似热气上，即露背膊取冷，使腰脊冷，其背膊令极冷，然后着衣，必须如此姑息，必渐差。若不姑息，立见危殆，困笃转加，易发动便致性命焉。洗面及脚，皆须热汤。小添冷水洗之。"[4] 182、[5] 6

（2）"凡脚气病人，不能永差，至春夏还复发动，夏时腠理开，不宜卧睡。睡觉令人按捋，勿使邪气稽留。数劳动关节，常令通畅，此并养生之要，拒风邪法也。寻常有力，每食后行五百步，罢倦便止，此脚中恶气随即下散，虽浮肿，气不能上也。"[5] 6

（3）"又不得食酸饭"。[5] 6

（4）"苏唐论云：醉酒房室，久立冷湿地，船行水气，夏月屋中湿气，热蒸气，劳剧，哭泣，忧愤，如此等类，好使气发也。"[4] 191

（5）"又云：不用乘马，若能步行、劳动，其脚气自然渐差。"[4] 191

（6）"又云：昼日莫多卧，须力起遨游，舒畅情性，勿恣睡也。"[4] 191

（7）"苏唐论云：不宜食面，羊肉、萝卜、葵、蔓青、韭，又云：不得食酢饼"[4] 191

（8）"苏唐云：常宜食犊肉、犊蹄、鲤鱼、鳢鱼、猪肉、兔肉、葱、芥、薤、韭等及猪肝、肺。食法：先汤中爚（yuè，煮），使才熟，切作脔，以酱汁和水，并着一抄半葱、姜、椒，煮令极熟。每日下饭，大大补益，得消脚气。生姜、葱、豉、蒜常食大佳。"[4] 191

三、启示

唐临是唐初太宗、高宗时的高官，曾两度来岭南道。一次是正值盛年，奉使岭外按交州刺史李道彦等申叩冤系三千

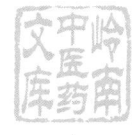

222

余人案；另一次是晚年，坐事贬为潮州刺史，卒于任内。这位当过三尚书的官员，一生清廉，治狱审慎，在岭南历史中未能留下更多遗迹。唯留有《苏唐徐三家脚气论》一书，其中唐临《脚气论》，我们从《外台秘要》与《医心方》中辑得佚文数十条，可以看出他对脚气的防治贡献很大。这部书未必一定是在岭南所作，但也包含有岭南脚气防治的诸多内容。辑录研究唐临防治脚气的经验是有意义的。

唐临《脚气论》的特色在于他主张综合治疗。病因上认为是内有"暑湿"，外有"毒疠之气"搏击。"形候"已论述到神经、肌肉、心脏、水肿和浆液渗出等方面。其"治法"已发展了葛洪的经验，他倡导预防、体育运动，重视饮食治疗。提出"生姜、葱、豉、蒜，常食大佳"，鼓励食㹨肉、㹨蹄、鲤鱼、猪肉、兔肉、葱、芥、薤、韭等，方中也常用大豆、赤小豆等富含硫胺素的食物，不能不说其甚为高明。另外，他特别重视用桃、柳、槐、桑、楮、梓、杉或松等枝叶皮等煎水渍足，内病外治；用葶苈大枣泻肺汤等强心泻水。在针灸治法上，也较葛洪前进一步，主张辨证施灸。

参考文献

[1] 刘昫.旧唐书 [M] // 二十五史：5.影印本.上海：上海古籍出版社，1986：3814.

[2] 欧阳修.新唐书 [M] // 二十五史：6.影印本.上海：上海古籍出版社，1986：4555.

[3] 中国历史大辞典隋唐五代史卷编纂委员会.中国历史大辞典：隋唐五代史 [M].上海：上海辞书出版社，1995：639.

[4] 丹波康赖.医心方：卷八 [M].影印本.北京：人民卫生出版社，1955.

[5] 王焘.外台秘要：卷十八 [M].石印本.上海：上海图书集成印书局，1898：1-19.

[6] 王焘.外台秘要：卷十九 [M].石印本.上海：上海图书集成印书局，1898：1-8.

第十一节　王方庆与《岭南方》、《随身左右百发百中备急方》

一、王方庆传略

王方庆（公元？~702 年），唐雍州咸阳（今陕西）人，周少司空泉公褒之曾孙。十六岁起家为越王府参军。唐永淳中（公元 682~683年）累迁太仆少卿。“武后临朝，拜广州都督。广州地际南海，每岁有昆仑乘舶以珍物与中国交市。旧都督路元睿，冒求其货，昆仑怀刃杀之。方庆在任数年秋毫无犯。又管内诸州首领，旧多贪纵，百姓有诣府称冤者，府官以先受首领参饷，未尝鞫问。方庆乃集止府僚，绝其交往。首领纵暴者，悉绳之。由是境内清肃。当时议者以为有唐以来治广州者，无出方庆之右。有制褒之曰：朕以卿历职著称，故授此官，既美化远闻，实副朝寄。今赐卿杂彩六十段并瑞锦等物，以彰善政也”[1] 3824（见图 2-11-1）。万岁通天元年（公元 696 年）任鸾台侍郎，同平章事，明练朝章，尤精《三

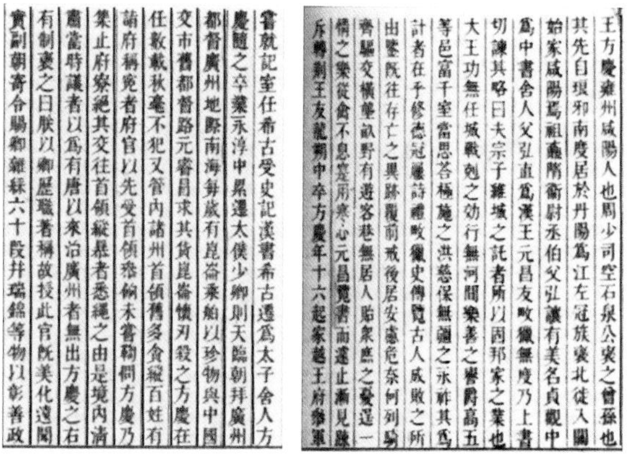
王方慶雍州咸陽人也周少司空石泉公褒之曾孫也
其先自琅邪南度居於丹陽爲江左冠族褒北徙入關
始家咸陽焉祖鼒隋衛尉丞伯父弘讓有美名貞觀中
爲中書舍人父弘直爲漢王元昌友數諫無度乃上書
切諫其略曰夫宗子維城之託者所以固邦家之業也
大王功無任城戰勉之効行無河間樂善之譽爵爲五
等邑富千室當思答極施之洪慈保無疆之永祚其爲
計者在乎修德冠屨詩禮畋獵史傳覽古人成敗之所
由鑒既往存亡之異跡覆前戒後居安慮危奈何列騎
齊驅交橫華畝野有遊客巷無居人貽衆庶之發逞一
情之樂從禽不息寔所寒心元昌覽書而遂止漸見疏
斥轉荆王友龍朔中卒方慶年十六起家越王府參軍
嘗就記室任希古受史記漢書希古遷爲太子舍人方
慶隨之卒業永淳中累遷太僕少卿則天臨朝拜廣州
都督廣州地際南海每歲有崑崙乘舶以珍物與中國
交市舊都督路元睿冒求其貨崑崙懷刃殺之方慶在
任數載秋毫不犯又管內諸州首領舊多貪縱百姓有
詣府稱冤者府官以先受首領參餉未嘗鞫問方慶乃
集止府僚絕其交往首領縱暴者悉繩之由是境內清
肅當時議者以爲有唐以來治廣州者無出方慶之右
有制褒之曰朕以卿歷職著稱故授此官既美化遠聞
實副朝寄今賜卿雜綵六十段并瑞錦等物以彰善政

图 2-11-1　《旧唐书》武则天拜王方庆为广州督都，治广州无出方庆之右者

礼》。后以老疾迄闲职，授麟台监，修国史（见图2-11-2）。长安二年（公元702年）卒。

二、学术成就

著有杂书二百余卷，又有门人所编《杂礼问答》。医药著作今存《园林草木疏》[2]；《岭南方》、《随身左右百发百中备急方》、《王方庆新本草》、《针灸服药禁忌》等多部医药针灸著作，佚。

1.《岭南方》

志书不见，主要见于《证类本草》佚文数条[3]，其中均为苏颂《图经本草》（简称《图经》）所引，介绍石泉公王方庆所云。《本草纲目》亦有引用。其著作时间不清，可能为去广州为官之前所集，也有可能在广州任内所搜集，只能见其一斑，无法见其全貌。既曰《岭南方》，似当以岭南经验为主（见图2-11-3）。

（1）人参条。《图经》曰："陶隐居百一方云：霍乱余药乃可难求，而治中丸、四顺、厚朴诸汤不可暂缺，常须预合，每至秋月常蓄（jī，粉碎）。自隋唐石泉公王方庆云：治

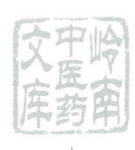

图 2-11-2　任鳞台令时所修备急方与张文仲、元希声备急方相互引用（《中国医籍考》）

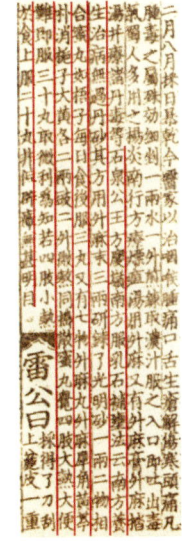

图 2-11-3　《图经本草》载王方庆《岭南方》多条

中丸以下四方，不惟霍乱可医，至于诸病皆疗，并须预排比也。其三方者，治中丸、四顺汤、厚朴汤也。四顺汤用人参、附子、炮干姜、甘草各二两切，以水六升煎取二升半，分四服，若下不止，加龙骨二两，若痛加当归二两。"[4] 146

（2）厚朴条。《图经》曰："陶隐居治霍乱厚朴汤：厚朴四两炙、桂心二两、枳实五枚、生姜三两，四物切，以水六升，煎取二升，分三服。唐石泉公王方庆《广南方》云：此方不惟霍乱可医，至于诸病皆疗，并须预排比也。此方与治中汤等并行。"[4] 324

（3）升麻条。《图经》曰："石泉公王方庆《岭南方》服乳石补壅塞法云：南方养生治病，无过丹砂。其方用升麻末三两研，炼了光明砂一两，二物相合，蜜丸如梧子，每日食后服三丸。又有七物升麻丸：升麻、犀角、黄芩、朴消、栀子、大黄各二两，豉二升，微熬同捣散蜜丸。觉四肢大热，大便难即服三十丸……非但辟瘴，兼甚明目。"[4] 158

（4）胡麻条。《本草纲目》载："吐解蛊毒方：以清油多饮，取吐。"[5] 1440

按：清油即芝麻油。

（5）东壁土条。《本草纲目》载："《岭南方》治瘴疟香椿散内用南壁土。近方治反胃呕吐用西壁土者。或取太阳离火所照之气，或服西方收敛之气，然皆不过借气，补脾胃也。"[6] 428

从上述引文可以看出，治霍乱三方，源出陶弘景氏《百一方》，王方庆有应用经验，并提出加减法。七物升麻丸是辟瘴方；治乳石补壅塞法，提到"岭南养生治病，无过丹砂"，说明唐代岭南对丹砂应用的广泛。

2.《随身左右百发百中备急》

十卷，佚书见于《旧唐书》本传，与张文仲所撰其目相类，唯卷帙不同。丹波元胤提出疑问，谓"岂文仲就方庆之书，节抄成编者欤？"[7]《旧唐书·张文仲传》讲到张氏文仲《随身备急方》撰写经过。文仲，则天初为侍御医，善疗风疾。"其后则天令文仲集当时名医共撰疗风气诸方，仍令麟台监王方庆监其修撰。文仲奏曰：风有一百二十四种，气有八十种，大抵医药虽同，人性各异，庸医不达药之性，使冬夏失节，因此杀人。唯脚气、头风、上气，常须服药不绝，自余则随其发动，临时消息之。但有风气之人，春末夏初及秋暮要得通泄，即不困剧。于是撰四时常服及轻重大小诸方十八首，表上之。文仲久视年（公元 700 年）终于尚药奉御，撰《随身备急方》三卷，行于代虔。"[1]4089《外台秘要》载《张文仲疗诸风方九首》，其序中说："元侍郎希声集张文仲方九首，奉勅语张文仲等：诸患风气，医人处方多不同，可共诸名医修一本进来，仍令殿中监王方庆专勾当臣。文仲言：臣准勅诸名医集诸方为一卷。……唯脚气、头风、大风、上气，此四色常须服药不绝。……臣所进此方，不问四时，皆得服，轻者服小方，重者服大方，药味虽同，行使殊别。"[8]

查《新唐书·艺文志》载张文仲《随身备急方》三卷，佚。《宋志》有元希声《行要备急方》一卷，佚。从《外台秘要》所言，可知它们与王方庆《随身左右百发百中备急方》的关系，有相互引用的可能。今《外台秘要》所存《张文仲疗诸风方九首》为元希声所集，有疗偏风及一切风的桑枝煎、疗风饮子、神方十九味丸（方仲云方）、特宜老人用之方、煮散方、疗一切风乃至十年二十年不差者方、寒水石

227

煮散方、五粒松酒方、酿酒法。其方适应证应包括岭南多发的脚气病。但元希声集方也不仅仅是张文仲方，还有其他方剂。如《外台秘要》在卷一、卷十五中都载有元希声疗风疹秘验方，卷十四载有元希声集疗瘫痪风神验方与张文仲疗瘫痪风方也不相同。

3.《园林草木疏》^[9]

载花卉，也谈及可食的葡萄，可沐发去垢的风皂荚，可药用的花椒。

（1）金灯。湿生，花开累累，明艳，垂条不自支，俗恶人家种之。

（2）蜀葵。一名茂葵，本（木）中葵也。花有重台者，红紫、蜜白、鲜丽多殊色。

（3）蔓胡桃。一作葡萄，或言蛮中藤子也。子甘滑如乳，霜风下溃。

（4）鬼皂荚。生江南地泽，如皂荚，高一二尺，沐之长发去垢。

（5）蒟蒻根。大如碗，至秋叶滴露，随滴生苗，细花轻艳，翻如黄蝶。

（6）金钱花。梁大同二年来中土，花黄重叠。鱼弘谓："得花胜得钱。"

（7）椒。枝条蕃蔚，子离离薮薮红，秋风白露中。段柯古谓："荑气好上，椒气好下。"

（8）野狐丝。多蔓生于闲庭幽砌，色白，花微红，大如粟米。

（9）牵牛。条缘竹木而上，花色如蓝蒨，风露沾洒，何限丽艳。

三、启示

王方庆博学好著述，其家藏书不减秘府。在医药学方面据《新唐书·艺文志》："王方庆新本草四十一卷，又药性要诀五卷，袖中备急要方三卷，岭南急要方二卷，针灸服药禁忌五卷。"[10] 他在岭南为官多年，造福一方，又对岭南医学有所研究。为官而集医方，应视为一种良好的风气。

参考文献

[1] 刘昫. 旧唐书 [M] // 二十五史：5. 影印本. 上海：上海古籍出版社，1986.

[2] 中国历史大辞典隋唐五代史卷编纂委员会. 中国历史大辞典：隋唐五代史卷 [M]. 上海：上海辞书出版社，1995：107.

[3] 冯汉镛. 古代秘方遗书集 [M]. 成都：四川科学技术出版社，1992：209.

[4] 唐慎微. 重修政和经史证类备用本草 [M]. 影印本. 北京：人民卫生出版社，1957.

[5] 李时珍. 本草纲目：第二册 [M]. 点校本. 北京：人民卫生出版社，1978.

[6] 李时珍. 本草纲目：第一册 [M]. 点校本. 北京：人民卫生出版社，1975.

[7] 丹波元胤. 中国医籍考 [M]. 北京：人民卫生出版社，1956：695.

[8] 王焘. 外台秘要：卷十四 [M]. 上海：上海集成印书局，1898：17-18.

[9] 王方庆. 园林草木疏 [M] // 陶宗仪. 说郛三种：说郛一百二十卷：八. 影印本. 上海：上海古籍出版社，1988：4817-4818.

[10] 欧阳修. 新唐书：艺文志 [M] // 二十五史：6. 影印本. 上海：上海古籍出版社，1986：4293.

第十二节 杨炎与《南行方》

一、杨炎传略

杨炎（公元727~781年）唐凤翔天兴（今陕西凤翔）人，字公南，人称"小杨山人"。新、旧唐书均有传。初为河西节度使吕崇贲幕僚，后召为司勋员外郎，迁中书舍人。元载为相时擢为吏部侍郎、史馆修撰。载被杀，贬道州司马。德宗立，复起用为门下侍郎，同平章事。唐建中元年（公元780年）废租庸调制，实行"两税法"，"炎兴岭表，以单议悟天子，中外翕然属望为贤相。"后弄权诬杀刘晏，德宗罢其为尚书左仆射。复为卢杞所陷，再贬崖州司马同正，未经百里，赐死（见图2-12-1）。年五十五[1-3]他在被贬途中，有诗曰："一去一万里，千知千不还。崖州何处在，生渡鬼门关。"不禁令人欷歔。

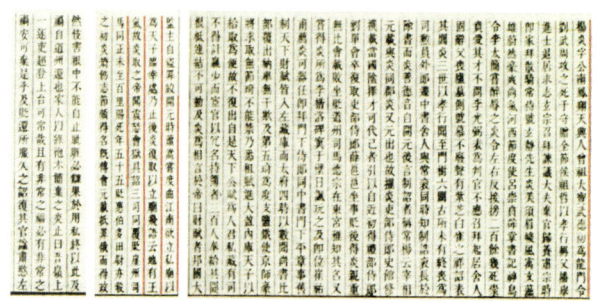

图2-12-1 杨炎贬崖州司马同正，未至，途中赐死

论者认为杨炎《南行方》为其被贬海南前所集。此书不见于志书，《证类本草》、《肘后方·附方》与《本草纲目》有引

230

用。近人冯汉镛氏对其佚文有所辑。今再查原文，大抵均为苏颂《图经本草》（简称《图经》）所云（见图2-12-2、图2-12-3）。

二、《南行方》佚文

（1）鲮鲤甲条。《图经》曰："杨炎《南行方》主山瘴疟，有鳞（应为鲮）鲤甲汤"，今人谓之穿山甲。

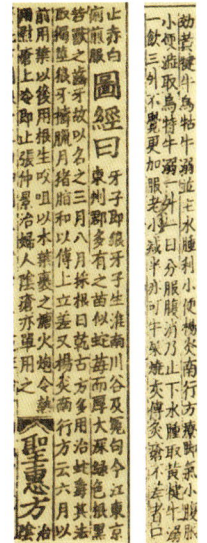

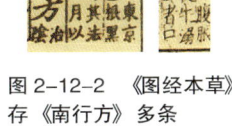

图2-12-2 《图经本草》存《南行方》多条

图2-12-3 《肘后备急方》亦存《南行方》

"鲮鲤甲又治吹奶，疼痛不可忍，用穿山甲炙黄、木通各一两，自然铜半两生用，三味捣罗为散，每服二钱，温酒调下，不计时候。"[4]454

（2）牛溺条。《图经》曰："杨炎《南行方》疗脚气小腹胀，小便涩，取乌特（应为牯，黑公牛）溺一升，一日分服，腹消乃止。下水肿，取黄犍牛（被阉割过的黄公牛）溺，一饮三升，不觉更加服，老小减半亦可。"[4]370

（3）蒲公英条。《图经》云："又捣以傅疮皆佳，又治恶刺及狐尿刺。摘取根茎，白汁涂之，惟多涂立差止。此方出孙思邈《千金方》，其序云：余以贞观五年七月十五日夜，以左手中拍背，触着庭木，至晓遂患痛不可忍，经十日，痛日深，疮日高大，色如熟小豆色。尝闻长者之论有此方，遂依治之，手下则愈，痛亦除，疮亦即差，未十日而平复。杨炎《南行方》，亦著有效云。"[4] 282 此方亦见于《肘后备急方》附方中，文字相同，惟"摘取根茎"，为"捣取根茎"。[5] 282

（4）升麻条。《图经》曰："杨炎《南行方》疗㿄疽汤用升麻，又有升麻膏、升麻濆汤，并疗诸丹毒等。"[4] 158、[5] 107

（5）牙子条。《图经》曰："牙子即狼牙子……古方多用治蛇毒，其法取独茎狼牙捣，腊月猪脂和，以傅上立差。杨炎《南行方》云：六月以前用叶；以后用根，生　咀，以木叶裹之，煻火炮令热，用熨疮上，冷即止。"[4] 258

按：牙子、狼牙即今之仙鹤草根芽。

（6）楮实条。《图经》曰："杨炎南行方治瘴痢，无问老少，日夜百余度者。取干楮叶三两熬，捣为末，煎乌梅汤服方寸匕，日再服，取羊肉末，纳谷道，痢出即止。"[4] 300《本草纲目》[5] 所载亦同。

三、启示

根据上述各方分析，杨炎《南行方》主要是辑前人效方，并以岭南山瘴疟及脚气为重点。如鲮鲤甲汤，《图经》只载名而未载药。《外台秘要·山瘴疟方一十九首》有《小品方》疗山瘴疟"陵鲤甲汤"，用陵鲤甲、乌贼鱼骨、鳖甲、常山、附子五味，酒渍饮[6]。治脚气饮乌牯溺方，可能源自《肘后方·风毒脚弱痹满上气方》，也有"饮乌牸牛溺二三升，使小便利，息渐渐消，当以铜器尿取新者为佳，无乌牛，纯黄者亦可取用之。"[7] 56 公英捣汁敷疮则来自《千金方》，升麻膏来自《肘后方》，用升麻、白蔹、漏芦、芒硝、黄芩、枳实、连翘、蛇衔、栀子、蒴藋（shuò diào）等十味，《经心录》同[8]。又"升麻濆方"，《千金方》有同名方，与《经心录》"大濆渍肿毒升麻汤方"，所用升麻、黄芩、栀子、

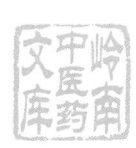

漏芦、蒴藋根、芒硝六味相同。用狼牙草治蛇咬伤，《外台秘要》第四十卷有崔氏方："取狼牙草，六月以前用叶；以后用根，生咬咀，以叶裹，煻火炮令热，用冷即易之。"[9] 至于"吹奶"一证，始于《肘后方》称"吹妳"，《诸病源候论》称"吹奶"，为乳痈初起，唐代论述不多。宋代《太平圣惠方》、《卫生易简方》所用治方，与杨炎《南行方》完全相同[10]，是传于后世的方剂。其他均为集前人和俚人之方。《南行方》可能是杨炎在被贬岭南前所集，古代岭南多处是蛮荒之地，成为朝廷流放"罪臣"最多之所，其中不乏有作为之人。贬官集方备用不失为推动发展岭南医学的一种特殊方式。

参考文献

[1] 刘昫. 旧唐书：杨炎传 [M] // 二十五史：5. 影印本. 上海：上海古籍出版社，1986：3888.

[2] 欧阳修. 新唐书：杨炎传 [M] // 二十五史：6. 影印本. 上海：上海古籍出版社，1986：4620.

[3] 中国历史大辞典隋唐五代史卷编纂委员会. 中国历史大辞典：隋唐五代史 [M]. 上海：上海辞书出版社，1995：331.

[4] 唐慎微. 重修政和经史证类备用本草 [M]. 影印本. 北京：人民卫生出版社，1957.

[5] 李时珍. 本草纲目：第三册 [M]. 点校本. 北京：人民卫生出版社，1978：2076.

[6] 王焘. 外台秘要：卷五 [M]. 上海：上海图书集成印书局，1898：7.

[7] 葛洪. 肘后备急方：卷七 [M]. 影印本. 北京：人民卫生出版社，1956：282.

[8] 王焘. 外台秘要：卷三十 [M]. 上海：上海图书集成印书局，1898：10.

[9] 王焘. 外台秘要：卷四十 [M]. 上海：上海图书集成印书局，1898：3.

[10] 金礼蒙. 医方类聚：第十分册 [M]. 点校本. 北京：人民卫生出版社，1982：713-714.

第十三节　柳宗元与《柳柳州救三死方》

一、柳宗元传略

柳宗元（公元 773~819 年），唐河东解县（今山西运城西南）人，字子厚，世称柳河东，亦称柳柳州，唐贞元进士（见图 2-13-1）。授校书郎，调蓝田尉，升监察御史里行等职。唐贞元末，任礼部员外郎（公元 804 年），后参与王叔文等"永贞革新"（公元 805 年），反对宦官参政与藩镇割据。革新失败被贬为邵州刺史，永州司马；唐元和十年（公元 815 年）初被诏回京，三月再贬为柳州刺史，唐元和十四年（公元 819 年）卒，年仅 46 岁。"柳人怀之……庙于罗池，愈因碑以实之"（见图 2-13-2）。柳宗元在被贬期间，颇有政绩。柳地当时是荒凉的"夷獠之乡，卑湿昏雾"，瘴疠横行，民多信巫不信医，柳宗元教民改变陋习，普及医药知识。"柳人以男女质钱，过期不赎子本，均则没为奴婢。宗

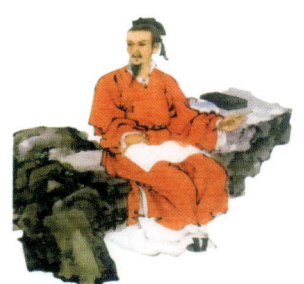

图 2-13-1　柳宗元画像
（引自《中国通史》）

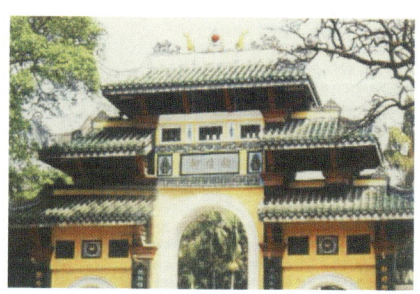

图 2-13-2　柳州人民纪念他的
功绩建柳侯祠

岭南医药启示录

元设方计悉赎归之；尤贫者，令书庸视直足相当，还其质；已没者，出己钱助赎。教诸生"南方为进士者，走数千里从宗元游，经指授者为文辞者皆有法"。他关注民生、吏治，认为"夫弊政之大，莫若贿赂而征赋乱"，主张讼平赋均。

柳宗元是唐代著名的文学家、思想家。在哲学上反对天命论，著有"天说"，认为"阴阳"、"元气"生育万物，元气之外不存在最高主宰；批判鬼神怪异等邪说，反对神造天地论，具有朴素的唯物主义倾向。在文学上，与韩愈倡古文运动，反对骈体文；其文说理透辟、雄浑雅健，寓意幽微，后人以"韩柳"并称。其诗，苏轼谓，'发纤秾于简古，寄至味于澹泊'，王士祯说"风怀澄澹推韦柳"。后人认为恰好似"山洪陡发、瀑布奔流"，波澜壮阔，极富感染力[1-4]。

柳宗元特别关心医药，重视搜集民间验方，他在柳州曾三次患重病危殆，幸得友人所传民间验方治愈，他整理起来，曰《柳柳州救三死方》，寄给刘禹锡，纳入《传信方》中。在他的"寄韦珩"诗中说："奇疮钉骨状如箭，鬼手脱命争纤毫。今年噬毒得霍疾，支心搅腹戟与刀。迩来气少筋骨露，苍白濡汨盈颠毛。"

二、《柳柳州救三死方》内容

（一）治疗疮方

《图经本草》曰：刘禹锡纂《柳州救三死方》云：唐元和十一年（公元 816 年）得丁疮，凡十四日，日益笃，善药傅之皆莫能知。长乐（今福建长乐县南，属福州）贾方伯教用蜣螂心，一夕而百苦皆已。明年正月，食羊肉又大作，再用亦如神验。其法一味贴疮，半日许，可再易。血尽根出遂愈。蜣螂心，腹下度取之，其肉稍白是也。所以云食羊肉又

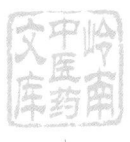

大作者，盖蜈蚣畏羊肉故耳。用时须禁食羊肉[5]451。其法似出自葛洪《肘后方》。此方是福建长乐友人贾方伯所传。《肘后方》谓："若大赫疮已灸之，以蜈蚣干者末之，和盐水傅疮四畔周围，如韭叶阔狭。"[5]451《本草纲目》引用时内容略有增加"大赫疮疾，急防毒气入心，先灸，后用干蟑螂为末，和盐水傅四围，如韭叶阔，日一上之"[6]2312。其主治有"一切痔瘘疔肿，附骨疽疮"等。

（二）治霍乱方

《本草纲目》载："颂曰：唐柳柳州纂《救三死方》云，元和十一年十月，得霍乱，上不可吐，下不可利，出冷汗三大斗许，气即绝。河南房伟传此方，入口即吐，绝气复通。其法用盐一大匙，熬令黄，童子小便一升，合和温服，少顷吐下，即愈也。"[7]631

按：这里柳州所患为干霍乱，《圣济总录》说："干霍乱之状，中气喘争而不吐不利是也。肠胃夹实，与冷气相搏，正气暴衰，神志错冒，上下隔塞，白汗自出，治之稍缓则不可救。"《医学心悟》说："古方以烧盐合阴阳水。"童便即童子尿，一般认为咸寒，本方应用似意在益阴清热。《本草思辨录》说："仲景白通加猪胆汁汤，内有人尿，所以平呕烦，泻阴中之阳；葛稚川葱豉汤，内有人尿，所以防温邪之伤阴，或阴分之寒已化热，皆取其咸寒清热。"

（三）治脚气方

《证类本草》引《图经本草》曰："唐柳柳州纂《救三死方》云，元和十二年二月得脚气，夜半痞绝，胁有块大如石，且死，因大寒不知人三日，家人号哭。荣阳郑洵美传杉木汤，服半食顷，大下，三下气通块散。杉木节一大升，橘叶一大升，北地无叶，可以皮代之，大腹槟榔七枚合子碎之，童子小便三大升，共煮取一大升半，分两服。若一服得快利，即停后服。以前三死真死矣，会有教者皆得不死，恐他人不幸有类余病，故传焉"[5]355（见图2-13-3）。

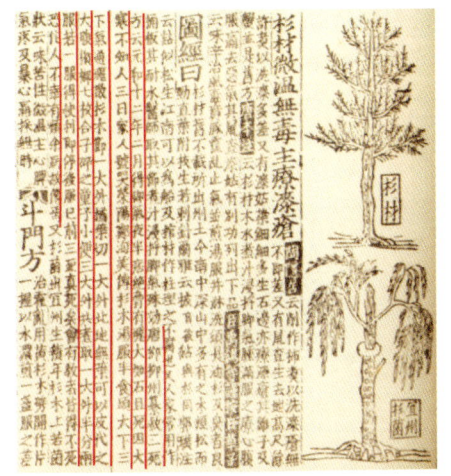

图2-13-3　《图经本草》载柳柳州篡救三死

按：荥阳，今河南荥阳县东，故人郑洵美传方。柳州所病可能为脚气冲心。杉木汤共四味，杉木节、橘叶（或皮）、大腹槟榔、童便，有下气利水之功。《唐本草》谓"杉材木水煮汁浸捋脚气肿满，服之疗心腹胀痛，去恶气"；《日华子本草》谓"治风毒奔豚、霍乱、止（脚）气"；《图经》谓"医师取其节煮汁，浸捋脚气"。用杉木节煮汁内服颇具创意。

三、柳宗元论服石钟乳法

晚年柳宗元主张儒、佛、道融合，好服石，与崔连州信论石钟乳。谓："直产于石，石之精粗疏密寻尺特异。而穴之上下，土之薄厚不可知，则其依而产者固不一性。然由其精密而出者，则油然而清，焖然而辉，其窍滑以夷，其肌廉以微，食之使人荣华温柔，其气宣流，生胃通肠，寿考康宁。其粗疏而下者，则奔突结涩，乍大乍小，色如枯骨，或类死灰，淹顇（cuì，憔悴）不发，丛齿积颣（lèi，毛病），重浊顽璞，食之使偃塞雍郁，泄火生风，戟喉痒肺，幽关不

237

聪，心烦喜怒，肝举气刚，不能平和。故君子慎取其色之美，而不必唯土之信以求其至精，凡为此也。"[5]83

按：柳宗元服石，强调石钟乳本身的质量，而不强调产地，认为精密而出的可以使人寿考康宁；粗疏而下者，服之足以致病。可见唐代士大夫服石者还是不少。

四、启示

唐时的柳州还是荒僻、瘴疠流行之地，百姓缺医少药。柳宗元居官五年，竟病倒三次，几近死亡，都靠验方治愈。救死三方不是名医大方，而是民间验方，为了救治类似病人，专门书就身验的《救死三方》传世，这种作法是十分感人的。至于服石钟乳的经验则无可取之处。

参考文献

[1] 欧阳修.新唐书：柳宗元传 [M] // 二十五史：6.影印本.上海：上海古籍出版社，1986：4668-4670.

[2] 中国历史大辞典隋唐五代史卷编纂委员会.中国历史大辞典：隋唐五代史 [M].上海：上海辞书出版社，1995：527.

[3] 中国大百科全书总编辑委员会《中国历史》编辑委员会，中国大百科全书出版社编辑部.中国大百科全书：中国历史 [M].缩印本.2版.北京：中国大百科全书出版社，1997：394.

[4] 肖涤非，周汝昌，程千帆，等.唐诗鉴赏辞典 [M].上海：上海辞书出版社，1983：919-920.

[5] 唐慎微.重修政和经史证类备用本草 [M].影印本.北京：人民卫生出版社，1957.

[6] 李时珍.本草纲目：第四册 [M].点校本.北京：人民卫生出版社，1981.

[7] 李时珍.本草纲目：第一册 [M].点校本.北京：人民卫生出版社，1975.

第十四节　刘禹锡和《传信方》

一、刘禹锡传略 [1~5]

刘禹锡（公元 772~842 年），字梦得（见图 2-14-1），唐洛阳（今河南）人，自言系出中山（今河北定州）。贞元进士，登博学宏辞科，工文章，杜佑表管书记，入为监察御史。贞元末，参与王叔文等的改革，反对宦官专权和藩镇割据，擢屯田员外郎、判度支盐铁案。唐贞元二十一年（公元 805 年）王叔文改革失败，

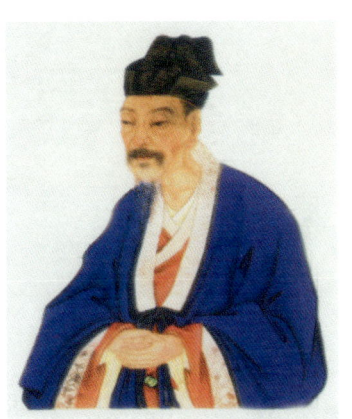

图 2-14-1　刘禹锡画像
（引自《中国通史》）

贬为连州刺史，未至，复贬为朗州司马。唐元和十年（公元 815 年）与柳宗元等被召回京，因作诗触怒权贵，再贬播州。因裴度说情，改贬连州刺史，在今广东连州工作四年，唐元和十三年（公元 818 年）后又迁夔州、和州、苏州、同州刺史。后回京官至检校礼部尚书，兼太子宾客，故世称刘宾客。他与柳宗元友善，思想议论观点殆同，著《天论》与柳宗元《天说》相呼应，反对韩愈的"天可赏功罚恶"之论，提出"天人交相胜"的论点，将"天之能"与"人之能"、"天之道"与"人之道"相区别，具有朴素的唯物主义思想。诗作与白居易齐名，世称"刘白"。

刘禹锡在连州期间，多有建树，留有一首“插田歌”，以“俚歌形式歌咏连江城下村墟农民插田的盛况，反映了当时连州农民的种田和生活习俗。

“冈头花草齐，燕子东西飞。
田塍望如线，白水光参差。
农妇白纻裙，农父绿蓑衣。
齐唱郢中歌，嘤咛如竹枝。
但闻怨响音，不辨俚语词。
时时一大笑，此必相嘲嗤。
水平苗漠漠，烟火生墟落。
黄犬往复还，赤鸡鸣且啄。
……”

二、《传信方》佚文

《传信方》凡两卷（见图 2-14-2），是刘禹锡在连州任内最后一年即唐元和十三年（公元 818 年）完成的。此书共收方至少五十余首，谓多为刘氏亲试可信的方剂。部分搜集自岭南，大部分搜集于在京为官期间，叙述有文采，如故事。内容涉及内、外、伤、皮、五官、妇产、虫蛇咬伤。由于早佚，难观全貌。佚文多在《图经本草》、《医心方》、《苏沈良方》、《太平惠民和剂局方》、

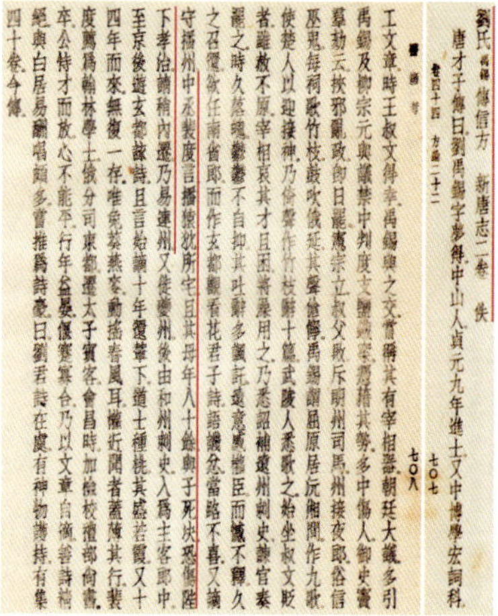
劉氏（禹錫）傳信方　新唐志二卷　佚
唐才子傳曰：劉禹錫字夢得，中山人，貞元九年進士，又中博學宏詞科。
卷四十四　方論二十二　七〇七
醫籍考　七〇八
工文章。時王叔文得幸，禹錫與之交，嘗稱其有宰相器，朝廷大議多引禹錫及柳宗元與議禁中，判度支鹽鐵案，憑藉其勢，多中傷人。御史竇羣劾云：挾邪亂政，即日罷。憲宗立，叔文敗，斥朗州司馬。州接夜郎，俗信巫鬼，每祠歌竹枝，鼓吹俄延，其聲傖儜。禹錫謂屈原居沅湘間作九歌，使楚人以迎送神，乃倚聲作竹枝辭十篇，武陵人悉歌之。始坐叔文貶者，雖赦不原，宰相哀其才且困，將澡用之，乃悉詔補遠州刺史。諫官奏罷之。時久落魄，鬱鬱不自抑，其吐辭多諷託幽遠，蔑權臣而憾不釋。久之召還，欲任南省郎，而作玄都觀看花君子詩，語譏忿，當路不喜，又謫守播州。中丞裴度言播猿狖所宅，且其母年八十餘，與子死決，恐傷陛下孝治，請稍內遷，乃易連州，又徙夔州，後由和州刺史入爲主客郎中。至京後遊玄都，詠詩，且言始謫十年，還輦下，道士種桃，其盛若霞，又十四年而來，無復一存，唯兔葵燕麥動搖春風耳。權近聞者益薄其行。裴度薦爲翰林學士，俄分司東都，遷太子賓客。會昌時，加檢校禮部尚書。卒。公恃才而放心，不能平，行年益晏，偃蹇寡合，乃以文章自適。善詩，精絕，與白居易酬唱頗多，嘗推爲詩豪，曰：劉君詩在處有神物護持。有集四十卷，今傳。

图 2-14-2 《中国医籍考》中《传信方》题解

《普济方》、《本草纲目》中。

冯汉镛先生早在公元1959年曾辑佚本书得45方，公元1991年又作增删修改出版[5]。今以之为基础，重读相关古籍，发现不足之处则予增补修订，并整理录出，注明出处，略加按语，以便阅读。另发现韦绚《刘禹锡嘉话录》中有病例2则，附后。

《传信方》原序

予为连州四年，江华守河东薛景晦以所著《古今集验方》十通为赠（见图2-14-3），其志在于拯物，予故申之以书，异日景晦复寄声相谢。且咨所以补前方之阙。医拯道贵广，庸可以学浅为辞。遂于箧中得已试者五十余方，用塞长者之问，皆有所自，故以传信为目云。元和十三年六月八日。中山刘禹锡述（《刘宾客外集》卷九）。

按：《传信方》，《新唐书·艺文志》载二卷，佚；薛景晦《古今集验方》，《新唐书·艺文志》载十卷，均佚。薛为元和刑部郎中，后贬道州刺史。“江华”，今湖南江华县东南老县，当时隶属道州。

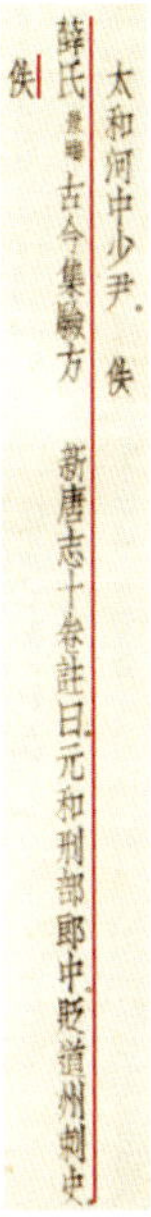
太和河中少尹。佚
薛氏景晦古今集驗方　新唐志十卷註曰元和刑部郎中貶道州刺史
佚

图2-14-3　薛景晦曾赠方刘禹锡

1. 传染病及寄生虫病方

（1）治气痢黄牛乳煎荜茇方。《唐太宗实录》云：贞观中，上以气痢久未痊，服名医药不应，因诏访其方。有卫士进黄牛乳煎荜茇方，御用有效。刘禹锡亦记其事，云：后累试于虚冷者必效（《本草纲目》卷十一）[6] 873。

按：本方适用于气虚所致的气痢滑脱，其方有温涩补虚固脱之功。

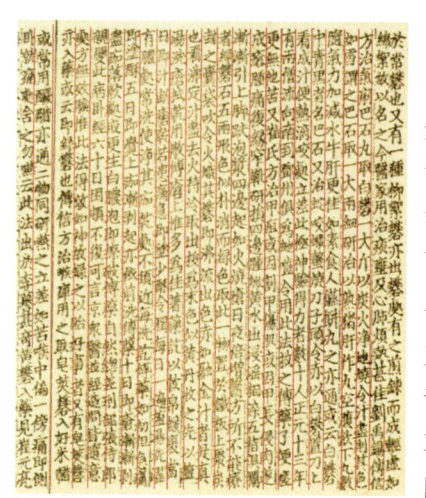

图 2-14-4　《图经本草》载刘禹锡《传信方》多条

（2）治气痢巴石丸。取白矾一大斤，以炭火净地，烧令汁尽，则其色如雪，谓之巴石，取一大两细研，治以熟猪肝作丸，空腹饮下，丸数随气力加减。水牛肝更佳。如素食人蒸饼丸之亦通。或云：白矾中青黑者名巴石。（《证类本草·矾石》卷三）[7] 84（见图 2-14-4）。

按：本方载于《证类本草·矾石》，引《图经》所云。苏颂说："其（矾石）烧汁至尽，色白如雪者，谓之巴石。"《本草纲目·矾石》亦有引用，文字大致相同，唯指出"丸如梧子大"。用于"气痢不止"。[6] 675 今知巴石即枯矾，有较强收涩作用。

（3）血痢内热，海蛤末，蜜水调服二钱，日二。《传信》。（《本草纲目》卷四十六）[6] 2532

按：《普济方》卷二百一十二有"海蛤玉粉散，治血痢，解脏中积毒热"，类同。

（4）刘禹锡《传信方》云："予曾苦赤白下（痢），诸药服遍，久不差，转为白脓。令狐将军传此法：用诃梨勒三枚，上好者二枚，炮取皮，一枚生取皮，同末之，以沸浆水一两合服之，淡水亦得。若空水痢加一钱匕甘草末；若微有脓血加二匕；若血多加三匕，皆效（《证类本草·诃梨勒》卷十四）[7] 342。

按：《本草纲目》载《普济方》下痢转白，诃子三个，二炮一生，为末，沸汤调服。水痢加甘草末一钱。又载赵原阳《济急方》赤白下痢，诃子十二个，六生六煨，去核，焙为末。赤痢，生甘草汤下；白痢炙甘草汤下，不过再服。[6] 2029

上述三方，大同小异。可能均源自仲景诃梨勒散。《图经》曰："张仲景治气痢，以诃梨勒十枚，面裹，塘灰火中煨之，令面黄熟，去核，细研为末，和粥饮顿服。"[7] 342 看来仲景主要用诃子皮。《传信方》亦去核，用诃子皮。

（5）疗赤白痢如鹅鸭肝方。黄芩、黄连各八分，右二味，以水二升，煎取一升，分二服（《医心方》卷十一）[8] 251。

按：冯氏将本方单列为"治姜片虫方"，考姜片虫大便特点是：腹泻与便秘交替，大便稀薄、奇臭、量多，常有不消化物，偶有潜血，很少见如鹅、鸭肝，即果酱样大便，果酱样大便常见于阿米巴痢疾；急性血吸虫病大便的血便。《梅师方》有"治卒蛊毒下血如鹅肝，昼夜不绝，脏腑败坏，桔梗捣汁服七合，佳"的描述[7] 249。

（6）樗根馄饨法。每至立秋前后即患痢，或是水谷痢兼腰疼等，取樗根一大两捣筛，以好面捻作馄饨子，如皂荚子大，清水煮，每日空腹服十枚，并无禁忌，神良（《证类本草·椿木叶》卷十四）[7] 344。

按：《外台秘要》载："近效新附疗久痢及痄痢诸方不差者，此方必效。拣樗根白皮，上一味细切捣如泥，取细面捻作馄饨，如小枣，勿令破，熟煮，吞七枚，重者不过七、八服，皆空腹服之。"[9] 卷 25:13，二方相类。樗白皮为苦楝科植物臭椿的根部内皮，含苦楝素及鞣质，自古以来为治痢之要药，此方的特点是与食疗相结合。

（7）治一切痢神效方。黄连二两半，黄柏一两半，羚羊角半两，茯苓半两，上四味为散，蜜和丸，用姜蜜汤下（《医心方》卷十一）[8] 248。

(8) 崔中丞炼盐黑丸方。盐一升捣末，内粗瓷瓶中，实筑泥头讫，初以煻火烧，渐渐加炭火，勿令瓶破，候赤彻，盐如水汁，即去火。其盐冷即凝，破瓶去之。豉一升熬焦；桃仁一大两，和麸熬令熟；巴豆二大两，去心膜，纸中熬令油出，须生熟得所，熟即少力，生又损人。四物各用研捣成熟药，称量，蜜和丸如梧子，每服三丸，皆平旦时服。天行时气，豉汁及茶下，并得服后多吃茶汁行药力；心痛，酒下，入口便止；血痢，饮下，初变水痢后便止；鬼疟，茶饮下；骨热，白蜜汤下。忌冷浆水合药。久则丸稍加令大，凡服药后吐痢勿怪。服药一日忌口，两日吐痢若多，即煎黄连汁服止之。平旦服药至小食时已来不吐痢者，或遇杀药人，即便服一两丸投之。其药冬中合，腊月尤佳。瓷盒子中盛贮，以蜡纸封之，勿令泄气。清河崔能云：合得一剂，可救百人。天行时气，卒急觅诸药不得，又恐过时。或道途，或在村落无诸药可求，但将此药一刀圭即敌大黄朴硝数两，曾试有效。宜行于闾里间，及所使辈若小儿、女子，不可服多，被搅作耳(《证类本草·食盐》卷四）[7] 106。

按：《本草纲目》[6] 631 亦有类似记载，唯文字已被压缩。本药治血痢、鬼疟、天行时气，主要使之吐利，逐邪外出。烧盐致吐，巴豆致泻。文中“杀药人”指耐药者。

(9) 虫心痛方。唐正（贞）元十年（公元 794 年)，通事舍人崔抗女患心痛，垂气绝，遂作地黄冷淘食之；便吐一物，可方一寸已来，如虾蟆状，无目足等，微似有口。盖为此物所食，自此遂愈。食冷淘不用着盐(《证类本草·干地黄》卷六）[7] 150。

按：《崔元亮海上方》"治一切心痛，无问新久。以生地黄一味，随人所食多少捣绞取汁，搜面作馎饦（bó tuō，古代一种面食），或冷淘食，良久当利出，虫长一尺许，头似壁宫，后不复患矣"。此方似用地黄驱蛔，而刘禹锡所记似是驱姜片虫。查姜片虫流行于东南，近半个中国，成虫（2~7）cm×（0.8~2）cm，似厚肉片及姜片，头、腹部有吸盘，多寄生于小肠，亦可见于幽门及结肠部，患者偶可呕出成虫。考古今用地黄驱虫者甚少。

（10）虫咬心痛。白熟艾一升，水三升，煎一升，去滓顿服，若有虫，当吐出（《古今医统大全》卷五十六）。

按：以艾驱虫首载于《葛氏方》中，谓：治蛔虫或心如刺，口吐清水，捣生艾取汁，即饮一升，当下蛔。所不同者《传信方》用熟艾。

2. 内科病方

（1）柳柳州治脚气杉木汤。杉木节一大升；橘叶切，一大升，北地无叶可以皮代之；大腹槟榔七枚，合子碎之；童子小便三大升，共煮取一大升半，分两服。若一服得快利，即停后服（《证类本草·杉材》卷十四）[7]355。

按：杉木节含挥发油，主为雪松醇。本方为攻下方，包括有橘叶或陈皮、槟榔、童便。苏恭用杉木节煎水浸足，治脚气。

（2）疗毒风腰脚方。疗毒风腰脚无力肿痛，腹胀心烦，闷气上冲咽喉，头面浮肿，呕逆一候同，当日服之。旋覆花头子、白茯苓、橘皮去瓤，桑白皮剉炒黄色，各三两。犀角屑一两，紫苏茎二两，豉三合，生姜四两切，枣十二枚去核。右除姜、枣外，细剉，都以水八升煎至三升，搅去滓，分三服，每服如人行十里（《脚气治法总要》卷下）。

（3）治风躄方。《图经本草》曰："海桐皮出南海已南山谷，今雷州及近海州郡亦有之。……古方多用浸酒治风躄"。南唐筠州刺史王绍颜撰《续传信方》著其法云：顷年，予在姑熟之日，得腰膝痛不可忍，医以肾脏风毒攻刺，诸药莫疗。因览《传信方》备有此验，立修制一剂，便减五分，步履便轻，故录之耳。海桐皮二两，牛膝、穿劳、羌活、地骨皮、五加皮各一两，甘草半两，薏苡仁二两，生地黄十两，八物净洗焙干细剉。生地黄以芦刀子切，用绵一两都包裹，入无灰酒二斗浸，冬二七日，夏一七日，候熟。空心、食后、日午、晚卧、时时一杯，长令醺醺，合时不用添减，禁毒食（《证类本草·海桐皮》卷十三）[7] 332。

按：姑熟古亦称姑孰，今安徽当涂。

后世《杂病源流犀烛·身形门》卷二十七方"海桐皮酒"可能源自本方，其药味完全相同，在药量上只有甘草一味稍有不同，服法改为一日三次。

（4）治麻痹。用四味理中汤，加防风、天麻等同煎，服甚效。或去白术，加附子妙（《普济方》卷一百八十五）[10] 2404。

（5）治转筋兼暴风方。甘少府治脚转筋兼暴风，通身水冷如瘫缓者。取蜡半斤，以旧帛绝（shi，一种粗绸子）绢并得，约阔五六寸，看所患大小加减阔狭。先销蜡涂于帛上看冷热，但不过烧人，便承热缠脚，仍须当脚心，便着袜裹脚，待冷即便易之。亦治心躁惊悸，如觉是风毒，兼裹两手心（《证类本草·石蜜》卷二十）[7] 410。

按：此法与今日之蜡疗类同。

（6）疗干霍乱方。用盐一大匙，熬令黄，童子小便一升，二物温和服之，少顷，吐下即愈。（《证类本草·食盐》卷四，方出柳柳州《救三死方》）[7] 106。

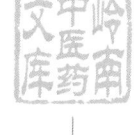

（7）治癖方。治秋夏之交，露坐夜久，腹内癖如群石在腹中痛者方：大豆半升，生姜八分，右以水二升，煎取一升已下，顿服。其坚癖立散（《医心方》卷十）^{[8] 219}。

（8）李亚治一切嗽及上气者。用干姜须是合州至好者；皂荚炮，去皮子，取肥大无孔者；桂心紫色辛辣者，削去皮；三物并别捣下筛了。各秤等分，多少任意，和合后更捣筛一遍。炼白蜜和搜又捣一二千杵。每饮服三丸，丸稍加大如梧子，不限食之先后。嗽发即服，日三、五服。禁食葱、油、咸、腥、热面。其效如神。刘在淮南与李同幕府，李每与人药而不出方。或讥其啬，李乃情话曰：凡人患嗽多进冷药，若见此方用药热燥，即不肯服，故但出药多效。试之信然（《证类本草·生姜》卷八）^{[7] 194}。

（9）紫菀汤。古今《传信方》用之最要，近医疗久嗽不差，此方甚佳。紫菀去芦头、款冬花各一两，百部半两，三物捣罗为散，每服三钱匕。生姜三片，乌梅一个，同煎汤调下，食后、欲卧各一服（《证类本草·紫菀》卷八）^{[7] 208}。

按：其后《类编朱氏集验医方》亦载有此方，谓治"痰嗽喘急"，"每服二钱"^[11]。

（10）治嗽补肺丸。杏人（仁）二大升，山者不中，拣却双人及陈臭者，以童子小便一斗浸之，春夏七日，秋冬二七日，并皮尖于砂盆子中研细，滤取汁煮令鱼眼沸，候软如面糊即成。仍时以柳蓖搅，勿令着底，后即以马尾罗或粗布下之，日暴通丸即丸。服之时，食前后。总须服三十丸、五十丸，任意茶酒下。忌白水粥，只是为米泔耳。自初浸至成，常以纸盖之，以畏尘土也。如无马尾罗，即以粗布袋下之，如取枣穰法（《证类本草·杏核人》卷二十三）^{[7] 474}。

（11）治痰嗽咽喉不利方。（诃梨勒）子未熟时，风飘坠者，谓之随风子，暴干收之。彼人尤珍贵，益小者益佳。治痰嗽咽喉不利。含三数枚殊胜（《证类本草·诃梨勒》卷十四）[7]342。

按：此方，应是岭南方。诃子产岭南，"彼人"应指岭南人。

（12）疗暴中风方。用紧细牛蒡根，取时须避风，以竹刀或荆刀刮去土，用生布拭了，捣绞取汁一大升，和灼然好蜜四大合，温分为两服，每服相去五、六里。初服得汗，汗出便差。此方得之岳鄂郑中丞。郑顷年至颍阳，因食一顿热肉，便中暴风。外生（甥）卢氏为颍阳尉，有此方，当时便服，得汗随差。神效（《证类本草·恶实》卷九）[7]218。

（13）石昊山人甘露饭。疗热壅，凉膈上，欧（驱）积滞。蜀朴消成末，每一大斤用蜜，冬用十三两，春夏秋用十二两，先捣筛朴消成末后，以白蜜和令匀，便入新青竹筒，随小大者一节着药得半筒已上即止，不得令满却入炊甑中，令有药处在饭内，其虚处出其上不妨，甑箪既得，候饭熟取出，承热绵沪入一瓷钵中，竹箆搅勿停手，令至凝即药成，收入合中。如热月即于冷水中浸钵，然后搅。每食后或欲卧时含一匙、半匙，渐渐咽之。如要通转亦得（《证类本草·朴消》卷三）[7]87。

按：《本草纲目·朴消》卷十一，有大致相同内容。方名为"甘露饮"；传方人为"王昊山人"；功用主治为"治热壅，凉胸膈，驱积滞"；用法有"如要通转，即多服之"。李时珍似将内容加以通顺简化[6]646。

3. 外科病方

（1）治痈疽方。唐吕西华遇胡僧授此方，沈存中《良方》备载其事。白麦饭石，颜色黄白类麦饭者，曾作磨者尤佳。炭火烧赤，醋中浸之，十遍止，为末。白敛末，与石等分。

鹿角二三寸，截之，不用自脱者。凡带脑骨者，即非脱。炭火烧之，烟尽为度，捣为末，倍前二味。上并捣筛令细，取多年米醋，于铛中煎，并令鱼眼沸，即下前件末，调如稀饧，以篦子涂敷肿上，只当疮头留一指面地，勿令合，以出热气。如未脓，当内消；若已作头，当撮小。若日久疮甚，肌肉损烂，筋骨出露，即于布上涂药，贴之疮上，干即相换。但以鬲中不穴，无不差。疮切忌手触，宜戒之。刘梦得《传信方》亦载（《集验方》卷二）。

　　按：① 《本草纲目·麦饭石》条，较《经验方》所论详悉。"颂曰：大凡石类多主痈疽，世传麦饭石膏，治发背疮甚效。乃中岳山人吕子华秘方。裴员外啗之以名第，河南尹胁之以重刑，吕宁绝荣望，守死不传其方。取此石碎如棋子，炭火烧赤，投米醋中浸之，如此十次，研末筛细，入乳钵内，用数人更碾五、七日，要细腻如面，四两。鹿角一具，要生取连脑骨者，其自脱者不堪用，每二、三寸截之，炭火烧令烟尽即止，为末研细，二两。白敛生研末，二两。用三年米醋入银石器内，煎令鱼目沸，旋旋入药在内，竹杖子不住搅，熬一、二时久，稀稠得所，倾在盒内，待冷以纸盖收，勿令尘入。用时，以鹅翎拂膏，于肿上四围赤处尽涂之，中留钱大泄气。如未有脓即内消；已作头即撮小；已溃即排脓如湍水。若病久肌肉烂落，见出筋者，即涂细布上贴之，干即易，逐日疮口收敛。但中隔不穴者，即无不差。已溃者，用时先以猪蹄汤洗去脓血，故帛挹干，乃用药。其疮忌手触动，嫩肉仍不可以口气吹风，及腋气、月经、有孕人见之，合药亦忌此等。初时一日一洗一换，十日后二日一换。此药要极细，方有效；若不细，涂之即极痛也。此方孙真人《千金月令》已有之，但不及此详悉耳。又北齐马嗣明

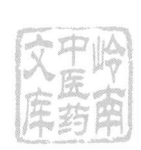

治杨遵彦背疮，取粗黄石如鹅卵大者，猛火烧赤，纳浓醋中，当有屑落醋中，再烧再淬，石至尽。取屑日干捣筛极细末，和醋涂之，立愈。刘禹锡《传信方》，谓之炼石法，用敷疮肿无不验 [6] 618。②《证类本草·姜石》条，载有麦饭石治疮经验，内容基本相同 [7] 135。③麦饭石，今人研究含59种矿物质元素，其中有铁、锌、铜、锰、硒、硅等18种人体必须的微量元素，而有害元素含量极微，低于天然本底水平。今广泛用于医疗保健。

（2）贴疔疮方。（蜣螂心）一味，贴疮半日许，可再易，血尽根出遂愈。蜣螂心，腹下度取之，其肉稍白是也。所以云食羊肉又大作者，盖蜣螂畏羊肉故耳。用时须禁食羊肉，其法盖出葛洪《肘后方》。（《证类本草·蜣螂》卷二十二，出柳柳州《救三死方》）[7] 451。

（3）痈肿有头使必穴方。取茅锥一茎，正尔全煎十数沸，服之立溃。若两茎即生两孔，或折断一枝为二，亦生两穴（《证类本草·茅根》卷八）[7] 208。

按：《圣济总录》卷百三八亦载有此方，但为疗治痈未有头。茅锥，一称茅苗（《本草经》），茅笋、茅针（《本草拾遗》），刘禹锡《传信方》称茅锥，是白茅初生未放的花序。

（4）疗瘿方。孙思邈《千金月令》疗忽生瘿疾一二年者，以万州黄药子半斤，须紧重者为上；如轻虚，即是他州者力慢，须用一倍。取无灰酒一斗，投药其中，固济瓶口，以糠火烧一复时，停腾待酒冷即开。患者时时饮一盏，不令绝酒气。经三、五日后，常须把镜自照，觉消即停饮。不尔，便令人项细也。刘禹锡《传信方》亦著其效云：得之邕州从事张岩，岩目击有效，复已试，其验如神。其方并同，有小异处。惟烧酒候香气出外，瓶头有津出即止，不待一宿。火仍不得太猛，酒有灰（《证类本草·黄药根》）^{[7] 346}。

按：《图经本草》所称黄药子，《日华子本草》称黄药，《开宝本草》称黄药根，《唐本草》称黄独。为薯蓣科植物黄独的块茎，中医传统用于治疗瘿病。今人研究黄独每公斤含碘 14.3mg，每日服二钱，则含碘 90μg，比人日需量稍高，能增加甲状腺聚碘。临床上也有人用于治疗缺碘性甲状腺肿，见到一定疗效。

（5）铅灰治瘰病法。取铅三两，铁器中熬之，久当有脚如黑灰，和脂涂病子上，仍以旧帛贴之，数数去帛拭恶汁，又贴。如此半月许，亦不痛不破，不作疮，但内消之为水，差。虽流过项亦差（《证类本草·铅》卷五）^{[7] 126}。

（6）治五痔脱肛。治牡痔、酒痔、肠痔、血痔、气痔、羊奶痔，五痔脱肛。以小蛇一枚指大者，温用，掘地坑烧之，有板穴盖坑，坐孔上，虫尽乃愈，大效（《医垒元戎》卷八）。

（7）硖州王及郎中槐汤灸痔法。以槐枝浓煎汤，先洗痔，便以艾灸其上七壮，以知为度。及，早充西川安抚使判官，乘骡入骆谷。及宿有痔疾，因此大作，其状如胡瓜，贯于肠头，热如塘灰火，至驿僵仆。主邮吏云：此病某曾患来，须灸即差。及命所使作槐汤洗热瓜上，令用艾灸，至三、五壮，忽觉一道热气入肠中，因大转泻，先血后秽，一时至痛楚。泻后遂失胡瓜所在。登骡而弛（《证类本草·槐实》卷十二）^{[7] 292}。

（8）疗阴狐疝气方。刘禹锡《传信方》云：张仲景治杂病方疗阴狐疝气，偏有大小，时时上下者，蜘蛛散主之。蜘蛛十四枚熬焦，桂半两，二物为散，每服八分一匕，日再服，蜜丸亦通（《证类本草·蜘蛛》卷二十二）^{[7] 444}。

（9）肠痈内痛。鳖甲烧存性研，水服一钱，日三（《本草纲目·鳖甲》卷四十五）[6]2505。

4. 骨伤科病方

（1）煨葱治打扑损。刘禹锡《传信方》云：得于崔给事。取葱新折者，便入煻灰火煨，承热剥皮、擘开，其间有涕，便将罨（yin，覆盖）损处，仍多煨取，续续易热者。崔云：顷在泽潞与李抱真作判官，李相方以毬杖按毬子，其军将以杖相格，便乘势不能止，因伤李相拇指并爪甲擘裂，遂索金创药裹之，强坐频索酒吃，至数盏已过量，而面色愈青，忍痛不止。有军吏言此方，遂用之，三易面色却赤，斯须云已不痛。凡十数度用热葱并涕裹其指，遂毕席笑语（《证类本草·葱实》卷二十八）[7]510。

（2）治坠马扑损。湖南李从事治马坠扑损用稻秆烧灰，用新熟酒未压者和糟入盐，和合淋前灰取汁，以淋痛处，立差。直至背损亦可淋。用好糟淋灰亦得，不必新压酒也。糯米性寒，作酒则热，糟乃温平，亦如大豆与豉酱不同之类耳（《证类本草·稻米》卷二十六）[7]496。

按：糯米，当时指稻米。

（3）箭镞入骨不可拔者。微熬巴豆，与蜣螂并研匀，涂所伤处，斯须痛定，必微痒，且忍之。待极痒不可忍，便撼动箭镞，拔之立出。此方传于夏侯郓，郓初为阆州录事参军，有人额上有箭痕。问之，云随马侍中征田悦中射，马侍中与此药，试之立愈（《证类本草·蜣螂》卷二十二）[7]451。

5. 皮肤科病方

（1）芦荟治湿痒，搔之有黄汁者。余少年患癣，初在颈项间，后延上左耳，遂成湿疮。用斑蝥、狗胆、桃根等诸药，徒令蜇譬，其疮转盛。偶于楚州，卖药人教用芦荟一两研，炙甘草半两末，相和令匀，先以温浆水洗癣，乃用旧干帛子拭干，便以二味合和敷之，立干便差，神奇（《证类本草·芦荟》卷九）[7] 230。

按：方中芦荟是由鲜汁浓缩而成的老芦荟，为棕褐色块状物。实验证明 1∶2 水浸液对多种皮肤癣菌有抑制作用。《本草逢源》谓：同甘草治头项顽癣甚妙。

（2）李卿换白发方。云：刮老生姜皮一大升于铛中，以文武火煎之，不得令过沸。其铛惟得多油腻者尤佳，更不须洗刷，便以姜皮置铛中，密固济，勿令通气，令一精细人守之，地色未分便须煎之缓缓，不得令火急。如其人稍疲，即换人看火，一复时即成。置于瓷钵中极研之。李云：虽曰一复时，若火候匀，即至日西，药成矣。使时，先以小物点取如麻子大，先于白须下点药讫，然后拔之，再拔以手指熟捻之，令入肉。第四日当有黑者生，神效（《证类本草·生姜》卷八）[7] 194。

6. 五官科病方

（1）羊肝丸。《图经本草》曰：治目方用黄连多矣，而羊肝丸尤奇异。取黄连末一大两，白羊子肝一具，去膜，同于砂盆内研令极细。众手捻为丸如梧子。每食以暖浆水吞二七枚，连作五剂差。但是诸眼目疾及障翳青盲皆主之。禁食猪肉及冷水。刘禹锡云：有崔承元者，因官治一死罪囚出活之，囚后数年以病自致死。一旦，崔为内障所苦丧明逾年，后半夜叹息独坐时，闻阶除间窸窣之声。崔问为谁，曰是昔所蒙活者囚，今故报恩至此。遂以此方告讫而没。崔依此合服不数月，眼复明，因传此方于世（《证类本草·黄连》卷七）[7] 176。

按：《肘后备急方·附方》卷六，亦载此方，文字相同。方对某些眼病有效。但崔事涉荒诞。

（2）蕤核人（仁）、黄连点眼方。《图经本草》曰：采（蕤核）实去核壳，阴干，古今方惟用治眼。刘禹锡《传信方》所著法最奇。云：眼风泪痒，或生翳，或赤眦，一切皆主之。宣州黄连捣筛末，蕤核人去皮碾为膏，缘此性稍湿末不得故耳。与黄连等分和合。取无虫病干枣三枚，割头少许留之去却核，以二物满填于中，却取所割下枣头，依前合定，以少绵裹之，惟薄绵为佳。以大茶碗量水半碗，于银器中文武火煎取一鸡子以来，以绵滤。待冷点眼，万万不失前后。试验数十人皆应，今医家亦多用得效故附也（《证类本草·蕤核》卷十二）[7] 307。

按：蕤仁为蔷薇科植物单花扁桃木的成熟果仁，《神农本草经》以来，用于明目，治目赤肿痛、昏暗。

（3）诃子治眼、痰嗽咽喉不利。取其（诃子）核入白蜜研，注目中，治风赤涩痛，神良。其子未熟时风飘坠者，谓之随风子，暴干收之，彼人尤珍贵，益小者益佳，治痰嗽、咽喉不利，含三数枚殊胜（《证类本草·诃子》卷十四）[7] 342。

（4）治口疮方。（鼠李）主大人口中疮疮并发背，万不失一，用山李子根，亦名牛李子，蔷薇根，野处者佳，各细切五升，以水五大斗煎至半日已来，汁浓即于银铜器中盛之，重汤煎至一二升，看稍稠即于瓷瓶子中盛，少少温含咽之必差。忌酱醋油腻热面，大约不宜食肉。如患发背，重汤煎令极稠，和如膏，以帛涂之疮上，神效。襄州军事柳岸妻窦氏患口疮十五年，齿尽落，断亦断坏不可近，用此方遂差（《证类本草·鼠李》卷十四）[7] 353。

按：本方所用两药为鼠李科植物鼠李根，蔷薇科植物多花蔷薇的根，两者善治口疮、齿齾。

（5）玉浆散。治大衄（nǜ，鼻孔出血）。右白面不拘多少，每服三钱，用冷水调下。一方有盐一钱（《普济方》卷一百九十）[10] 2527。

按：《本草纲目·面》亦载此方：大衄出血，口鼻（书中用"耳"）皆出者，用白面入盐少许，冷水调服三钱 [6] 1454。

（6）治喉痹方。取皂荚矾入好米醋，或常用酽（yàn，浓或厚味）醋亦通。二物同研，咽之立差。如苦喉中偏一傍痛，即侧卧就痛处含之勿咽。云此法出于李谟（mó），其奇（《证类本草·矾石》卷三）[7] 84。

按：《本草纲目·绿矾》卷十一亦载此方，唯文字略减。肯定"皂荚矾即绿矾也" [6] 678。

7. 妇儿科病方

（1）楮纸灰治月经不绝。《传信方》治女子月经不绝，来无时者，取案纸三十张，烧灰，以清酒半升和调服之，顿定。如冬月，即暖酒服。蓐中血晕服之，立验。已毙者去板齿灌之，经一日亦活《证类本草·楮实》卷十二 [7] 300。

按：《本草纲目·楮纸》卷三十八，亦载有治月经不绝、产后血运两方，谓"楮纸，甘平无毒，烧灰，止吐血、衄血、血崩，金疮出血" [6] 2194。

（2）治难产。玄明粉主石淋并五淋、难产（《医垒元戎》卷四）。

按：唐代治淋少有用玄明粉者，《广济方》有两方治淋用芒硝。至于难产很少有效方，用玄明粉治难产有新意，可能用泻法有加强宫缩之功。

（3）治玉门宽冷。硫黄、枯矾等分为末，煎汤洗（《古今医统大全》卷八十三）。

按：《集验》疗妇人产后冷，玉门开不闭，有硫黄洗方：用石硫黄、蛇床子、菟丝子、吴茱萸四味煎水洗。《本草纲目》载玉门宽冷，《心传方》用硫黄煎水频洗。

（4）治小儿闪癖方。用蟫蛑煮食之（《幼幼新书·癥瘕积聚》卷第二十二）[12] 842。

按：闪癖为积聚的一种，指胸腹部癖块，或视为痞满之痞。《本草拾遗》谓："治小儿闪痞。（蟫蛑）煮食之。"《日华子本草》谓："解热气，治小儿痞气，煮食。"蟫蛑（yóu móu）：首载于《本草经集注》，《中药大辞典》释为梭子蟹科蟳属动物日本蟳或其近缘动物的全体。

（5）乱发鸡子膏。主孩子热疮。鸡子五枚去白取黄，乱发如鸡子许大，二味相和，于铁铫（diào，煎药用具）中炭火熬，初甚干，少顷即发焦，遂有液出，旋取置一瓷碗中，以液尽为度，取涂热疮上，即以苦参末粉之。

顷在武陵生子，蓐（rù，指产妇床铺，蓐内指产后一月之内）便有热疮，发于臀腿间。初涂以诸药及他药无益，日加剧，蔓延半身，状候至重，昼夜啼号，不乳不睡。因阅本草至发髲，《神农本草经》云：合鸡子黄煎之，消为水，疗小儿惊热下痢。注云：俗中妪母为小儿作鸡子煎，用发杂熬，良久得汁，与小儿服，去痰热，主百病。用发皆取久梳头乱者。又检鸡子，《神农本草经》云：疗火疮，因是用之。果如神，立效（《证类本草·诸鸡》卷十九）[7] 398。

按：鸡子黄煎之可出油，今谓之卵黄油。外涂治烧烫伤。文中所谓"汁"、"液"指油。

8. 虫蛇咬伤方

（1）巴石治蛇咬、蝎螫方。烧刀子头令赤，以白矾置刀上，看成汁便热滴咬处立差，此极神验，得力者数十人。唐正（贞）元十三年（公元797年）有两僧流向南，到邓州（今河南南阳等地），俱为蛇啮，令用此法救之，敷药了便

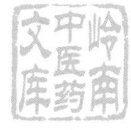

瘥，更无他苦（《证类本草·矾石》卷三）[7] 84。

按：《肘后备急方·卷七·治卒青蛙蝮虺众蛇所螫方第五十六·附方》[13] 有刘禹锡传信方治蛇咬蝎螫，《本草纲目·矾石》第十一卷均有载。《肘后方·附方》误为"贞元三十二年"；《本草纲目》用"刀矛头"。

（2）治虫豸伤咬。取大蓝汁一碗，入雄黄、麝香二物随意看多少，细研投蓝汁中，以点咬处。若是毒者，即并细服其汁，神异之极也。昔张荐员外在剑南为张延赏判官，忽被斑蜘蛛咬项上，一宿咬处有两道赤色、细如箸、绕项上、从胸前下至心经；两宿头面肿疼如数升碗大，肚渐肿，几至不救。张相素重荐，因出家财五百千、并荐家财数百千，募能疗者。忽一人应召云：可治。张相素初甚不信，欲验其方，遂令目前合药。其人云：不惜方，当疗人性命耳。遂取大蓝汁一瓷碗，取蜘蛛投之蓝汁良久，方出，得汁中甚困不能动。又别捣蓝汁加麝香末，更取蜘蛛投之，至汁而死。又更取蓝汁麝香，复加雄黄和之，更加一蜘蛛投汁中，随化为水。张相及诸人皆甚异之。遂令点于咬处。两日内悉平愈，但咬处作小疮痂，落如旧（《证类本草·蓝实》卷七）[7] 173-174。

按：《肘后方·附方》卷七、《本草纲目·蜘蛛》第四十卷均有载。

（3）蜘蛛咬遍身生丝方。取羊乳一味，久服，愈为度。唐正（贞）元十一年（公元795年）余偶到奚吏部宅坐客，有刑部崔从质因话此方。崔云：目击有人被蜘蛛咬，腹大如有娠，遍身生丝，其家弃之，乞食于道。有僧遇之，教饮羊乳，得愈平伏（《医心方》卷十八）[8] 416。

唐正（贞）元十一年（公元795年），余至奚吏部宅坐客，有崔员外，因话及此。崔云目击有人为蜘蛛咬，腹大如有妊。偏身生丝，其家弃之，乞食于道。有僧教吃羊乳，未几而疾平（《证类本草·羖羊角》卷十七）[7]379。

古方主蛇、蜂、蜈蚣毒及小儿大腹、丁奚赘疣，今人蛇啮者涂其汁；小儿腹疞者，烧熟啖之；赘疣者取其网丝缠之；蜂及蜈蚣毒者生置痛处令吸其毒，皆有验。然此虫中人尤惨，惟饮羊乳汁可制其毒。出刘禹锡《传信方》云（《证类本草·蜘蛛》卷二十二）[7]444。

按：《肘后方·附方》卷七、《本草纲目·羊乳》卷五十、《经验方》均有载。

（4）疗蚯蚓咬方。常浓作盐汤数浸洗而愈。浙西将军张韶为此虫所啮（niè），其形如患大风，眉鬓皆落，每夕则蚯蚓鸣于体中。有僧遇诸途，教用此法寻愈（《医心方》卷十八）[8]416。

按：《本草纲目·蚯蚓》卷四十二引《经验方》，有类似记载。

（5）蚰蜒入耳方。以油麻油作煎饼枕卧，须臾蚰蜒自出而差。李元淳尚书在河阳日，蚰蜒入耳，无计可为，半月后脑中洪洪有声，脑闷不可彻，至以头自击门柱，奏疾状危极，因发御药以疗之，无差者。其为受苦，不念生存。忽有人献此方乃愈（《证类本草·油麻》卷二十四）[7]484。

9. 药物

（1）合甲香法。《传信方》载其法云：每甲香一斤，以泔水一斗半于铛中，以微煻火煮，经一复时，即换新泔，经三换，即漉（lù，液体往下渗，滤）出，众手刮去香上恶物讫，用白蜜三合，水一斗，又煻火煮一复时。水干又以蜜三合，水一斗再煮，都三复时，以香烂止。炭火热烧地，洒清酒令润。铺香于其上，以新瓷瓶盖合，密湿一复时，待香冷硬，即臼中用木杵捣令烂。以沉香三两、麝香一分和合略捣

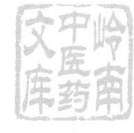

令相乱入，即香成。以瓷瓶贮之，更能埋之，经久方烧尤佳。凡烧此香须用大火炉，多着热灰及刚炭。至合翻时，又须换火，猛烧令尽讫去之。炉傍着火暖水，即香不散。甲香须用台州小者佳。此法出于刘充奉礼也（《证类本草·甲香》卷二十二）[7] 455。

按：甲香所用为蝾螺科动物蝾螺及其近缘动物掩厣。

（2）苏合香。今之苏合香如坚木，赤色。又有苏合油，如糯膠，今多用此为苏合香。按刘梦得《传信方》用苏合香云：皮薄、子如金色，按之即少，放之即起，良久不定，如虫动，烈者佳也。如此则全非。今所用者，更当精考之（《梦溪笔谈》卷二十六）[14] 18。

按：糯（lí），意为粘。

三、韦绚《刘宾客嘉话录》病案二则

（1）元公镇南海日，疽生于鬓，气息惙然，忽有一年少道士直来房前谓元公曰：本师知病疮，遣某将少膏药来，可便敷之。元公宠姬韩氏，家号静君，遂取膏疾贴之于疮上，至暮而拔，数日平复。于苍黄之际，不知道士所来。令勘中门至衙门十余重，并无出入处，方知是其异也。盛膏小银合子，韩氏收得后犹在 [15] 1677（陶宗仪《说郛三种·说郛一百二十卷》四）。

（2）袁德师给事，中高之子也。九日出糕，谓人曰：某洛阳有僧房中磬子日夜辄自鸣，僧以为怪，惧而成疾。求术士百方禁之，终不能已。曹绍夔素与僧善，夔来问疾。僧具以告。俄击斋钟，磬复作声。绍夔笑曰：明日设盛馔，余当为除之。僧虽不信，绍夔言异，或有效，乃力置馔以待。绍夔食讫，出怀中错，镳磬数处而去，其声遂绝。僧问其所以，

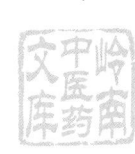

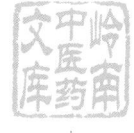

绍夔曰：此磬与钟律合，故击彼应此，僧大喜，其疾便愈。（陶宗仪《说郛三种·说郛一百二十卷》四）[15] 1681（见图2-14-5）。

图2-14-5　韦绚《刘宾客嘉话录》载钟馨共鸣引起恐症治验案一首

按：前例荒诞，但事出岭南。后例磬与钟频率相同，击钟后，磬与之共振而产生发声。曹用错镞改变磬的频率，共振条件被破坏，发声遂止。僧病亦除。深通物理，实在高明。

四、刘禹锡《赠眼科婆罗门僧医诗》

《全唐诗》卷十三载："三秋伤望眼，终日哭穷途，两目今先暗，中年似老翁。看朱渐成碧，羞日不禁风，师有金篦术，如何为发蒙。"

按：此诗似是刘禹锡自咏中年患眼病的诗，从症状上看像早期白内障，想请印度僧医用针拨白内障术治疗。这时期的印度僧医多从海上来岭南。

五、启示

被贬岭南的刘禹锡，任连州刺史四年，为连州人民做了一些好事，也留有一些诗歌可资纪念。他在连州任内曾将自己所辑验方献给薛景晦《古今集验方》，惜早佚。刘禹锡所著《传信方》，谓系自己亲见试有验者，实际也有一些亲耳所闻者。文人笔墨，多生动有类故事。《新唐书·艺文志》：《传信方》二卷，佚。今日本《医心方》所载佚文似为最早，惜有剪裁。《图经本草》引用最多，且多系原文，今保存于《证类本草》中；金代杨用道《附广肘后备急方·附方》中也有引用。《本草纲目》引文也多加整理，致今可睹其大体。冯汉镛先生所辑造桂浆法，系出自《续传信方》，故未录入。韦绚在刘禹锡回京作太子宾客时，尝记其嘉话，有一则钟磬共振而鸣致寺僧患恐症，结果曹氏以错镳改变磬的声音振动条件，使磬不能再与钟共鸣而僧病得愈，实为我国历代病案中，千古罕见的一例。

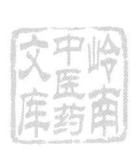

参考文献

[1] 刘昫. 旧唐书：刘禹锡传 [M] // 二十五史：5. 影印本. 上海：上海古籍出版社，1986：3984.

[2] 欧阳修. 新唐书：刘禹锡传 [M] // 二十五史：6. 影印本. 上海：上海古籍出版社，1986：4668.

[3] 中国历史大辞典 隋唐五代史卷编纂委员会. 中国历史大辞典：隋唐五代史 [M]. 上海：上海辞书出版社，1995：296-297.

[4] 肖涤非，周汝昌，程千帆，等. 唐诗鉴赏辞典 [M]. 上海：上海辞书出版社，1983：814.

[5] 冯汉镛. 古代秘方遗书集 [M]. 成都：四川科学技术出版社，1992：167-185.

[6] 李时珍. 本草纲目 [M]. 点校本. 北京：人民卫生出版社，1975.

[7] 唐慎微. 重修政和经史证类备用本草 [M]. 影印本. 北京：人民卫生出版社，1957.

[8] 丹波康赖. 医心方 [M]. 浅仓屋藏板影印本. 北京：人民卫生出版社，1955.

[9] 王焘. 外台秘要 [M]. 石印本. 上海：上海图书集成印书局，1898.

[10] 朱棣. 普济方 [M]. 北京：人民卫生出版社，1982.

[11] 朱佐. 类编朱氏集验医方 [M]. 北京：人民卫生出版社，1983：71.

[12] 刘昉. 幼幼新书 [M]. 点校本. 北京：人民卫生出版社，1987：842.

[13] 葛洪. 肘后备急方 [[M]. 影印本. 北京：人民卫生出版社，1956.

[14] 沈括. 元刊梦溪笔谈 [M]. 影印本. 北京：文物出版社，1975.

[15] 韦绚. 刘英客嘉话录 [M] // 陶宗仪. 说郛三种：四. 影印本. 上海：上海古籍出版社，1988.

第十五节　韦宙与《集验独行方》

一、韦宙传略

韦宙，晚唐时人，主要活动于宣宗、懿宗年间（公元847~874年），祖居京兆万年（今西安），《新唐书》有传。其父韦丹（公元753~810年）是颜真卿的外孙，甚有政声。曾任容州（今广西容县及北流县北部地区）刺史，他筑州城、兴学校、禁掠民为奴、置屯田、教种茶麦，为岭南西道百姓做了不少好事。宙袭为河南府司录参军，拜侍御史、吏部郎中，出为永州（包括今湖南南部与广西东北部）刺史，为政清廉，体恤民苦，裁减冗员，建常平仓，贮谷以济饥荒。又教民种植，集资买牛，解决畜力不足；办学宫，教民读书知法，破除陋习。后来做了大理少卿，大中十二年（公元858年）出为江西观察使，唐咸通三年（公元862年）迁岭南东道节度使，总揽军、民、财政大权，各州刺史为其下属。又御南诏，抚兵积备。唐咸通八年（公元867年）加检校，尚书左仆射，同平章事，咸通中卒[1~2]。韦宙有著作《零陵录》一卷、《韦氏集验独行方》十二卷均佚（见图2-15-1）。

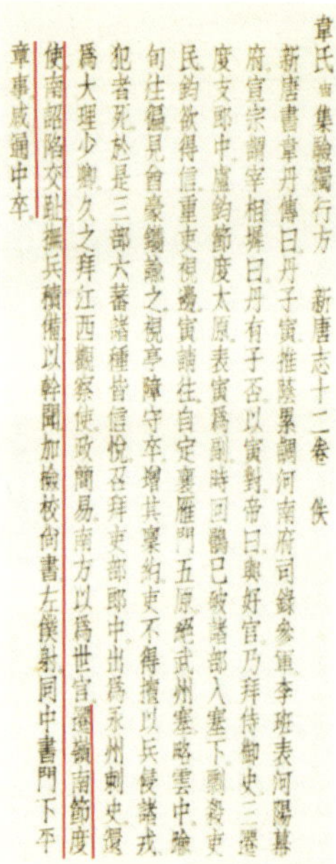
韋氏宙集驗獨行方　新唐志十二卷　佚
新唐書韋丹傳曰丹子宙推蔭累調河南府司錄參軍李珏表河陽幕
府宣宗謂宰相墀曰丹有子否以宙對帝曰與好官乃拜侍御史三遷
度支郎中盧鈞節度太原表宙爲副時回鶻已破諸部入塞下剽殺吏
民鈞欲得信重吏視邊宙請往自定襄歷鴈門五原絕武州塞略雲中踰
句注徧見酋豪鐫諭之視亭障守卒增其稟約吏不得擅以兵侵諸戎
犯者死於是三部六蕃諸種皆信悅召拜吏部郎中出爲永州刺史還
爲大理少卿久之拜江西觀察使政簡易南方以爲世官遷嶺南節度
使南詔陷交趾撫兵積備以幹聞加檢校尚書左僕射同中書門下平
章事咸通中卒

图 2-15-1　《中国医籍考》《韦宙集验独行方》题解

今从《证类本草》中辑得数条，《植物名实图考长编》也引过"葱"一条，录下可见一斑。

二、《集验独行方》佚文内容

（1）赤小豆条。《图经》曰："韦宙独行方疗水肿，从脚起入腹则杀人。亦用赤小豆一斗，煮令极烂，取汁四、五升，温渍膝以下。若已入腹，但服小豆勿杂食亦愈。《李绛兵部手集方》亦著此法，云曾得效"[3] 487 ［见图 2-15-2（1）］。

（2）郁李人（仁）条。《图经》曰："韦宙独行方疗脚气浮肿心腹满，大小便不通，气急喘息者，以郁李人十二分，捣碎，水研取汁。薏苡人（仁）捣碎如粟米取三合，以汁煮米作粥，空腹食之佳"[3] 345 ［见图 2-15-2（2）］。

（3）楝实条。《图经》曰："韦宙独行方主蛲虫攻心如刺，口吐清水。取根剉，水煮令浓，赤黑色，以汁合米煮作糜，隔宿勿食，来旦从一匕为始，少时复食一匕半糜，便下蛲，验"[3] 344 ［见图 2-15-2（3）］。

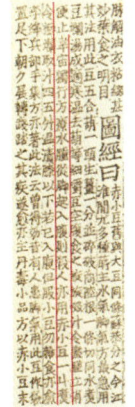 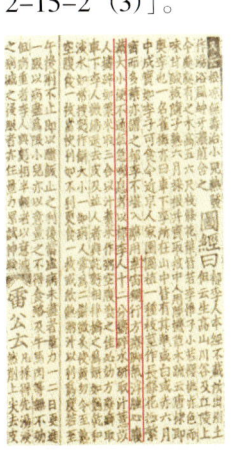 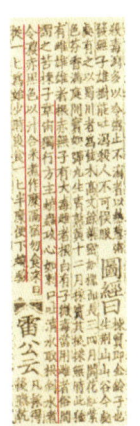

（1）赤小豆治脚气方　　（2）郁李仁治脚气方　　（3）苦楝子治蛲虫方

图 2-15-2　《图经本草》载《韦宙独行方》多条

（4）柳华条。《图经》曰："葛洪治痈疽肿毒妒乳等多用之。韦宙独行方主疔疮及反花疮，并煎柳枝叶及膏涂之。"[3] 343

（5）苎根。《图经》曰："韦宙疗痈疽发背，初觉未成脓者，以苎根叶熟捣傅上，日夜数易之，肿消则差矣。"[3] 270

（6）黄柏条。《图经》曰："唐韦宙独行方，主卒消渴，小便多，黄柏一斤，水一升，煮三、五沸，渴即饮之，恣意饮，数日便止。"[3] 300《本草纲目·檗木》[4] 也有记载，大抵一致。

（7）葱条。《图经》曰："唐韦宙独行方：主水病，两足肿者。剉葱叶及茎，煮令烂，渍之，日三、五作，乃佳。"[3] 510《植物名实图考长编·葱》载同[5]。

（8）紫草条。《图经》曰："韦宙独行方治豌豆疮，煮紫草汤饮。后人相承用之，其效尤速。"[3] 209

（9）葎草条。《图经》曰："唐韦宙独行方主癞，遍体皆疮者用葎草一担，以水二石煮取一石，以渍疮，不过三作乃愈。"[3] 277

（10）虾蟆条。《图经》曰："韦宙独行方治蚕咬，取田父（蟾蜍大者）脊背上白汁，和蚁子灰，涂之差。"[3] 440

（11）芋条。《图经》曰："古人亦单独作药，唐韦宙独行方，疗癖气，取生芋子一斤，压破，酒五升渍，二七日空服一杯，神良。"[3] 469

（12）薤条。《图经》曰："韦宙独行方主霍乱干呕不息，取薤一虎口，以水三升，煮取半，顿服。不过三作即已。又，卒得胸痛差而复发者，取薤根五斤，捣绞汁，饮之立止。"[3] 512

三、《韦丹方》佚文

（1）茺蔚子条。《图经》曰："韦丹治好因热病胎死腹中，

264

捣此草并苗令熟，以少许暖水和绞取汁，顿服良。又主难产，捣取汁七大合煎半，顿服，立下。无新者，以干者一大握，水七合煎服。"[3]153

（2）薏苡人（仁）条。《图经》曰："古方大抵心肺药多用之。韦丹治肺痈，心胸甲错者，淳苦酒煮薏苡人，令浓微温，顿服之。肺有血当吐，愈。"[3]161

（3）葎草条。《图经》曰："韦丹主膏淋，捣生汁三升，酢二合相和，空腹顿服，当溺如白汁。又主久痢成疳，取干蔓捣复筛，量多少，管吹谷道中，不过三四差已如神。"[3]277

四、启示

综上佚文，可知韦丹、韦宙父子，均通医，丹在容州、永州（包括今部分广西）、宙在岭南东道都做过大官，且很有政绩。《独行方》内容可能涉及多种疾病，但对岭南脚气病的治疗十分重视。赤小豆治疗脚气病始于葛洪，谓"食小豆亦佳"；唐《苏唐徐三家脚气论》有类似韦宙《独行方》的方剂。查赤小豆，《本草经》为中品，"主下血排痈肿脓血"，晋唐人不少用之于脚气。在豆类中含硫胺素多者为赤小豆，每 100g 最高含 0.26mg，人类每千卡热量食物中，如硫胺素低于 0.2g 即可发脚气病。晋唐医家从饮食上治疗脚气的努力，可以看出一斑。而韦宙《独行方》方，可能大部是在岭南东道任内搜集的验方，所用药物多为单味，简单易行，从而丰富了岭南医学的内容。

参考文献

[1] 欧阳修.新唐书 [M]//二十五史：6.影印本.上海：上海古籍出版社，1986：4726.

[2] 中国历史大辞典隋唐五代史卷编纂委员会.中国历史大辞典：隋唐五代史 [M].上海：上海辞书出版社，1995：75.

[3] 唐慎微.重修政和经史证类备用本草 [M].影印本.北京：人民卫生出版社，1957.

[4] 李时珍.本草纲目：第三册 [M].点校本.北京：人民卫生出版社，1978：1980.

[5] 吴其浚.植物名实图考长编：第一册 [M].北京：中华书局，1963：207.

第十六节　鉴真与岭南医药

一、鉴真传略 [1~2]

鉴真（公元 688~763 年），俗姓淳于，扬州江阳（今江苏省扬州市）人。父好佛，在扬州大云寺智满禅师受戒，学禅；鉴真年十四随智满禅师出家为沙弥，配住大云寺。唐神龙元年（公元 705 年）从道岸律师受菩萨戒。唐景龙元年（公元 707 年）杖锡东都，因入长安，依弘景律师居实际寺，受具足戒。后又从融济律师学，巡游两京，究学三藏，学成返扬州，住持大云寺，专宏戒律。至唐开元二十一年（公元 733 年），他已是名满天下的律宗权威，桃李遍布全国，多是高僧（见图 2-16-1、图 2-16-2）。

图 2-16-1　真人元开撰《唐鉴真过海大师东征传》（引自《唐大和上东征传》）

岭南医药启示录

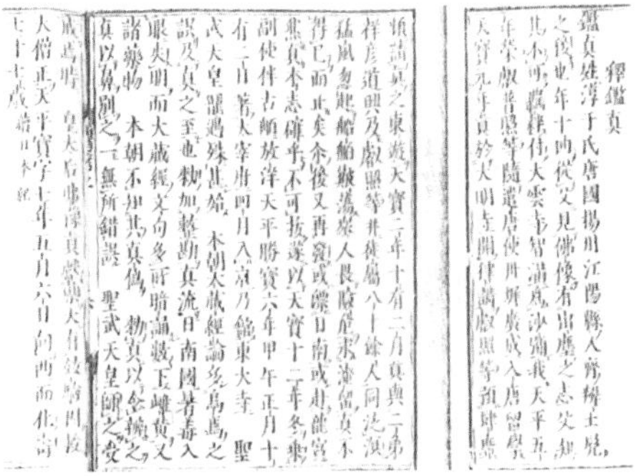

釋鑑真

鑑真姓淳于氏唐國揚州江陽縣人齊辯士髠之後也年十四從父見佛像有出塵之志父知其不可奪擇得大雲寺智滿為沙彌載天平五年榮叡普照等隨遣唐使丹墀廣成入唐留學天寶元年真於大明寺開律講叡照等預肄業頻請真之東遊天寶二年十有二月真與二弟祥彥道興及叡照等并徒屬八十餘人同泛溟渤颶風忽起船舶簸蕩衆人畏懼延求還留真不得已而止矣余後又再發或漂日南或赴龍宮然真之本志確乎不可拔遂以天寶十二年冬乘副使伴古麻呂舶放洋天平勝寶六年甲午正月十有二日著大宰府四月入京乃館東大寺 聖武太上皇遇殊甚焉 本朝大藏經論多烏焉之誤及真之至也勅加整勘真流目南國書誦入眼炙明而大藏經文句多所暗誦數下雌黃又諸藥物 本朝不知其真僞 勅真以舌嗅之真以鼻別之一無所錯謬 聖武天皇師之受戒焉時 皇太后寢膳不豫進藥有驗位大僧正天平寶字七年五月六日向西而化壽七十有六

图 2-16-2 《续日本纪》之《鉴真传》（引自《本朝医考》）

鉴真重视佛家“五明”之学。一曰“声明”，即研究语音、音韵、文字之学；二曰“工巧明”，即研究历算、工艺、技术之学；三曰“医方明”，即研究医理、方剂、药物之学；四曰“因明”，即研究逻辑、思辩之学；五曰“内明”，即研究佛教宗旨之学。他充分利用巡游两京和久居扬州的条件，认真学习寺院、佛塔建筑，佛像塑造，医药知识，背诵研读佛经，遂成为一位具有多方面学问和技艺的高僧。他宏扬佛事不遗余力，一面受戒讲道，一面筹善款营造八十余处寺院僧舍；指导塑造大量佛像和绘制壁画；创设救济贫病的悲田院和供养三宝的敬田院；抄写经典万余卷；监造施送僧众彩帛袈裟三千余领；主持道场难以计数；全国顶礼向法的僧俗来扬州者络绎不绝。

鉴真五十五岁时，接受第九次日本遣唐使船渡来的学问僧荣睿、普照代表政府的邀请，决心渡海赴日传授律宗。自唐天宝二年（公元 743 年）开始，师徒五次渡海均未成功。第六次乘遣唐使船于唐天宝十二年（公元 753 年）十二月始抵日本。时年六十六岁。次年二月鉴真晋京，被安置在东大寺，大臣僧众二百余人来礼拜问讯。后吉备真备又奉敕宣旨慰劳，“大德和上，远涉沧波，来投此国，诚副朕意，喜慰无喻。朕造此东大寺，经十余年，欲立戒坛，传授戒律，自有此心，日夜不忘。今诸大德，远来传戒，冥契朕心。自今以后，受戒传律，一任和上”。圣武太上皇亲受菩萨戒，拜

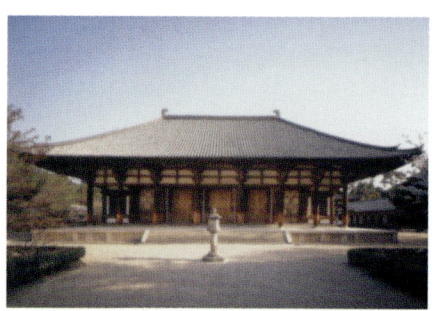

图 2-16-3　按唐法式在奈良建唐招提寺

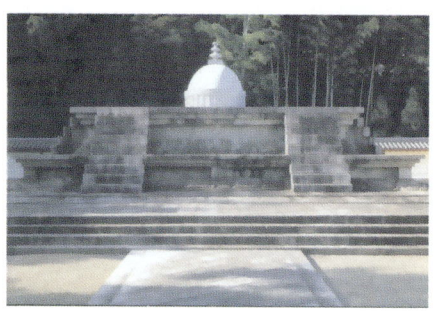

图 2-16-4　唐招提寺内的戒坛

和上为大僧正。天平宝字元年（公元 757 年）在东大寺建戒坛院、唐禅院，次年改尊大和上。公元 759 年依唐朝法式建唐招提寺于奈良（见图 2-16-3、图 2-16-4）。

鉴真"学业优富，戒律清净，堪为圣代之镇护，玄徒之领袖"他校正经典，博学强记，在日本传播中国文化，包括诗文、书法、印刷、建筑、雕塑、医药、饮食诸多方面，对日本文化的影响至为深远。天平宝字七年（公元 763 年）鉴真于唐招提寺趺坐物化，时年七十六岁。

二、鉴真对岭南医药文化的影响 [1~2]

（1）鉴真第五次浮海渡日是唐天宝七年（公元 748 年）六月自扬州崇福寺出发，经越州三塔山、暑风山，十月出海遇飓风，漂流十四天至海南岛振州（今崖县）（见图 2-16-5）。"振州别驾冯崇债遣兵四百余人来迎，引至州城。别驾迎入内宅供养，又于太守厅内设会受戒，仍入大云寺安置。其佛殿坏废，僧众各拾衣物造佛殿，住一年造了"。鉴真在海南的最南端修造佛寺，施医给药为僧俗受戒，传播律宗，

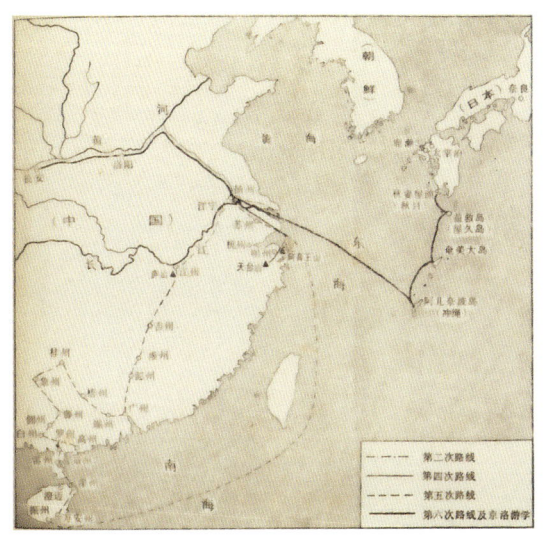

图 2-16-5　鉴真六次东渡日本路线图，第五次漂流至岭南

共滞留一年之久，对当地的佛教、医药文化有深刻影响，对海南的民俗景物也留下了难忘的印象，如珍奇物类在海上见到飞鱼［见图 2-16-6（1）］、蛇［见图 2-16-6（2）］、飞鸟、金鱼、白鱼等；在陆地冬月见到花蕊开敷，树实竹笋等。

（2）在万安州亲见大首领冯若芳劫海船所获。振州别驾冯崇债派 800 余人护送，经 40 余日始到万安州（今万宁县、陵水县）。在州大首领冯若芳家供养三日。鉴真了解到："若芳每年常劫取波斯舶二三艘，取物为己货，掠人为奴婢。其奴婢居处，南北三日行，东西五日行，村村相次，总是若芳奴婢之（住）处也。若芳会客常用乳头香为灯烛，一烧一百余斤。其宅后，苏枋木露积如山，其余财物，亦称此焉"［见图 2-16-6（3）］。

这里"波斯舶"泛指南海丝绸之路上的外国贸易船。当年万安州的大首领冯若方每年总要劫掠二三艘，所载之物主

269

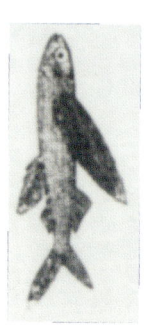

（1）过飞鱼海
所见之飞鱼为
弓头燕鳐鱼

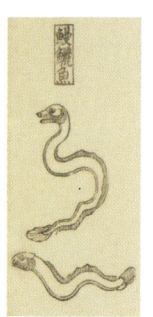

（2）过蛇海所
见之"蛇"，
认为是海鳗

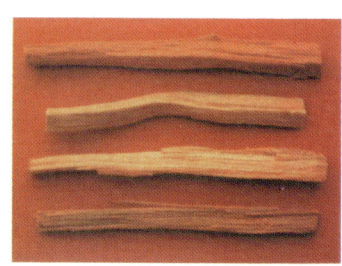

（3）苏木药材图

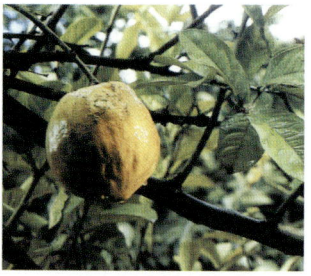

（4）在崖州见到的拘橼（枸橼）

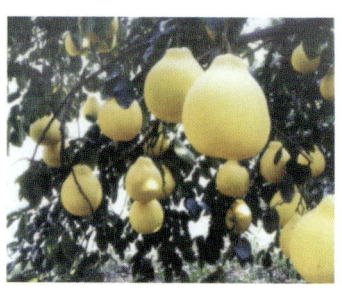

（5）楼头（柚）

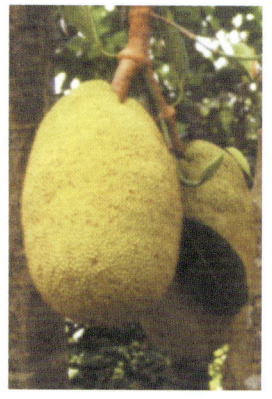

（6）波罗奈（波罗蜜）

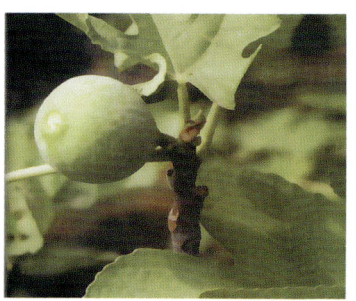

（7）优昙钵（无花果）

图2-16-6　鉴真在海南所见之珍稀药材、果品、物种的一部分

要是香药与苏枋木之类，所以才能滥用和露天堆积如山。另外船上人员则沦为奴隶。而且居然成为村落，可见其多。这些史料，提供了唐时南海丝绸之路的另一个情景。而大量香药也大开鉴真的眼界。

（3）崖州造寺亲见海南珍果、奇木、南药。崖州（今海南文昌县、澄迈县）由游奕大使张云接待，住开元寺。

当时设斋施甚丰，盈满一屋，珍异口味有："益智子、槟榔子、椰子、荔枝、龙眼、甘蕉、拘莚（枸橼）〔见图2-16-6（4）〕；搂头（可能为柚）大如钵盂，甘甜于蜜，花如七宝色〔见图2-16-6（5）〕。此外还有波罗奈（木波罗）果大如冬瓜〔见图2-16-6（6）〕，毕钵果（荜拨子），优昙钵（无花果）〔见图2-16-6（7）〕"。

另外还描写到"瞻唐香树（白木香即沉香树）聚生成林，风至，香闻五里之外"。农作情况则有"十月作田，八月收粟，养蚕八度，收稻再度"；民俗则有"男着木笠，女着布絮。人皆雕蹄凿齿，绣面鼻饮"等记载。

在佛事方面，鉴真修复了被火烧了的寺庙，帮助建好了佛殿、讲堂、砖塔、释迦丈六佛像，并设戒坛，讲律，度人。

（4）端州荣睿圆寂，鉴真岭南东道辗转一年，并请胡人治疗眼病。

鉴真自海南达雷州（今雷州半岛）、罗州（今广东廉江县）、辨州（疑今广东化州市）、象州（今广西象州县）、白州（今广东博白县）、傭州（疑今广西容州）、藤州（今广西藤县）、梧州（今广西梧州市）至桂州（今广西桂林市），在始兴郡（今广西桂林市）经端州时，荣睿在龙兴寺病死。瑞州（今广东高要市），现肇庆建有荣睿纪念碑，以志中日友好。

鉴真应广州刺史卢奂之请入广州。住在大云寺（今光孝寺）前后三个月，曾见到寺中生长有"诃梨勒树，但数量已经很少。记载有"池有青莲花，花、叶、茎、根并芬馥奇异"（见图2-16-7）。

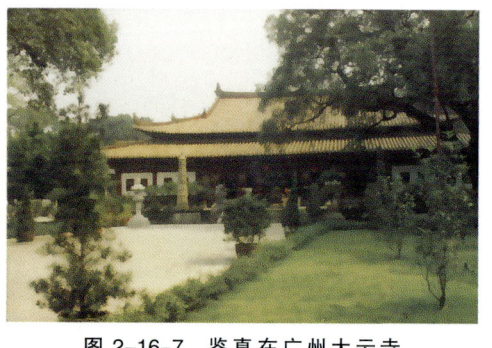

图2-16-7　鉴真在广州大云寺（今光孝寺）驻锡三个月

其次是鉴真看到海上丝绸之路的一个起点——大都会广州繁华的景象，"江中有婆罗门（指印度一带）、波斯（指波斯湾一带阿拉伯国家）昆仑（指马来西亚、印尼等东南亚国家）等舶，不知其数，并载香药、珍宝、积载如山。其舶深六七丈，狮子国（斯里兰卡）、大石国（即大食国，专指阿拉伯国家）、骨唐国、白蛮（欧洲白人）、赤蛮（非洲黑人）等往来居住，种类极多"。

"时和尚频经炎热，眼光暗昧。爰有胡人，言能治目，遂加疗治，眼遂失明。"鉴真眼病，曾自己用药治疗，不效乃请胡人。这里的"胡人"有人推断为印度医生。当时通过海上传入不少印度医方，僧人也多能疗病。

鉴真后经韶州过大庾岭，再经江西辗转回到扬州。第六次渡海赴日始获成功。他在广州旅居近三年虽未留下专门的医疗事迹，但仅此也看出他对岭南医药和海外医药学的交流加深了认识，对诸多海药南药有了直观的感受。

三、鉴真对日本医药文化的影响[3~4]

（1）携带大量海药、南药献给东大寺卢舍那大佛。鉴真每次渡海均准备大量的海粮、经卷、佛具、文物、药品。以第二次的药品为例,有:"麝香二十剂,沉香、甲香、甘松香、龙脑、香胆、唐香、安息香、栈香、零陵香、青木香、薰陆香都有六百余斤;又有毕钵(拨)、诃梨勒、胡椒、阿魏、石蜜、蔗糖等五百余斤,蜂蜜十斛、甘蔗八十束"。这些药物大部从海上丝绸之路进口,有些是岭南所产。鉴真第六次携带药物究有多少,史无记载,但学者研究,认为日本东大寺正仓院(见图2-16-8、图2-16-9)所藏药物建立的《种种药帐》(公元756年,距鉴真渡日3年后),其中《献物帐》是记载对圣武太上皇,光明太后前后5次向东大寺大佛所献药物共60种(见图2-16-10、图2-16-11),大多数来自中国。另外有《账外账》则是鉴真渡日后献给大佛的[4]。正仓院药物中香药占有很大比例,其功用主要用于佛教仪式的烧香,文书、衣服的熏香与防虫,以及防治疾病的药用。具体有:

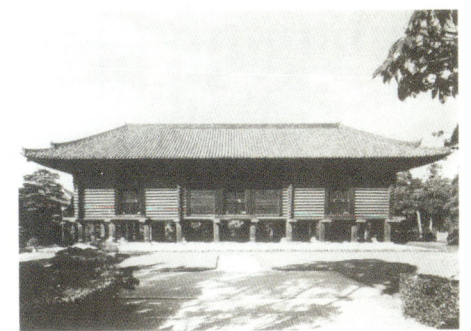

图2-16-8 东大寺内皇家珍宝仓库正仓院(引自《正仓院展》)

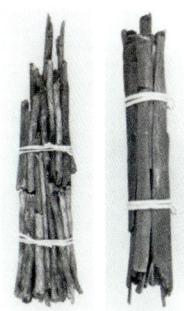
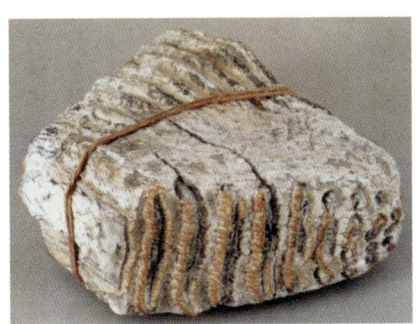

图2-16-9 正仓院所藏甘草、厚朴、五色龙骨(引自《正仓院展》)

273

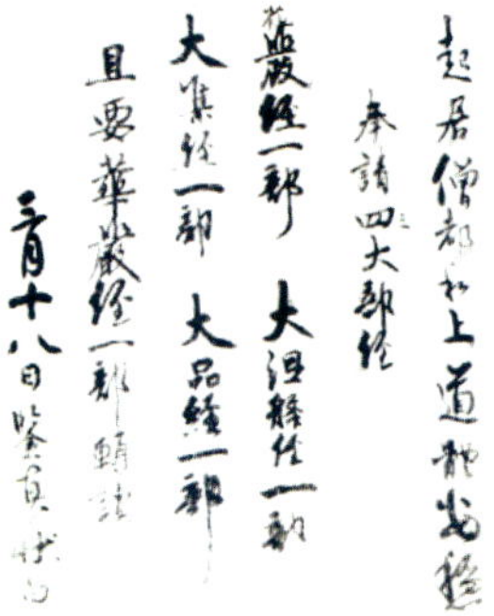

图 2-16-10 鉴真
手书（公元 754 年）

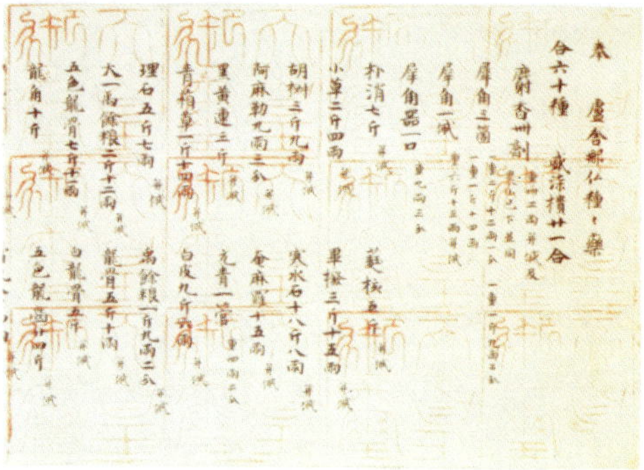

图 2-16-11 东大寺所藏《种种物帐》60 种
药材主要来自中国（引自《正仓院展》）

树脂类如沉香（栈香、黄熟香等）、薰陆香(乳香)、安息香、苏合香、枫香、龙脑香；香树类有檀香、肉桂、苏木；花、果、叶、根类有丁香、郁金香、藿香、青木香、胡椒；动物类有甲香、麝香；调合香有：衣香、百合香、熏香、薰衣香。植物药有荜拨、胡桐泪、巴豆；动物药有犀角、没食子、紫矿；矿物药有密陀僧等。另外鉴真高弟法进所撰《沙弥十戒经疏》载有天平宝字五年（公元 761 年）三月二十九日从正仓院药种中下赐朴硝一两，诃梨勒五十枚，槟榔子二十枚，芒硝四两与昙静（鉴真弟子）[4]。诃梨勒、槟榔也是道地南药。正仓院药物僧纲有使用权，鉴真必用过这些药物治病。据研究蔗糖、甜豉也是由鉴真首次带入日本。珍贵的二王帖则是带去的书法瑰宝。

（2）鉴真授徒医病并著有《鉴上人秘方》。鉴真渡日前，日本无人能对药材进行真伪鉴别。典药头物部韩广足奉敕命就学于鉴真（见图 2-16-12），据考证《日本国见在书目》中的《鉴上人秘方》就是韩广足的笔录处方书。鉴真虽然双目失明，但他用手触鼻嗅、舌舔口尝就能辨认药材。奈良东大寺正仓院收藏的药材，多为他携自中国的中药包括海药、南药，又大多经过他的鉴定。在医学方面他又善于临床医病，光明皇太后的病就是他治好的。《鉴真方》已佚，今保留于丹波康赖《医心方》（公元 928 年）中，有数条（见图 2-16-13）。如卷六有鉴真治心痛方[5]152：大验。酢半升，切葱白一茎，和煎，顿服，立愈。卷十九有鉴真服紫雪方[5]448：若脚气冲心，取一小两合水服之。若心战冲取半小两令消，已水下亦得。若有风痫，时时服之，如前理丹石。若丹发，头痛，身体急或寒热不能饮食，即取一两，加少芒硝和水饮之。若热痢，亦如前。若天行热病，亦如前。若欲痢者，加之一倍，空腹服之。若邪气者，渐渐服即并可也。又卷十九有鉴真服钟乳随年齿方[5]444：石钟乳，其味甘，温，无毒。年二十者服二两，乃至五十服五两，六十以上加至七两。各

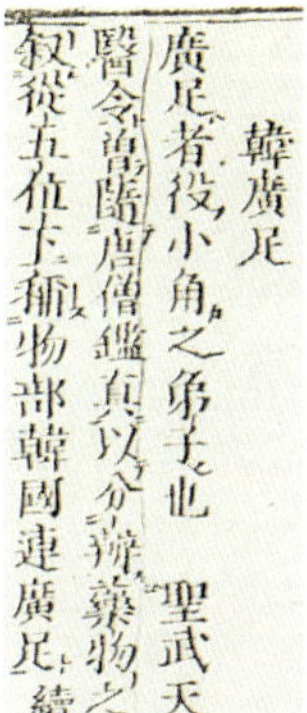
韓廣足
廣足者役小角之弟子也 聖武天皇召為太醫令曾隨唐僧鑑真以分辨藥物之真偽 勅叙從五位下 掌物部韓國連廣足 續日本紀

图 2-16-12 鉴真授徒韩广足辨药之术（引自《本朝医考》）

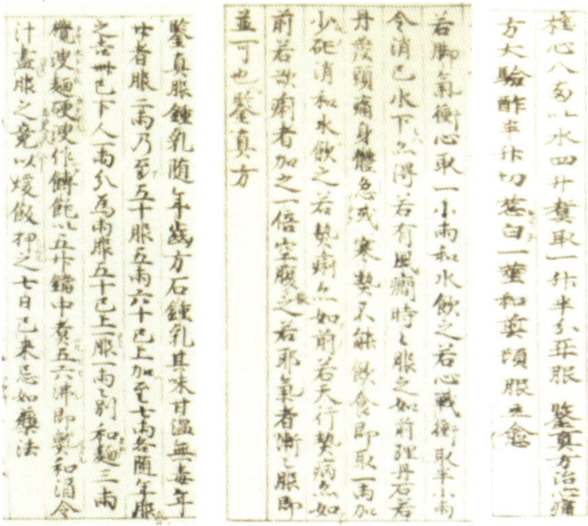

图 2-16-13 《医心方》中保存的三首鉴上人秘方

随年服之，吉。四十已下人一两分为两服；五十已上，一服一两。两剂和面三两，搅溲面硬溲作馎饦，以五升铛中煮五六沸即熟，和酒令汁尽服之，竟以暖饭押之，七日已来，忌如药法。查鉴真所用"紫雪"出自《千金翼方》卷十八《杂病》，"主脚气毒遍，内外烦热，口生疮，狂叫走，及解诸石草热药毒发卒，热黄等瘴疫毒最良方"，其药味及制造过程方法是："金一斤，寒水石、石膏、磁石各三斤并碎，右四味，以水一石煮取四斗，去滓内后药，升麻一升，玄参一斤，羚羊角屑、青木香、犀角屑、沉香各五两，丁香四两，甘草八两炙。上八味㕮咀于汁中，煮取一斗，去滓内硝石四升，朴硝精者四升，于汁中煎取七升，投木器中。朱砂粉三两，麝香粉半两，搅令相得，寒之两日成于霜雪紫色。强人服三分匕。服之当利热毒，老小以意增减用之。一剂可十年用之。"[6] 这条方后称紫雪丹或紫雪散，《太平惠民和剂局方》、《温病条辨》亦有之。方中所用香药如青木香、沉香、丁香及犀角率多岭南所产药材。钟乳石也为岭南盛产。

四、启示

鉴真是我国唐代律宗的大师，渡日后成为日本律宗的开山祖，他在佛学上的成就是伟大的。由于他对医药的热心钻研，医学上的造诣也高深，旅居岭南三年有余，对岭南医药文化有较大的影响。他本人也大大提高了对南药、海药的认识，因此，渡日后除医疗外，对药物的鉴定也作出了杰出贡献。鉴真在岭南留下不少足迹，他在广州大云寺驻锡三个月，讲授律学，传播律宗，都是值得纪念的。

参考文献

[1] 真人元开.唐大和上东征传［M］.汪向荣，校注.北京：中华书局，1979.

[2] 孙蔚民.鉴真和尚东渡记［M］.上海：上海古籍出版社，1979.

[3] 富士川游.日本医学史［M］.决定版.东京：日新书店，1941：35-37.

[4] 宗田一.图说日本医疗文化史［M］.东京：思文阁，1989：29-37.

[5] 丹波康赖.医心方［M］.浅仓屋藏板影印本.北京：人民卫生出版社，1955.

[6] 孙思邈.千金翼方［M］.影印本.北京：人民卫生出版社，1955：211.

第十七节　陈藏器与《本草拾遗》中的南药、海药

一、陈藏器传略

陈藏器[1]（8 世纪），唐四明（今浙江宁波）人，精于医药，唐开元（公元 713~741 年）中曾任京兆府三原县尉，后弃官从医。据《证类本草·补注所引书传》谓，陈藏器"以《神农本草经》虽有陶、苏补集之说，然遗逸尚多，故别为《序例》一卷，《拾遗》六卷，《解纷》三卷，总曰《本草拾遗》，共十卷"[2]39。他不但重视拾遗补充，而且注意辨析疑难，并创用了"十剂"的方剂分类法。后人对《本草拾遗》的评价毁誉不一。明代李时珍《本草纲目·序列·历代诸家本草》说："藏器，四明人，其所著述，博极群书，精核物类，订绳谬误，搜罗幽隐，

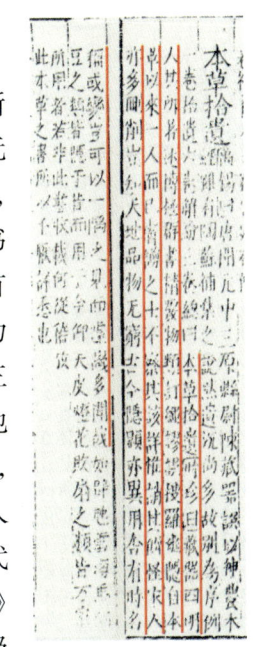

图 2-17-1　《本草纲目》的《本草拾遗》题解

277

自《本草》以来，一人而已。肤谫（jiǎn，浅陋）之士，不察其该详，惟诮（qiào，责备讥笑）其僻怪，宋人亦多删削。岂知天地品物无穷，古今隐显亦异，用舍有时，名称或变，岂可以一隅之见，而遽（jù，急于）讥多闻哉。如辟虺（huī）雷、海马、胡豆之类，皆隐于昔而用于今；仰天皮、灯花、败扇之类，皆万家所用者，若非此书收载，何从稽考。此本草之书所以不厌详悉耳"[3] 5（见图2-17-1）。

今日观之，《本草拾遗》所存佚文，确实载有不少有用的药物，现在还在应用；但也载有一些怪僻而无用的药物。他在《唐本草》已载的药物中也增加了一些新内容，修正了若干错误，其贡献是不容否定的。

二、《本草拾遗》首载的岭南药物与海上传来的药物

为了解唐代岭南药物发展的情况，兹就书中明确记载岭南多产或由海上丝绸之路传入中国的药物，从《证类本草·陈藏器余》中辑出如下，若干加了按语，以便阅读。但品种多有不识者。

（一）《玉石部·陈藏器余》

1. 诸金有毒 [2] 97

生金有大毒，药人至死，生岭南夷獠洞穴山中，如赤黑碎石金铁屎之类。南人云：毒蛇齿脱在石中；又云蛇着石上；又鸩屎着石上。皆碎取毒处为生金。以此为雌黄有毒、雄黄亦有毒，生金皆同此类。人中金药毒者，用蛇解之。其候法在金蛇条中。本经云："黄金有毒"，误甚也，生金与彼黄金全别也。

按：生金指含有其他金属杂质，未经提炼的金矿石。

2. 石药 [2] 97

味苦寒、无毒，主折伤、内损、瘀血，止烦闷欲死者，酒消服之。南方俚人以傅毒箭镞及深山大蝮中人。速取病者，当顶上十字劈（lí，切开）之，令皮断出血，以药末疮上，并傅所伤处。其毒必攻上下泄之，当出黄汁数升则闷解。俚人重之，带于腰，以防毒箭。亦主恶疮、热毒、痛肿、赤白游、瘘蚀等疮。北人呼肿，名之曰游，并水和傅之。出贺州石上山内，似碎石、硇砂之类，土人以竹筒盛之。

按： "俚人"指东汉至唐代，分布于广东西南沿海和广西东南部的原住族群。"当顶上十字劈"意在伤口顶部，作十字切开。石药不知为何物。

3. 玻璃 [2] 98

味辛，寒，无毒。主惊悸心热，能安心明目去赤眼，熨热肿，此西国之宝也。是水玉或云千岁冰化为之，应玉石之类，生土石中未必是冰，今水精、珠精者，极光明，置水中不见珠也。熨目除热泪。或云：火燧珠向日取得火。

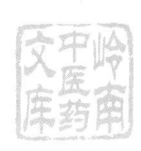

4. 霹雳针 [2] 98

无毒。主大惊失心，恍惚不识人，并下淋。磨服，亦煮服。此物伺候震处，掘地三尺得之。其形非一，或言是人所造，纳与天曹，不知事实。今得之，亦有似斧刃者，亦有如到刃者，亦有安二孔者，一用人间石作也。注出雷州并河东山泽间。因雷震后时多似斧，色青黑、斑纹，至硬如玉。作枕除魔梦，辟不祥。名霹雳屑也。

5. 特蓬杀 [2] 99

味辛，苦，温，有小毒。主飞金石用之，炼丹亦需用。生西国，似石脂、蛎粉之类。能透金石铁无碍下，通用。

（二）　《草部·陈藏器余》

1. 草犀根 [2]169

味辛，平，无毒。主解诸药毒。岭南及睦婺间如中毒草，此药及千金藤并解之。亦主蛊毒、溪毒、恶刺、虎狼虫虺等毒，天行疟瘴寒热、咳嗽痰壅、飞尸喉闭、疮肿、小儿寒热、丹毒、中恶、注忤、痢血等。并煮汁服之。其功用如犀，故名草犀，解毒为最。生衢婺洪饶间，苗高二三尺，独茎，根如细辛，研服更良。生水中者名木（水）犀也。

按：《海药本草》云："谨按《广州记》云，生岭南及海中，独茎对叶而生，如灯台草，若细辛。平，无毒。主解一切毒气、虎狼所伤、溪毒野蛊等毒，并宜烧碎服，临死者服之得活。"

2. 无风独摇草 [2]169

带之令夫妇相爱，生岭南，头如弹子，尾若鸟尾，两片开合，见人自动，故曰独摇草。

按：所云者似《南方草木状》中鹤草的功能。

3. 红莲花、白莲花 [2]169

味甘，平，无毒。久服令人好颜色，变白却老。生西国，胡人将来至中国也。

4. 萍蓬草根 [2]169

味甘，无毒。主补虚、益气力，久食不饥，厚肠胃。生南方池泽，大如荇，花黄，未开前如算袋，根如藕。饥年当谷也。

按：今定基原为睡莲科植物萍蓬草 *Nuphar pumilum* (Timm.) DC.，根及种子均入药。

5. 陈思苙 [2]170

味辛，平，无毒。主解诸药毒、热毒、丹毒、痈肿、天行壮热、喉痹、蛊毒、除风血、补益，已（以）上并煮服之，亦磨傅疮上，亦浸酒。出岭南，一名千金藤，一名石黄香。今江东又有千金藤，一名乌虎藤与陈思芨所主颇有异同，终非一物也。陈思芨蔓生如小豆，根及叶辛香也。

6. 倚待草 [2] 170

味甘，温，无毒。主血气虚劳、腰膝疼弱、风缓羸瘦、无颜色、绝伤无子、妇人老血，浸酒服之。逐病拯疾，故名倚待。生桂州如（始）安山谷。叶圆，高二三尺，八月采取。

7. 陈家白药 [2] 170

味苦，寒，无毒。主解诸药毒，水研服之。入腹与毒相攻必吐，疑毒未止，更服。亦云去心胸烦热、天行温瘴。出苍梧（隋大业及唐天宝、至德时，苍梧郡包括封州、梧州、治所在梧州），陈家解药用之，故有陈家之号。蔓及根并似土瓜，紧小者良，冬春采取。一名吉利菜，人亦食之。与婆罗门白药及赤药功用并相似。叶如钱，根如防己，出明山。

按：陈家白药，根据描述似是防己科植物。

8. 鏊菜 [2] 171

味辛平无毒。主破血、产后腹痛。煮汁服之，亦捣碎傅疔疮。生江南国荫地，似益母，方茎对节，白花，花中甜汁饮之如蜜。

按：今定基原为唇形科植物鏊菜 *Leonurus pseudomacranthus* Kitag.，亦称白花益母草，茺。

9. 甘家白药 [2] 171

味苦，大寒，小有毒。主解诸药毒。与陈家白药功用相似。人吐毒物，疑不稳，水研服之，即当吐之；未尽，又服。此二药性冷，与霍乱下痢相反，出龚州已南。甘家亦因人为号。叶似车前，生阴处，根形如半夏。岭南多毒物，亦多解物，岂天资乎。

10. 天竺干姜 [2] 172

味辛温无毒。主冷气寒中，宿食不消，腹胀下痢，腰背疼，痃癖气块，恶血积聚。生婆罗门国，似姜小黄，一名胡干姜。

11. 池德勒 [2] 172

味辛，温，无毒。主破冷气，消食。生西国，草根也，胡国人用之。

12. 人肝藤 [2] 192

主解诸毒药肿游风，脚手软痹，并研服之，亦傅病上。生岭南，叶三桠，花紫色。一名承露仙；又有伏鸡子，亦名承灵（露）仙，叶圆，与此同名异物。

按：《海药本草》、《杨氏产乳》均载此药。尚不知为何物。

13. 越王余算 [2] 192

味咸，平，无毒。主下水、破结气。生南海水中，如竹算子，长尺许。《异苑》曰：晋安有越王余算，叶白者似骨，黑者似角，云是越王行海作筹有余弃水而生。

按：《南方草木状》首载，谓"越王竹根生石上，若细获，高尺余，南海有之。南人爱其青色，用为酒筹，云越王弃余算而生。"《北户录》又释为沙箸，谓："次有沙箸产于海岛间，其心若骨，可为筹箸。凡欲采者须轻步从之，不尔闻人行声则缩入沙中，不可取。"《岭表录异》云："海岸中生沙箸，春吐苗，其心若骨，白而且劲，可为酒筹。"

今释越王余算为珊瑚科动物灯芯柳珊瑚 *Junceela juncea* (Pallas.) 与鳞灯芯柳珊瑚 *J.squamata* Toeplity.的群体。前者，群体呈分支状，长 70cm 左右，中轴骨骼呈灰白色，劲而有弹性，生活时呈黄色，水螅体有八个白色触手，干标本退色呈淡黄或灰白，皮层厚，骨针呈双头纺锤形。两种均栖息于水深 8~20m 的浅海区，附着在硬底或珊瑚礁石上。分布于广东沿海、海南及西沙群岛等海域。《海药本草》谓："主水气浮肿，结聚，宿滞不消，腹中虚鸣，并宜煮服之。"今人提得二萜类物质，具抗心律失常作用。

14. 石莼 [2]192

味甘、平、无毒。下水、利小便。生南海中水石上。《南越志》云：似紫菜，色青。《临海异物志》曰：附石生也。

按：今定基原为石莼科石莼，俗名海白菜。

15. 骨路支 [2]192

味辛，平，无毒。主上气、浮肿、水气、呕逆、妇人崩中、余血癥瘕，杀三虫。生昆仑国。苗似凌霄藤，根如青木香。安南亦有，一名飞藤。

16. 兜纳香 [2]214

味甘，温，无毒。去恶气，温中除爆冷。《广志》云生剽国；《魏略》曰大秦国出兜纳香。

按：《海药本草》云："恶疮肿瘘，止痛生肌，并入膏用。烧之能辟远近恶气。带之夜行，壮胆安神。与茆（茅）香、柳枝煎汤浴小儿，则易长。"

17. 风延母 [2]215

味苦寒无毒。小儿发热，发强惊痫，寒热，热淋。解烦，利小便，明目，主蛇犬毒、恶疮痈肿、黄疸，并煮服之。细叶蔓生，缨绕草木。《南都赋》云："风衍蔓延于衡皋是也。"

按：《海药本草》云："谨按徐表《南州记》生南海山野中，主三消五淋，下痰，小儿赤白毒痢，蛇毒、瘴、溪等毒，一切疮肿，并宜煎服。只出南中，诸无所出也。"

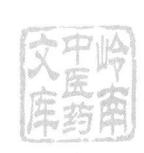

18. 耕香 [2] 215

味辛温无毒。主臭鬼气，调中。生乌浒国。《南方草木状》曰耕香，茎生细叶。

19. 大瓠藤水 [2] 215

味甘，寒，无毒。主烦热、止渴、润五脏、利小便。藤如瓠，断之水出。生安南。《太康地记》曰：朱崖、儋耳无水处种，用此藤取汁用之。

按：《海药本草》云，谨按《太原记》云（含木藤）生安南、朱崖上，彼无水，唯大瓠中有天生水，味甘冷香美。主解大热，止烦渴，润五脏，利水道。彼人造饮馔皆瓠。李时珍曰：顾微《广州记》云，水藤去地一丈，断之更生，根至地水不绝。山行口渴，断去汁饮之。陈氏所谓大瓠藤，盖即此物也 [3] 1336。

《海南植物志》[4] 载，买麻藤科，小叶买麻藤与买麻藤，岛上广为分布。砍断藤茎，则有汁液流出，可饮，并可做清凉饮料。陈氏所言大瓠藤、含水藤和顾微所言水藤，可能指的就是今之买麻藤科小叶买麻藤与买麻藤。

20. 优殿 [2] 215

味辛，温。去恶气，温中，消食。生安南，人种为茹。《南方草木状》曰：合浦有优殿，人种之，以豆酱汁食，芳香好味。

按：本条与《南方草物状》"优殿"的文字基本相同。

21. 胡面莽 [2] 215

味甘，温。去疢癖及冷气，止腹痛，煮之。生岭南，叶如地黄。

22. 金钗股 [2] 215

味辛，平，小毒。解诸药毒。人中毒者煮汁服之，亦生

研，更烈，必大吐下；如
无毒，亦吐。去热痰、疟
瘴、天行、蛊毒、喉闭。
生岭南山谷，根如细辛，
三四十茎，一名三十根钗
子股。岭南人用之（见图
2-17-2）。

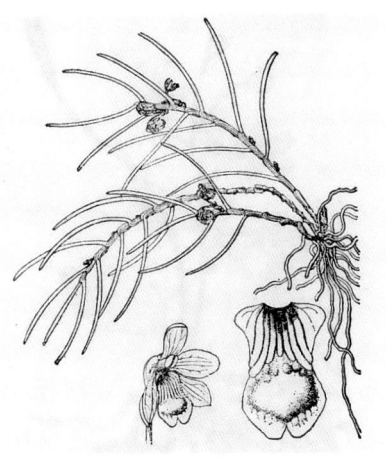

图 2-17-2 钗子股"解诸药毒"
（引自《中国高等植物图鉴》）

按：《海药本草》谓：
"生岭南及南海诸山。……
草茎功力相似，以水煎服。
缘岭南多毒，家家贮之。
《本草纲目》谓："按《岭
表录》云，广中多蛊毒，彼人以草药金钗股治之，十救八
九。其状如石斛也。"[4]826 今定其基原为兰科植物钗子股
Luisia morsei Rolfe.。

23. 博落回 [2]215

有大毒。主恶疮、瘰根、瘤赘、息肉、白癜风、蛊毒、
精魅、溪毒、已上疮瘘者，和百丈青、鸡桑灰等为末，傅瘘
疮。蛊毒、精魅当有别法。生江南山谷。茎叶如蓖麻，茎中
空，吹作声如"博落回"。折之有黄汁，药人立死，不可入
口也（见图2-17-3）。

按：今定其基原为罂粟科植物博落回 *Macleaya cordata*
(Willd.) R.Br. 含多种生物碱，有毒，一般多作外用，少内服。

24. 迷迭香 [2]240

味辛温，无毒。主恶气，令人衣香，烧之去鬼。《魏略》云：
出大秦国；《广志》云：出西海（见图 2-17-4）。

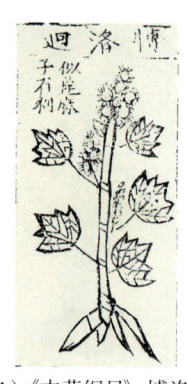

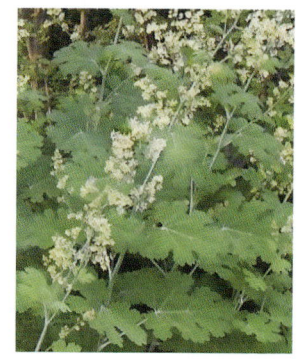

(1)《本草纲目》博洛回　　　(2) 博洛回（引自《中草药大典》）

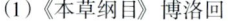

"有大毒，治疮瘘为末敷"

图 2-17-3　博洛回

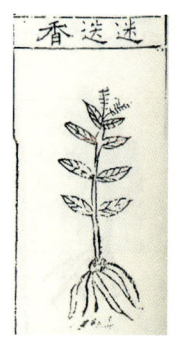

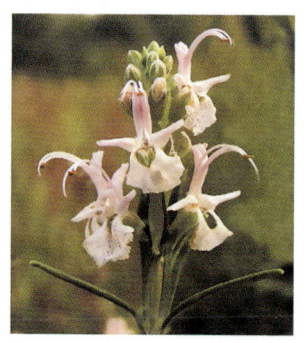

(1)《本草纲目》迷迭香　　　　　(2) 迷迭香生态图

"主恶气，令人衣香"　"合羌活为丸散，夜烧之辟蚊蚋"

图 2-17-4　迷迭香

　　按：《海药本草》载：味平，不治疾，烧之去鬼气，合羌活为丸散，夜烧之辟蚊蚋。此外别无用矣。时珍曰：魏文帝时，自西域移植庭中，同曹植等赋。大意其草修干柔茎，细枝弱根。繁花结实，严霜弗凋。收采幽杀，摘去枝叶，入袋佩之，芳香甚烈，与今之排香同气[3]898。

今定基原为唇形科植物迷迭香 *Rosmarinus officinalis* L.原产南欧，我国有栽培。含挥发油等多种成分，迷迭香油有毒，多为外用，内服过量可致死。一般每次用量为0.2~0.4mL。内服叶煎汤治头痛。我国唐代时已知其可与羌活共为丸，燃之可为蚊虫驱避剂，确实不简单。

25. 冲洞根 [2] 259

味苦，平，无毒。主热毒、蛇、犬、虫、痈疮等毒。功用同陈家白药，苗蔓不相似。岭南恩州，取根阴干。

按：《海药本草》云："谨按《广州记》云，生岭南及海隅。苗蔓如土瓜根相似。味辛，温，无毒。主一切毒气及蛇伤，并取其根磨服之，应是着诸般毒，悉皆吐出。

26. 天罗勒 [2] 260

主溪毒，捣碎傅之疮上。天罗勒生江南平地。

27. 万一藤 [2] 260

主蛇咬。杵筛以水和如泥，傅痈上。藤蔓如小豆，生岭南，亦名万吉。

(三) 《木部·陈藏器余》

1. 干陀木皮 [2] 311

味平无毒。主破宿血，妇人血闭，腹内血块，酒煎服之。生安南，皮厚堪染者，叶如樱桃。

按：《海药本草》云："按《西域记》云，生西国，彼人用染僧褐故名干陀，褐色也。树大皮厚，味平温。主癥瘕气块，温腹暖胃，止呕逆并良也。"

2. 皋芦叶 [2] 311

味苦，平。作饮，止渴、除痰、不睡、利水明目。出南海诸山。叶似茗而大，南人取作当茗，极重之。《广州记》曰：新平县出皋芦，皋芦茗之别名也。叶大而涩。又《南越志》曰：龙川县出皋芦叶似茗，味苦涩，土人为饮。南海谓之过罗或曰物罗，皆夷语也。

　　按：《海药本草》云："谨按《广州记》云，出新平县，状若茶树阔大无毒。主烦渴闷热，下痰，通小肠淋，止头痛，彼人用代茶，故人重之如蜀地茶也。"时珍曰：接碎泡饮，最苦而色浊，风味比茶不如，远矣，今广人用之[3] 1875

　　今定基原为山茶科植物皋芦 *Camellia sinensis O.Ktze.var. macrophylla* Sieb.，与茶亲缘甚近，为其变种。陶弘景注："瓜芦，木亦似茗，苦涩，取其叶作屑，煮饮，即通夜不睡。"即是皋芦。陈氏指出广东龙川、新平主产。今知云南、四川也有分布。

3. 阿勒勃 [2] 312

　　味苦，大寒，无毒。主心膈间热风心黄，骨蒸寒热，杀三虫。生佛誓国，似皂荚，圆长，味甜好吃。一名婆罗门皂荚也（见图 2-17-5）。

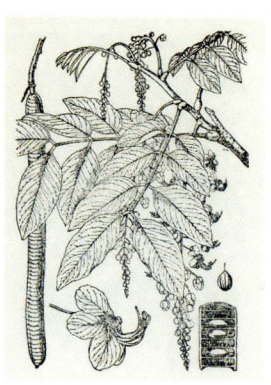

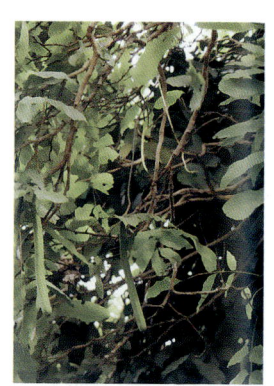

（1）《中国高等植物图鉴》腊肠树　　　　（2）腊肠树（引自《中草药大典》）

"主心膈间热风，心黄，骨蒸寒热，杀三虫"

图 2-17-5　腊肠树（阿勒勃）

岭南医药启示录

按：《海药本草》云："按《异域记》云，主热病及下痰，杀虫，通经络，子疗小儿疳气，凡用炙令黄用。"今定基原为豆科植物腊肠树 Cassia fistula L.的果实，内含的多片扁卵圆形种子，有泻下作用。我国广东等南部地区有栽培。

4. 阿月浑子 [2] 312

味辛，温，涩，无毒。主诸痢，去冷气，令人肥健。生西国诸蕃。云与胡榛子同树，一岁榛子，二岁浑子也（见图2-17-6）。

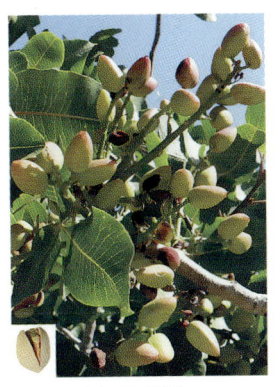 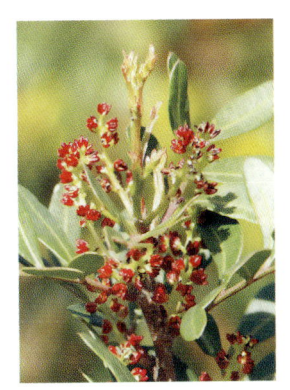

（1）生态图　　　　　　　（2）花期图

"主诸痢，去冷气，令人肥健"

图 2-17-6　开心果（阿月浑子）

按：《海药本草》称树为无名木，其实号无名子，波斯家呼为阿月浑子，状若榛子。味辛，无毒。主腰冷，阴肾虚弱，房中术使用者众，得木香、山茱萸良也。《简明不列颠百科全书》[5] 1 册:167 中载有：阿月浑子，是漆树科阿月浑子属的一种，学名 Pistacia vera L.，原产伊朗、中亚、西亚，从阿富汗到地中海都有栽培。我国新疆有栽培。其果簇生，白色，长 1.5~2.0cm，常从一侧裂开，但种子不脱出，所以俗称"开心果"。种子一粒，坚硬，果仁淡绿色，外被红色薄皮，微带树脂香味。是人们喜食的一种坚果。

《本草拾遗》首载入药，说明阿月浑子至晚在唐朝，已经丝绸之路传入中国。

5. 浮烂啰勒[2]312

味酸，平，无毒。主一切风气，开胃补心，除冷痹，和调脏腑。生康国，似厚朴也。

6. 那耆悉[2]313

味苦，寒，无毒。主结热热黄，大小便涩赤，丹毒诸热，明目。取汁洗目，主赤烂热障。生西南诸国，一名龙花也。

7. 榈木[2]334

味辛，温，无毒。主破血、血块、冷嗽、并煮汁及热服。出安南及南海，人作床几，似紫檀而色赤。为枕令人头痛，为热故也。

按：《本草经集注》首载紫真檀。《海药本草》云："谨按《广志》云，生安南及南海山谷，胡人用为床坐，性坚好。主产后恶露冲心、癥瘕结气、赤白漏下，并剉煎服之。"

今定基原为豆科植物紫檀 *Pterocarpus indicus* Willd.，别名有榈木、花榈木、蔷薇木、羽叶檀、青龙木、黄柏木[6]2351。《拉汉种子植物名称》则以紫檀为 *Pterocarpus santalinus* L.f.；以青龙木、蔷薇木、黄柏木为 *Pterocarpus indicus* Willd. [7]409。《中国高等植物图鉴》则以榈木、花榈木、青龙木为一物，定为 *Pterocarpus indicus* Willd.[8]471 从陈藏器论述中，本品应别于紫檀，似是两个种。

8. 研药[2]334

味苦，温，无毒。主霍乱、下痢、中恶、腹内不调者服之。出南海诸州，根如乌药，圆小树生也。

按：《海药本草》云："叶如椒，主赤白痢、蛊毒、中恶，并判煎服之。"

9. 黄龙眼 [2]335

味苦，温，无毒。主解金药、银药毒，以水研取半合，空心少少服，经二十许日差。出岭南，状如龙眼，黄色也。

按：《海药本草》：功力胜解毒子也。请教植物专家，认为是山龙眼，岭南山龙眼资源丰富。李时珍曰："《桂海虞衡志》有：'山龙眼出广中，色青，肉如龙眼，夏月实熟可啖。'此亦龙眼之野生者欤。"

10. 元慈勒 [2]335

味甘，无毒。主心病流血，合金疮去腹内恶血、血痢下血、妇人带下，明目去障翳，风泪睃肉。生波斯国，似龙脑香。

按：《海药本草》云："慈勒，树中脂也。味甘，平。消翳、破血、止痢、腹中恶血。今少有。"

11. 都咸子及皮叶 [2]335

味甘平无毒。主渴润肺，去咳逐痰火，干作饮服之。生南方，树如李。徐表《南州记》云，都咸子树子大如指，取子及皮作饮，极香美（见图2-17-7）。

按：《海药本草》云："谨按徐表《南州记》云，生广南山谷，味甘，平，无毒。主烦躁心闷痰高、伤寒清涕、咳逆上气，宜煎服。子食之香，大小如半夏。"今定其基原为漆树科植物腰果 *Anacardium occidentale* L.，《南方草木状》称都咸树 [6]1796。

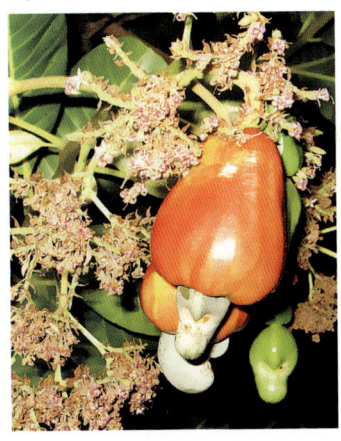

图2-17-7 鸡腰果（都咸子）生态图"主渴润肺去痰"

12. 息王藤 [2]335

味苦，温，无毒。主产后腹痛，血露不尽。浓煮汁服之，生岭南山谷，冬月不凋。

13. 栟榈木皮 [2]360

味苦，涩，平，无毒。烧作灰，主破血止血。初生子，黄白色，作房如鱼子，有小毒，破血，但戟（jǐ，刺激）人喉，未可轻服。皮作绳，入土千岁不烂。昔有人开塚得之，索已生根。此木类岭南有虎散桄榔、冬叶、蒲葵、椰子、槟榔、多罗等皆相似，各有所用。栟榈一名棕榈，即今川中棕榈。

按：《海药本草》云："谨按徐表《南州记》云，生岭南山谷，平温。主金疮疥癣，生肌止血，宜烧灰使用。其实黄白色，有大毒，不堪服食也。今定基原为棕榈科植物棕榈 *Trachycarpus fortunei*（Hook.f.）H.Wendl.，《山海经》称椶，杨孚《异物志》称栟榈 [6]2296。

14. 离梨 [2]361

味辛，平，无毒。主上气下食。生西南诸国，以毗梨勒上有毛少许也。

按：《海药本草》云："微温。主消食、涩肠、下气及上气咳嗽，并宜入面药。"

（四）《果蔬·陈藏器余》

1. 无漏子 [2]479

味甘，温，无毒。主温中益气，除痰嗽，补虚损，好颜色，令人肥健。生波斯国，如枣，一云波斯枣。

按：《南方草木状》称海枣，《开宝本草》称千年枣，《本草纲目拾遗》称无漏果。《海药本草》云：树若栗木，实如橡子、有三角。消食，止咳嗽，虚赢，悦人，久服无损也。今定基原为棕榈科植物海枣 *Phoenix dactylifera* L.的果实，我国

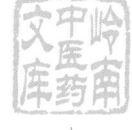

南部有栽培[6]342。

2. 都角子[2]479

味酸，涩，平，无毒。久食益气止泄。生南方，树高丈余，子如卵。徐表《南方记》云，都角树二月花，花连着实也。

按：《海药本草》云："谨按徐表《南州记》云，生广南山谷，三月开花，至夏末结实如卵。主益气安神、遗泄痔、温肠。久服无所损也。"《本草纲目》谓出九真、交趾，野生。二、三月开花，赤色，子似木瓜，八九月熟，里民取食之，味酢，以盐、酸沤食，或蜜藏皆可。一云状如青梅。解酒，止烦渴[3]1842。

3. 木威子[2]479

味酸，平，无毒。主心中恶水、水气。生岭南山谷，树叶似楝子，如橄榄而坚，亦似枣也（见图2-17-8）。

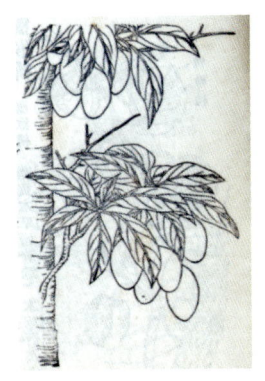

(1)《植物名实图考》乌榄　　　　　(2)《广州果业》乌榄

"主心中恶水、水气"

图2-17-8　乌榄（木威子）

按：《海槎余录》称乌橄榄。今定其基原为橄榄科植物乌榄 *Canarium pimela* Koenig 的果实[6]467。《广东志》谓："粤中多种乌榄，以利多；白榄种者少，号曰青子。番禺妇女多以砍乌榄核为务，核以炊，仁以油，及为礼果。"吴其浚谓：
"岭南种之，其核仁寸许，味如松子亦多油，过岭以盐糖炒
食甚香。《岭南杂记》以为即木威子，从之。"今知乌榄果实
的皮肉与核仁均可食。

4. 摩厨子 [2]480

味甘香，平，无毒。主益气，润五脏，久服令人肥健。
生西域及南海，子如瓜，可为茹。《异物志》云：木有摩厨，
生自斯调，厥汁肥润，其泽如膏，馨香稷射，可以煎熬，彼
州之人，仰以为储。斯调，国名也（见图2-17-9）。

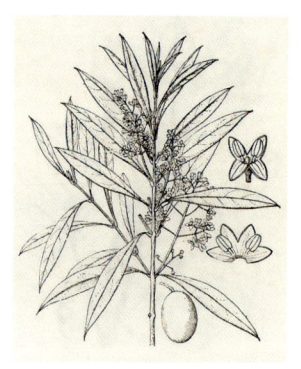

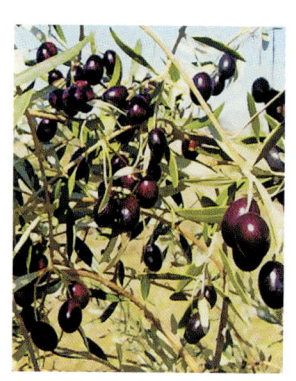

（1）《中国高等植物图鉴》
油橄榄（摩厨子）

（2）油橄榄生态图

"其汁香美如中国油"，"益气润五脏，久服令人肥健"

图2-17-9　油橄榄（摩厨子）

按：《海药本草》云："按《异物志》云，生西域，二月开
花，四、五月结实如瓜许，益气安神，养血生肌，久服健人也。"
李时珍曰："又有齐墩果、德庆果，亦其类也。"他还引陈藏
器曰："子如瓜，可为茹，其汁香美，如中国用油。"[3]1844

笔者认为摩厨子是今之木樨科植物油橄榄 *Olea europaea*
L.，果实可供食用，亦用于榨取橄榄油。原产地中海区域，

古希腊、古罗马早有栽培。李时珍所言齐墩果今人认为即油橄榄，证明明代还有进口，可能由海上丝绸之路传入。

5. 钩栗 [2] 480

味甘平。主不饥，厚胃肠，令人肥健。子似栗而圆小，生江南山谷。树大数围，冬月不凋，一名巢钩子。又有雀子小圆黑，味甘，久食不饥，生高山，子小圆黑。又有槠子，小于橡子，味苦涩，止泄痢、破血，食之不饥，令健行。木皮、叶煮汁与产妇饮之止血。皮树如栗，冬月不凋，生江南，子能除恶血、止渴也（见图2-17-10）。

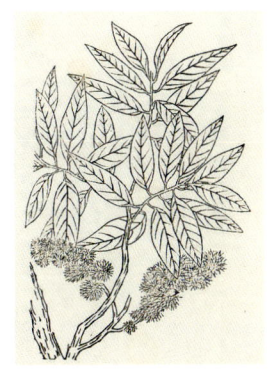
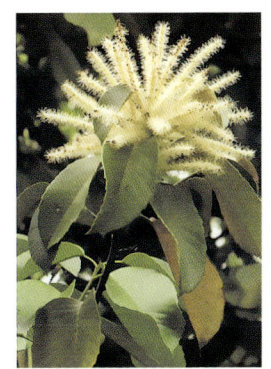

（1）《植物名实图考》锥栗　　　　（2）锥栗生态图

"主不饥，厚胃肠，令人肥健"

图2-17-10　锥栗（钩栗）

按：钩栗，今定其基原为壳斗科植物钩栲 *Castanopsis tibetana* Hance. 的果实 [6] 1668。陈藏器还在此提出多种壳斗科植物如雀子小圆黑、槠子、橡子、皮树等，均系当时的民间称谓，有的一直延续到今天。果实相似，难于鉴别。一般认为槠子的基原是苦槠或青椆（面槠）；橡子是栎或青枫。

6. 石都念子 [2] 480

味酸，小温，无毒。主痰嗽、哕气。生岭南，树高丈余，叶如白杨，花如蜀葵、正赤，子如小枣，蜜渍为粉，甘美益人。隋朝植于西苑也。

　　按：时珍称都念子。按《岭表录异》云："倒捻子窠丛不大，叶如苦李，花似蜀葵，小而深紫，南中妇女多用染色。子如软柿，外紫内赤，无核，头上四叶如柿蒂，食时必捻其蒂，故谓之倒捻子，讹而为都念子也，味甚甘软[3] 1843。所言似是柿科植物。苏东坡名为海漆，亦名胭脂子。

7. 君迁子[2] 480

　　味甘，平，无毒。主止渴，去烦热，令人润泽。生海南，树高丈余。子中有汁如乳汁。《吴都赋》云："平仲君迁"（见图 2-17-11）。

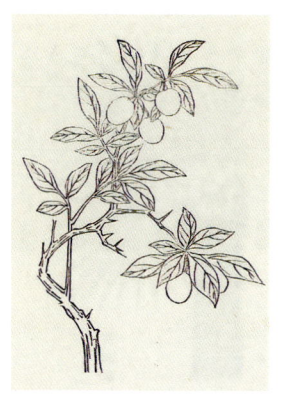 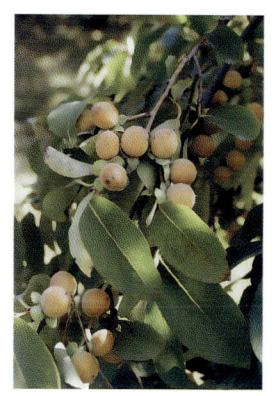

(1)《植物名实图考》软枣　　　(2) 软枣（引自《中草药大典》）

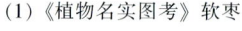

"止渴去烦热，令人润泽"

图 2-17-11　君迁子（软枣）

　　按：《海药本草》云："谨按刘斯《交州记》云，其实中有乳汁，甜美香好。微寒，无毒。主消渴烦热，镇心。久服轻身，亦得悦人颜色也。"今定其基原为柿科植物君迁子 *Diospyros lotus* L.的果实[6] 1184。

8. 韶子 [2] 480

味甘，温，无毒。主暴痢心腹冷。生岭南，如栗，皮肉核如荔枝。《广志》云韶叶似栗有刺，斫皮内白脂如猪，味甘酸，亦云核如荔枝也（见图 2-17-12）。

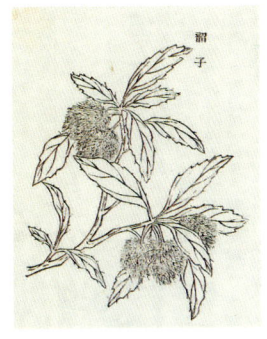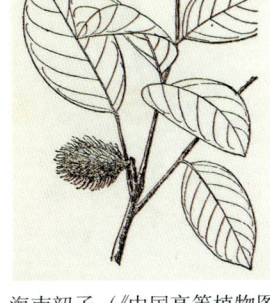

（1）《植物名实图考》韶子　　（2）海南韶子（《中国高等植物图鉴》）

"主暴痢心腹冷"

图 2-17-12　韶子

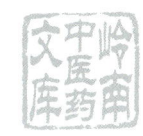

按：今定其基原为无患子科植物韶子 *Nephelium lappaceum* L. *var topengii*（Merr.）How et Ho. 的果实，果核（种子）有毒 [6] 2572。

9. 甘蓝 [2] 509

平，补骨髓，利五脏六腑，利关节，通经络中结气，明耳目，健人，少睡，益心力，壮筋骨。此者是西土蓝，阔叶可食。治黄毒者，作菹经宿渍，色黄，和盐食之，去心下结伏气。

按：今定其基原为十字花科植物甘蓝 *Brassica oleracea* L. *var capiata* L. 的茎叶。即现代所称的包菜、包心菜、卷心菜、洋白菜。此物来自西土。《千金·食治》称蓝菜，《本草拾遗》又称西土蓝 [6] 575。

（五）《人兽鸟鱼虫·陈藏器余》

1. 灵猫阴 [2] 387

味辛，温，无毒。主中恶鬼气、飞尸、蛊毒、心腹疼痛、狂邪鬼神如麝。用之功似麝。生南海山谷，如狸，自为牝牡，亦云蛉狸。《异物志》云，灵狸一体，自为阴阳，刳其水道连囊，以酒洒，阴干，其气如麝，若杂真香，罕有别者，用之亦如麝焉。

按：灵猫阴最早报告为《异物志》，入药则首载于《本草拾遗》，其"阴阳一体"的错误认识，一直延续到清代的本草，如《本草求原》。其香囊，陈氏谓"水道连囊"，李时珍同之，清·赵其光谓阴道连囊，谢观《中国医学大辞典》（公元1926年）则以灵猫阴为灵猫生殖器，谓脐部有香囊。今定其基原为灵猫科动物大灵猫 Viverra zibetha L. [6] 1182，其肛腺在尾下开口，通向一大囊，其中积累一种油腻的、似麝香的分泌物，即灵猫[9] 5 册：338。另同属动物小灵猫也产灵猫香，含香猫酮及粪臭素等，可制香水。《异物志》称白蛉狸。

2. 鳔鳔、鱼白 [2] 420

主竹木入肉经久不出者，取白傅疮上，四边肉烂即出刺。一名鱼鳔。

按：最早载于《齐民要术》，入药以《本草拾遗》为先。《海药本草》谓：鳔烧灰，傅阴疮、瘘疮、月食疮。李时珍谓：止折伤血出不止 [3] 2483。今其基原定为石首科动物大黄鱼、小黄鱼、鳇鱼的鱼鳔。甘，平，无毒。用于补肾益精、滋养筋脉 [6] 1436。今岭南多用于补虚，作食品。

3. 文鳐鱼 [2] 420

无毒。妇人临月带之，令易产，亦可临时烧为黑末，酒下一钱匕。出南海，大者长尺许，有翅与尾齐，一名飞鱼。群飞水上，海人候之，当有大风。《吴都赋》云："文鳐夜飞而触网是也。"

按：鉴真大师漂流到海南时，曾见到飞鱼。李时珍谓：

甘，酸，无毒。已狂、已痔 [4] 2476。今定其基原为飞鱼科动物燕鳐鱼 *Cypsilurus ago* （Temm. et Schl.）

4. 海豚鱼 [2] 420

味咸，无毒。肉主飞尸、蛊毒、瘴疟。作脯食之，一如水牛肉，味小腥耳。皮中脂肪摩恶疮、疥癣、痔瘘、犬马瘑疥、杀虫，生大海中。

按：时珍云："其状大如数百斤猪，形色青黑如鲇鱼，有两乳，有雌雄，类人。数枚同行，一浮一没，谓之拜风，其骨硬，其肉肥，不中食，其膏最多。" [3] 2467 今定其基原为海豚科动物海豚 *Delphinus delphis* L. 其皮下脂肪因身体部位不同而成分不同，而维生素 A 含量与鳕鱼肝油相匹敌。出南海、东海。 [6] 1937

5. 海马 [2] 436

谨按《异物志》云，生西海，大小如守宫虫，形若马形，其色黄褐。性温，平，无毒。主妇人难产，带之于身神验（见图 2–17–13）。

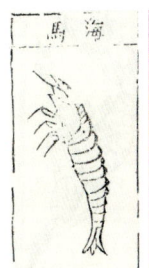 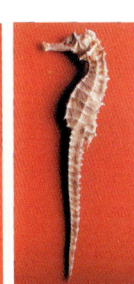 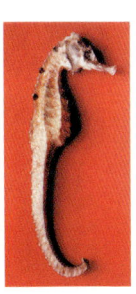 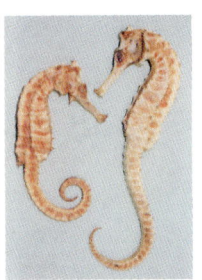

(1)《本草纲目》海马　(2) 小海马　(3) 三斑海马　(4) 刺海马　(5) 线纹海马

图 2–17–13　《本草拾遗》首载的动物药海马及其各种

按：《图经》云："生南海，头如马形，虾类也。妇人将产带之、或烧末饮服，亦可手持之。《异鱼图》云，收之暴干，以雌雄为对，主难产及血气。"时珍曰，"海马，雌者黄色，雄者青色，暖水脏，壮阳道，消瘕块，治疗疮肿毒"[3]2480。今定其基原为海龙科动物克氏海马、刺海马、大海马、斑海马、日本海马等。其提取液有雄性激素样作用，用于补肾壮阳，善治阳痿[10]769。

6. 留师蜜 [2]459

味甘，寒。主牙齿 痛、口中疮，含之。蜂如小指大，正黑色，啮竹为窠，蜜如稠糖，酸甜好食。方言云：留师竹蜂也（见图2-17-14）。

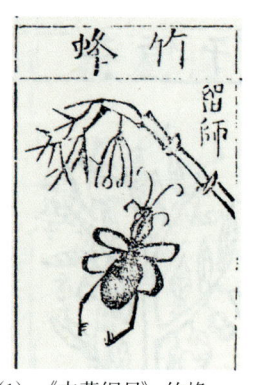
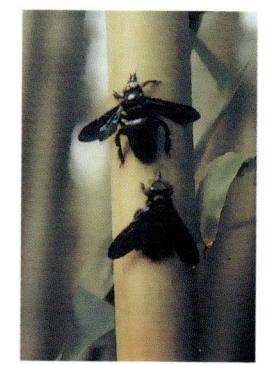
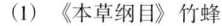

(1) 《本草纲目》竹蜂　　(2) 生态竹蜂（引自《广东中药志》）

图2-17-14　《本草拾遗》首载的动物药竹蜂

按：时珍曰："《六帖》云，竹蜜蜂出蜀中，于野竹上结窠，绀色，大如鸡子，长寸许，有蒂，窠有蜜，甘倍常蜜，即此也。今人家一种黑蜂，大如指头，能穴竹木而居，腹中有蜜，小儿扑杀取食，亦此类也。"[4]2231

竹蜂，今定其基原为木蜂科木蜂 *Xylocopa diamilis* Lepel. 的干燥全体。广东多产，且临床常用，治咽喉肿痛，祛风定惊。民间常将竹蜂放入载盐器皿中腌制，称咸竹蜂，每用1~2只或2~4只捣碎泡水饮[10]140。

7. 砂挼子 [2] 438

有毒。杀飞禽走兽，合射罔用之。人亦生取置枕，令夫妻相好。生砂石中，做旋孔。有虫子如大豆，背有刺，能倒行，一名倒行狗子。性好睡，亦呼为睡虫，是处有之。

按：《本草纲目》有载，但为陈藏器原文照录，未有应用。岭南称砂挼子曰"沙牛"或"沙谷牛"。清初《生草药性备要》说："治瘰疬，照疮亦用，初起消散，破烂拔毒埋口，合硼砂、冰片少许捣挺烂敷疮，用膏药盖之甚好。此牛生在砂穴中，要挖掘取之方得 [11]。

今广东特别重视此药，称为"金沙牛"。其基原定为蚁蛉科蚁蛉属昆虫黄足蚁蛉 *Hagenomyia micans*（Mac Lachlan.）或蚁蛉 *H. formicarius*（Linn.）的干燥幼虫。幼虫又名蚁狮，一般体宽 2~3.5cm，头与前胸占身体的比例很小，而腹部膨大。口器特别发达，上颚长而弯，成镰刀状，内侧有 3 个齿，在两侧边有强大的刚毛。复眼小，黑色，位于头部前方两侧。前胸细而窄，呈颈状。体躯粗壮，背面隆起。足细长，淡黄色，被有很多黑色长毛。整个虫体呈灰黑色，并有淡黄色斑纹，大小随龄期而改变。每个体节的两侧都有黑色强大的毛丛，并有许多散生的黑色短毛。腹背中央有一条黑色纵线，两侧有黑色斑印。幼虫老熟后在土中做茧化蛹，茧圆球形，外面沾有砂土，要 2、3 年才能完成一代（见图 2-17-15）。

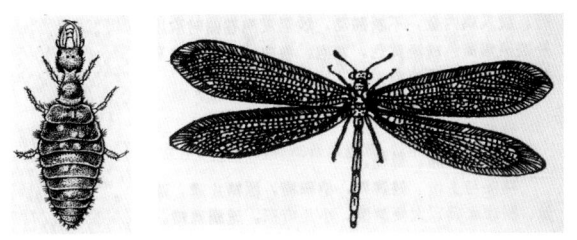

图 2-17-15　黄足蚁蛉幼虫（砂挼子）和成虫（引自《广东中药志》）

今用于利水通淋，消肿拔毒。主治：内服用于疟疾、泌尿系结石，胆管结石；外敷疔疮瘰疬^{[10] 745-747}。

8. 赤翅蜂 [2] 457

有小毒。主蜘蛛咬及疗肿疽病疮，烧令黑和油涂之；亦取蜂窠土，酢和为泥，傅蜘蛛咬处，当得丝。出岭南，如土蜂翅赤头黑，穿土为窠，食蜘蛛，大如螃蟹。遥知蜂来，皆狼狈藏隐，蜂以预知其处，相食如此者无遗也。

按：今定其基原为胡蜂科昆虫赤翅蜂 *Vespa simillima* Smith. ^{[6] 1098}。

9. 桂蠹 [2] 459

桂中者，辛美可啖，去冷气。

按：时珍曰："按汉书《南粤王传》，南越尉佗，献桂蠹一器。又《大业拾遗录》云，隋时，始安献桂蠹四瓶，以蜜渍之，紫色，辛香有味，啖之去痰饮之疾。则此物自汉、隋以来，用充珍美矣。

三、启示

（一）陈藏器在《唐本草》颁发后，发现尚有许多药物遗漏，他作了大量的拾遗工作。据《证类本草·陈藏器余》统计，不下 475 种；其中岭南所产药物及海上传来者不下 63 种，约占 13%，基源清楚，今仍使用者至少有 30 种，约占其 6.3%，从而大大丰富了我国药材特别是南药、海药的品类。尽管增补药材中有若干毫无价值者，但瑕不掩瑜，大多有用，其功实不可没。

（二）陈藏器还重视相似药物的鉴别，如壳斗科植物的钩栗、雀子小圆黑、槠子、橡子、皮木等；棕榈科植物桄榔、槟榔、棕榈、蒲葵等。在防止中毒方面，还提出诸金有毒、诸果有毒、诸肉有毒、诸木有毒等。

（三）陈藏器对南方水气为病，专有一论，颇有见地。谓："昔马援南征多载薏苡人（仁）；闵叔留寓，常食猪肝，盖以为湿疾也；江湖间露气成瘴，两山夹水中气疟，一冷一热相激成病瘕。此三疾俱是湿为，能与人作寒热，消铄骨肉，南土尤甚，若欲医疗，须细分析，其大略皆瘴类也。人多一概医之则不差。"他强调南方瘴疟多发，湿气重，治疗应仔细鉴别分析，不应一概而论。

（四）陈藏器祖居四明，为官京兆三原，史书未载其曾旅游南土，但他如何撰写出如此众多的南药海药，有的还具体入微呢？推断有两点是非常重要的。一是他重视搜集相关文献，我们看到文中引出有：《异物志》、《南方草木状》、《太康地记》、《南越志》、《广志》、《广州记》、《南州记》等博物、地理类书籍多种，这些书的作者大多出自或亲到岭南，能提供第一手资料。二是他重视搜集民间经验，如会州白药、甘家白药、陈家白药，可能都是访问所得。其中也有不少来自祖居两广沿海的俚人经验，因而难于排除他与南人、南地的接触。至于对众多海药的记载，如岭南人已经吃上的海枣、腰果、开心果等来自舶上的多种干果，用上婆罗门白药、赤药、腊肠树种子、迷迭香等多种海药，难于排除他与蕃人、蕃舶的接触。

（五）陈藏器还作过一些动物实验观察。如在稻米条 [2] 495 中写道："糯米（即稻米）性微寒，妊身与杂肉食不利子。作糜食一斗主消渴，久食之令人身软。黍米及糯饲小猫、犬令脚屈不能行，缓人筋故也。"他最早观察到孕妇及新生儿脚气和久用稻饲猫、犬可致脚气，实在令人敬佩。

参考文献

[1] 中国历史大辞典隋唐五代史卷编纂委员会. 中国历史大辞典：隋唐五代史卷
[M]. 上海：上海辞书出版社，1995：413-414.

[2] 唐慎微. 重修政和经史证类备用本草 [M]. 影印本. 北京：人民卫生出版社，
1959.

[3] 李时珍. 本草纲目 [M]. 点校本. 北京：人民卫生出版社，1975.

[4] 中国科学院华南植物研究所. 海南植物志：第一卷 [M]. 北京：科学出版
社，1964：222.

[5] 中国大百科全书出版社《简明不列颠百科全书》编辑部译编. 简明不列颠百
科全书：1 [M]. 上海：中国大百科全书出版社，1985.

[6] 江苏新医学院. 中药大辞典 [M]. 缩印本. 上海：上海科学技术出版社，1986.

[7] 关克俭，诚静容. 拉汉种子植物名称 [M]. 2 版. 北京：科学出版社，1974.

[8] 中国科学院植物研究所. 中国高等植物图鉴：第二册 [M]. 北京：科学出版
社，1972.

[9] 中国大百科全书出版社《简明不列颠百科全书》编辑部译编. 简明不列颠百
科全书：5 [M]. 上海：中国大百科全书出版社，1986.

[10] 《广东中药志》编辑委员会. 广东中药志：第一卷 [M]. 广州：广东科技出
版社，1994.

[11] 何克谏. 生草药性备要 [M]. 清·五桂堂本. 广州：五桂堂，出版时间不详：21.

第十八节　《南海药谱》与《海药本草》

唐末、五代时期，有两部以岭南所产药材及海上舶来药
物为主要内容的本草著作，即《南海药谱》与《海药本草》，
原书早佚，幸在《证类本草》与《本草纲目》中存有部分佚
文，可为研究唐末五代时岭南药材之参考。

一、《南海药谱》

（一）作者

《南海药谱》与《海药本草》最早见于《崇文总目》（公元
1034~1037 年）。后掌禹锡在《嘉祐补注本草·补注所引书传》

（公元 1057 年）中首列《南海药谱》一书，谓："不著撰人名氏，杂记南方药所产郡县及疗疾之验，颇无伦次，似唐末人所作，凡二卷。"[1]40 宋代郑樵《通志略·艺文略》（公元 1161 年）则载有《海药本草》六卷（李珣撰）、《南海药谱》七卷"[2]680。《宋史·艺文志》（公元 1206 年）载《南海药谱》一卷佚[3]。李时珍《本草纲目·历代诸家本草》中只载《海药本草》，他认为《南海药谱》"此即《海药本草》也，凡六卷，唐人李珣所撰，珣盖肃代时人，收载海药亦颇详明"[4]5。丹波元胤在《中国医籍考》中提出"不知李时珍何据为一，其说殆难信焉"[5]。近现代研究，大多认为掌禹锡所言正确，《南海药谱》当另有作者，作者应是唐末人。也有人认为李时珍所说《南海药谱》即《海药本草》是正确的，其依据是，《证类本草》中荔枝条有一段《海药本草》引文与郑樵《通志略·昆虫草木略》所引相同（见后）。但查这段话的原始出处，为晋代顾微的《广州记》，两书同引一古籍是完全可能的。另外，李时珍时代，两书均佚，他也未能看到原书全貌，所说李珣为唐代肃代（公元 756~778 年）时人更是错误，应是五代时人。因此李说不如掌说可信（见图 2-18-1）。

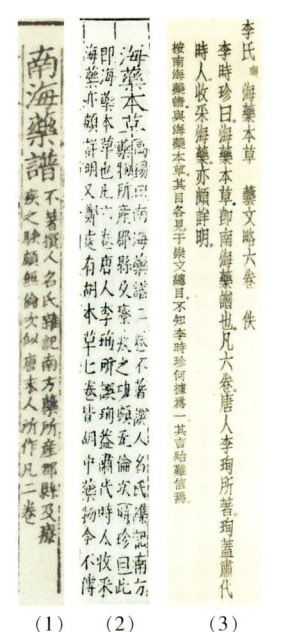

（1）　　（2）　　　（3）

（1）《证类本草》的《南海药谱》题解

（2）《本草纲目》的《海药本草》题解，认为与《南海药谱》是一本书

（3）《中国医籍考》的《海药本草》题解，认为与《南海药谱》是同一本书缺乏根据

图 2-18-1　《南海药谱》与《海药本草》

（二）原著内容

因该书早佚，内容已不可考。现查到在《证类本草》中有六条，《通志略·昆虫草木略》中有一条。可以看出，有单独引用的，有与《海药本草》同时引用的，内容均有不同。《南海药谱》所言不如《海药本草》严谨，不著引用文献，体例不一，有的言产地、疗效，有的言药物性状、用法、效验，但均系《海药本草》所未言及，也有可能《证类本草》引用时作了有意裁减，现难见全貌。总之其内容较《海药本草》内容简略而古老，所言大都限于海药、南药。

现将《南海药谱》存《证类本草》与《通志略》中共七条原文及相关《海药本草》原文并录于下。

1. 阳起石

《南海药谱》云："阳起石，惟泰山所出黄者绝佳，邢州鹊山出白者亦好。"[1] 113

2. 桃花石

《南海药谱》云："其状亦似紫石英，若桃花，其润且光而重，目之可爱是也。"[1] 117

3. 象牙

《南海药谱》云："象胆，以清水和塗疮肿上并差。又口臭，每夜和水研少许，绵裹贴齿根上，每夜含之，平明暖水洗口，如此三五度差。"[1] 371《海药本草》云："谨按：《内典》云：象出西国，有二牙、四牙者，味寒，主风痫热、骨蒸劳、诸疮等，并皆宜生屑入药。琥珀、竹膏（天竺黄）、真珠、犀角、牛黄等良。西域重之，用饰床座；中国贵之，以为笏。昆仑诸国有象生于山谷，每遇解牙，人不可取。昆仑以白木削为牙而用易之。《酉阳杂俎》云：生文理，必国富；又云：龙与象六十岁骨方足。"[1] 371

4. 卢会（芦荟）

《南海药谱》云："树脂也，本草不细委之，谓是象胆，殊非也。兼治小儿诸热。"[1] 230

5. 槟榔

《南海药谱》云："槟榔人（仁），赤者味苦，杀虫兼补。"[1] 319《海药本草》云："谨按《广志》云：生东海诸国，树茎叶根干与大腹小异耳。又云，如棕榈也，叶菁似芭蕉状。陶弘景云：向阳曰槟榔，向阴曰大腹。味涩温，无毒，主贲豚诸气、五鬲气、风冷气、宿食不消。《脚气论》云：以沙牛尿一盏磨一枚，空心暖服，治脚气雍毒水肿、浮气。秦医云：槟榔两枚，一生一熟，捣末酒煎服之，善治膀胱诸气也。"[1] 319

6. 龙脑

《南海药谱》云："龙脑油性温味苦，本出佛誓国，此油从树所取，摩一切风。"[1] 321《海药》云："谨按，陶弘景云：生西海律国，是波律树中脂也，如白膠香状，味苦、辛、微温、无毒，主内外障眼、三虫，治五痔、明目、镇心、秘精。又有苍龙脑主风疮黚黯，用膏煎良，点眼则有伤。《名医别录》云：妇人难产，取龙脑研末少许，以新汲水调服立差。又唐太宗时，西海律国贡龙脑香，是知彼处出耳"[1] 321（见图2-18-2）。

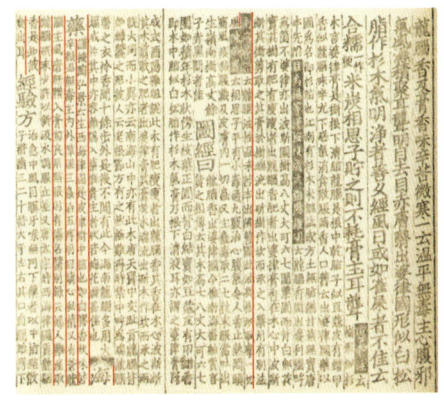

图 2-18-2 《证类本草》龙脑香条分别引用《南海药谱》与《海药本草》，论述角度各有不同

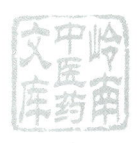

7. 荔枝

宋代郑樵《通志略·昆虫草木略》引《南海药谱》云："荔枝熟，人未采，则百虫不敢近。才采之，则乌鸟、蝙蝠之类无不残伤。然亦不必荔枝，诸果皆然。"[2] 801《海药本草》对荔枝论述更详，"谨按《广州记》云：生岭南及波斯国，树似青木香，味甘酸，主烦渴、头重、心躁，背膊劳闷并宜食之，嘉州以下渝州并有，其实熟甘美。荔枝熟，人未采，则百虫不敢近；人才采，乌鸟、蝙蝠之类，无不残伤。故采荔枝者，日中而众采之。荔枝子一日色变，二日味变，三日色味俱变。古诗云：色味不踰三日变。员安宇荔枝诗云：香味三日变。今泸渝人食之多则发热疮。"[1] 470

从唐慎微引用《南海药谱》的文字可以看出，其内容文字都较粗糙，也不著引用文献，与《海药本草》比较，各自论述角度不同，不相重复。只有荔枝条中有一段所引文字相同，但皆出自顾微《广州记》。

二、《海药本草》

（一）作者

李珣（约公元855~930年），唐末五代梓州（今四川三台）人。祖籍波斯，其先祖于隋时由丝绸之路来中国，唐时随国姓李。安史之乱，随僖宗入蜀，居于梓州。父李苏沙，妹舜绖为前蜀后主王衍昭仪。李珣在蜀亡后不仕。词作清丽，善写闺情、乡思、景色，不少选入《花间集》；诗有《琼瑶集》。《全唐诗》存其诗词五十七首[6]。由于他通医药，并南游岭南多年，所以在诗、词中常用花卉、香物抒情。如"六街微雨缕香生"，"红藕花香到槛频"，"香销翠幄垂"，"刺桐花里门斜闭"，"愁肠岂异丁香结"，"荷衣蕙带绝纤尘"，"沉水香销金鸭冷"等。他出川东游南粤有词《南乡子》十八首，专写南粤风情。如"乘彩舫，过莲塘，棹歌惊起睡鸳鸯。游女带香偎伴笑。争窈窕，竞折团荷遮晚照"，"烟漠漠，雨凄凄，岸花零落鹧鸪啼。远客遍舟临野渡，潮退水平春色暮"[7]。它从另一方面反映了五代时南粤水乡的美丽风光。

（二）学术成就

李珣家世代以经营香药为业，所以他对香药卓有经验，而且重视对相关文献的研究，所著《海药本草》，已早佚，今有尚志钧辑本。现存佚文主要来自《证类本草》。《本草纲目》虽引用亦多，但多属间接，文字多略作简化。另外，宋代洪刍《香谱》、宋代傅肱《蟹谱》等亦有援引。尚志钧有深入研究，其辑本共载药 131 种，其中玉石类 13 条，草类 38 条，木类 48 条，兽类 3 条，虫鱼类 17 条，果类 11 条，米类 11 条。估计原书收载药物必高于此数[8]。

李珣《海药本草》完整的体例似是：药名、依据文献、产地、形态、特征、性味、主治功用、其他。如阿魏，"谨按《广志》云：生石昆仑国，是木津液如桃胶状。其色黑者不堪，其状黄散者为上。其味辛温，善主于风邪、鬼注并心腹中冷、服饵。又云南长河中亦有阿魏，与舶上来者滋味相似，一般只无黄色"[1] 224。这种写法，《证类本草》中所载"海药余"的药物有 16 种，体现最为明显，其他《证类本草》引文似是根据需要而摘录。本书的特点有：

1. 重视药材引用文献出处

凡《海药本草》所增药物或摘录内容较多的药物，均注明出处。看来最多的引书为志异类博物书籍，如顾微《广州记》、徐表《南方记》、裴渊《广州记》、万震《南州异物志》、杨孚《异物志》等。引自方药书者，如瓶香引自《陈藏器》、龙脑引自《别录》等，其他尚有经史子集多种。引书共达50多种。

2. 重视产地记载

特别是国内有产者并记，如仙茅"生西域"，又记"蜀中诸州皆有"[1] 272；茅香"生广南山谷"，"合诸名香，甚奇妙，尤胜海上来者"[1] 238。

3. 重视药材真伪鉴别

如琥珀"凡验真假，于手心热摩吸得芥为真"[1] 297；紫铆（骐驎竭）"欲验真伪，但嚼之不烂如蜡者上也"[1] 321；蚺蛇胆"欲认辨真假，但割胆看，内细如粟米，水中浮走者真也"[1] 443；蛤蚧"口含少许，奔走令人不喘者是其真也"[1] 447。

4. 重视药材学和主治功能的描述

常涉及形态、采收、药用部位、炮制诸多方面。如丁香条："按《山海经》云：生东海及昆仑国。二三月花开紫白色，至七月方始成实，大者如巴豆，为之母丁香；小者实为之丁香。主风疳䘌，骨槽劳臭；治气，乌须发，杀虫；疗五痔，辟恶，去邪；治奶头花，止五色毒痢；正气，止心腹痛；树皮亦能治齿痛。"[1] 307今知丁香原产南海诸国与非洲，药材果实称母丁香，花蕾称丁香或公丁香，树皮亦入药。李珣的描述基本正确。又如蛤蚧条："谨按《广州记》云："生广南水中，有雌雄，状若小鼠，夜即居于榕树上，投一获二，《岭外录》云：首如虾蟆，背有细鳞，身短尾长，旦暮自鸣'蛤蚧'。俚人采之，割腹以竹开张、暴干，鬻于市。力在尾，尾不全者无效。彼人用疗折伤，近日西路亦出，其状虽小，滋力一般。无毒。主肺痿上气，咯血咳嗽并宜。丸散中使，凡用，炙令黄熟。"[1] 447蛤蚧的炮制与主治，今仍一如《海药本草》所言，"捕后用刀剖开腹部，取出内脏，抹干，用薄竹片撑开，使蛤蚧体躯及四肢平直，用白纱纸条紧密缠绕其尾，以防尾部断脱，然后用火焙干，两支合成一对。以体大、肥壮、完整、尾全不残者为佳"[9]。《海药本草》蛤蚧条所述，足兹证明，《岭外录》与李珣的观察具体人微。

5. 主要采录海药、南药

据尚志钧氏统计，其所辑佚文中海药所占比重最大，如产于大秦国者 5 种，波斯 15 种，产于西海 5 种，产于南海 32 种；产于岭南者 20 余种。我们发现也有产于东海的药物，如人参条云"出新罗国所贡"[1] 148，腽肭脐条"出东海水中"[1] 394，白附子条"生东海，又新罗国"[1] 279。这反映来自东海药物也集散于广州。不论是海药还是南药，其中香药占有很大比重，这可能与唐时重视香药贸易，李珣家素以贩卖香药为业有关。如丁香、乳香、茅香、迷迭香，沉香、降真香、甘松香、返魂香、龙脑香等。

6. 载有若干炼丹服石内容

如海药中出自波斯的金线矾，"内有金线文者为上，多入烧家（炼丹家）用；波斯白矾，"多入丹灶家"[1] 96。石硫黄"并宜烧炼服。仙方谓之黄硇砂，能坏五金，亦能造作金色，人能制归本色，服而能除万病，如有发动，宜以猪肉、鸭羹、余甘子汤并解之"[1] 103。又"银屑条"云"又烧朱粉（朱砂）瓮下，多年沉积有银，号杯铅银，光软甚好，与波斯银功力相似，只是难得。今时烧炼家，每一斤生铅只煎得一二铢"[1] 110。"菴摩勒（余甘子）条"云"主丹石伤肺，上气咳嗽；久服轻身延年长生；凡服乳石之人，宜长服也"[1] 331。今知余甘子含极丰富的维生素 C 和鞣质。"槟榔条"云"木皮内有面，食之极有补益，虚赢乏损，腰脚无力，久服轻身辟谷"[1] 348。

三、启示

《南海药谱》与《海药本草》，根据内容，成书年代，应是两本著作。现在所见只是《证类本草》所选的部分引文，不足以反映两书的原貌。但仔细研究，还是可以看出《海药本草》远比《南海药谱》内容丰富，是一本主要取材于舶来的海药与出自岭南的南药的专著，其收载药物不只131味，内容也大大超出《证类本草》、《本草纲目》所引的内容，而主治功用、用法和其中验方，则是李珣广泛搜集所得，有些来自民间。是一部可以反映唐末、五代以前岭南海药、南药特色药物水平的重要药学著作。因此，李珣之功不可没。

参考文献

[1] 唐慎微.重修政和经史证类备用本草 [M].影印本.北京：人民卫生出版社，1957.

[2] 郑樵.通志略：艺文略 [M].影印本.上海：上海古籍出版社，1990：680.

[3] 脱脱.宋史：艺文志 [M]//二十五史：7.影印本.上海：上海古籍出版社，1986：5828.

[4] 李时珍.本草纲目 [M].点校本.北京：人民卫生出版社，1975.

[5] 丹波元胤.中国医籍考 [M].北京：人民卫生出版社，1956：172.

[6] 中国历史大辞典隋唐五代史卷编写委员组.中国历史大辞典：隋唐五代史 [M].上海：上海辞书出版社，1995：347.

[7] 周汝昌，宛敏灏，万云骏，等.唐宋词鉴赏辞典：李珣 [M].上海：上海辞书出版社，1988：218-228.

[8] 尚志钧.《海药本草》的考察 [J].中华医史杂志，1987，17（1）：35-37.

[9]《中药商品知识》编写组.中药商品知识：中册 [M].广州：广东科技出版社，1989：285.

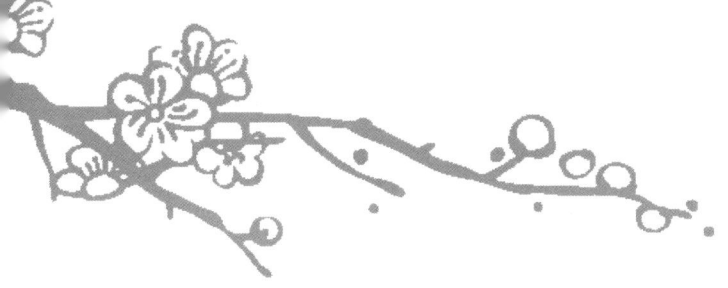

第 三 章

宋元明时期

第一节 陈昭遇与《开宝本草》、《太平圣惠方》

宋代对医药事业非常重视，除设太医局专管医疗、教学外，另专设翰林医官院执掌医药行政。置院使、副使、尚药奉御、医官等职；掌全国医药政令，具体管理宫廷医药，对官衙、军旅、学校派出医官防治疾病。为充实翰林医官院，还建有从民间医生、僧、道中选拔精良者任医官的制度[1]。《宋史·方技传·刘翰》载，在宋乾德初（公元 963 年）宋太祖赵匡胤曾命太常寺考校刘翰等翰林医官医术，结果"以翰为优，绌其不精者二十六人"。"又诏诸州，访医术优长者，籍其名，仍量赐装钱，所在厨傅给食，遣诣阙"，即对选就医术高明的医生要造册、治装、给钱、优渥饮食，送到京城[2]。

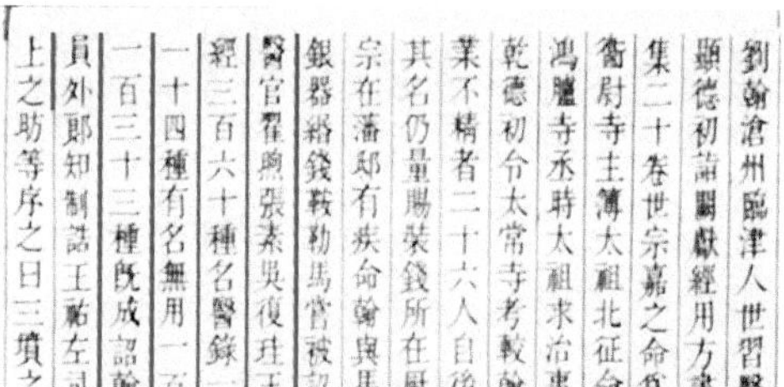

图 3-1-1 《宋史·刘翰传》有关与陈昭遇等编写《开宝本草》的经过

一、陈昭遇传略

陈昭遇，字归明，岭南人，据《广东通志》为南海（今广州）人，生卒年代不详，主要活动于太祖、太宗年代，是宋初著名医家。他出生于医药世家，在南海甚有医名，宋开宝间（公元 968~975 年）

选拔到京，为所知者荐为翰林院医官。《宋史》无传，其事迹载于《刘翰传》、《王怀隐传》中[2]（见图3-1-1、图3-1-2）。陈昭遇长于临床，“治疾无不效者”，“医术尤为精验”，领温水主簿，后加光禄寺丞，赐金紫光禄大夫（文散阶四等，正三品）。陈昭遇“于药书无所不究，著述精博可传。往来公卿家，诊脉对症，多奇验”。由于他“性又谦慎自将，以此被宠眷不衰”。《历代名医蒙求》、《宋朝事实类苑》、《广州人物传》中有关陈昭遇行医的记载。他因医术精到，人们呼之为“神医”，但“绝不读书”，问其所习书籍，不能应答。他说：“余初来都下，持药囊，到军垒中去，每日医人数百，其风劳冷疾之候，均默识之，然后视其老幼虚实，按古方用法，无不愈者。但予确不寻脉诀，如今之医者所谓‘口传心记，历多达妙’。反之有些医者，虽明方书，但不能医病，何能胜我？”他认为：“夫习方书，治病未愈者，历少而未达应验，但不误命何足怪哉！不习方书而善治者，因医失多而得悟其要也。故兵法曰：‘不知用兵之害，得用兵之利’者譬犹斯也。”所言实至理。陈昭遇成就不仅在临床医病，还参与了宋初两部医药学巨著的编纂，为宋代医药学发展作出了很大贡献[3-4]。

王懷隱宋州睢陽人初爲道士住京城建隆觀善醫診
太宗尹京懷隱以湯劑祗事太平興國初詔歸俗命爲
尚藥奉御三遷至翰林醫官使三年吳越遣子惟濬入
朝惟濬被疾詔懷隱視之初太宗在藩邸暇日多留意
醫術藏名方千餘首皆嘗有驗者至是詔翰林醫官院
各具家傳經驗方以獻又萬餘首命懷隱與副使王祐
鄭奇醫官陳昭遇參對編類每部以隋太醫令巢元方
病源候論冠其首而方藥次之成一百卷太宗御製序
賜名曰太平聖惠方仍令鏤板頒行天下諸州各置醫
博士掌之懷隱後數年卒昭遇本嶺南人醫術尤精驗
初爲醫官領溫水主簿後加光祿寺丞賜金紫

图 3-1-2 《宋史·王怀隐传》有关与陈昭遇等编写《太平圣惠方》的经过

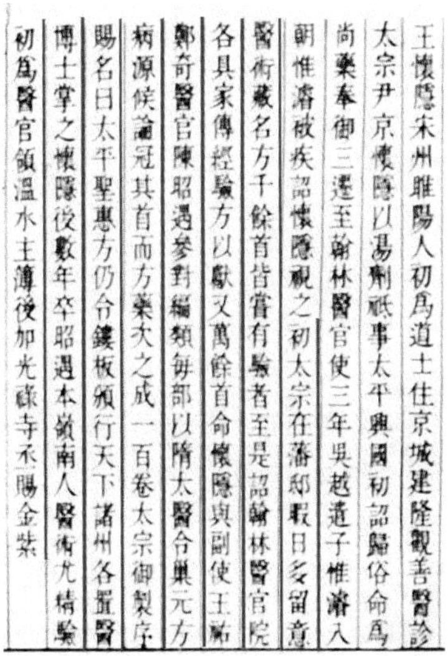

二、学术成就

（一）《开宝本草》

宋开宝五年（公元972年），尚药奉御刘翰与道士马志奉诏详定《唐本草》。翰与马志、翟煦、张素、吴复珪、王光祐、陈昭遇等九人同议初编。以《唐本草》、《蜀本草》为依据。以《本草拾遗》等相参，重修本草。共载药983种，其中新附133种。马志注解，翰林学士卢多逊等刊正，于宋开宝六年（公元973年）成书，定名为《开宝新详定本草》。宋开宝七年（公元974年），鉴于该书完成仓促，尚有误谬，太祖复诏马志等重定，翰林学士李昉、员外郎王佑、扈蒙详勘，定名为《开宝重定本草》，共20卷，加目录1卷，分为玉石、草、木、禽兽、虫鱼、果、菜、米、有名无用等九类。每药分正文与注文两类。前后两部书是我国第一部雕版印刷的官颁本草，具有很高的学术价值和历史意义。此书留有李昉序文，内容为《证类本草》所继承。其特点是：不用以往朱墨分书之法，采用黑白字（阴阳文）以区分《本草

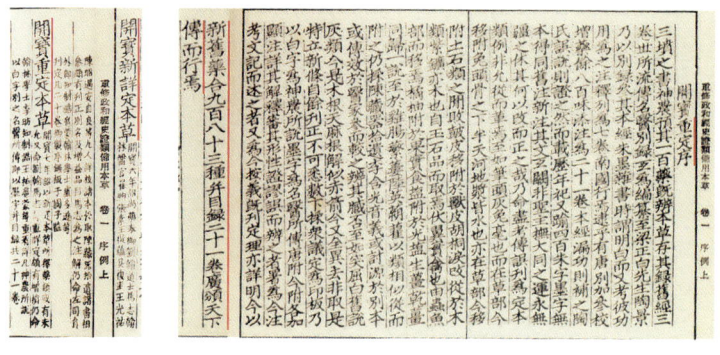

图3-1-3 《证类本草》中保存的《开宝本草》题解　　图3-1-4 《证类本草》中保存的《开宝本草》重定序

经》、《名医别录》所论；《唐本草》之说，文尾加"唐附"；新增者文尾加"今附"；正误谬而辨之者，署为"今注"；参考文而记述之者，又为"今按"。有些药物的分类不当则加以纠正（见图 3-1-3、图 3-1-4）。

《开宝本草》对前朝本草的发展，主要体现在"今附"之中[5]。其中来自海上、产自岭南的药物，占有较大比重。

1. 体增加了大量南药、海药

《开宝本草》新增品种，谓均系"医家尝用有效"之品，共 133 种之多。《本草纲目》选载达 111 种（见图 3-1-5），可以看出它们于临床应用之广。如果按产地来区分：

（1）岭南有产的有。石蟹、浮石、石蛇、石蚕、葛粉、零陵香、红豆蔻、缩砂蔤、蓬莪术、使君子、骨碎补、续随子、山豆根、谷精草、灯心草、乌药、海桐皮、五倍子、黄药根、桄榔子、千金藤、无患子皮、小天蓼、紫荆木、木鳖子、南藤、楠藤子、盐肤子、麂、珍珠、玳瑁、白鱼、鳜鱼、青鱼、河豚、石首鱼、嘉鱼、鲻鱼、蛤蚧、白花蛇、橙子、荔枝子、乳柑子、杨梅、猕猴桃、橄榄、越瓜、马齿苋、东风菜等 49 种。

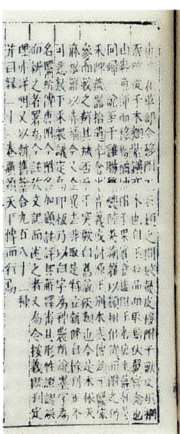

图 3-1-5 金陵版《本草纲目》中的《开宝本草》题解

（2）海上来者有。芦荟、延胡索、青黛、肉豆蔻、丁香、艾纳香、陀得花、天竺桂、质汗、没药、大腹、仲思枣、海松子、象牙、腽肭脐等 15 种。

（3）来自海上，岭南亦有产者有。无名异、婆娑石、荜拨、补骨脂、荜澄茄、胡黄连、莳萝、白豆蔻、仙茅、天竺黄、益智子、椰子皮等 12 种。总计南药、海药 76 种，约占"今附"药品的 57.14%，可见其分量之重。

2. 重视药物的鉴别

新载的药物，于性味、功用、主治、形态的描述上注意了鉴别。

（1）荜拨与蒟酱[5] 228。《南方草木状》中已注意到它们有差别，但至《开宝本草》始明确析为两药，谓"荜拨味辛大温，无毒，主温中下气，补腰脚，杀腥气，消食除胃冷、阴疝、疬癖。其根名荜拨没，主五劳七伤、阴汗、核肿，生波斯国。此药丛生，茎叶似蒟酱，子紫细，味辛烈于蒟酱。

（2）郁金香与郁金[5] 230。谓郁金"此药苗似姜黄，花白质红，末秋去茎心无实，要黄赤，取四畔子根，去皮，火干之，生蜀地及西戎，药用之破血"；郁金香则放在木部中，谓"其香十二叶，为百草之英，按《魏略》云：出大秦国，二、三月有花，状如红蓝，四、五月采花即香也[5] 331。掌禹锡认为，此药应收于草部，而不应列入木部。今定郁金为姜科植物郁金，定郁金香为百合科植物郁金香 *Tulipa gesneriana* L. 的花。

（3）艾纳香与艾纳[5] 236。谓"艾纳香味甘温无毒，去恶气，杀虫，主腹冷洩痢。《广志》曰出西国，似细艾。又有松树皮绿衣亦名艾纳，可以和合诸香烧之，能聚其烟，青白不散，而与此不同也"。这是同名异物的一例，今定艾纳香为菊科艾纳香，全株可用于提炼艾片。而"松树皮绿衣"则全是另外一种植物。

（4）天竺桂与桂皮[5] 334。谓"天竺桂，味辛温，无毒，主腹内诸冷，血气胀。功用似桂皮，薄，不过烈，生西胡国"。这种天竺桂今定其基原为樟科 *Cinnamomum japonicum Sieb.*。又称土肉桂、野桂，《海药本草》已载"生南海山谷"，认为"功力与桂心同，方家少用"。

3.《开宝本草》重视药物别名的记载

特别是海药还记载了一些胡名，如荜澄茄，一名"毗陵茄子"；胡黄连，一名"割孤露泽"；莳萝，亦名"慈谋勒"；白豆蔻出伽骨罗国，呼为"多骨"；肉豆蔻，胡名"迦枸勒"等。

（二）《太平圣惠方》

宋太宗未即位前"在藩邸暇日多留意医术，藏名方千余首，皆尝有验者"。宋太平兴国三年（公元 978 年）诏"翰林医官院各具家传经验方以献，又万余首"。遂命院使王怀隐、副使王佑、郑奇，医官陈昭遇四人校勘编类，于宋淳化三年（公元 992 年）成书。全书 100 卷，分 1 679 门，载方16 834 首，卷一论为脉诊，卷二为用药法则，卷三以后按类论述各科病症的源候，以《诸病源候论》为据，再列用方、适应证、组成、用量等。还载有海药和少数民族的用药经验。宋人蔡襄说：多"异域镶奇"之品。这是一部包括中医理、法、方、药基本内容的方书，既继承了前代各家验方与医论，又总结了当时的经验，对临床参考与研究很有价值。宋太宗亲自定名并作序。值得提出的是陈昭遇是一富有临床经验的医家，又长于药学，在编纂《太平圣惠方》中，必然对岭南验方与药材多所著录。我们在检索《太平圣惠方》时，可见不少《开宝本草》"今附"的岭南药物进入方剂。如治咳嗽方之用草豆蔻、益智子、干柿；蛤蚧丸之用蛤蚧；霍乱、吐痢、腹痛之用高良姜；生肌膏之用桂心、木香、槟

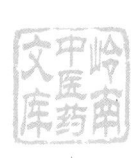

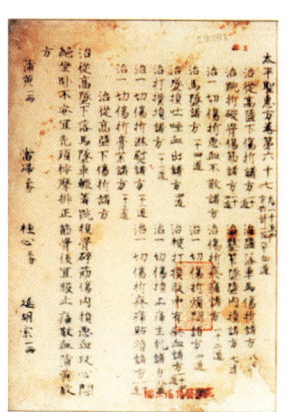

图 3-1-6 《太平圣惠方》1514 年日本手抄本，现存中医科学院

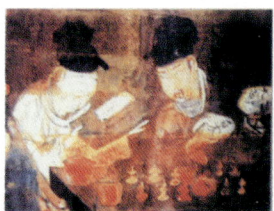

图 3-1-7 韩城宋墓壁画中两男子，一持《太平圣惠方》，一持大黄、白术药袋，作研究治方状

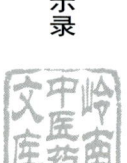

椰、诃梨勒、沉香、没药、丁香、乳香、甘松等，可能与陈昭遇所献方不无关系。在岭南多发病方面，对瘴疫、脚气、山瘴疟特别重视（见图 3-1-6、图 3-1-7）。

1. 治时气瘴疫诸方 [6] 461~465

列有茵陈散方、朱砂散方、老君神明白术散方、赤散方、雄黄圆方、杀鬼圆方、犀角圆方、安息香圆方、浴汤方、杀鬼虎头圆方、黄膏方、獭肝圆方、鬼臼圆方、鬼箭羽圆方、雄黄散方、弹鬼圆方及单行方十首。详细研究这些方剂，大多出自葛洪《肘后方·治瘴气疫疬温毒诸方》，所不同者为茵陈散、朱砂散、犀角圆、安息香圆、浴汤方、獭肝圆、鬼臼丸、鬼箭羽圆等，可能为新辑。其中南方草药有用鬼臼（小檗科八角莲）、鬼箭羽（卫矛科卫矛）、鬼督邮（萝摩科徐长卿）组方者。

2. 治江东岭南瘴毒脚气诸方 [6] 1385~1388

在诸方之前有一《论》，认为"江东岭南，土地卑湿，春夏之间，风毒弥盛，又山水湿蒸致多瘴毒"，这是阐述岭南瘴毒盛行的原因与季节。"风湿之气，从地而起，易伤于人，所以此病多从下上"这是讲脚气的病因，与内地略有不同之处，强调了湿与瘴毒结合，至于瘴毒脚气的症候"脚先屈弱，头痛心烦，痰滞气逆，不通，毒气攻心，死不旋踵"，似较内地略重；而分型则有干型、湿型、冲心型，且以混合型者为多。可见宋代脚气为害仍很严重。在各个系统损害方面，虽然文字不多，但概括的比较简洁而全面，如消化系统的损害有"不欲饮食，食则无味，呕逆烦闷，腹胀壅闷，大、小肠不利"等；神经系统的损害有"两脚枯痛、四肢不仁、小腹不仁，头痛胸闷，目眩头晕、心神闷乱、精神昏聩"等；神经肌肉的损害有"皮肉干焦、不能久立、筋急抽痛、两脚全弱、胸背枸急、肢节烦痛、腰脚疼痛"等；循环系统的损害有"气冲闷乱、烦闷喘咳、胸心否涩、胸膈痰逆等"；水肿与体液渗出的症候有"脚膝肿满、头面及脚肿、浮热肿满、身体肤胀、尿少"等；其他尚有"壮热憎寒，乍寒乍热，有似疟症"等。

其所用治方除《千金要方》中的大、小鳖甲汤外，余则有五加皮散、升麻散、知母散、猪苓散、大麻仁散、犀角散、生干地黄浸酒方，似是宋时所辑方。预防方"极热豉酒方"可能出自苏唐或徐唐豉酒，似是官于岭南的唐临的方子。

3. 山瘴疟 [6] 1604~1605

葛洪《肘后方》最早建立瘴疟病名，"山瘴疟"则首见于《小品方》，他认为"南方山岭，溪源瘴气毒作，寒热发作无时，痿黄肿满，四肢痹弱皆山毒所为也"，创鲮鲤甲汤治疗。《诸病源候论·山瘴疟候》为《圣惠方》所引用，明确指出"此病生于岭南山瘴气"，"皆由峡溪源岭瘴湿毒气"，"其病重于伤暑之疟"。

治方共 7 首，除一首用鬼臼、鬼箭羽、朱砂、雄黄为主药外，其余 6 首均重用常山，且无一方用附子，这与其后的李璆、张致远《瘴疟论》之推崇姜附汤之重用附子完全不同，预防染疟两方则用豉汤或生葛根汁。

三、启示

陈昭遇从一介岭南民间医生被宋太祖遴选入京为翰林医官，临床之外还在编纂《开宝本草》和《太平圣惠方》两部巨著中作出了贡献，对宋代医药学发展起了一定作用。值得汲取的经验是作为临床医生，必须谦虚谨慎，坚持在大量临床实践中提高解决实际问题的能力，即陈氏所谓的"历多达妙"；另外又必须坚持总结临床中的失误与不足，在反省中吸取教训，即陈氏所谓的"失多而得悟其要"。当今宜重视医生的医德与解决临床实际问题的能力，强调在大量临床实践中总结经验与教训是非常必要的，不唯学历、不唯职称、不唯学衔、不唯论文、不唯资历，而把医者德能摆在重要地位是可取的。

参考文献

[1] 脱脱. 宋史：职官志 [M] // 二十五史：7. 影印本. 上海：上海古籍出版社，1986.

[2] 脱脱. 宋史 [M] // 二十五史：8. 影印本. 上海：上海古籍出版社，1986：6701.

[3] 陈可翼，李春生. 中国宫廷医学：宋代：陈昭遇 [M]. 北京：中国青年出版社，2003：249.

[4] 吴粤昌. 岭南医徵略：陈昭遇 [M]. 广州：中华全国中医学会广州分会，广州市卫生局，1984：13.

[5] 唐慎微. 重修政和经史证类备用本草 [M]. 影印本. 北京：人民卫生出版社，1957.

[6] 王怀隐. 太平圣惠方 [M]. 北京：人民卫生出版社，1958.

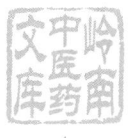

岭南医药启示录

第二节　宋代有关岭南医方与
进贡海药的石刻

一、广南西路医方石刻

"宋真宗天禧二年（公元 1018 年）八月丁未，内出郑景岫《四时摄生论》、陈尧叟所集方一卷，示辅臣，上作序，命刊板模印付阁门，赐授任广南臣僚，仍分给诸道州军"[1]，这是宋人李焘《续资治通鉴长编》所载（见图 3-2-1）。南宋王应麟（公元 1223~1296 年）《玉海》也有相同内容[2]。也就是说，在宋真宗时，曾从内府中拿出唐人郑景岫《广南四时摄生论》和宋人陈尧叟的《集验方》，真宗亲自作序刻印，赐给广南东西两路政府和官员，用以防病治病。朝廷的这一举措不仅鼓励派往广南的官员勇敢上任，而且要他们重视防治岭南多发病的工作，而官员们也有将验方刻石推广，劝止巫医的行动。

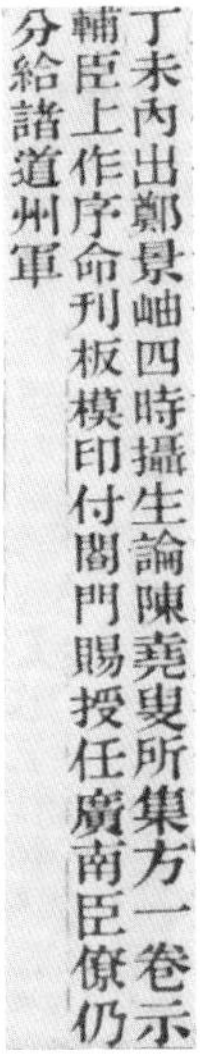

（一）《广南四时摄生论》中的"养气汤方"刻石

摩崖石刻在桂林南溪山刘仙岩（见图 3-2-2），标题是"广南摄生论载养气汤方"，内容有该方组成的药味、制法、服法。并有得方经过和服用效果，"旦旦服之"，"可免岚瘴之患"，"终身无疾病"，传方人是来岭

丁未内出郑景岫四时摄生論陳堯叟所集方一卷示辅臣上作序命刊板模印付閣門賜授任廣南臣僚仍分給諸道州軍

图 3-2-1 《续资治通鉴长编》载宋真宗天禧 2 年（公元 1018 年）诏刻《四时摄生论》、《陈尧叟集方》颁行全国

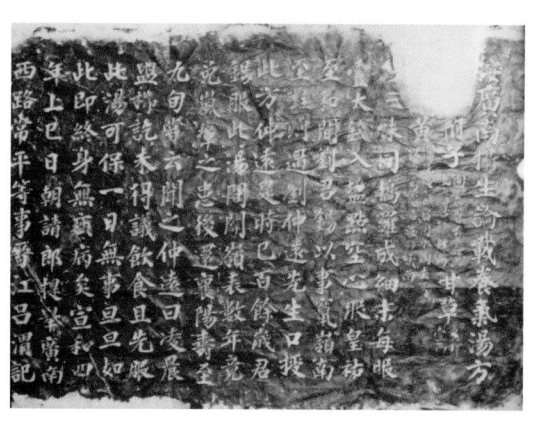

图 3-2-2　南溪山刘仙岩宋吕谓《广南摄生论》
养气汤方刻石拓片

南公干的刘君锡，得自时已百余岁老人刘仲远。刻石人是来任广南西路的官员吕渭，当时是朝请郎提举广南西路常平等事的官吏，时在宋徽宗宣和四年（公元1122年）。

刘仙岩，在宋代已经是有名的风景点。范成大《桂海虞衡志·志岩》（约12世纪末）已经有载"刘仙岩在白龙洞之阳，仙人刘仲远所居也，石室高寒，出半山间"；"白龙洞在南山平地半山，中奁有大石屋，由屋右壁入洞，行半途，有小石室"[2]。明代《三才图会》（约16世纪下半叶）载"南溪山在府城东南七里，耸拔千尺，烟翠凌空，下临南溪"，"刘仙岩在府城南七里，相传仙人刘仲远居此，蹬道攀缘而上，石室高寒，旁有穿云仙迹两岩"[3]。由此看来，吕渭刻石时刘仲远还是一个百余岁老人，至南宋范成大（公元1126~1193年）时刘仲远已是"仙人"。

唐人郑景岫曾著有《南中四时摄生论》，见《新唐书·艺文志》，宋樵《通志》有《南中四时摄生论》一卷，唐郑景岫撰；另有《广南摄生方》一卷，未著撰人。《宋史·艺文志》尚存郑景岫《广南摄生论》一卷，刘仙岩所刻养气汤方，应是本书保存下来的一个方子，由于宋以后郑书亡佚，方药难于肯定。近有人查到宋人《志雅堂杂抄》卷八有："香附子四两、去黑皮、微炒，片子姜黄汤浸一宿、洗净一两，甘草一两，各炒细末，入盐点，避岚瘴之气极妙"。南宋《是斋百一方》收载时，名为"不老汤"，因此认为此方应是郑景岫原方。药味与我们推断的缺字为"附子"、"大黄"有所不同。

（二）桂州驿石刻医方

为宋人陈尧叟（公元 961~1017 年）所刻。《宋史》有其传记。陈氏，阆县（今属四川）人，字唐夫。宋端拱三年（公元 990 年）举进士第一，授光禄丞，直史馆。不久迁秘书丞，河南东道判官，又迁工部员外郎，广南西路转运使。在任内做了许多好事，"岭南风俗，病者祷神不服药，尧叟有《集验方》，刻石柱州驿；又以地气蒸暑，为植树凿井，每二三十里置亭舍，具饮器，人免渴死"[4]。可以看出，陈尧叟重视州驿站的建设，在驿站刻其所撰《集验方》供百姓防病治病，纠正民间信巫不信医的陋习；还在驿路上每隔二三十里建一小亭，并穿井供饮，广植林木，防止路人中暑死亡。

另外陈尧叟还改雷、化、高、藤、容、白诸州兵操船供应琼州军粮为由琼州兵具舟来雷、化、高、大平自取，减少了因不习水性沉溺的死亡。又咸平初（公元 998 年）宋朝皇帝诏诸路课民种桑枣，陈尧叟上书，力陈其所部诸州，风土本异，田多山石，地少，不宜蚕桑，宜种麻枣。上许改交广为布帛之供，民称方便。后来他又平抚水蛮蒙令国之乱，为广南东西路安抚使。

（三）石壁刻《疗病方书》

范质子在邕州宣化厅石壁刻《疗病方书》[5]，邕州，今南宁市南。《疗病方书》、《宋史·艺文志》无载。由于早佚，

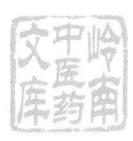

因而不知其内容。

二、北宋皇陵的贡药使者石刻

公元 1984 年 4 月，河南中医研究所与河南中医学院对北宋皇陵进行调查，并在公元 1986 年写出《北宋皇陵中石刻调查报告》并插图。据谓，北宋皇陵在河南巩县，郑州西南 21 公里处，有宋太祖以下七个皇帝、后妃、名臣葬于此地。有几座皇陵墓道两侧，雕刻有外使贡药石像，所贡多为由海上从广州入口的海外药物，可以反映宋代贡药之盛[6]。

（一）宋太宗陵前石刻外使贡药像

宋太宗赵光义（公元 976~997 年）生前特别重视医药，曾诏命修《太平圣惠方》，其陵墓称永熙陵，在巩县城南 15 公里处。

（1）墓道右侧第四尊使者，身高 3.35m，肩宽 0.66m，戴平顶帽，穿窄袖长袍，束腰带，深眼高鼻并有耳环，高颚方颌，面容敦厚，神态庄重，手捧雕花蔷薇水药瓶于胸前作进贡状［见图 3-2-3（1）］。瓶口有盖，厚约 5cm，颈细长约 10cm，腹部膨大，总高 45cm，宽 26cm，厚 4.5cm。

（2）墓道右侧第六尊石刻使者，身高 3.35m，肩宽 0.66m，发型高髻，着窄裙宽袍，束腰带，浓眉大眼，高鼻长耳，面容丰满，手捧象牙于胸前作进贡状。象牙尖弯底宽，长 46cm，宽 14cm，右侧基底部有六条突起横纹，左侧基底部有四条横纹，形象逼真［见图 3-2-3（2）］。

（3）墓道右侧第七尊使者，身高 3.23m，肩宽 0.81m。戴圆帽，高额凸眼，大鼻厚唇，有耳环，着宽袖长袍。双手捧珠宝盘，盘内有多枚珍珠，大小不等。珍珠堆高 10cm，宽 12cm［见图 3-2-3（3）］。

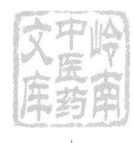

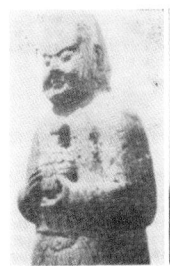 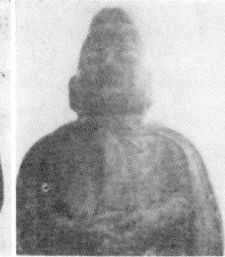 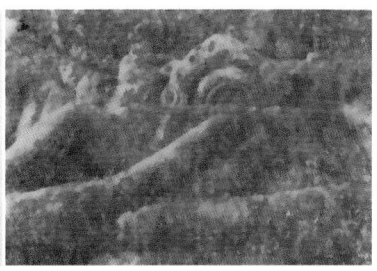

（1）献蔷薇水　　　（2）献象牙　　　　　（3）献珍珠

图 3-2-3　太宗陵前石刻外使贡药像

（二）宋真宗陵前石刻外使贡药像

宋真宗赵恒（公元 997~1022 年）生前亦特别重视医药，曾有向岭南赐《太平圣惠方》、郑景岫《广南四时摄生论》、陈尧叟《集验方》之举。其陵墓在巩县城北 9 公里。墓道右侧第七尊"使者"，身高 3.15m，肩宽 0.88m，椎髻，两目闭合，口鼻匀称，面容庄重，肩披袍，赤足，双手捧荷花盘于胸前作进贡状。盘内有犀角一条，顶尖底宽，刻五条横纹，长21cm，宽 28cm（见图 3-2-4）。

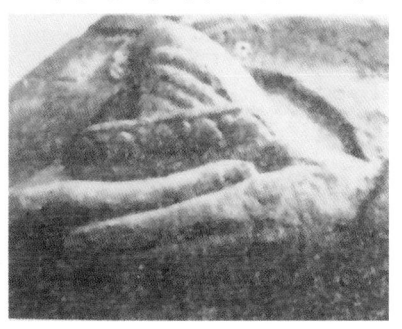

图 3-2-4　真宗陵前石雕使者献犀角

（三）宋仁宗陵前石刻外使贡药像

宋仁宗赵桢（公元 1022~1063 年），生前曾诏修《嘉祐补注本草》，其墓称永昭陵，距蔡庄陵区 8 公里。其墓道右侧第六尊"使者"身高 3.3m，肩宽 0.8m，布巾缠头，深目高鼻，长耳大嘴，胡须卷曲连鬓，着长袍，神态朴实，双手捧花盘，作进贡状盘内有高 35cm，宽 25cm 珊瑚（见图 3-2-5）。

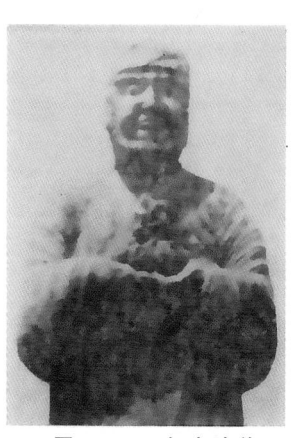

图 3-2-5 仁宗陵前石雕使者献珊瑚

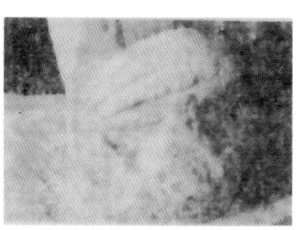

图 3-2-6 哲宗陵前石雕使者献甜瓜

（四）宋哲宗陵前石刻外使贡物像

宋哲宗赵煦（公元1086～1100年），墓称永泰陵，陵前石刻造像中有一大象，高1.80m，长1.92m，宽1.14m，象头朝东，身披锦绣，象鼻垂地半卷起一23cm×12cm×10cm大甜瓜，瓜蒂向东，瓜身有五条花纹。象的左侧立有一外邦驯象人。整体观之似献驯象与甜瓜（见图3-2-6）。

（五）北宋使者贡药实况 [6-8]

北宋时期南海、中亚、非洲诸国派出使节来中国进贡异物、香药者多从海上经广州由陆路进京。但自宋真宗天圣元年（公元1023年）因"来贡恐为西人钞略，乃诏自今取海路由广州去京师"。后来由于辽、金侵扰，很多外使均从海上来中国取道广州海路进京，广州当时是南方的大都市，外国使节，商人来往频繁。其集中地称藩坊，有藩长、都藩首、统察藩长公事等管理。而且有些国家设长住使者于广州、泉州。如由阿拉伯迁来的蒲氏家族，成为广州、泉州的富豪。蒲寿庚掌泉州市舶司，专擅泉州海外贸易三十年。一般贡物如驯象等活物皆留广州圈养，并劝止再贡；珍物、奇品、香料、药材皆运京，并对使者赐官、赐物、赐金玉，有时可以进京朝见、观灯、从帝拜泰山，宋廷待之甚为优渥。现将北宋相关皇帝贡品进贡情况，根据史料略述于后。

1. 太宗

宋太平兴国二年（公元 977 年），勃泥国"表贡大片龙脑一家底、第二等八家底、第三等十一家底、龙脑二十家底、苍龙脑二十家底。凡一家底二十两、龙脑版五、玳瑁壳一百、檀香三橛、象牙六株"。

宋雍熙元年（公元 984 年），大食国"献花锦、越诺、白龙脑、白砂糖、蔷薇水、玻璃器"。

宋淳化三年（公元 992 年），阇婆国"贡象牙、珍珠……其使别贡玳瑁、龙脑……"。

宋淳化四年（公元 993 年），大食国"进象牙五十株、乳香千八百斤、红丝吉贝一段、五色杂花香锦四段、白越诺二段、都爹一琉璃瓶、无名异一块、蔷薇水百瓶"。

宋至道元年（公元 995 年），大食国又献"白龙脑一百两，腽肭脐五十对，龙盐一银合，银药一琉璃瓶，千年枣、五味子各六琉璃瓶，白砂糖三琉璃瓶，蔷薇水二十琉璃瓶，乳香山子一座……"。占城国奉献"犀角十株、象牙三十株、玳瑁十斤、龙脑二斤、沉香百斤、夹笺黄熟香九十斤、檀香百六十斤、山得鸡二万四千三百双、胡椒二百斤"。

2. 真宗

宋咸平四年（公元 1001 年）丹眉流国来贡"木香千斤，鍮、镴（là，锡和铅的合金，通常称焊锡或锡镴）各百斤，胡黄连三十三斤，紫草百斤，红毡一合，花布四段，苏木百斤，象牙八十一株。"

宋大中祥符八年（公元 1015 年），注撵国"献珍珠彩帽各一，珍珠两万一千一百两，象牙六十株，乳香六十斤"。

宋天禧二年（公元 1018 年），占城国"献象牙七十二株、犀角八十六株、玳瑁千片、乳香五十斤、丁香花八十斤、豆蔻六十斤、沉香百斤、笺香二百斤、别笺一剂六十八斤、茴香百斤、槟榔五百斤"。

3. 仁宗

宋天圣元年（公元1023年）以来天竺国僧人多次献梵经。宋庆历二年（公元1042年）占城国献驯象。宋皇祐二年（公元1050年）占城国献象牙二百株，犀角七十九株；宋嘉祐元年（公元1056年）又献驯象。

宋朝与东南亚国家交趾（今越南北部）、安南（越南一带）、占城（越南南部）、丹眉流国（今泰国）、勃泥国（今加里曼丹、爪哇、苏门答腊、马来西亚诸岛）、阇婆国（苏门答腊、爪哇岛）、三佛齐国（印尼苏门答腊岛）和大食国（当时为阿拉伯帝国）等国关系密切，外贸药材品种繁多，数量甚大，对中外医药交流起了推动作用。如"蔷薇水"的输入，促进了我国用蒸馏法制作药露的发展。北宋陵墓"外使"石雕贡药像反映了宋代中外医药交流的繁荣，同时也说明了广州在宋开宝四年（公元971年）首设市舶司的作用。

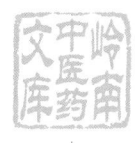

三、启示

在宋代岭南还有不少人有相信鬼神巫术而不信医药的陋习，一些有识之士，采用把一些名方刻石的方式，使之广为流传，这在当时对提高民众医药卫生知识确实是一种好方法，一件好事。但流传至今的已经甚少，刘仙岩所留《广南摄生论方》可能是唯一残留至今的史料。另外，在岭南长期为官的陈尧叟，关心民瘼，重视岭南医药卫生建设，并亲自集方传播，纠正陋习，其作为广为百姓所称道；史家也给予了很高的评价。

宋代广州是一个国际大都会，有庞大的市舶司专理海上贸易、进贡等事宜。但是不论是贸易还是贡品，珍奇异物与香药都占主要部分。这种情况由汉至宋延续千余年，所以"海上丝绸之路"也有称"香药之路"者。香药中的一小部分用于治病，也筛选出不少有效药物。但绝大部分供皇帝贵族、高官显宦熏香、礼佛、举行盛典等奢侈享用，致浪费国帑（tǎng）不计其数，这种奇怪的香药现象至南宋才逐渐被正确认识而逐渐减少，乃至停止进口香药。宋建炎三年（公元1129年），大食国来贡，宋高宗赵构对侍臣说："大观、宣和间（公元1107~1125年）茶马之政废，故武备不修，致金人乱华，危亡不绝如线。今复捐数十万缗，以易无用之珠玉，曷若借财以养战士。诏张浚却之，优赐以答远人之意。宋绍兴元年（公元1131年）复遣使贡文犀、象齿，朝廷亦复加赐予，而不贪其利，故宋远人怀之，而贡赋不绝"。这一历史教训是应当永远汲取的。

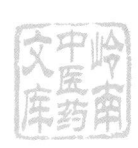

参考文献

[1] 李焘.续资治通鉴长编：一 [M].影印本.上海：上海古籍出版社，1986：817.

[2] 范成大.范成大笔记六种：桂海虞衡志 [M].孔凡礼，点校.北京：中华书局，2002：84.

[3] 王圻，王思义.三才图会：上 [M].影印本.上海：上海古籍出版社，1985：395.

[4] 脱脱.宋史 [M]//二十五史：8.影印本.上海：上海古籍出版社，1986：6249.

[5] 覃保霖，覃自容.广西医方石刻小考 [J].中华医史杂志，1985，（3）：191.

[6] 曹鸿云，陈道同，王淑珍.北宋皇陵中药石刻调查报告 [J].中华医史杂志，1986，（4）：256-259.

[7] 脱脱.宋史：外国传 [M]//二十五史：8.影印本.上海：上海古籍出版社，1986：6763-6771.

[8] 李经纬，林昭庚.中国医学通史：古代卷 [M].北京：人民卫生出版社，2000：370-373.

第三节 吴简与《区希范五脏图》

《灵枢》有"八尺之士，皮肉在此，外可度量切循而得之，其死可解剖而视之"。说明至少在春秋战国之际我国已有人体解剖。其《肠胃》、《平人绝谷》等篇，对舌、咽、胃、小肠、大肠等的位置、重量、长度、容积、功能等都有明确的描述。《难经》论述更详，载脾有"散膏半斤"，今认为是胰的最早描述。王莽"诛翟义之党，使太医、尚方与巧屠，共刳剥之，量度五脏，以竹筵导其脉，知所始终，云可以治病，然其说今不传"。传存至今的解剖图，五代至宋共有三部；五代《烟萝图》是道家灵图，其中有三幅具有解剖学价值，且曾为宋人校解剖图之参考。医学脏腑解剖图有宋代的《区希范五脏图》和《存真图》。为方便理解，我们以《区图》为中心，对相关解剖图也略加论述。

一、《烟萝图》

五代烟萝子所绘（见图 3-3-1），宋代杨介《存真图》曾以其为校本，现存于《道藏·修真十书》中，共六图。侧图除绘有与气功相关的牛车、鹿车等拟象穴位外，背部绘有二十四椎、髓道（椎管）直通金（精）关。胸腹间绘有横膈，膈上绘有气管心肺等，膈下绘有肾、命门。正背二图是人体内脏解剖图，其形态、位置基本符合实际，惟肝、脾易位[1]。据明《三才图会·王屋山图》（见图 3-3-2）等的记载，烟萝子，姓燕，失其名，王屋人，晋天福间（公元 938~948 年），

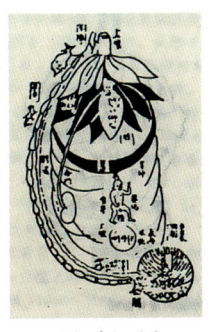 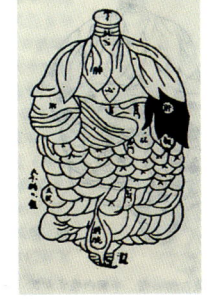 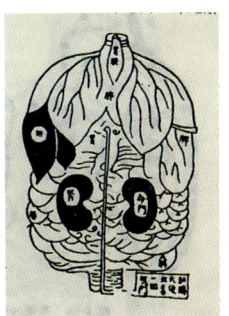

（1）侧面图　　　　（2）正面图（肝左脾右）　　（3）背面图（肝右脾左）

图 3-3-1　五代烟萝子《烟萝图》（引自《道藏》）

耕于阳台之侧，得烟霞养道之诀，在山中或宅边井里得灵异人参，举家食之，遂获飞升[2]。可能是全家吃了有毒植物的参形根，中毒而死。宋时，许多养生之人往往在壁上挂《烟萝图》练气功，所以苏东坡有

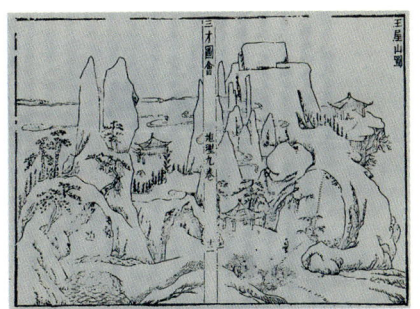

烟萝子隐居的王屋山，明代《三才图会》尚载有烟萝子遗迹

图 3-3-2　《王屋山》图

"壁间一轴烟萝子，盆里千枝锦被堆"的诗句。

二、《区希范五脏图》

宋代叶梦得《岩下放言》："希范本书生，桀黠有智数，通晓文法，尝为摄官。乘元昊叛，西方有兵时，度王师必不能及，乃与蒙赶啸聚数千人，声振湖南，朝廷遣杨畋讨之不得。乃以杞为代。杞入境，即为招降之说，与之通好。希范猖獗，久亦幸以苟免，遂从之，与赶挟其酋领数十人偕至。

杞大为燕犒，醉之以酒，已乃执于坐上。翌日尽磔于市，且使皆剖腹，刳其肾肠，因使医与画人，一一探索，绘以为图。”[3]《续资治通鉴长编》讲的更为具体。宋庆历四年（公元 1044 年）四月诏杜杞为广南西路转运按察使兼安抚使讨蛮；七月诏出榜“人有获区希范、正辞、蒙赶者赐袍带，钱三十万，盐千斤”[4]。宋庆历五年（公元 1045 年）三月杜杞以诱杀叛平。“乃击牛马，为曼陀罗酒，大会环州，坐中伏兵发，擒诛七十余人，画五脏为图”[4]。同年闰五月己亥日“殿中侍御史梅挚等言广西转运使杜杞诱杀降蛮五百余人，失朝廷所以推信远人之意，宜劾其罪”[4]（见图 3-3-3）。

甲子廣西轉運使杜杞言宜州蠻賊平杞初行至眞州
先遣急遞以檄諭蠻賊聽其自新比至宜州蠻無至者
杞得州校吳香及獄囚區世宏脫其械與衣帶使入峒
說諭不聽乃勒兵攻破白崖黄泥九居山寨及五峒焚
毀積聚斬首百餘級復環州區希範與蒙趕散走杞使
續資治通鑑長編卷一百五十五　三
香招趕出降杞謂將佐曰蠻依險阻威不足制則恩不
能懷所以數叛今特以窮蹙來降後必復動莫如盡殺
之以絕後患乃擊牛馬爲曼陀羅酒大會環州坐中伏
兵發擒誅七十餘人畫五藏爲圖釋疷病被脅與非因
敗而降者百餘人後三日又得希範醢以遺諸溪洞

图 3-3-3 宋《续资治通鉴长编》载 1045 年杜杞诱杀区希范经过

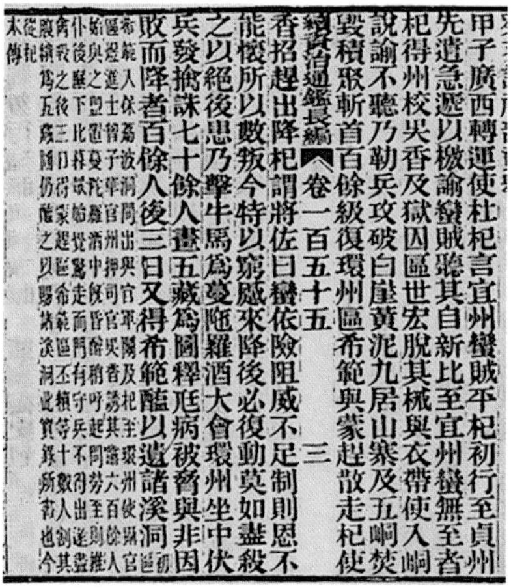

杨介从医学角度描述甚详：区希范被刑时，州吏吴简令画工就图以记，详得甚证。吴简云：“凡二日剖五十有六腹，皆详视之。喉有窍三，一食、一水、一气。互令人吹之，各不相戾。肺之下则有小肠，小肠下则有大肠。小肠皆莹洁无物，大肠则滓秽。大肠之旁则有膀胱。若心有大者、小者、方者、长者、斜者、直者、有窍者、无窍者，了无相类。惟希范之心则红而硾，如所绘焉。肝有独片者、二片者、三片者。肾一在肝之右微下，一在脾之左微上，脾则有在心之左。至若蒙赶多病嗽，则肺且胆黑；区铨少得目疾，肝有白点。此又别内外之应。其中黄漫者，脂也。”这段话

在日僧幻云《史记标注》中，引自《存真图》（见图 3-3-4）。日人梶原性全《顿医抄》引用时又有"肺脏有如莲叶，八叶自上覆盖，肺之下有心，肝脾并列，肝下有胆，脾下有胃府"；"又左有肾，右有命门"等记载[5-6]。综上可知：① 时在宋庆历五年（公元 1045 年）三月，地在广西环州；② 主持解剖的是宜州推官吴简，参与其事的有医生、画工、巧屠；③ 被解剖者是宜州造反的区希范、蒙赶等数十人；④ 今仅存正面图一张，见于明季《循经考穴编》和梶原性全《顿医抄》（公元 1304年）、《万安方》（公元 1315 年）中，惟《考穴编》已将喉有三窍改为喉有两窍。《烟萝图》的左肝右脾也已纠正，文字说明已涉及个别人的病理解剖所见[7]（见图 3-3-5 至图 3-3-8）。

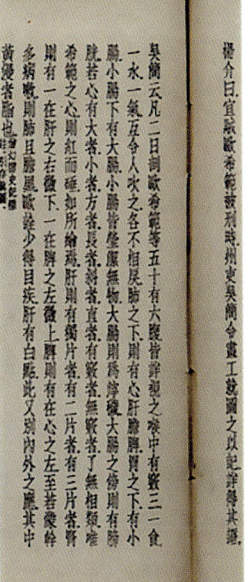

图 3-3-4　日僧幻云《史记标注》载杨介所述《区图》绘制经过

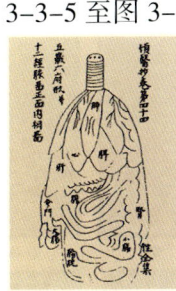

图 3-3-5　日本梶原性全《顿医抄》（1304 年）所载《区图》正图喉有三窍

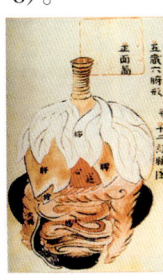

图 3-3-6　梶原性全《万安方》（1315年）所载《区图》正图喉有三窍

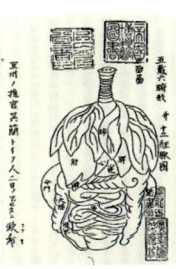

图 3-3-7　小川鼎三藏《顿医抄》所载《区图》正图喉有三窍

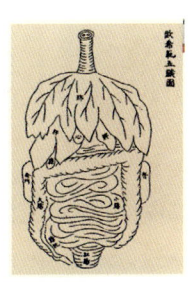

图 3-3-8　明季不著撰人《循经考穴编》所载《区图》正图，已改为喉有二窍

三、《存真图》

是继《区希范五脏图》后宋代又一次绘制的人体脏腑图。据《纪事始末》宋崇宁元年闰六月壬戌条：李夷行以"乞复诗赋，以害神考之经术"之罪罢官，"五年（公元1106年）叙复朝请郎与监庙差遣。寻知泗州，刑贼于市，夷行遣医家并画工往观，尽得纤悉，命杨介校之以古书，为《存真图》"。《群斋读书志》说："比《区希范五脏图》过之远矣，实有益于医学也。"杨介是泗州（今盱眙）名医，《史记标注》引杨介所言"崇宁中，刑贼于市，郡守李夷行遣医与画工往观，挟膜择膏，曲折图之，得尽纤悉。介取以校之，其自咽喉而下，心肺肝脾胆胃之系属，小肠大肠腰肾膀胱之营垒，其中经络连附，水谷泌别，精血运输，原委流达，悉如古书。"原图共八幅，早佚。今存于元代孙奂《玄门脉诀内照图》（公元1273年）（见图3-3-9）和梶原性全

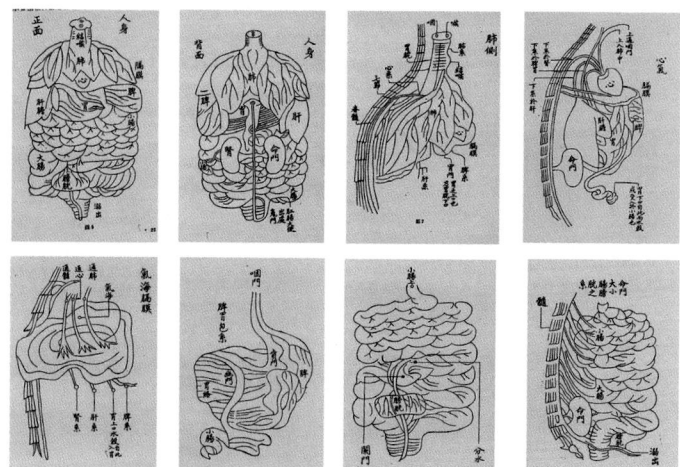

图3-3-9 宋代李夷行等初绘杨介校定的《存真图》（1106年）存于元代孙奂《玄门脉诀内照图》中

336

的《顿医抄》（公元 1304 年）及《万安方》（公元 1315 年）中，为后世医籍特别是针灸学医籍的内景图所引用[8-9]。

四、启示

岭南西路宜州推官吴简，组织了宋代第一次大规模的人体解剖，并协同医人、画工、巧屠绘图，对医学发展起了很大推动作用。尽管我国解剖起步较早，但由于封建礼教束缚，发展十分艰难。《区希范五脏图》虽较粗放，但纠正了左肝右脾的错误，脏腑大体正确；惜精道、水道等细微结构，迄未弄清，又出现了喉有三窍的误解，实是时代的局限。至于《区希范五脏图》与《存真图》的完成时间，不少医学史籍，不能写出确切年份，今经史料考证，前者完成于 1045 年，后者完成于 1106 年。

参考文献

[1] 石泰. 道藏：修真十书：杂著捷径：烟萝子内境图：卷4 [M]. 影印本. 北京：文物出版社，1991：690.

[2] 王圻，王思义. 三才图会：王屋山图：上 [M]. 影印本. 上海：上海古籍出版社，1998：312-313.

[3] 叶梦得. 岩下放言：杀降 [M] // 陶宗仪. 说郭三种：一. 影印本. 上海：上海古籍出版社，1988：516.

[4] 李焘. 续资治通鉴长编：二 [M]. 影印本. 上海：上海古籍出版社，1986：1351-1352，1365，1435，1442.

[5] 梶原性全. 顿医抄 [M]. 影印本. 东京：科学书院，1976：656-651.

[6] 梶原性全. 万安方 [M]. 影印本. 东京：科学书院，1976：1456-1471.

[7] 不著撰人. 循经考穴编 [M]. 影印本. 上海：群联出版社，1955：363.

[8] 靳士英.《存真图》与《存真环中图》考 [J]. 自然科学史研究，1996，15（3）：272-284.

[9] 靳士英. 五脏图考 [J]. 中华医史杂志，1994，24（2）：68-77.

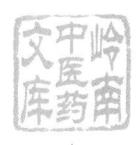

第四节 刘昉《幼幼新书》与《刘氏家传方》

一、刘昉传略

刘昉，又名旦，字方明，海阳（今潮州）人（见图3-4-1）。生年不详，卒于宋绍兴二十年（公元1150年）。生于官宦世家，父刘允［见图3-4-1（1）］，宋绍圣四年（公元1097年）进士，为官清廉，潮州八贤之一。著有《刘氏家传方》。刘昉致仕外，注意医学，曾帮助家父完成该书。昉为宣和六年（公元1124年）进士，宋绍兴九年（公元1139年）以礼部员外郎兼实录检讨官出知虔州（今江西省赣州市），官至荆湖转运使，直秘阁。后直徽猷阁，直宝文阁，直龙图阁，三知潭州（今长沙市）兼荆湖南路安抚使。宋绍兴二十年（公元

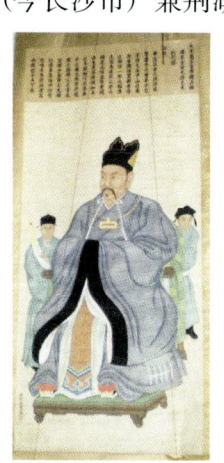

（1）刘允画像
潮州市东津乡埔东
祠敦睦堂刘氏先祖像

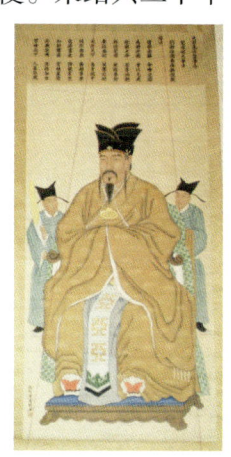

（2）刘昉画像
潮州市东津乡埔东
祠敦睦堂刘氏先祖像

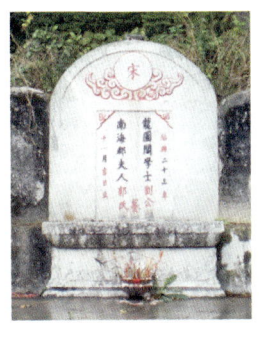
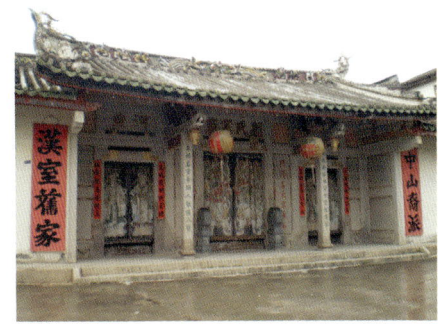

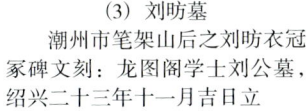

（3）刘昉墓
潮州市笔架山后之刘昉衣冠
冢碑文刻：龙图阁学士刘公墓，
绍兴二十三年十一月吉日立

（4）桃坑刘氏家庙
潮州市东津乡中津埔东祠

图 3-4-1　关于刘昉的资料图

1150 年）病逝潭州。因其三帅潭州，位至龙图阁学士，故人称"刘帅"、"刘龙图"[1-2]　〔见图 3-4-1（2）、见图 3-4-1（3）、见图 3-4-1（4）〕。

二、《幼幼新书》的学术成就

据李庚序、楼璹跋，知刘昉在"镇抚之暇，尤喜方书，每患小儿疾苦，不惟世无良医，且无全书，孩抱中物，不幸而殒于庸人之手者，其可胜计。因取古圣贤方论与夫近世闻人家传，下至医工技工之禁方、闾巷小夫试之秘诀，无不曲意寻访，兼收并录。命干办公事王历義道主其事，乡贡进士王湜子是编其书。虽其间取方或失之详，立论或失之俗，要之皆仍旧文，不敢辄加审定。越一年而书始成。书成前一年刘昉病重，嘱李庚为序，摄帅楼璹主持成书。时已编完三十八卷，后两卷乃合为一卷，以求子方论为卷首，计四十卷。惜刘昉未能见成书而先逝。后，刊于宋绍兴二十年（公元1150年）。

339

（一）《幼幼新书》的内容

全书共 40 卷，547 门。卷 1~3 综述求端探本，方书叙例，病源形色，卷 4~6 为形初保育，初生有病，禀受诸疾；卷 7~12 为惊忤魅啼，惊潮狂困，惊风急慢，惊钓噤病，痫论候法，五痫异治；卷 13~18 为胎风中风，热风暑寒，伤寒变动，咳嗽诸病，寒热疟瘴，斑疹麻痘；卷 19~22 为诸热痰涎，热蒸汗疸，寒痛逆羸，癥瘕积聚；卷 23~26 为五疳辨治，无辜疳剧，诸疳异证；卷 27~29 为吐哕霍乱，泄泻羸肿，滞疾赤白；卷 30~32 为诸血淋痔，三虫癞疝，水饮鬼疰；卷 33~34 为眼目耳鼻，口唇喉齿；卷 35~39 为一切丹毒，痈疽瘰疬，疮癜疥癣，头疮冻痱，鲠刺虫毒；卷 40 为论药叙方。《幼幼新书》可以说是一部集宋及其以前历代儿科之大成，引用文献达 141 种，10 096 条。其中现存书籍 19 种，已佚书籍 32 种，无版本来自民间经验私家传方 54 种，来源不明者 35 种。以《太平圣惠方》、《千金方》引用最多，约占全书三分之一，所有引用条目均标有出处 [3]。

（二）医家对本书评价

元代曾世荣 [4]，认为本书过于庞杂，临床应用不便，遇证无所适从。而今人认为，《幼幼新书》集宋以前儿科之大成，它不但汇集了我国许多现已佚失的早期儿科古籍资料，而且还保存了大量的民间传方和私人传方，不仅可供研究与临床的参考，而且有重要的文献价值。

（三）《幼幼新书》的版本

迄今发现主要为两种版本。

1. 陈履端校辑《幼幼新书》

明嘉靖万历年间陈积田、陈履端父子以《幼幼新书》"心保赤子，具本、具末、具变，悉中肯綮，印本仅存二一”，于是广为搜寻，经多年或购得，或传抄，"始获睹全帙，深慰天幸，且笔、且读，领其要略"，"欲从本书传布而广济之，载易寒暑，删繁理乱，裁初本十之三，稿凡四易"，并手自缮写付梓。现传世的多为明万历十四年（公元1586年）吴陈履端刻本。刘昉原著被削十分之三，实为憾事；但陈氏校辑之功亦不可泯。此版本公元1981年由中国古籍出版社影印，在国内流传较广（见图3-4-2）。

2. 明人影抄宋抄本《幼幼新书》

保存于日本宫内厅，我国上海图书馆有藏。丹波元胤《中国医籍考》按："万历丙戌，古吴陈履端刊行是书，其方论字句，并为笔削，以故刘氏原书之晦尚矣。特祕（bì）府所藏，明人抄本，实为完帙，每卷首尾有二印，曰中山世裔，曰和阳刘氏。奕世儒医，岂其方明氏之后欤?! 宽政辛亥（公元1791年）祖考蓝溪君申请以传录之，医藏目录，为陈履端所著，疏甚。"[4] 1280 可知此版本在日本流传较广，我国于公元1987年点校有人民卫生出版社排印出版，全书较陈氏删削本完整，计百余万言，保存了儿科诸多文献，内容充实，文

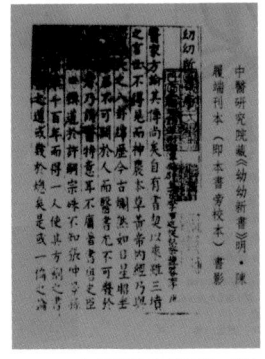

图 3-4-2 中医研究院藏《幼幼新书》明陈履端刊本书影（引自《幼幼新书》1987年人民卫生出版社出版）

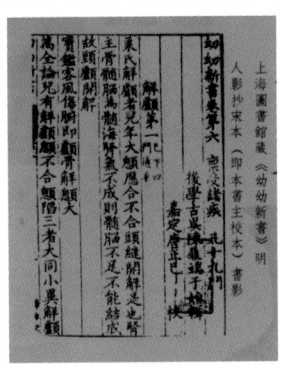

图 3-4-3 上海图书馆藏《幼幼新书》明人影抄宋本书影（引自《幼幼新书》1987年人民卫生出版社出版）

字连贯性好，足以反映刘氏出版的原貌（见图 3-4-2 至图 3-4-7）。

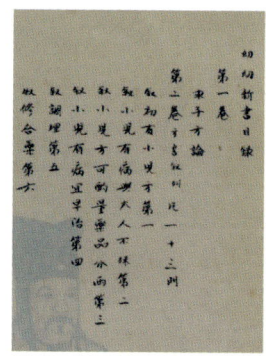

图 3-4-4　日本宫内厅藏《幼幼新书》明人影抄宋本书影（目录）（引自《幼幼新书》1987 年人民卫生出版社出版）

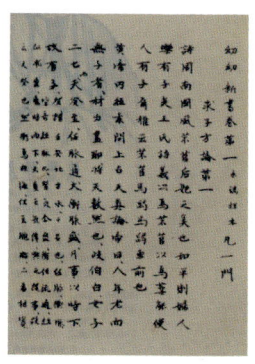

图 3-4-5　日本宫内厅藏《幼幼新书》明人影抄宋本书影（卷第一）（引自《幼幼新书》）

图 3-4-6　书封（引自《幼幼新书》1987 年人民卫生出版社出版）

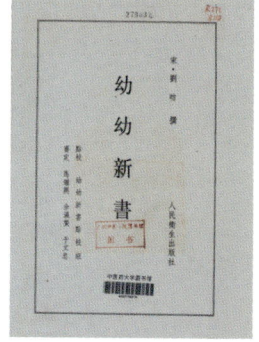

图 3-4-7　扉页（引自《幼幼新书》1987 年人民卫生出版社出版）

（四）《幼幼新书》特色举例

本书特色概括有三：一是古今文献并举，可以纵横对比，了解儿科医家认识发展变化的规律。二是各科诊治悉俱。从求子、受胎、胎教、初生、禀赋直至儿科各种病证的病源、病候、诊治俱全。三是内容图文并茂，如指纹、面诊、四花灸均有插图，易于了解（见图3-4-8）。

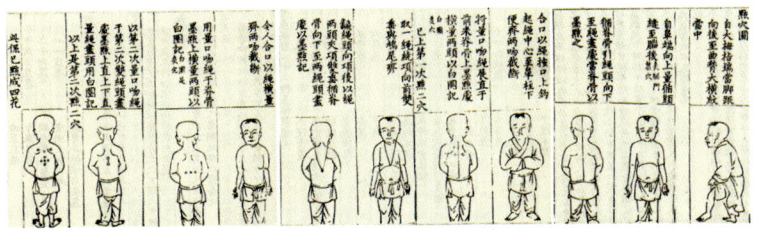

图3-4-8 《幼幼新书》保存的崔知悌骨蒸灸法取四花穴图

1. 三关锦纹

系小儿指纹诊法，最早文献为唐代王超《仙人水镜图诀》，其余均为宋人著作，所论风关一脉见初得病，气关二脉见病渐深，命关三脉过者死。大致符合今儿科研究结果（见图3-4-9）。

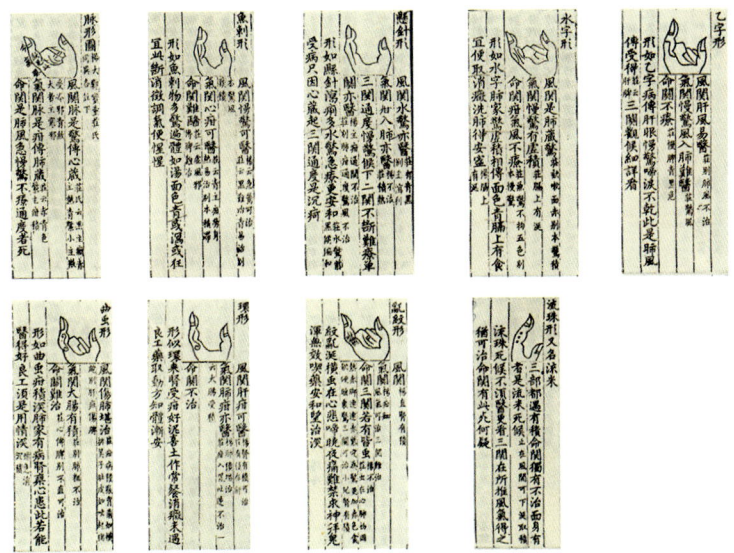

图3-4-9 《幼幼新书》保存的古指纹诊法图

2. 断脐法

唐代《备急千金要方》用隔衣咬断法；宋时《宝童》用剪刀剪断法，《庄氏》用烙脐法，《王时发传》剪断后灸，但都要求防止水湿。可见当时防止新生儿发生破伤风，较前朝已有很大进步。

3. 面诊法

《庄氏》要求凡察儿气色先定自己神色，勿令散乱。儿初睡起及啼声未绝，未可察视。引用诸书多根据五脏六腑分部，用以判断预后生死。如《汉东王先生》云："十岁前，观气色面如青纱盖定"是凶兆；惊风身热夜啼、耳前黑、鼻干燥、眼睛吊、睛无光肾绝；瞳子不转，肝绝，爪甲黑（见图3-4-10）。

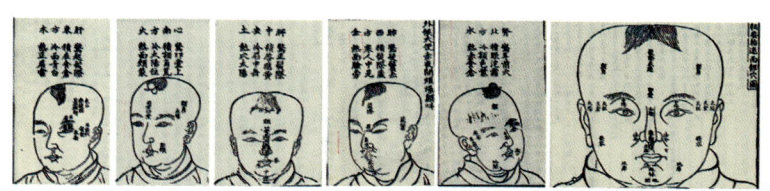

图 3-4-10 《幼幼新书》保存的古面诊图

4. 囟门诊法

是观察囟门闭合与凹凸情况，判断病情的一种方法。"解颅"指"年大而囟不合，肾气不盛，长大必少笑，目白睛多（今之落日征）"，似今之脑积水；囟不合，"气血少弱，骨木不荣，由肾气未成，肝肺壅热，上冲于脑，遂令发枯，骨髓不足而囟不和"，似今之佝偻病；肺热痰鸣似今之肺炎，多见"囟肿"；泻利及脏腑气血虚弱，似今脱水，多见"囟陷"。

5. 治法详备

药物最为详明，举凡丸散膏丹，均载药物炮制方法、剂量、制备方法、用法，针法、外治法亦有明白表述，内容比较丰富，惜有少许符箓迷信之方。

三、《刘氏家传方》辑佚

为了便于深入研究与展示宋代岭南儿科之水平，从明人影抄宋本《幼幼新书》（人民卫生出版社点校本）辑出《刘氏家传方》论 1 条、方 112 条、书目 1 条，共 114 条。其中明确的有 54 条方与明陈履端写刻本（中国古籍出版社影印本）刘氏方一致，有 58 条则不见。考陈氏刻本刘氏方尚有 37 条，其中混有《外台秘要》刘氏方、《圣惠方》者，一时难以辨别考证，故以下所辑，只限明人影抄宋本《幼幼新书》（人民卫生出版社点校本）中的《刘氏家传方》，以示谨慎。主要特色是：

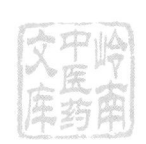

（一）重视主流医学之经验

首先在体例上仿《太平惠民和剂局方》，先方名、主治，次则药味组成、剂量、炮制要求，再次制法、用法，各项均比较详明，特别是炮制要求极严，如半夏"汤浸，煮洗七遍，焙"；桃仁"汤浸两遍，去皮尖，麸炒干"；全蝎论个，"薄荷叶包，线系，竹夹炙焦，候薄荷焦去之"；天南星"一个，七、八钱重，去心，用缩砂仁十个入在天南星内，面裹煨熟，面焦黄为度，去面不用"等。在具体方剂中也有体现，如治疗惊痫，以《局方》青州白丸子为主药，配以硫黄、蝎；治疗疮疹欲出，浑身壮热，不思饮食之"化毒汤"则为《活人书》方，刘氏应用卓有经验，谓："服此内消，已出即解，全出头焦，三服差。"治疗疮疹已出未出，不透的

"犀角消毒饮子"则与《活人书》的鼠黏子汤同；治疗腹胀刘氏用钱乙"塌气丸"等。

（二）突出岭南地区的特点

根据《刘氏家传方》之分布，以惊疾（包括惊风、惊病、五痫、胎风）之方为最多；诸种疳病次之，蒸忤啼哭、吐哕霍乱，诸寒羸瘦胃气不和又次之。在传染热病一斑疹麻痘居首，而伤寒、疟疾则甚少，这在一定程度上反映了岭南特别是潮州地区宋时儿科之病谱。在疳病中，不少方剂重视驱杀肠道寄生虫药之使用，反映了岭南当时肠虫病之多发。在地方病方面，刘氏以昆布散（方中主药为富含碘的昆布、海藻）治疗风土瘿气，并同时服用猪靥（甲状腺），反映了潮州地区当时有地方性甲状腺肿之流行。在草药方面，刘氏也有应用，如治风痫、惊风用芭蕉自然汁一味，法为"时呷一两口，甚者服五升"，并搜集有他医应用之经验，如"邵浮仲云：加麝更佳。蒋元明云：风蚛牙，颐、颊肿痛，汁一碗煎八分，乘热漱肿处"等。其他方中还应用岭南多产的鬼箭羽、草豆蔻以及当得草、沙苋等。

（三）讲求特殊用方、饮药的方法

《刘氏家传方》有时推出系列用方之法，指出一方用后，应续服何方。如小儿躯啼，先服一方，续服魏香散，再服开胃丸；小儿急惊，先服一星散，续服和气药；疳热早服使君子丸，晚服金瓜丸，"永无疾、消食。长肌肉。"饮药法类似《太平惠民和剂局方》，常在主方之后配以简单小方，饮药时用。推求其意，可能是作为药引，或在某一方面加强主方作用。此种小方有时只一味，有时两味，有时三味，如：金银汤、薄荷汤、金银薄荷汤、钩藤汤、荆芥汤、荆芥薄荷汤、薄荷汤、薄荷自然汁、金箔汤、银汤、麝香汤、紫苏木

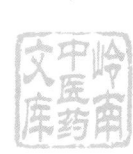

瓜煎、紫苏米饮、枣汤、蜜汤、乌梅甘草艾叶汤等等。对于乳儿有"注唇膏"特殊剂型用药，将药散和蜜涂在儿口唇或乳母乳头上。外用法多样，有熏法、熏洗法、浴法、摩法、涂药法、敷药法、贴敷法、掺药法、穴位敷药法等。

由于历史的局限，《刘氏家传方》中还有巫祝符箓方两条，由于对汞砷等重金属盐的毒性认识不足，应用水银、轻粉、雌黄、砒等较多，易致中毒。兹将所辑《刘氏家传方》加按列下。

（1）《刘氏家传方》小儿客忤，晓夜啼叫不已。菩萨退和纸烧通赤，以瓷瓯盖勿失性，研入麝香少许，浓煎金银、薄荷汤调下。或未能饮药，只调涂乳头上，或乳汁调下（卷七·蒸忤啼哭·中客忤第二）。[5]176

按：中客忤又名中人、中客、客忤。小儿素禀神气软弱，忽见生人，忽闻异声，忽见异物，与儿神气相忤而发病。症见吐下青白，水谷解离，腹痛反侧，面色改变，甚者惊搐。认为是风痰相搏，影响脾胃所致。

（2）《刘氏家传方》小儿惊啼。写"天心"二字于囟门上，写"泥圆"二字于丹田上（卷七·蒸忤啼哭·惊啼第七）。[5]188

按：本法属巫祝符箓一类的治法，即在患儿囟门处写"天心"二字，在丹田处写"泥圆"二字，以治疗小儿惊啼。

（3）《刘氏家传方》治小儿胎气弱，阴阳不调，昼夜躽啼不已。好乳香（水中坐，乳钵研细，秤），没药（别研），木香，姜黄（各四钱），木鳖子仁（二十枚）。右先将后三味同为细末，次研入上二味，炼蜜和成剂收之。每一岁儿可服半皂子大，余以意加减，煎钩藤汤化下，无时，次用魏香散（卷七·蒸忤啼哭·躽啼第八）。[5]191

按：①躽（yǎn），身体向前弯曲。小儿腹痛，曲身而

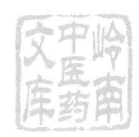

啼，谓之躯啼。②乳香水中坐，意为将乳香置乳钵中，又将乳钵放在热水上，再加研磨，如此则乳香易于研成碎末。

（4）《刘氏家传方》魏香散。蓬莪术（半两，湿纸裹煨），真阿魏（一钱）。先用温水化阿魏，浸蓬莪术一昼夜，切、焙干，为末。每服半钱，煎紫苏米饮空心调下。躯啼稍愈，服开胃圆（卷七·蒸忤啼哭·躯啼第八）。^[5]192

（5）《刘氏家传方》开胃圆方。白术，木香，蓬莪术，人参，当归（细锉，炒。各半两），白芍药（一分）。为细末，汤浸炊饼，为圆如黍米大。每服五、七圆，空心、食前，煎麝香汤下（卷七·蒸忤啼哭·躯啼第八）。^[5]192

（6）《刘氏家传方》小儿夜啼。鬼箭末（半钱），朱砂（一字）。末之，薄荷自然汁调下（卷七·蒸忤啼哭·夜啼第九）。^[5]197

按：①鬼箭，即鬼箭羽，为卫矛科植物卫矛的具翅状物枝条或翅状附属物。《本草经》已入药，能破血，通经，杀虫。岭南多产，民间多用。②一字，为古药物重量单位，一钱的四分之一。

（7）《刘氏家传方》又方。生姜自然汁，临时涂背上、心头，愈（卷七·蒸忤啼哭·夜啼第九）。^[5]197

（8）《刘氏家传方》小儿夜啼。写：若以色见我，以音声求我，是人行邪道，不能见如来。烧灰吞之，男左一本，女右一本（卷七·蒸忤啼哭·夜啼第九）。^[5]199

（9）《刘氏家传方》惊热风涎，前后不通。大黄（二钱），甘草，牙硝（各一分）。生锉为粗末。每服半钱，水半盏，入蜜少许，煎至五分，去滓，冷服。入脑、麝尤妙（卷八·惊疾潮发·惊热第三）。^[5]218

按：脑、麝即龙脑、麝香。脑，《别录》称龙脑，《唐

岭南医药启示录

本草》、《开宝本草》称龙脑香，《本草纲目》则称冰片、片脑、冰片脑、梅花脑。为龙脑香树脂析出的天然结晶，化学名为右旋龙脑。当时主要从广州进口。今《药典》所称"冰片"为人工合成的消旋冰片，又有"艾片"为左旋龙脑。冰片主要用于丸散，不入汤剂。有开窍醒神清热解毒之功。

（10）《刘氏家传方》天竺黄散，治惊风热。天竺黄，郁金，山栀子，白僵蚕，蝉蜕，甘草。等分，生用，日干末之。每半钱或一字，冷生水、熟水亦得调下。量儿大小加减（卷八·惊疾潮发·惊热第三）。[5] 218

（11）《刘氏家传方》镇心圆。治惊风热积，惊泻痰涎，壅滞咳嗽，善退壮热，逐恶涎。朱砂（研），雄黄（通明者，研。各一钱），干蝎（全者，七个，生，末之），脑麝（各半字），巴豆（七粒，去皮，研，以纸出油尽成霜，同众药和匀，出油了，取十二字）。研匀，白水糊圆粟米大，阴干。一岁一圆，二岁二圆，三岁三圆，随年数。用煎金银薄荷汤下，常服二圆，不拘时候（卷八·惊疾潮发·惊热第三）。[5] 219

（12）《刘氏家传方》阿胶圆。治上焦风壅，咽喉涩痛。镇心脏，去邪气，化痰涎，解伤寒烦热兼小儿惊涎，五般潮热。阿胶（麸炒焦，三分），人参，甘草，朱砂（各一两），脑（一分）。除砂、脑别研，前三味末之和匀，再砂炼蜜圆大，每服一圆，细嚼麦门冬，温熟水下，食后夜卧服。解烦热，研薄荷，井花水下。小儿一圆分两服，煎荆芥薄荷汤化下。看儿大小加减（卷八·惊疾潮发·惊热第三）。[5] 219

按：①"五般潮热"指各种类型的潮热。《张氏医通》认为潮热但详辨实热、虚热，有气虚、血虚、饮证、宿食之分。②"再砂"依文意，似是"再入砂、脑"之意。

（13）《刘氏家传方》安神圆。治惊镇心脏，退热化涎，

349

小儿常服，永无惊悸之疾。琥珀如无用茯神，人参，远志（去心），天麻，花蛇肉（酒浸，去皮骨），白附子，麻黄（去节），羌活，大川乌（炮，去皮脐），蝉蜕（洗去泥土，去内白筋），南木香（不见火），真珠末，白僵蚕（直者，去丝，净洗），全蝎（生姜自然汁炙。各半两），朱砂（二钱，研极细），金银箔（别研入。各三十片），麝香肉（一钱，别研入）。为细末，炼蜜和为圆，龙眼大，以朱砂为衣。一圆作四服，用薄荷煎汤化下（卷八·惊疾潮发·惊热第三）。[5]219

按：①金银箔为用金银捶打的极薄的纸状薄片，大者6cm×6cm，小者4cm×4cm，厚度100片不及1mm。金箔均用自然金捶打而成。辛平，入心，肝经，镇心安神，治疗惊痫、癫狂、心悸，既可研碎入丸散，又可包衣，全为单用金箔者。②花蛇肉为白花蛇，又名蕲蛇，百步蛇，为蝰蛇科五步蛇除去内脏的全体。性味甘、咸，有毒，入肝、脾两经，能定惊、通络、祛风湿。

（14）《刘氏家传方》睡惊丹。治小儿惊邪，风热痰壅，咽膈不利，夜卧不安，睡中啼哭，惊风搐搦，常服安神镇心，定惊控疾。铁粉（重罗），使君子肉，茯苓，蛇含石（炭火烧令红，用米醋淬，凡五遍再捣，醋煮干为度），天南星（研为粉，用薄荷汁搜和为饼，炙熟）。五味各半斤，为末。金银箔各一百箔，麝香一两，脑子半两拌匀，糯糊圆，皂皂大，朱砂为衣。五岁已下一圆，分二服。三岁以下一圆，分三、四服，薄荷汤磨下（卷八·惊疾潮发·惊热第三）。[5]219

按：蛇含石，《唐本草》称蛇黄。为黄铁矿与褐铁矿的结核。褐铁矿结核主要为含水的三氧化二铁，黄铁矿结核主要为硫化铁。两者均含砂石、泥土、锰、磷、钙、钒等杂质。

醋淬蛇含石是将净蛇含石用无烟武火煅淬，煅烧至通红，趁热醋淬，使其变成醋酸铁，易于人体吸收。性味甘、寒，归心包、肝经，能镇惊安神，止血定痛。本方似有治肠寄生虫所致贫血的功用。

（15）《刘氏家传方》香犀圆。治小儿惊积，镇心脏，化涎，一切无辜惊疾。金银箔（各三十片），羌活，远志，使君子（炮），京墨（烧过），全蝎，白附子，麻黄（去根节），犀角（各三钱），青黛（细研），滴乳（别研），熊胆，芦荟（各汤化），朱砂（别研），陈腊茶（第一等好者），天竺黄（别研，各二钱），真麝香（别研，一钱）。杵为细末，炼好蜜圆如小弹子大。一圆分作六服，用薄荷汤化下（卷八·惊疾潮发·惊积第四）。[5]228

按：无辜，即无辜疳，是疳证的一种，指疳病头颈生核之证。

（16）《刘氏家传方》治小儿惊风，眼上搐。金花散，川郁金（慢火炮热，打入地内，候冷取出）末之。二岁以下用半钱，二岁以上用一钱。金银薄荷汤调下，微利（卷八·惊疾潮发·搐搦第六）。[5]240

（17）《刘氏家传方》治小儿惊风，定搐搦，去涎喘。朱砂，腻粉，天麻，白僵蚕（炒），白附子（炮，各半分），金箔（四片），干蝎（七个，全者），半夏（汤浸，煮洗七遍，焙，半分）。前二味同金箔研，外五味末之，和匀，炼蜜圆绿豆大。每服二圆，荆芥薄荷汤化下。或如饼，以金箔为衣。张涣治慢惊方同，用枣肉为圆（卷八·惊疾潮发·搐搦第六）。[5]240

（18）《刘氏家传方》朱砂膏。治小儿急慢惊风，大人风狂，躁热风痫，伤寒中风，舌强风涎。桃仁（汤浸二遍，去

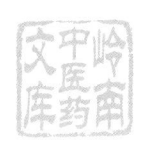

皮、尖，麸炒干，一两，研烂），真红花头（半两，焙，末之），朱砂（研），滴乳（研，各三钱）。上同研至细，入麝香一钱，又研，炼蜜为圆。每服一圆鸡头大，煎薄荷汤半盏，化破和滓服。人参汤或茶调，或含化（卷九·惊风急慢·急慢惊风第一）。[5] 260

按：鸡头为芡实之别名，鸡头大指芡实米大，直径约 10mm。

（19）《刘氏家传方》急慢惊风。葱汤丸。滑石（末，一钱半），白附子（半生半熟，一钱），轻粉（挑，一钱），天南星(半生半熟，用一钱半），巴豆（七粒，去油，研烂在纸上，安于石片上，用火煏干），蝎（半钱）。末之，蒸饼和圆青麻子大。每服三圆，对岁已上七圆，未出月一圆。热积，金银薄荷汤化下；惊积，葱汤化下，自然取下惊积(卷九·惊风急慢·急慢惊风第一）。[5] 261

（20）《刘氏家传方》软青膏。治小儿急慢惊风，搐搦，发病并一切惊积，坠涎。青黛（二钱），轻粉（挑二大钱匕），天南星（炮，末，一钱），麝（一大钱匕），乳香（三皂子大），蝎梢（十四个，全），水银（用银结砂子，二皂子大）。上同研匀，用石脑油和为膏，以油单子裹。有患，一圆如绿豆大，薄荷水化下。重者，不过再服，与薏苡散间服（卷九·惊风急慢·急慢惊风第一）。[5] 261

按：石脑油为一种矿物油，学名 Crude Petroli，黏稠如胶液状，褐绿色至黑色，半透明至透明，有油臭，可燃灯。主要含有链烷烃、环烷烃、芳烃，还有含氮、硫及氧的杂环化合物。性味辛、苦、有毒。能解毒杀虫，作外用。宋《嘉祐本草》："主小儿惊风，化涎，可和诸药作丸、散。"今已不用。

（21）《刘氏家传方》薏苡仁散。治小儿惊痫等疾。薏苡

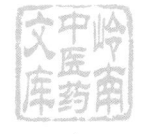

岭南医药启示录

仁，桑寄生，白僵蚕，蝎梢，人参（各一钱），龙麝（各少许）。上末之。每服一字，煎荆芥汤调下（卷九·惊风急慢·急慢惊风第一）。[5]261

（22）《刘氏家传方》治小儿急慢惊风，其效如神。保生丹。天南星（炮），白附子（炮），朱砂（别研），麝香（别研，各半两），蛇黄（四个，辰地上，煅铁色者，用楮叶研、自然汁涂却，火煅全赤，用生甘草水洒出火毒，研令极细）。修事，用端午三家粽子尖为圆如梧桐子大。用淡竹沥磨下一圆。此方神圣，不可慢易，一粒可救一人。兼能治丈夫、妇人一切疾，薄荷酒嚼下二圆（卷九·惊风急慢·急慢惊风第一）。[5]261-262

按：①"辰地上"，从文义疑为"陈地上"。②三家粽尖意为三户人家的粽子尖，以之为丸之赋形剂。③劘（mó），磨意。即用竹沥来研磨药丸成汁应用。

（23）《刘氏家传方》软红圆。治小儿急慢惊风，惊痫涎潮，搐搦直视，牙关紧，项背强，喘咳多睡，发热不时，可服此方。朱砂（飞研），龙脑（别研，各一分），半夏（修制如前），黄蜡（各三钱），粉霜（二钱），水银（一钱，入金箔三片，结砂子），牛黄，腻粉（各半钱），蝎梢（四十九枚，微炒）。件杵，研极细，先炼蜡去滓，入油三、五点，离火内诸药，和搅令匀，成剂。有病旋旋圆黍粒大，半岁儿可服二圆至三圆，荆芥薄荷汤下。大小量力加减，病愈为度（卷九·惊风急慢·急慢惊风第一）。[5]262

（24）《刘氏家传方》一星散。治急惊，如伤风亦可服。天南星（一个，炮，水浸一宿），干蝎（生，二七个，全），川乌尖（炮后取二七个），朱砂（一钱）。为末。急惊不问大小，金银薄荷汤下半钱，见吐为验，如胃脘无涎，只见汗出为验，后用熟水洗奶与吃，后吃和气药。木香（生），人参（各一钱），丁香（七粒），甘草（少许，炙）。末之，饭饮调下半钱（卷九·惊风急慢·急惊风第二）。[5]284

（25）《刘氏家传方》小儿急惊，手足抽缩，眼倒，奶不下。定命散。郁金（二个大者，生，为末），蝎梢（七个），干全蝎（一个），腻粉（炒，一大钱），朱砂（一钱半），麝（少许），巴豆（七粒，去皮、心、脐，不去油，细研）。为末。急惊、痫疾，未满岁只一字，金银薄荷汤下，冷水调亦得。如初生至三、五月，皆可一字以下。服药后良久，有吐涎下来，与拭却口内涎。暖处盖卧，汗出为度，不得当风吹着，良久，泻一、两次即安（卷九·惊风急慢·急惊风第二）。[5]285

按：①腻粉即轻粉，炒后有大毒。②眼倒，即抽搐时眼球上翻，露出白睛。

（26）《刘氏家传方》睡惊圆。治小儿一切惊。使君子（五个，灯上烧成灰），金箔（五片，一方十片），银箔（三片，一方十片），脑、麝（各少许，一方各半钱），腻粉（约用挑半钱，一方抄二钱），香京墨（似枣尖大）。研如粉，生面糊圆豌豆大。每服一圆，温熟水化破下，一方薄荷水下。或膈上有涎即吐出，腹中有积滞即泻出，如虾蟆青苔之类。大假惊风，一切不需三服，必效。如小儿有疾即灌，良久便睡。如睡惊常服，一圆分两服，小儿则间日可服半丸，极妙（卷十·惊痫噤病·一切惊第一）。[5]324

（27）《刘氏家传方》小儿惊热和气。朱砂散。朱砂，白茯苓，人参，山药（各等分），甘草（减半，半生半熟）。末之。惊，金银薄荷汤下；和气，米饮下；热，竹茹煎汤下。量大小下一字，或半钱或三字（卷十·惊痫噤病·一切惊第

一·）。^{[5] 325}

按：和气，此处疑为病证，虚痞，脾胃不和，中脘气滞。

（28）《刘氏家传方》治惊和气，止泻痢。白术（一钱，切薄片，蜜略涂，纸衬铫慢火，妙），甘草（半钱，半生半熟），蝎（二个全用，龙脑薄荷叶裹，线系定。竹夹炙，候薄荷焦去之，只用蝎，如无生薄荷用干者同炒，令焦用）末之。惊，金银薄荷汤下；和气止泻痢，米饮汤下。（卷十·惊痫噤病·一切惊第一）^{[5] 324-325}"惊热和气"，似漏"热"字。

按：①惊和气，此处疑为"惊热和气"，似漏"热"字。②妙，按文意疑为"炒"。

（29）《刘氏家传方》睡惊圆。大治小儿惊，浑身壮热，但染着惊便与服。粉霜、京墨（烧过）、芦荟（各半钱），天南星（一钱，汤浸去皮脐），巴豆（二粒，去油），使君子（四个，去尖，麸炒黄）。入脑麝少许，滴水圆桐籽大。一岁半圆。量儿大小，金银薄荷汤化下。三岁已上一圆（卷十·惊痫噤病·一切惊第一）。^{[5] 325}

（30）《刘氏家传方》惊风，上吐下泻，吐痰涎方。朱砂（二钱），麝香（少许），蝎（一个）。先碾蝎为末，后研朱、麝极细。每服半字，茶调下，或奶汁下亦得（卷十·惊痫噤病·一切惊第一）。^{[5] 325}。

（31）《刘氏家传方》小童子一百二十般难惊。天南星，青黛（并为末。各挑三大钱），麝香（少许），水银（一粒，赤豆大），轻粉（挑一大钱），巴豆（七粒，去油）。为末，一处用煮面糊为丸如大。十岁以下至一岁以上每服十圆，用生葱汤吞下，早晨、日午至晚连宵空心各进一服。子母皆忌生冷、觅菜、炙煿、淹藏、花色、酒肉。又云：十五岁以下至七岁十五圆，七岁以下至周岁十圆，周岁以下至百晬七

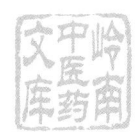

圆，皆葱白汤下。乳母依前。百晬以下至满月五圆，用荆芥汤下。满月至三朝三圆，用蜜、姜汁少许调下。以上日各空心，日进三服。但是不安，看轻重加减与服（卷十·惊痫瘈病·一切惊第一）。[5] 325

按：①"如○大"，明代陈履端写刻本作"如黍"。②晬(zuì)，指周岁婴儿；百晬，指百日内婴儿。

（32）《刘氏家传方》睡惊十宝丹。朱砂，轻粉，芦荟，青黛，京墨，寒食面，脑麝（各等分），使君子（比等分者一倍，煨），金箔（十片）。为末，以寒食面煮糊为圆如虎睛圆大。薄荷汤化下，临卧后量大小与之。金箔只为衣（卷十·惊痫瘈病·一切惊第一）。[5] 325

按：寒食面是寒食日（清明前一日）以纸袋盛，悬风处通风晒晾的面粉。李时珍谓："数十年不坏，即热性皆去而无毒矣。"

（33）《刘氏家传方》调理诸般惊。睡应丹。京墨，天南星，白附子，朱砂，雄黄（各末，抄一钱），金箔（二片），脑、麝（各少许），青黛（末，抄半钱），全蝎（一枚），轻粉（抄三钱）。为末，煮糊为圆如○许。大小儿齝小，壮热，金银薄荷汤化下。微微吐逆，手足冷，吃食进退，睡中忽叫两三声，此乃心脏惊气不散，金箔汤下三五圆，临时更煎人参汤下一服。或时时泻青物，煎木瓜汤下五七圆（卷十·惊痫瘈病·一切惊第一）。[5] 325~326

按：①"如○许"，明代陈履端写刻本作"芡实大"。②齝(xiē)，少。

（34）《刘氏家传方》起死轻骨丹。主中风瘫痪，四肢不随，风痹等疾及小儿惊风。麻黄（去根节，秤五斤，锉，以河水二石熬之，去滓成膏），桑根白皮（须上下者，自采锉），白芷，苍术（去皮），甘松（只用腿），川芎（各二两），苦参（一两，末）。末之，衮研极细，以前麻黄膏和圆如弹子大。每服一圆，温酒一碗研化，顿服之，临卧取汗，五七日间再服，手足当即轻快。小儿惊风量与之。卒中涎潮分利，涎后用之。其效不可具述（卷十·惊痫嚏病·一切惊第一）。[5]326

（35）《刘氏家传方》红散子。治小儿壮热发惊，痰壅，脚手心烦躁，夜啼，常服压惊，如是天痫风亦可常服。川天南星（二两，以面裹炮，面熟为度，此间者修制须犯生姜，恐小儿难吃），桔梗、大防风、白芷、干蝎（使糯米炒焦为度。各半两）麝香（半铢），灵砂（一分），脑子（一铢），甘草（一两，生熟各半）。件捣为细末，次入麝香、脑子、灵砂，乳钵内细研拌匀。每服一钱，食后临卧银汤点吃（卷十·惊痫嚏病·一切惊第一）。[5]328

按：铢为古重量单位，十黍为一絫（lěi，古容量单位），十絫为一铢，唐代以后多用斤、两、钱、分。一钱等于二铢四絫，即一铢约等于半钱不足。

（36）《刘氏家传方》白附圆。治小儿因惊，或风涎盛，手足欲动之疾。（《张氏家传》治惊风，天痫眼睛，搐搦手脚，名真珠膏。又治涎潮心舍，叫唤不应并夹惊伤寒、惊痫，名人参圆。）白附子（两个大者，生用），天南星（半两炮），全蝎（三七个），白僵蚕（二七个，直者，麸炒赤色，去麸），人参（二钱），朱砂（一钱），脑麝，乳香（各少许）。为末，炼蜜作圆如此〇大。每服一圆，煎金银薄荷汤化下，临卧（卷十·惊痫嚏病·一切惊第一）。[5]326

按："如此〇大"，明代陈履端写刻本作"芡实大"。

（37）《刘氏家传方》金箔镇心圆。治小儿一切惊气，夜睡不稳，喉中涎声，梦中狂叫，精神躁闷，并宜服之。此药不凉，兼醒脾，过一百日后，四、五日间服半圆，甚妙。如睡不稳，便宜服之。白附子（一分），白僵蚕（直者半两，用麸炒赤色，去麸），朱砂（一钱研），脑麝（各少许），金、银箔（各十片），牛黄（半钱）。为细末，水面糊为圆如此○大，留朱砂一半为衣，服一圆或半圆，煎薄荷汤化下，临卧服（卷十·惊痫嚷病·一切惊第一）。[5]326

按："如此○大"，明代陈履端写刻本作"芡实大"。

（38）《刘氏家传方》治小儿慢脾，初生者皆可服。其状困睡不醒，或啼不已。全蝎（两个，以竹针穿微火炙香熟，末之），麝（少许），朱砂，西壁土（西照久年者壁泥。各半钱，细研）。和匀，乳汁调下一字。二、三岁已上，量添至半钱，或三字亦得。又浓煎金银汤调下，又蜜汤亦得（卷十·惊痫嚷病·慢脾风第二）。[5]336

按：慢脾即慢脾风。

（39）《刘氏家传方》治小儿吐泻后生风，慢脾者多效，久泻者亦治。胃虚饼子。丁香（五十粒），藿香叶（秤一分），木香，韶粉，大附子（炮。各一棋子大。一方各二钱）。为末，搅匀，生姜自然汁搜作饼子○，用粗灯盏内水煮，软化开服，或要急用作散子，入枣子一枚煎（卷十·惊痫嚷病·慢脾风第二）。[5]336

按：①韶粉即韶州产铅粉，为岭南地道药材。②搜，明代陈履端写刻本作"溲"；"○"作"芡实大"。

（40）《刘氏家传方》羌活膏。治小儿急慢惊风，或因吐泻后脾胃虚，传作慢脾之疾。羌活，独活，人参，白茯苓，肉桂，木香，防风（已上各三钱），水银，硫黄，全蝎（各二钱），金银箔（各三十片），真麝香（一钱）。为细末，蜜

和为膏。每服一黄豆大，薄荷汤化下（卷十·惊痫瘈病·慢脾风第二）。[5] 337

按：本方用水银，有剧毒，量亦大。

（41）《刘氏家传方》天痫翻眼向上。朱砂（通明者三绿豆大），干蝎（一枚全者，铫内炒过）。末之，饭少许圆绿豆大。患者，用朱砂少许细研，入酒内，化下一圆，顿愈（卷十·惊痫瘈病·天痫第六）。[5] 349

（42）《刘氏家传方》治小儿盘肠气痫。槟榔圆。麻逸槟榔，大腹子，红丹（香匙煅）。等分，末之，面糊圆大麻子大，三岁已下小麻子大。每服十圆，萝蔔煎汤下三日，灯心汤下三日，霹雳汤下三日。其汤用姜钱十片、水一盏，烧秤锤，浸水候沸止，温去锤，将此下药号霹雳汤（卷十·惊痫瘈病·盘肠气痫第八）。[5] 352

按：盘肠气痫，指盘肠气痛而引起的惊风。肠盘气痛，又称肠痛，多因小儿脾气不足，感受寒邪风冷，搏于肠间所致。症见腹痛曲腰，啼叫不止，时时搐搦，不乳，面色青白，两眉蹙锁，大便泻青，额上出汗等。治疗常用温运脾阳，行气止痛的方药，本方似意在驱虫。

（43）《刘氏家传方》治风痫及小儿惊风。以芭蕉自然汁，时时呷一两口。甚者服及五升必愈。亦治小儿惊风。邵孚仲通直云：加麝香更佳。蒋元明秘校云：风蚛牙，颐颊肿痛。以自然汁一碗煎及八分，乘热嗽牙肿处，嗽尽即止。凡是风牙用之必愈。颐颊肿而牙龈痛者，风牙也；颐颊不肿只牙龈肿痛者，蚛牙也（卷十二·五痫异治·风痫第一）。[5] 403

按：①芭蕉自然汁亦称芭蕉汁，为芭蕉科植物芭蕉（甘蕉）茎中的汁液，插导管入芭蕉茎待自然流出取之，或捣嫩茎取汁。性味甘、寒。《图经本草》谓："治暗风痫病，涎作

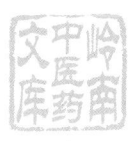

359

晕闷欲倒者，饮之得吐便瘥。"本方芭蕉主产岭南，芭蕉汁治病系岭南应用草药治病之民间经验。古代芭蕉亦称甘蕉，基原定为 *Musa paradisiaca* L. var. *Sapientum* O. Ktie。② 蚛 (zhòng)，虫咬，被虫咬残。蚛牙，龋齿的意思。

（44）《刘氏家传方》治小儿惊痫方。青州白圆子（半两），阴阳硫黄（系生、熟者各用绿豆大），蝎（两个全者，不得用火焙，要晒干。一法，用蝎梢）。同为细末。每一岁至五岁半钱，六岁至十岁一平钱，用无灰好酒下。忌动风物，小儿奶母亦忌口。若惊发作，用无灰酒下一大钱，病深者不过十服（卷十二·五痫异治·惊痫第二）。[5]419

按：青州白丸子出自《太平惠民和剂局方》，生半夏（汤洗）七两，生川乌（去皮脐）半两，生天南星三两，生白附子二两。为细末，盛绢袋内，置水盆中摆揉绢袋，使药粉渗出，以尽为度。将药置瓷盆中，日晒夜露，每日换清水搅之。如此春五日、夏三日、秋七日、冬十日，去水，晒干。以糯米粉煎粥清为丸，绿豆大。主治瘫缓风，小儿惊风等。此处是用《局方》成药，加味用之。

（45）《刘氏家传方》治大人、小儿因惊风或寒湿，手足不举，筋骨不舒，经络诸疾。延胡索（去皮），当归，官桂（去粗皮，不见火）。等分，为细末。大人每服二钱，小儿每服一钱，温酒调下，空心临卧，日三服（卷十三·胎风中风·中风四肢拘挛第七）。[5]461

（46）《刘氏家传方》治小儿伤风伤寒，浑身壮热，咳嗽痰盛。麦汤散。麻黄（去根节，生姜汁浸一宿），知母，石膏(煅赤)，葶苈（隔纸炒），地骨皮，杏仁（汤浸，去皮尖，别研），滑石（末。各等分）。为末。每服半钱，煎小麦汤调下（卷十四·身热等病·伤风第六）。[5]493

（47）《刘氏家传方》惊调散。治大人、小儿、老少，但是诸般伤寒、伤风，体虚烦热，上膈有涎，烦躁不省人事。荆芥穗（一两，微炒，焙，末之），麝（半钱），脑（一字）。将脑、麝各研入药，令匀。每服好茶半盏，调半钱，和滓服。重者一钱，小儿少许，不计时候（卷十四·身热等病·伤风第六）。[5]493

（48）《刘氏家传方》红绵散。治小儿夹惊伤寒，吐逆，躁闷热渴，夜啼不睡。常服温平镇心、不凉。过一百日后，六、七日间进一服不妨。全蝎、人参、白茯苓、天麻（各一钱），麻黄（半两，去节），大辰砂（一钱）。为细末，将辰砂研细，一同和匀。每服一小钱，水少许，薄荷一叶，同煎十沸，温温服（卷十四·身热等病·夹惊伤寒第十一）。[5]518

（49）《刘氏家传方》牙儿咳嗽注唇膏。雌黄（一钱），白僵蚕（直者三个，去丝略焙）。研细，炼蜜调得所，抹唇上或乳头上（卷十六·咳嗽诸疾·咳嗽第一）。[5]586

（50）《刘氏家传方》小儿肺中风形候，咳嗽气急，咽喉有涎。麻黄（去根节，三钱），诃子（用肉二钱），甘草（炙，一钱，打碎）。以水三碗，煎至半碗，去滓温服。一岁小盏内三分，二岁五分，三岁七分，五岁一盏，不拘时候（卷十六·咳嗽诸疾·伤风嗽第七）。[5]609

（51）《刘氏家传方》小儿伤风嗽及一切嗽。五灵脂（半钱），半夏（五个，炮裂），甘草（炙，半两）。末之。每服半钱，熟调下（卷十六·咳嗽诸疾·伤风嗽第七）。[5]609

（52）《刘氏家传方》治小儿咳嗽喘促，利膈化痰。汉防己膏。汉防己，人参，半夏（洗去滑），甜葶苈（隔纸炒），白矾（枯）。各等分为末，炼蜜为膏。每服一皂子大，薄荷姜汤化下（卷十六·咳嗽诸疾·痰嗽第八）。[5]613

（53）《刘氏家传方》。初虞世以涎比山泽之气，非也。山泽气蒸润而已，故虽山石，气亦能到。譬如，釜上甑蒸气亦蒸润内外，渗漉涎则浓浊滞碍，非山泽之气可比，中风人涎如鳔胶挽不断，又岂能入关节？初虞世所著《必用方》大有益于世。虽是谓中风不可吐，又谓小儿疮疹当转泻。此二说误人甚多。小儿疮疹转泻则虚，毒气内攻，百无一生（卷十八·斑疹麻痘·疮疹论第一）。[5] 667

按： 此条是《幼幼新书》唯一保存的《刘氏家传方》一论。初虞世，字和甫，是北宋医家，著有《古今录验养生必用方》三卷，简称《养生必用方》，已佚。序谓"古人医经行于世者多矣。所以别著书者，古方分剂，为今铢两不侔，用者颇难。此方其证易详，其法易用，苟寻文为治，虽不习之人，亦可无求于医也。"《刘氏家传方》对初氏"涎"的论点、"中风不可吐"、"小儿疮疹当转泻"的治则提出了批判意见。

（54）《活人书》化毒汤。治小儿疮痘。已出未出，并可服之。紫草（嫩者）、升麻、甘草（炙。各半两）。锉如麻豆大。以水二盏，糯米五十粒，煎至一盏，去滓温温分服。《刘氏家传方》云：麸痘疮欲出，浑身壮热，不思饮食，若服此一盏即内消。已有一两颗出，即解其半；若全出，即当日头焦，只三服，差（卷十八·斑疹麻痘·疮疹已出未出第五）。[5] 675

按： ①化毒汤原方出自朱肱《活人书》，刘氏应用，卓有经验。②麸豆疮，指疮疹，即麻疹和痘疮。"头焦"指疮头干而结痂。③差同瘥。

（55）《刘氏家传方》消毒犀角饮子。治大人、小儿内蕴邪热，咽膈不利，痰涎壅嗽，眼赤，脸腮项结核，痈肿毒聚，遍身风疹，瘅毒赤瘤；及疮疹已出未出，不能快透，并皆治疗。每服三钱，水一盏，煎七分，去滓。小儿疹痘欲出及已出，热未解，急进此药三四服，快透肌消毒，应手神效。（方见攻咽痛门中《活人书》鼠粘子汤同（卷十八·斑疹麻痘·疮疹已出未出第五）。[5]676-677

按：①鼠粘子汤出《类证活人书》，炒牛蒡子四两，甘草、荆芥穗各一两，防风半两，为细末，沸汤点服，治小儿痘疮欲出而未得透，热攻咽喉，目赤心烦。②瘤（lěi），皮肤起小疙瘩，即丘疹、水疱、脓疱、风团等皮损。

（56）《刘氏家传方》小儿发斑疮。大蝉蜕（二十一个，去足，洗），甘草（一钱半）。用水半碗，煎至一盏，旋于服尽，效。已用验（卷十八·斑疹麻痘·疮疹出不快第六）。

（57）《刘氏家传方》治婴孩小儿斑疮水痘，心躁发渴及小便赤色，口舌生疮，通心经。通关散方。山栀子（一分半，炒），大黄（一钱，炒），木通（炒）、甘草（炙）、瞿麦（去粗粳）、茯苓、人参、滑石、车前子（炒。各一分），地扁蓄（半两，用嫩枝叶烙）。为细末。每服婴孩一字，二三岁半钱，四五岁一钱。以水一药注或半银盏，入灯心同煎十数沸，温服（卷十八·斑疹麻痘·疮疹大小便不通第十一）。[5]689

（58）《刘氏家传方》小儿目中痘疮成翳方。大黄（炒为细末，挑二钱），水银（半钱）。用男人津唾化水银为泥，次入大黄末，方入冷水调涂腮上。如干时，用水湿之。极效（卷十八·斑疹麻痘·疮疹入眼第十四）。[5]694

按：本方为涂囟法，方中水银可从皮肤吸收，易中毒。

（59）《刘氏家传方》治眼昏涩，赤脉侵睛，泪多或作翳障。羚羊角圆方。羚羊角（屑），黄芩，大黄，芥菜子（各二钱半），当归，元参，甘草（炙），木贼，蝉壳（去足），珍珠（末），决明子（炒。各半两），荆芥穗，川白芷，苍术（用米泔汁浸一宿，焙干。各二两），羌活（一两）。为末。炼蜜为圆如蝉子大。每服一圆，食后用荆芥汤嚼下。小儿斑疮眼，看儿大小加减，用蝉壳汤化下，食后服（卷十八·斑疹麻痘·疮疹入眼第十四）。^{[5] 694}

（60）《刘氏家传方》治婴孩小儿斑疮，余热不退。槐花散方。槐花，赤小豆（各炒，二钱），麝香（少许，研）。为细末。每服半钱，用蜜汤调下，不计时候（卷十八·斑疹麻痘·疮疹后解余毒第十五）。^{[5] 698}

（61）《刘氏家传方》李琬防风散。治小儿五脏积热，惊风，头面赤热，口舌生疮，好饮冷，宜服之。防风（去芦头），甘草（炙黄），柴胡（去苗），连翘，山栀子。等分，杵为粗末。每服一钱，水五分，煎三分，去滓温服。一岁儿一服，可分四次；三岁儿可作两服饮之。大小量力加减（卷十九·诸热痰涎·积热第七）。^{[5] 729}

（62）《刘氏家传方》凉药。小儿大人皆可服方。甘草（炙），黄芪，防风，越桃仁（山栀，等分）。末之。每服一大钱，水一盏，煎七分，量大小加减服（卷十九·诸热痰涎·实热第八）。^{[5] 734}

（63）《刘氏家传方》治热竹茹饮方。人参，白术（微炒），茯苓，干葛，麻黄（去根节，酒浸，熬。各等分），甘草（减半，半生用，半熟用），麦门冬（去心，如甘草炙）。末之。量大小每服半钱、一钱、二钱。竹茹多于药，水半盏，同煎至四分。如小儿未能饮，可与乳母吃，只作锉散佳。如不甚热，则不用麦门冬（卷十九·诸热痰涎·实热第八）。^{[5] 734}

（64）《刘氏家传方》治童男蒸热。八仙饮子方。人参，地骨皮，茯苓，牛膝（酒浸），菊花（各一两），麦门冬（三两，去心），甘草（炙），远志（去心。各半两）。㕮咀，袞匀。每服五钱匕，水两盏，煎至一盏，去滓温服。不计时候，日进二服（卷二十·虚热蒸疸·骨蒸第三）。^{[5] 751}[5] 751

（65）《刘氏家传方》水仙丹。童男室女一切损病皆可服。好辰砂（四两，细研，水飞过）。用白及一两，木通半两，白蔹半两，清麻油四两。将上件药三味同熬，用文武火，时以箸点药在水中，候油晕不致散漫，即去药存油，摊冷，旋旋取，和前项朱砂末一如面剂，候和成，即用新水一盆，揉皂角在内，将和成朱砂洗去油为度，别用净器，以新水浸之。每服五、七圆至十圆。旋圆如梧桐子大，水一日一易，上用湿纸蒙盖，以防尘土。治男子丈夫、妇人及童男室女五劳七伤，一切损病，骨蒸瘴疠，三消水肿，脚气瘫痪。凡药不能效者，悉能治之（卷二十一·诸寒羸瘦·虚寒第二）。^{[5] 780}[5] 780

（66）《刘氏家传方》小儿腹痛疳疾。用水磨乌药，煎服效（卷二十一·诸寒羸瘦·腹痛第六）。^{[5] 790}[5] 790

（67）《刘氏家传方》三台圆。治五脏寒热不调，或胠胀肠鸣而噫食，甚者呕逆，大便色变。服之令人大小便调，长肌肉方。大黄（煨），前胡（各二两半），硝石（别研），葶苈（炒，别研如泥），杏仁（去皮，别研烂。各一两），厚朴（姜制），附子（炮，去皮），细辛（去土及叶），半夏（汤洗，切，焙），茯苓（各半两）。为末，炼蜜和捣，圆如黍米大。每服一岁儿五圆饮下，以大小便调和止药（卷二十一·诸寒羸瘦·冷热不调第八）。^{[5] 800}[5] 800

（68）钱乙塌气圆。胡椒（一两），蝎尾（去毒，半两）。为细末，面糊圆粟米大。每服五、七圆至一、二十圆，陈米

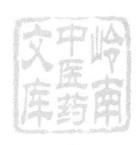

饮下，无时。一方有木香一钱（《刘氏家传方》亦治腹胀；卷二十一·诸寒羸瘦·胃气不和第九）。[5]802

（69）《刘氏家传方》人参散。调胃，思进饮食，宜常服。人参，白术，川芎，神曲，木香，陈皮，肉桂（去粗皮），甘草（炙。以上各等分），小麦蘖（加一倍）。为末。每少半钱，入盐少许，百沸汤点服（卷二十一·诸寒羸瘦·胃气不和第九）。[5]804

按：小麦蘖（niè），即小麦芽；一般麦芽指大麦芽。

（70）《刘氏家传方》神术散。治小儿患后，脾胃虚弱，时时烦热，恍惚，睡中多惊，气急烦乱。温养脾胃，消进乳奶，匀气精神，调和脏腑。白术（去芦），人参，白茯苓（去皮），石莲肉（去心），罂粟米，白扁豆（炒），藿香叶，甘草（炙。各等分）。为细末。每服半小钱，枣汤调下，日午服之（卷二十一·诸寒羸瘦·胃气不和第九）。[5]804

（71）《刘氏家传方》四倍散。治大人、小儿脾气不顺，补虚进食。人参（一两），白术（四两），白茯苓（二两，去皮），诃子（用湿纸裹煨熟，去枝，半两）。各切，焙为末。每服一大钱，水一盏，姜三片，枣子一个，煎至六分，空心温服（卷二十一·诸寒羸瘦·胃气不和第九）。[5]804

（72）《刘氏家传方》观音散。补虚调气，进食去风，养道，肥孩儿。常服甚妙。人参，甘草（炙），甘草（炮。各一钱），白茯苓（一钱半），白扁豆（一分，米炒），神曲（二两，炒）。为细末。每服婴儿一字，二、三岁半钱，四、五岁一钱。水少半盏，姜一片同煎十余沸，温服（卷二十一·诸寒羸瘦·乳食不下第十）。[5]809

（73）《刘氏家传方》小儿心腹胀满，疳气，伤食，臌肚，泻痢不转方。青州枣（一个），巴豆（一粒，去心）。巴豆安

岭南医药启示录

枣内，慢火炙令焦黑，乳钵细研，入麝少许，用少饭圆如麻子大。一岁一圆。如伤食，用热米饮下；如泻，用冷熟水下。忌生冷、油腻、热物（卷二十二·癥瘕积聚·宿食不消第七）。[5] 864

（74）《刘氏家传方》治小儿五疳羸瘦，合面卧地，筋青脑热，吐泻无度，浑身壮热，口舌生疮，痢下脓血，心腹胀满，喘促气急，乳食全少，多啼呕逆，饮食不化。或时憎寒，多涕咳嗽，鼻下赤烂，十指皆痒，蚀于唇齿，生疮出血，肛门不收，毛发焦黄，但是疳疾神效。金蟾圆方。干虾蟆（五个，烧灰），胡黄连，鹤虱，肉豆蔻，苦楝根，白皮，雷丸，芦荟，芜荑（各半两），雄黄（一分，飞过）。为末，面糊为圆绿豆大，雄黄为衣。每服十五圆，饭饮下（卷二十三·五疳辨治·五疳第四）。[5] 887

按：干虾蟆即干蟾蜍，为蟾蜍科动物中华大蟾蜍，黑眶蟾蜍等的干燥全体，辛甘咸凉，微毒，常用于治疳。本方集中多种驱虫药，有驱杀肠道寄生虫的功用。

（75）《刘氏家传方》治孩子无辜疳痢方。用威灵仙，洗、焙为末。好酒和令微湿，入竹筒内，牢塞口，九蒸九曝。如干，添酒重湿之。以白饭和圆如桐籽大。每服二十至三十圆，温酒下。如孩子不能饮，令母含药灌之（卷二十四·无辜疳·无辜疳第一）。[5] 921

（76）《刘氏家传方》小儿疳芦荟圆方。芦荟（研），黄连（去毛），白术，使君子（肉），芜荑仁（不见火。各一分），巴豆（半两，连壳银器内煅存性，取一分）。末之。研饭圆如粟米大。每服五圆或七圆，饭汤下（卷二十四·无辜疳·一切疳第三）。[5] 937

（77）《刘氏家传方》治疳方。草龙胆（末之），白芜荑仁

（去皮，研。各一两）。米饮圆如此○大，不拘时候。此药能进食，长肌肉。须小儿会食方可服，盖吃食方可瘥也，曰（yuē）二、三岁至十数岁者可服。初服三、五日间下瘥虫是效，每服五圆（卷二十四·无辜瘥·一切瘥第三）。[5] 937-938

（78）《刘氏家传方》象守陈南仲治小儿一切瘥，诸药无效方。用大麻子取沥，和干蒸饼末为圆如绿豆大。每服十五、二十粒，空心粥饮下（卷二十四·无辜瘥·一切瘥第三）。[5] 938

（79）《刘氏家传方》走马瘥方。蜂窠，雄黄，砒。雄、砒二物共与蜂窠等分，将砒入蜂窠内，可深一米厚已下，火煅过，细研，入麝研极匀细。候睡着掺药于牙龈上，神效（卷二十五·诸瘥异证·走马瘥第一）。[5] 971

按：①雄黄主为硫化砷，辛苦温有毒，能燥湿、杀虫、祛风、解毒。砒即白砒、砒石、信石，主为三氧化二砷，辛酸大温大毒，能去痰、截疟、杀虫、蚀恶肉。本方为外用方，亦易砷中毒。②一米厚：指一黍米厚度。

（80）《刘氏家传方》季琬麝香散。治小儿走马急瘥口臭，牙齿损烂，及攻蚀唇、鼻、腮、颊，累治未效者可用此方，立验。麝香（一钱，真者），黄柏（一两，去皮、杵末），青黛（半两，上好者），雄黄（一分，飞，研）。杵研极细。如有患者，先次绵缠箸擦于齿上，蚀损死肌。以软帛拭去恶血，量疮大小干掺，日夜五次用之。或血盛并多不定者，加定粉半两，同研用如前法（卷二十五·诸瘥异证·走马瘥第一）。[5] 971

（81）《刘氏家传方》象守陈南仲治小儿口中瘥疮，皆下部有虫。烧大麻子烟熏之（卷二十五·诸瘥异证·口齿瘥第二）。[5] 980

按：大麻子为桑科植物大麻的种子，用大麻子烟熏肛是一种外治法即熏法。

（82）《谭氏殊圣》治小儿疳热，身多壮热，黄瘦，久服令肥。金瓜圆方。黄连，黄柏，甘草（微炮），青皮（去白）。各等分为末，入麝香少许，用豮猪胆一个，入药在胆内，用线系定，入石器内，用浆水煮五七沸取出，风吊一宿取出，圆如绿豆大。每服五七圆，米饮下。加减《玉诀》方同，外以朱砂为衣，仍治脾疳。《博济方》同，《刘氏家传方》亦同，云：或添胡黄连，若早晨服使君子圆，（方见疳痢门中）。晚服金瓜圆，永无疾，消食长肌肉（卷二十六·诸疳余证·疳热第一）。[5] 1010

按：豮（fén），阉割去势的猪。

（83）《刘氏家传方》醒脾散。治小儿脾胃滞、吐食，一切慢惊、慢脾风，大能醒脾。如危困多睡，饭饮调下一字至半钱，止吐泻方。大天南星（一个，重三钱以上者）。热汤烫七次，开脐入朱砂一块如黄豆大，薄纸湿裹。开地穴深四寸，方圆八寸，药仰安穴内，地上以黄泥饼盖，用泥固脐，用炭火二斤地上烧，候火尽冷后取，末之，入脑麝少许，金银薄荷汤下一字至半钱（卷二十七·吐哕霍乱·吐逆第一）。[5] 1052

（84）《刘氏家传方》小儿吐逆方。薄荷，茴香（炒。各等分）。用生藕汁二合，麦门冬饮二合，调半钱下（卷二十七·吐哕霍乱·吐逆第一）。[5] 1052

（85）《刘氏家传方》小儿翻胃吐逆方。用硫黄研细，生姜汁入砂糖，调硫黄一大钱，下立止（大人亦治）（卷二十七·吐哕霍乱·吐逆第一）。[5] 1052

（86）《刘氏家传方》治小儿气胃不和，脏腑泄泻，不思

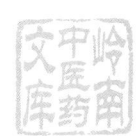

乳食，或呗奶呕逆。异攻散方。藿香叶，白术（炒），人参，白茯苓，陈皮（炒），木香，肉豆蔻（面裹炮，去面不用。各等分），甘草（炙）。为末。每服小半钱，紫苏饭饮调下（卷二十七·吐哕霍乱·吐逆第一）。^{[5] 1052}

按：呗（xiàn），指不作呕而吐，亦泛指呕吐。呗奶即吐奶。

（87）《刘氏家传方》平胃圆。治小儿一切吐不住，兼常服大壮胃气方。马芹子，白僵蚕（去丝），丁香（各半两）。为细末，炼蜜为圆如此○大。煎陈橘皮汤化下（卷二十七·吐哕霍乱·吐逆第一）。^{[5] 1052}

（88）《刘氏家传方》小儿霍乱吐泻方。草豆蔻，槟榔，甘草（各等分）。末之，姜煎一钱，空心服（卷二十七·吐哕霍乱·吐利第四）。^{[5] 1067}

（89）《刘氏家传方》人参异功散。治小儿泻利，止呕逆，顺气补虚方。人参（一钱半），白术（半两），青皮，陈皮，茯苓，甘草（各一分），豆蔻（三个，入诃子）。末之。每服一钱，陈米饮调下。如秋间合则入诃子，春夏不用。或用紫苏、木瓜煎五、七沸，半盏，末半钱，或加至一钱，逐日早服。如是小儿伤风，应诸般伤寒，但以此药正却，气候和然后以红棉散（方见挟惊伤寒门中）治之，无有不效（卷二十七·吐哕霍乱·吐利第六）。^{[5] 1080}

按：红棉散亦为刘氏方，治夹惊伤寒，方中有全蝎、人参、白茯苓、天麻、麻黄、辰砂，与薄荷水同煎。

（90）《刘氏家传方》醒脾散。治小儿吐泻脾困方。人参（二分），丁香（二十粒），白茯苓，白术（各一分），藿香，甘草（炙。各一钱），天南星（一个，七、八钱重，去心，用缩砂仁十个入在天南星内，面裹煨熟，面焦黄为度，去面不用）。同为细末。每服一钱，水六分，生姜三片，冬瓜子

岭南医药启示录

十四粒同煎，三分温吃。不拘时候服（卷二十七·吐哕霍乱·吐利第六）。^{[5] 1080}

（91）《刘氏家传方》小儿热泻不止方。木香，黄连。等分末之，陈米饮和圆绿豆大。每服三圆至五圆，陈米饮下（卷二十八·泄泻羸肿·热泻第六）。^{[5] 1113}

按：香连丸出自《太平惠民和剂局方》，原名大香连丸，黄连则用吴茱萸炒，去吴茱萸，醋糊为丸。刘氏用黄连、木香、陈米饭为丸，略有不同。《圣惠方》香连丸则在木香、黄连外加诃梨勒皮、肉豆蔻、丁香。

（92）《刘氏家传方》小儿水泻注下方。黄连，石莲（等分，炒黄色）。末之，每半钱。水泻，新汲水调下；白泻，粟米饮下（卷二十八·泄泻羸肿·洞泄第七）。^{[5] 1117}

（93）《刘氏家传方》治小儿冷滑泻痢，水食全出，没石子圆方。没石子（两枚，炮），诃梨勒（炮，用皮），干姜（炮），乌梅肉，枯矾（已上各等分）。为末，面糊为圆如小绿豆大。温饭饮送下（卷二十八·泄泻羸肿·水谷泻第八）。^{[5] 1120}

按：没石子即今没食子。

（94）《刘氏家传方》治小儿脏腑久泄泻不止方。人参，白术，茯苓，甘草，陈皮，藿香，丁香，木香，肉豆蔻。等分为末。每服二钱，以藿香合糯米煮粥饮调下（卷二十八·泄泻羸肿·利久不止第十一）。^{[5] 1128}

（95）《刘氏家传方》小儿热渴，泻渴不止方。川乌（大者一个），龙骨（重与川乌等），定粉（半两），黄丹（桃二钱，刀上烧）。末之，水浸，蒸饼心，和作饼子此○大。陈米饮化下（卷二十八·泄泻羸肿·利渴不止第十二）。^{[5] 1136}

（96）《刘氏家传方》小儿痢方。用黄蜡熔以黄丹，调赤为度，圆绿豆大。每服七圆，乌梅甘草艾叶煎汤下（卷二十

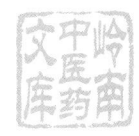

九·滞痢赤白·一切痢第二）。^{[5] 1149}

（97）《刘氏家传方》治小儿便赤白痢，日夜无度，腹痛不思饮食。大效如圣散方。御米壳，阿胶（麸炒），绵黄芪（炙），人参，甘草（半炙半生）。为锉散。每服一大钱，水五分盏，煎三分，去滓温服（卷二十九·滞痢赤白·冷热痢第五）。^{[5] 1172}

（98）《刘氏家传方》治惊风疳虫方。蟾酥，杏仁，青黛，胡黄连，芦荟，坯子胭脂（无油者。各半两），麝香（一分），瓜蒂（七个），天竺黄（一字）。末之，獖猪胆圆小豆大。惊风疳虫一岁一圆，五岁五圆，奶汁下（卷三十一·三虫癫疝·虫动第一）。^{[5] 1246}

（99）《刘氏家传方》小儿外肾偏坠熏洗法。用皂角一寸，煨去黑皮并子，以盏载烧烟熏。又槐叶五两，水二升，煎就一升，温，日一熏洗（卷三十一·三虫癫疝·偏癫第六）。^{[5] 1269}

（100）《刘氏家传方》小儿赤眼及斑疮入眼方。龙脑，薄荷，川黄连（各一两）。同末之，新汲水调涂顶上（卷三十三·眼目耳鼻·眼赤痛第一）。^{[5] 1306}

按：顶上，指百会穴，本方为穴位涂法。

（101）《刘氏家传方》治大人、小儿远年近日内外障翳昏睛，并暴肿赤涩流泪，及胎风烂眩，退翳膜，消疹肉。八仁丹方。胆矾（洗去尘，研），川黄连（去毛，末。各三钱），乳香（通明者），青盐（洗去尘），黄丹（烧通赤），真脑子（各一钱。研），轻粉（三竹筒），蝎梢（连芒，用七个，末之）。研极细匀，次用砂糖汁和圆梧桐子大。每一圆安瓷器中，百沸汤浸，以箸打散，澄取清水热洗眼，水冷则止。复以药水倾药滓器中，经一、二时再以汤底如前洗，凡一圆可五次用。忌一切动风、毒物并愁恼。

此方乃广鉴禅师传方。若目睛全者用之，必平复，极神妙。不见物者，复如旧，此僧用此医其妹见效（卷三十三·眼目耳鼻·睛生障翳第三）。[5] 1318

按：①明代陈履端写刻本作"八仙丹"。②本方中有轻粉主含氯化亚汞，化学上又称甘汞，本品虽毒性甚小，但与水同煮，生成氯化汞与金属汞，有剧毒。本方不宜用。

（102）《刘氏家传方》治口疮方。鸡内金细末，掺之立效（卷三十四·口唇喉齿·口疮第一）。[5] 1365

（103）《刘氏家传方》金粉散。治小儿无故生口疮，不下乳食，只于脚心涂贴。黄蘗，天南星。等分末。酽醋调，涂两足心；咳嗽，涂顶门（卷三十四·口唇喉齿·口疮第一）。[5] 1365

（104）《刘氏家传方》治大人、小儿透舌口疮及瘡疮。韩甲伏方。用柳木蛀蚰虫，不以多少，烧灰，烟尽为度。如无柳木，杂木虫亦得。为细末，入麝香少许，疮上无时干贴（卷三十四·口唇喉齿·口疮第一）。[5] 1365

按：柳木蛀虫，李时珍称其为柳蠹虫，谓幼虫"在柳木中，内外洁白，春夏化为天牛。主肠风下血，产后下利，口疮耳肿，齿龈风毒。"他引《幼幼新书》略有差异，谓"口疮风疳，小儿病此，用柳木蛀虫矢，烧存性为末，入麝香少许搭之，杂木亦可。"一用虫，一用虫矢。

（105）《刘氏家传方》治小儿口疮青黛散方。青黛，甘草（生用），黄连，香白芷，密陀僧（醋烧，别研。各等分）。为末，每用掺口内（卷三十四·口唇喉齿·口疮第一）。[5] 1365

按：掺（chān），以药粉撒布于创面谓之掺药。

（106）《刘氏家传方》小儿发丹方。当得草子或叶（小儿多摘搭额者），沙苋（等分）。捣烂，绢裹磨患处，立效（卷三十五·一切丹毒·一切丹第二）。^{[5] 1406}

（107）《刘氏家传方》治走马胎赤肿，走入心腹则不救方。生槐叶（一握），生栝蒌（去皮，合槐叶研烂），赤小豆（末。各等分）。和涂患处立效，此药神效（卷三十五·一切丹毒·赤游肿第三十五）。^{[5] 1433}

按：①巢氏《诸病源候论》谓："赤游肿为风毒热气所乘，热毒搏于血气，皮肤赤而肿起，其风随气行游不定，故名赤游肿也。"《毒肿入腹候》谓："先令人啬啬恶寒，心烦闷而呕逆，气急而腹满，如此者杀人。""入心腹"似指今之毒血症，败血症。②陈履端写刻本作"赤游肿"。

（108）《刘氏家传方》连翘煎。治小儿无寒热，强健如故，身体结核瘰疬及心胁腹背内有坚核不通，名为结风气肿方。连翘，白及，白头翁，牡丹皮，防风（去芦），黄蘗，羌活（去芦），秦艽（去土），豉（炒，以上各秤四分），海藻（洗净焙干），桂（去皮。各秤二分）。炼蜜和圆如绿豆大。三岁儿米饮下五粒至十粒，五岁以上以意加之，熟水下（卷三十六·痈疽瘰疬·恶核第七）。^{[5] 1456}

（109）《刘氏家传方》治童男童女风土瘿气及因气结所成者。昆布散。昆布，蓬莪术，川芎，槟榔，茴香，海藻，荆三棱，甘草（炙。各半两），木香，丁香，青橘皮（各一分）。药为细末。每服二钱，水一中盏，先用猪靥三枚灯焰上用针串在尖上燎熟，入药内同煎至六、七分，和滓温服，临卧每夜止进一服，久服日渐消也（卷三十六·痈疽瘰疬·瘿气第十一）。^{[5] 1473}

按：①猪靥（yǎn），即猪之甲状腺。《本草纲目》载："王玺曰：在猪喉系下，肉团一枚，大如枣，微扁色红。"时珍谓主项下瘿气，瓦焙研末，每夜酒服一钱。②"风土瘿气"即今之地方性甲状腺肿，刘氏用含碘丰富的昆布、海藻与动物甲状腺治疗，是一大进步。

（110）《刘氏家传方》摩风去毒神异膏。治男子、女人不问老幼，身上生一切风疮、肿毒、气疮、热毒、疮疖、生疮发背才觉便点药，擦热即消。头面风气攻注，如虫行攻掣，眼目瞤动，种种疮癣，久使自安。最治妇人黑斑、粉刺、粉靥、落妆及治鼻面酒齄，脚上臁疮，并皆神效。使时一如面油涂，擦热为度。绵黄芪（半两），零陵香（一分），赤芍药、防风、川芎、生干地黄、天麻（各一钱），蜡（二两半），清油（十二两）。除黄蜡外，将众药槌擘细，以清油浸七日，文武火上煎至黄色，以新棉滤过去滓，方入蜡再煎，滤过入瓷器收之（卷三十七·疮瘰疥癣·风热疮第三）。[5]1478

按：①齄（zhā），酒齄鼻，病名。②本方为膏剂，应用摩法，涂时擦热。

（111）《刘氏家传方》小儿面疮方。取羊胫骨髓调腻粉，涂立效，屡用极验（卷三十七·疮瘰疥癣·头面身体生疮第五）。[5]1487

按：腻粉，即轻粉，为氯化亚汞。毒性轻微，有强大的抗菌力。古方多用于面疮，今则不用。

（112）《刘氏家传方》小儿头面生疮方。淡豆豉（一两，烧存性，末之），腻粉（挑，二钱）。先以地灰汁洗疮，后用此药掺。如疮干，却用生油调，贴三、五次效（卷三十七·疮瘰疥癣·头面身体生疮第五）。[5]1487

375

（113）《刘氏家传方》小儿身痒欲生疮方。何首乌，艾。等分，煮水与浴，永不生疮（卷三十七·疮燎疥癣·疥第七）。[5]1497

（114）《刘氏家传方》旦先公太中所传并平日手抄之方（卷第四十·论药叙方·士大夫家藏第十五）。[5]1614

四、辑佚说明

辑佚中有些文字改动，略加说明：宋时"丸"均称"圆"，"以上"称"已上"，为保存原貌，皆未改。根据国家公布的简化字（癉）改为"瘅"，蟆改为"蟆"。古今字"叚"改为"假"。"蝎稍"之"稍"字应为"梢"字，改。"○"字，表示药丸之大小，凡明代陈履端写刻本中有具体描述者如"黍"、"芡实"大者，补之。如无则保留原貌用"○"。人名有矛盾者，如季琬、李琬同出，疑为同一人。

五、启示

潮州刘昉，身为高官，编《幼幼新书》，历久不止，直到病死，令人钦敬。一是关心民族健康，"使天下之为父兄者举无子弟之戚。少有所养，老有所终，家藏此书，交相接受，庆源无穷"。二是下大力气搜集文献，其所收佚书、民间传方之多，为我国儿科医籍之冠。其传承医家著作之决心，编书之科学态度，实为医家之楷模。另外，《幼幼新书》中，收有刘允、刘昉父子所撰《刘氏家传方》，也代表了宋代岭南儿科之水平，并在一定程度上反映了当时岭南甚至潮州地区儿科的病谱。

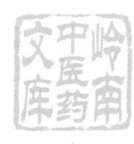

参考文献

[1] 中国历史大辞典科技史卷编纂委员会.中国历史大辞典：科技史［M］.上海：上海辞书出版社，2000：311.

[2] 吴粤昌.岭南医徵略：刘昉［M］.广州：中华全国中医学会广州分会，广州市卫生局，1984：14-15.

[3] 刘昉.幼幼新书［M］.影印本.北京：中国古籍出版社，1981.

[4] 丹波元胤.中国医籍考［M］.北京：人民卫生出版社，1956：1277-1280.

[5] 刘昉.幼幼新书［M］.点校本.北京：人民卫生出版社，1987.

第五节　宋慈与《洗冤集录》

一、宋慈传略 [1~4]

宋慈（公元 1189~1249 年），字惠父（见图 3-5-1），建宁府（今福建）建阳县单游里人。建宁是图书之府，"建本"的出处；又是瓷器之乡，"建窑"的所在地。父宋巩，字宣卿，官至广东通判。宋慈 9 岁（公元 1195 年）受业于同邑朱熹高足吴稚门下；19 岁（公元 1205 年）入太学，深得著名理学家真德秀的赏识，遂成为真氏的弟子。因此宋慈早年得到理学家很好的教育。31

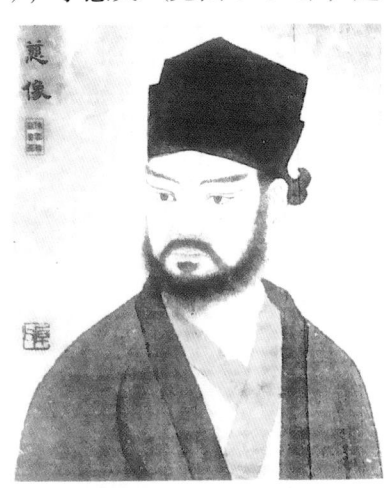

图 3-5-1　宋慈画像（引自《中国历代名医图》传）

岁（公元 1217 年）中嘉定十年进士，被任命为浙江勤县县尉，因父丧受制未能赴任。40 岁（公元 1226 年）任江西赣州信丰县主薄。45 岁（公元 1231 年）任福建长汀县知县，任期中曾请闽盐改运于广东潮州，节约不少运费，民称其便。51 岁（公元 1237 年）任邵武军通判，摄郡事；次年（公元 1238 年）任南剑州通判，前者户口繁会，地当要冲，后者盛产茶银。长期在县郡为官使他能体察民情，在处理政务中得到丰富的阅历。在南剑州时，正值岁荒米匮，宰相李宗勉召问，应答以实。他颁布法令，根据贫富，户分五等，采取不同赈济方法，使民免于饥馑。53 岁（公元 1239 年）时任广东提点刑狱，简称提刑或宪。其职责为负责广东地区司法、刑狱、审问囚徒、复查有关文牍，凡拖延不决与盗窃逃窜而不能查获者都要上报朝廷；同时举劾有关人员，检察地方官吏。他到任后发现官吏多不奉法，积案甚多，"有留狱数年，未详复者"。于是严令制定审理日程，认真调查研究，限期清理积案，8 个月内处理待决囚案 200 余件。他重视现场检复，人证物证，分析辨疑，洗雪冤案，在广东积累了不少经验，后移江西提点刑狱兼知赣州。宋淳祐（公元 1241~1248 年）除直秘阁湖南提刑充大使行府参议官，协助湖南安抚大使兼节制广西陈韡处理大使行府一切军政要务。于宋淳祐七年（公元 1247 年）完成了《洗冤集录》的撰写。《建阳县志》载宋慈写书的目的是："居官以民命为重，假若刑狱一有不决之疑，必多所失。因作《洗冤集录》，以期得清。"

宋淳祐九年（公元 1249 年）除直奂章阁，知广州，兼广东经略安抚使，卒于任内。次年，归葬于福建建阳（见图 3-5-2）。

378

宋慈逝后，南宋理宗赵昀，为表彰其功绩，封朝议大夫，为其御书墓门。挚友刘克庄，撰墓志铭谓："奉使四出，皆司臬事，听讼清明，决断刚果，抚善良甚恩，临豪猾甚威。部属官吏以至穷阎委巷，深山幽谷之民，咸若有一宋提刑之临其前。"

图 3-5-2　宋慈故土福建建阳的墓碑

宋慈虽非岭南人，但他的父亲在广东为官，他本人两度在广东为官，且病死在广东任上。广东人民永远纪念他的清明政绩和法医学上的杰出成就。

二、学术成就[5]

《洗冤集录》(见图 3-5-3 至图 3-5-5) 共分五卷 53 条，主要包括条令、检覆总说、疑难杂说、初检、复检、验尸、四时变动、验骨、自缢、溺死、自刑、杀伤、火死、服毒、针灸死、跌死、塌压死、压塞口鼻死及其他各种死亡等。最后还有辟秽方、救死方和验状说。它是一部总结尸体检验，主要是外表检查经验的书籍，涉及现代法医学大部分重要内容，

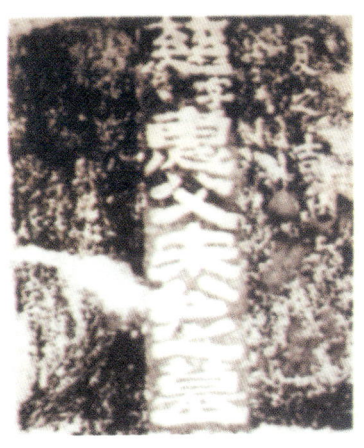

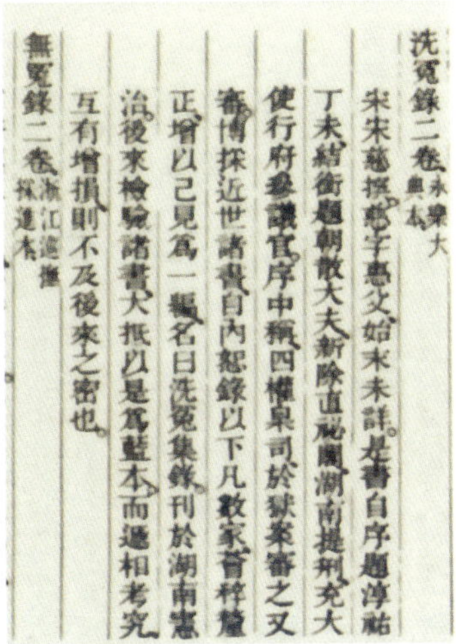

洗冤錄二卷（永樂大典本）
宋宋慈撰。慈字惠父，始末未詳。是書自序題淳祐
丁未結銜題朝散大夫新除直祕閣湖南提刑充大
使行府參議官。序中稱四權臬司，於獄案審之又
審，博採近世諸書，自內恕錄以下凡數家，會稡釐
正，增以己見，爲一編，名曰洗冤集錄，刊於湖南憲
治。後來檢驗諸書大抵以是爲藍本，而遞相考究，
互有增損，則不及後來之密也。
無冤錄二卷（浙江巡撫採進本）

图 3-5-3　《四库全书总目》的《洗冤集录》提要

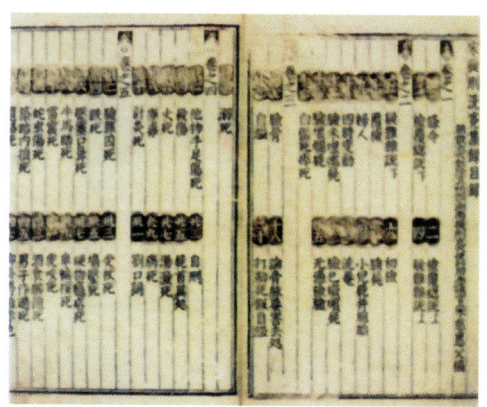

图3-5-4　古版本《洗冤集录》目录部分

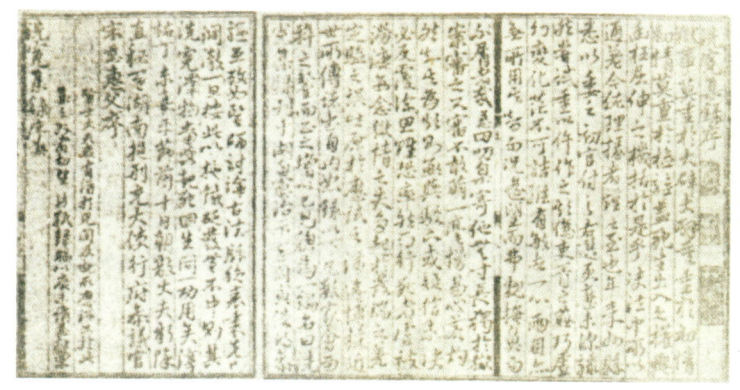

图3-5-5　古版本《洗冤集录》序言

如尸体现象、窒息、损伤、现场检查、尸体检查等各个方面。宋慈都作了科学的观察和归纳。内容丰富广泛，在我国是一部承上启下的划时代的法医学杰出著作，在世界上也是第一部系统的法医学著作，对后世法医学的发展影响巨大。其主要贡献如下。

（一）重视验官操守

他在序中说："狱事莫重于大辟，大辟莫重于初情，初情莫重于检验。盖死生出入之权舆，幽枉屈伸之机栝，于是乎法中所以通，差今佐理掾（yuàn，理掾，泛指一般司法官吏）者谨之至也。"又说："慈四叨臬（tāo niè，受命司法）寄，他无寸长，独于狱案，审之又审，不敢萌一毫慢易心；若灼然知其为欺，则亟与驳正，或疑信未决，必反复思索，唯恐猝然而行，死者虚被澇漉。"认为"狱情之失，多起于发端之差，定验之误，皆缘于历试之浅"。对具体的检验要求提出"临时审察，切勿轻易，差之毫厘，失之千里"，"详细检验，务要从实"，不得"骚扰乡众"，"过度走弄"，止宿应避嫌，切戒官吏"私请"、"受贿"，"公文照应，犹须审处"，以免"污秽难明"，"所以尸帐，初复官不可漏露，仍须是躬亲诣尸首地头"。"凡检复，须在专一，不可避臭恶，切不可令仵作行人遮闭玉茎，产门之类，大有所误。仍仔细验头发内、谷道、产门内，虑有铁钉或他物在内"。总之，他倡导刑官应清明廉洁，不扰民，不徇私，不受贿；亲临现场，亲自检验，科学分析，审慎判断；断狱公正，为民昭雪冤案。

（二）认真观察尸体现象

《洗冤集录》对尸体的早晚两期变化有详细的描述。实际上人死后躯体因内外环境的变化必然发生一系列的改变，只有了解尸体这些变化现象，才能正确区别致死的原因，达到验尸的目的。对早期的尸体现象，他正确描述了尸斑与其分布发生机制，"凡死人项后、背上、两肋、后腰、腿内、两臂上、两腿后、两曲䐐、两脚、肚子上下有微赤色。验是本人身死后一向仰卧停泊，血液坠下即有此微赤色，即不是别致他故身死。

对晚期的尸体变化，则在《四时变动》中作了较为详细的论述。主要为尸体腐败，指出四季不同，盛热盛寒不同，肥瘦老少不同，致尸体腐败进展的速度不同。"先从面上、肚皮、两肋、胸前肉色变动"，"作青暗色"，可能为较早出现的腐败绿斑；继之"皮肉渐坏，尸胀，蛆出，口鼻汁流，头发渐落"可能较晚所见的皮肤发生水泡，溃烂，尸体膨胀变形，气肿状，口唇外翻，口鼻流出血水，头发脱落，滋生蝇蛆。他还讲到孕妇被杀或难产致死的尸体，可见"尸首胀满，骨节缝开，故逐出腹内胎孕、孩子、亦有脐带之类，皆在足、尸脚下，产门有血水，恶物流出"（见图3-5-6、图3-5-7）。

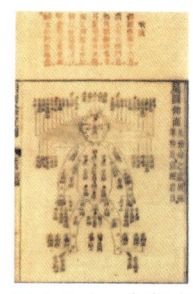

图3-5-6　古版本
《洗冤集录》尸格

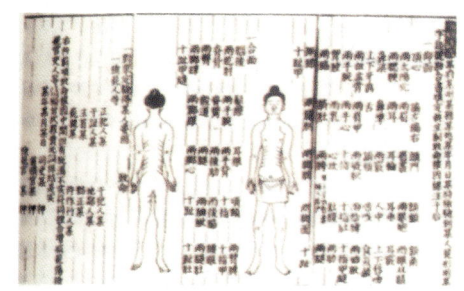

图3-5-7　古版本《洗冤集录》尸格

（三）阐发辨析疑难鉴别

宋慈充分运用自己四任枭司的经验，以大量篇幅，甚至提出典型案例，对疑难案例的检验方法与死因分析做了讨论，其中不少接近现代法医学的水平。如缢死，绳套的分类，缢沟的特征及影响条件，勒死的特征与缢死的鉴别；被打或被勒死假作自缢的鉴别；溺死与外物压塞口鼻死的尸体特征；被打后投水死亡与死后推入水中假作自投水的鉴别；骨折有无，生前死后的鉴别；防御性损伤的发现；致命伤的确定；有关未埋、已埋尸、身首离、断尸、干尸，以及悬缢、勒死、水溺、火烧、水烫、临高坠落、冻死、自刑、服毒等的现场具体检验方法等。这些范围广泛、内容丰富、辨析深入，一系列的法医学重要发现和实践经验为后世法医学的发展奠定了基础。

在检验的具体发法中有：酒醋贴纸法、糟饼罨法、红油伞照伤法、银钗验毒法、检滴骨亲法（即滴血法，现代法医学家认为是亲权鉴定血清法的先声）等。被他揭发的作伪方法有：火坑尸体加速腐败法、茜草醋液涂伤掩痕法。赖人方法有：死后榉皮摩擦尸体作伤法、与人争怒服胡蔓草自杀赖人法、青竹篾火烧烙法等。全书共载案例分析 5 例，其中 4 例未记出处，1 例取自广右；作伪法中有 2 法来自岭南。可见宋慈充分运用了他在广东的审案经验。

关于用红油伞验伤的方法，有人做过深入研究，再例析如下：

《论沿身骨脉及要害去处》谓："向平明处，将红油伞遮尸骨，若骨上有被打处，即有红色路，微荫；骨断处，其接续两头各有血晕色；再以有痕骨照日看，红活，乃是生前被打分明。骨上若无血荫，纵有损折，乃死后痕。"《验尸》"于露天，以新油绢或明油雨伞覆欲见处，迎日隔伞看，痕即见。若阴雨，以熟炭隔照，此良法也。"这种方法最早见于北宋沈括（公元 1031~1095 年）的《梦溪笔谈》，"太常博士李处厚知庐州慎县，尝有殴人死者，处厚往验伤。以糟醩灰汤之类薄之，都无伤迹。有一老父求见。曰：'邑之老书史也，知检伤不见其迹。此易辨也，以赤油澈（伞），日中覆之，以水沃其尸，其迹必见。'处厚如其言，伤迹宛然。自此江淮之间官司往往用之"[6]。可见宋慈虽不是这种方法的发明者，但他在应用中又有所发展，提出可用红油绢代

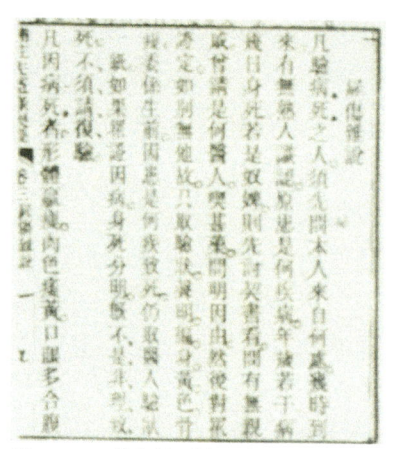

图 3-5-8 著名的《洗冤集录·尸伤杂说》

伞，阴天用红炭火代阳光来验骨，并用以鉴别生前死后伤。近人研究认为这种红光验尸法，是以红油雨伞作为"滤光器"，滤取阳光的红色波段，在白光下不易看清的损伤生前反应淤血痕迹，在红光下则呈青紫色。这是由于红光下，能够提高淤血处与周围部分的反衬度所致。模拟实验证明，在日光下观察深不易见的皮下静脉，如果用 6 500 埃滤光片滤取日光中的红光观察，则显而易见。用红色透明纸、红绸、红雨伞、红尼龙伞代替滤光片，也可取得同样观察效果，但滤取橙黄光、蓝光、青紫光则完全看不清楚[7]。所以红油伞验伤的方法是科学的（见图 3-5-8）。

（四）卷末载有辟秽急救诸方

《辟秽》有：三神汤（苍术、白术、甘草），辟秽丹（麝香、细辛、甘草、川芎），苏合香丸各用于辟死气、秽气、恶气。《救死方》有救缢，水溺，喝死，魇死，中恶客忤猝死、杀伤、胎动不安、惊怖死、五决及堕打猝死等法。

其中救缢窒息复苏的方法，有新意，值得探讨。其法是："令一人踏其两肩，以手拨其发，常令紧；一人微微捻整喉咙，依先以手擦胸上，散动之；一人磨捼臂足屈伸之，若已僵则渐渐强屈之，又按其腹。如此一饭久，即气从口出，复呼吸，眼开。"这里似是在保证呼吸道平直畅通的条件下，在作人工复苏术。其中有"按腹"一法。最近有报告美国学者提出单纯腹部按摩可以作为新的心肺复苏法。研究认为人体 25% 血液供应腹部器官，腹部按摩可使腹压上升，使这部分血液回心，又由于每次按压能使横膈上升，可以导致有节律的呼吸。我国学者意见，腹部按压可增加腹主动脉阻力，从而增加冠状动脉灌注压，它还可以促进下腔静脉血液回流入心。腹部按压放松时膈肌下降，导致胸腔负压增大，有利于空气入肺。美国的研究者还认为传统的胸部按压法，至少需要 100~105 磅的压力才能有效，所以常伴有肋骨骨折[8]。当然这种单纯的腹部按压复苏术，还需要更多的基础研究和更多的实践。而宋慈在公元 760 年前有腹部按摩复苏的实践，并且说他这一套救死方，"若依此救，无不活者"。

三、《洗冤集录》对后世的影响

该书《序》中说："遂博采近世所传诸书，自《内恕录》以下，凡数家，会而萃之，厘而正之，增以已见，总为一编，名曰《洗冤集录》，刊于湖南宪治，示我同寅，使得参验互考"。实际上，宋慈集宋以前析狱书之精华，又增加了自己的认识和经验，才写成这本以检验为主的法医学著作。如五代后晋和凝、和𡃋父子所著《疑狱集》、《补疑狱集》；宋代郑克《折狱龟鉴》和桂万荣集前两书而成的《棠阴比事》，无名氏《结案式》，郑兴《检格目》等，宋慈可能都研究过。另外宋代无名氏《内恕录》宋慈在《洗冤集录》序中说已在研究之中，它们的内容主要是治狱之道，定案之法和破案之术，并以破案为主要部分，法医学检验部分较少。因此我国古代这些书籍的分类是在以治狱为主要内容的专著中，学者们认为《洗冤集录》对国内外的影响是巨大而深远的[7,9-10]。

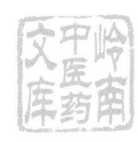

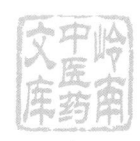

（一）对国内的影响

宋慈以后的法医学著作，大都以《洗冤集录》为蓝本或加以诠释补充。元代《结案式》包括有验尸、验伤、验病、验物内容，概括了尸体、活体、物证检验等法医学检查的三大部分。宋元间赵逸斋著《平冤录》早佚。元代王与，据《洗冤集录》、《平冤录》、《结案式》，增以己见，撰《无冤录》（公元1308年）。由于《洗冤集录》、《平冤录》、《无冤录》三书的巨大实用价值，史称"检验三录"，为后世法医检验的重要工具书。明代有王肯堂《洗冤录笺释》，以及《洗冤捷录》，《洗冤法录》等著作。

清初有《洗冤录汇编》、《洗冤录集说》（公元1674年）《洗冤录补》。至《律例馆校正洗冤录》（公元1694年）官书出现后，检验之书则多为《洗冤集录》之引申。如国拙斋《洗冤录备考》（公元1777年）、曾恒德《洗冤录表》（公元1788年）、王又槐《洗冤录集证》、李观澜《洗冤录补遗》（公元1796年）、华锡高《洗冤录全纂》（公元1803年）、瞿中溶《洗冤录辨证》（公元1827年）、姚德豫《洗冤录解》（公元1831年）、宁许桢《洗冤录撷遗补》（公元1854年）、刚毅《洗冤录义证》（公元1891年）等。

（二）对国外的影响

朝鲜在李朝时代，传入《无冤录》（见图3-5-9、图3-5-10），于公元1438年出版《新注无冤录》，在法医检验中应用300多年。公元1744年具宅奎又据传入的《清律例馆校正洗冤录》增删训注为《增修无冤录》，后又由除有邻译为朝鲜文《增修无冤录彦解》，公元1796年再由具允明等将《增修无冤录》重订刊行。李朝自太宗以来，不仅以《无冤录》为检验的工具书，且为刑狱官吏的考试科目，历时达500年。

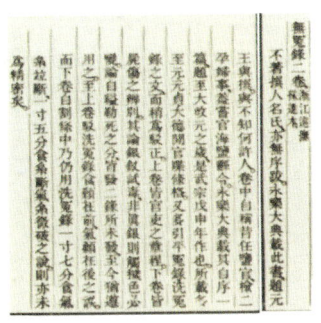

图 3-5-9　《四库全书总目》中的《无冤录》提要

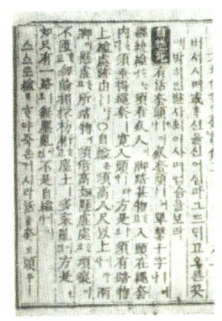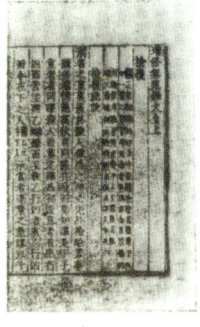

在日韩流传的《无冤录》，继承了《洗冤录》的主要内容（引自三木荣《补订》朝鲜医学史及疾病史）

图 3-5-10　《无冤录》

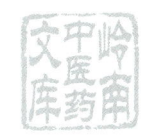

　　日本的法医学发展更晚，《无冤录》在德川幕府时代传入，河合其兵卫于公元 1768 年译述《无冤录》，以《无冤录述》刊行于世。迭经再版，于公元 1891 年更名为《变死伤检视必携无冤录述》，其后 10 年间再版 6 次。

　　西方法医学迟于我国约 300 年，最早有法医学损伤内容的著作为法国巴瑞 Ambroise Pare《外科手术》（公元 1575 年）。《洗冤录》传入欧洲，法国于公元 1779 年出现节译本，而大多数译本出现在鸦片战争之后，是来华欧洲人根据《洗冤录集证》或《补注洗冤录集证》（见图 3-5-11）所译，有荷兰的公元 1862 年 De Grijs 译本、德国的公元 1908 年 Breitenstein 译本和 Hoffmann 译本、法国的公元 1882 年 Martin 译本、英国的公元 1873 年 Giles 译本（见图 3-5-12）。苏联于公元 1950 年，波波夫在法医学历史文献中评价过《洗冤录》，可见本书在世界上的影响[11-12]。

387

由于历史的局限，我国始终未能使解剖学发展起来，因此《洗冤集录》只能以体表检验为主，缺乏尸体解剖，这样就迟滞了我国起步很早，居当时世界前列的法医学，未能得到很好的持续发展。而《洗冤集录》中也难免出现：男性颅骨 8 块，而女性 6 块；男性肋骨 12 条，女性 14 条；小趾趾骨 2 节等的错误。

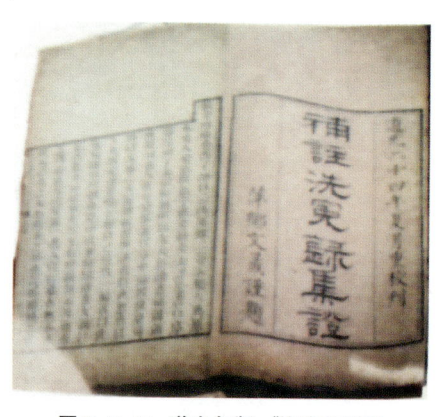

图 3-5-11 道光年版《补注洗冤录集证》内封及序言

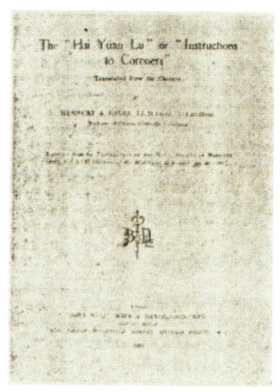

图 3-5-12 Giles 英译《洗冤集录》（1873 年）

四、启示

宋慈祖籍虽非广东，但他两度为官广东，廉洁奉公，判案一丝不苟，并病逝于广州任内。特别是在处理广东积案 200 余起中，累积了丰富经验，并收载于《洗冤集录》中。因此我们把他在法医学上的杰出成就列入岭南医学，以纪念这位伟大的法医学家为我国和世界法医学的发展作出的巨大贡献。

参考文献

[1] 宋大仁. 伟大法医学家宋慈传略 [J]. 医学史与保健组织, 1957 (2): 116-121.

[2] 颜泽贤, 黄世瑞. 岭南科学技术史 [M]. 广州: 广东人民出版社, 2002: 260-261.

[3] 中国历史大辞典宋史卷编纂委员会. 中国历史大辞典: 宋史 [M]. 上海: 上海辞书出版社, 1984: 225.

[4] 中国中医研究院, 广州中医学院. 中医大辞典 [M]. 北京: 人民卫生出版社, 1995: 819.

[5] 宋慈. 洗冤集录 [M]. 贾静涛, 点校. 上海: 上海科学技术出版社, 1981.

[6] 沈括. 元刊梦溪笔谈: 卷十一 [M]. 影印本. 北京: 文物出版社, 1975: 23.

[7] 颜泽贤, 黄世瑞. 岭南科学技术史 [M]. 广州: 广东人民出版社, 2002: 263-273.

[8] 阿信. 心肺复苏新方法: 单纯腹部按压 [N]. 中国医学论坛报, 2007-9-13 (A2).

[9] 郑樵. 通志略·刑法·断狱 [M]. 影印本. 上海: 上海古籍出版社, 1990: 603.

[10] 永瑢等. 四库全书总目: 子部: 法家类 [M]. 影印本. 北京: 中华书局, 1965: 847-851.

[11] 宋慈. 洗冤集录 [M]. 贾静涛, 点校. 上海: 上海科学技术出版社, 1981: 101-102.

[12] 宋大仁. 中国法医学典籍版本考 [J]. 医学史与保健组织, 1957 (4): 278-285.

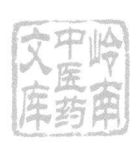

第六节　释继洪与《岭南卫生方》

唐宋以来，中州人士寓居岭南者日渐增多，对岭南多发病的研究也日益重视，而且写了许多有关岭南疾病防治的方书。这多因为岭南的特殊地理条件，发生的许多疾病有异于中原。其中有几部宋人对岭南瘴疟的论述，但这些方书至元已大部分亡佚，仅元代释继洪的《岭南卫生方》传存至今。它代表了宋元时期医家对岭南瘴疟认识的水平。"原书为元海北廉访所刻，明景泰间重锓，岁久板不复存"，因此世间流传甚少。明代广东左布政使古田罗荣，于明正德八年（公元1513 年）访得总镇潘笃庵有抄本，遂付梓以传（见图3-6-1）。他认为岭南"雾露炎蒸，为瘴为疠，与虫蛇草木之毒，缓急所需，立俟良愈，吾知生于斯，寓于斯，继今黾勉以卫生者，舍是书何求"？其后，明万历四年（公元1576 年），广

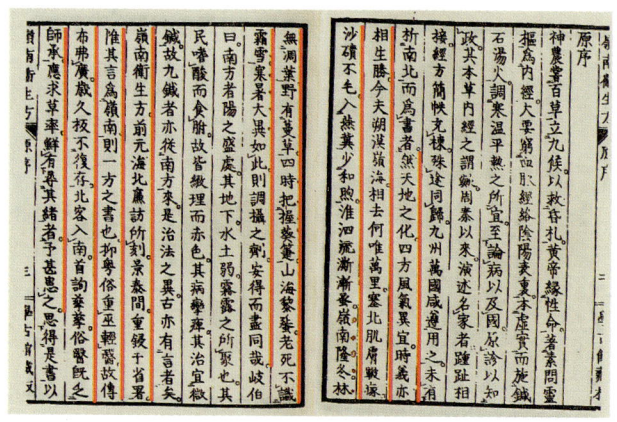

图3-6-1　广东左布政使罗荣原序

东右布政使邹善得《岭南卫生方》，深感其"论瘴病始末，诚有以握其要领"，于是和同僚施公叶江捐俸刊刻，以广其传。原书为宋人李璆、张致远所辑，后经元代释继洪纂修，共三卷。上卷、中卷辑宋人李璆、张致远、王棐、汪南容、章杰等的论疟著作；下卷均为继洪所作。明刊本又加娄安道《八证标类》，以八类发热病证与瘴疟相鉴别；再加李杲《药性赋》，便于辨疾别药，为附录列于下卷。我国中医古籍出版社影印的《岭南卫生方》是日本天保十二年（公元1841年）学古馆藏版本（见图3-6-2），有南洋梯的校批与《募原偶记》附入[1]。现就本书作者传略与成就特点简述于下。

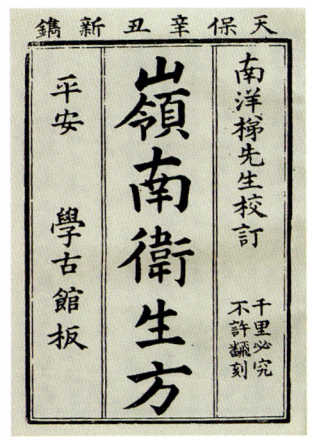

图 3-6-2 日本学古馆藏版
《岭南卫生方》（1841 年）

一、李待制《瘴疟论》

李氏，名璆，字西美，开封人，《宋史》有传[2]。政和进士，调陈州教授，国子博士，知房州。宋宣和三年（公元1121年）因反对建议取燕，责监英州清溪镇（今广东省英德），明年赦迁。寻试中书舍人，宋绍兴四年（公元1134年）以集英殿修撰知吉州，累迁徽猷阁直学士、四川安抚制置使。治蜀九年，修旧成都城、三江堰，民受其利。在《瘴疟论》中载有宋绍兴庚戌（公元1130年），李曾在苍梧（今梧州）为官，亲历瘴疟流行，死人甚多，甚者灭门，他自家也患了疟疾。他认为"岭南瘴疾证候，虽或不一，大抵阴阳各不升降，上热下寒者，十盖八九"，强调用生姜附子汤，不宜用解表清热剂。又灸中脘、气海、足三里、大椎等穴，服常山七宝剉散，曾治愈多人。

二、张给事《瘴疟论》

张氏，名致远（公元1090~1147年），字子猷，南剑州沙县（今福建沙县）人，《宋史》有传[3]。宋宣和三年（公元1121年）进士，任枢密院计议官，广东转运判官；宋绍兴四年（公元1134年）除殿中侍御史，累官户部与吏部侍郎，以显谟阁侍制知台州、福州；宋宣和八年（公元1138年）给事中知广州，仍以显谟阁侍制致仕；宋宣和十七年1147年）卒。他认为："瘴疟多内寒而外热、下寒而上热，不得用北方治伤风、伤寒法，或汗或下，宜用正气散、姜附汤调理，慎用小柴胡汤。用药宜凭脉，外证阳而脉阴，不可用阴药；外证阴而脉阳，不可用阳药。凭外证用药十失五六，凭脉用药，万不失一"。

三、王棐《指迷方瘴疟论》

王棐，生卒年月不详，新安人。曾言："始至苍梧，继宰柳城，后摄宜阳，今守南容"，知其在广西为官。他认为瘴疟病因是"感天地水泉草木之毒"；但"往来岭南之人无不病且危殆"，南人与水土之气相谐则病少而轻，北人久居岭南亦可免，强调注意调理摄生。诊断分为冷瘴，轻者寒热往来，或寒多热少，或寒少热多，每日或间日一发，必不死；热瘴，蕴热沉沉，昼夜如卧炭火中，久而死；哑瘴，尤重，一病失音，多死。治疗强调以脉论证，以证议药，但推崇热药。他介绍了南人所行挑草子法：以针刺头额及上、下唇，以楮叶擦舌，皆令出血，徐以草药，解其内热，应手而愈。楮树亦名构树，为桑科植物，其叶上生有糙毛，擦舌可致出血[4]。

四、章杰《岭表十说》

章杰，吴兴人，其生平不详。所言均为岭南防治瘴疟经验，概括为十条，故曰《岭表十说》。① 反对岭南人嚼食槟榔的习惯，他认为所谓"能防瘴疠"之说是不可信的。不可贪图槟榔能"下气、消食、去痰"的一时之功，而削弱身体。北人南来，当加意戒之。② 劝戒酒。岭南有谚"莫饮卯时酒，莫食申后饭"，"南土暑湿，嗜酒则多中暑毒，兼瘴疟之作"。③ 北人得"回头瘴"多得之道途冒暑气和饮食居处失度。④ "岭南虽以多暑为患，而四时亦有伤寒温病"，不可不加鉴别悉谓之瘴，并强调改变民俗，亦知御寒。⑤ "疟疾之作，多因伏暑伤冷"，"大抵伏暑浅而寒多者易治，伏暑深而热多者难治"，北医以大柴胡汤治热瘴，体实者可用，体虚者不可用。"土人才见发黄，便为不治"是错误的。⑥ 北人来岭南，婢仆多病瘴，其原因在于"劳役之人饮食乖度，昼多冒暑，夜多寝地，凡事不能忌慎"之故。⑦ 岭南有些地方缺医少药，巫觋盛行，他认为一旦得病，"天所控告，则不免投诚于鬼"，建议北医南下，"转相传习"，推广医药。⑧ "瘴类不一，土人以痃瘴最为危急"，原因是"蕴热而感寒所激"、"热极所致"。北医有用一味附子治愈的病例，是为以热治热发散寒邪。⑨ 不可以失音皆为瘴，要考虑到溪涧水毒，建议少喝生水，多用烹煎。⑩ 要注意岭南多毒草，猪食之中毒，人食猪肉再中毒，要知道"岭外能致疾者非一端，昧者皆以为瘴，不可不辨"。

五、汪南容《治冷热瘴疟脉证方论》

不知来源。首论冷瘴，症为恶寒退后发热，发热退后自汗，或有头痛呕吐，热有退时，每日或间日一发，脉浮而弦。治宜先服感应丸，再服和解散，可灸。热瘴宜行挑草子法（见图3-6-3），并服青蒿水（可能为绞汁），应手而愈。又对瘴发作中及瘴后将息之法有所论述。有人认为汪南容即王棻。

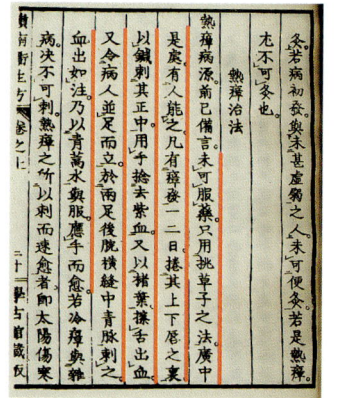

图3-6-3 汪南容介绍的广中挑草子法

六、释继洪论瘴药诸说

释继洪，又名澹寮，生平不详，元代汝州（今河南汝州）人，医而释者。早年曾南游岭表多年，专治瘴疟，积累有丰富经验。宋宝祐乙卯（公元1255年）于柳边（今柳州）仙奕岩著《回头瘴说》；宋景定间（公元1260~1264年）于熙平郡斋著《指要方续论》；宋景定癸亥（公元1263年）于广东封川著《蛇虺螫蛊诸方》续附书中，并刊于岭表；宋景定甲子（公元1264年）在五羊（今广州）著《治瘴用药七说》；咸淳丁卯（公元1267年）著《治瘴续说》。可见《岭南卫生方》的主要部分是释继洪的著作，大都在岭南写成，历时10余年。他还说："淡竹叶'惟广州白云后洞及惠州罗浮有之'"（见图3-6-4）。证明他曾到此两山采药。其学术观点主要是：① 回头瘴是出岭南后而发的瘴疟，原因是"先染广中之气，复感外方之气"。他观察到居广之地者十病二三，往广之途者十病八九。主要因为"道路崎岖，人烟疏阔，水浆不洁，酒炙多腥，饮食起居，率不免乖度，况复有阴阳相搏之证"。② 反对《指要方》，批评李璆用生姜附子汤，但强调辨证用药，温药冷服；赞成"挑草子"法，不赞成不问证候阴阳，便当发热之时，灸烧肘腕指端。③ 认为哑瘴是热瘴之甚者，瘴毒中于心脾两经，治宜疏气豁痰，清心解热。④ 妇女染疟当用和平之剂以和解之。⑤ 书中瘴疟治方众多，惟重常山。他说："常山乃瘴药要药，李待制云，'欲去根本，非常山不可'，此说最当"。（见图3-6-5）介绍有截瘴散二方，与瘴疟丹方等都以鸡骨常山为主药。对岭南多发的蛇虫咬伤，强调预防为主，介绍了不少防治方法。

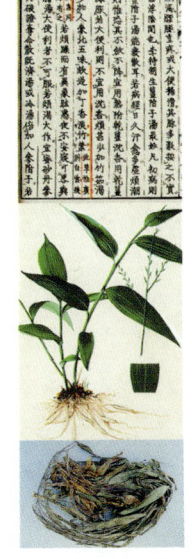

图3-6-4　释继洪首用淡竹叶治疟。广州白云山的淡竹叶（自绘）及《药典图集》的药材淡竹叶

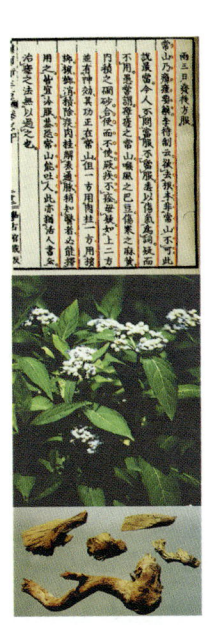

图3-6-5　释继洪论常山为治疟要药。《药典图集》中的生态常山与药材常山

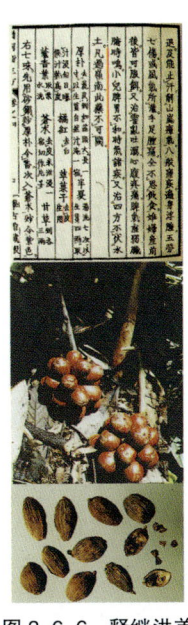

图3-6-6　释继洪首用草果治疟。《药典图集》中的生态草果与药材草果

七、释继洪《澹寮方》（公元 1283 年）中之治疟经验

　　《澹寮方》十五卷，为继《岭南卫生方》后释继洪所著之杂方。亦载有他在岭南治疗瘴疟的经验。"痁疟"条中，首先阐述了他处方用药的原则，谓"惟是治疟之法，多用恒山，然本无定方，但欲收敛之，则佐以乌梅；欲发散之，则助以桂枝；欲去积气，则兼用青皮、莪术；欲去痰饮，则或用半夏、槟榔；祛热则更用秦艽、甘草；去寒则兼使草果（见图 3-6-6）、干姜；以热属心者，诱之以茯苓、茯神；以寒属脾者，引之以砂糖、蜂糖。又二姜散方谓寒从胆起，有寒者，当入胆汁。大概以所喜者诱之，以所恶者攻之。李待制治瘴疟论亦云：'欲去根本，非恒山不可'。故断瘴疟方，乃以恒山为主治之君。又疟药多是一冷一热、半熟半生，分利阴阳之义也。处方者，正宜知之。"他还报告一例在广东封川（今封开）所见的瘴疟治验，谓"艾府干者，在封川作瘴疟。初则正热瘴也，愚用和解散及南人"挑草子"法，渐轻，一日一大作，用截疟散效。数日病发如前，依旧用分解药，二日一发，用斩疟丹效。又数日，又作，且苦于正气羸弱，身热如火，愚一味守沉虚热、续真元之法，为作冷附汤吞灵砂，灵砂服至砂三百粒，附三焦热渐减，仍用冷附汤及四兽饮。两日后，分作三日一发，然当发日午后先寒，继以极热，至明日午，方热渐退，第三日早方苏醒，午后又当发作矣。发作时，便沉着枕簟，不能略起，抬身则战掉不堪，便溺饮食，俱不便也。为进黄芽丹，每服九粒，至数服，及连朝为煎七枣汤，以其热疟亦略露之，吃三只附，方渐渐不寒热；犹于当发日作战，不能起，仍与七枣汤丹剂之类，渐

安。瘴疾既分为间日，则未有如此甚者。然据《指要》云：寒热不断者，亦是疟。盖瘴疟亦不过寒热相薄而已。要之，四将军饮亦是治瘴之妙药。艾之证乃瘴疟也，非江浙寻常之疟尔。（纪效）"[5] 可见他治瘴疟经验之丰富，其所用方药，多为自己所创，且见于《岭南卫生方》。

八、治杨梅疮方

释继洪在中卷介绍治瘴药与四时治要等方 80 余条，其中有治杨梅疮方 4 条。考证其非释继洪所辑，可能是邹善再版时所附。因梅毒一病我国最早记录是公元 1505 年。李时珍说"杨梅疮古方不载，亦无病者，近时起于岭表，自南向北，遍及寰宇"，"弘治正德间，杨梅疮盛行，率用轻粉取效"[6-7]。原书所附内服、外用方，主药均为轻粉。

九、启示

释继洪以一介僧医，南游岭外十数年，专门研究瘴疟"辄刊瘴疟诸方于岭表，或谓可以治人"，后"复以生平所取杂方编次门类以鄙见质之同志，若疗一切疾苦，然后复俾一切人知病，是众生良药，皆就药王上而顿悟味因，余之愿得矣"。这是他所著《澹寮方》所说的济世活人的心愿。在诊断上，释继洪所谓冷瘴可能为今日之间日疟或有重复感染者；热瘴可能为恶性疟；哑瘴即可能为今之脑型疟。治疟善用常山，温性方药，对症治疗，第一个发现并应用草果治疗疟疾、疟后痢，应用淡竹叶除烦也是他的一个成就。所辑汪南容用青蒿水治岭南热瘴亦为其特殊贡献。

参考文献

[1] 释继洪.岭南卫生方 [M].影印本.北京：中医古籍出版社，1983.

[2] 脱脱.宋史：列传：李璆 [M] // 二十五史：8.影印本.上海：上海古籍出版社，1986：6488.

[3] 脱脱.宋史：列传：张致远 [M] // 二十五史：8.影印本.上海：上海古籍出版社，1986：6485.

[4] 中国科学院植物研究所.中国高等植物图鉴：第一册 [M].北京：科学出版社，1972：481.

[5] 金礼蒙.医方类聚：第六分册 [M].点校本.北京：人民卫生出版社，1982：223-225.

[6] 李时珍.本草纲目：土茯苓：第二册 [M].点校本.北京：人民卫生出版社，1977：1296.

[7] 李时珍.本草纲目：水银粉：第一册 [M].点校本.北京：人民卫生出版社，1975：530.

第七节　丘浚与《本草格式》、《群书抄方》、《重刻明堂经络前后图》

一、丘浚传略

丘浚（公元 1418~1495 年）（见图 3-7-1），明广东琼山人，字仲深，号琼台，《明史》有传。"幼孤，母李氏教之读书，过目成诵。家贫无书，尝走数百里借书，必得乃已"。稍长，博览群书。明景泰五年（公元 1454 年）进士，选庶吉士，授编修。明成化元年（公元 1465 年）进翰林学士。历官国子监祭酒、礼部右侍郎。明弘治四年（公元 1491 年）以礼部尚书入阁，开尚书入阁先例。"尝以宽大启上心，忠厚变士习"，以廉介、持正闻名。"太医院判刘文泰尝往来浚家"。朝中有人"劾浚不可居相位，帝不问，踰年加太保。八年卒。年七十六岁，赠太傅，谥文庄"。浚嗜学，既老右目失明，犹批览不辍[1-2]。

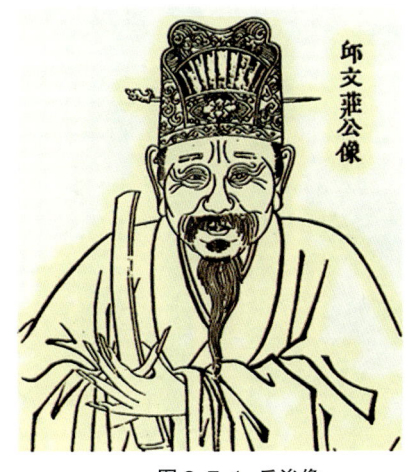

图 3-7-1　丘浚像

二、丘浚著述

浚家祖居泉州晋江，元季有官于琼者，遂占籍琼山。祖普，性仁爱，专事济人利物，为临高（今海南省临高县）医学训科［见清道光二十一年（公元 1841 年）《琼州府志·人物·名贤》］，浚亦能儒而通医。医学著述有：

（一）《本草格式》

一卷，佚。今尚存清宣统三年（公元 1911 年）《琼山县志·艺文》中《自序》一篇，可以略窥端倪。丘浚说："予幼有志物理之学，读书之暇，遇物辄加考究"。后来看到郑樵《通志略·序文》所谓："儒者达《诗》、《书》之旨，而不识田野之物，必广览动植，洞见幽潜，通鸟兽之情状，察草本之精神，然后参之以载籍，明其品汇"，意其必大有深造也，徐而察之，不过删节医家本草而已，诸多《本草》著作也大致如此。所以他认为"不识药性，安能治病，欲识药性，先识药形。然所生之物，各地不同，不皆聚于目也，不有纂要之书，又何要而识之哉？予以是故，即邵子观物之说，本《周礼》五药之目，拟为《本草格式》及《采取条例》一编，藏之书笥，以俟后人用焉。"实际这本书可能是一个提纲，希望后人能"足迹遍天下"去认实观察药用的物类[3]。

（二）《群书抄方》

佚。据《国史经籍志》载，丘氏著有此书，旁证是有何梦春《续群书抄方》，其自序云："春于群书中所得之方，抄而传之，以续琼山先生所抄者也。蜀唐慎微考诸方书及经史子传，佛道藏书，药方医论，而附于本草之末，为类证，摭拾多矣。琼山所抄，则慎微前之所遗，而后来人既验者。春之所抄，又琼山所遗，后人欲志慎微之遗，其不有所于斯乎。琼山抄方自序，感眼日记避难，止小儿哭法而成其帙；春之续抄，盖亦有焉。"[4]

（三）《重刻明堂经络前后图》

1. 序言

两图已佚，但还有序言保存于《钦定四库全书·重镌琼台汇稿》和清宣统三年（公元1911年）《琼山县志·艺文》中，因难得一见，摘抄于下。

《重刻明堂经络前图·自序》

明堂者，黄帝坐明堂之上，与岐伯更相问难，因雷公之请，坐明堂而授之，故谓之明堂云。其书上穷天纪、下极地理、远取诸物、近取诸身，不专为人设也。而后人作为《图经》以明气穴、经络，乃专以归之明堂，何哉？盖以黄帝之问，岐伯之对，雷公之授受，所以上穷下极而远取者，不过明夫在人之理而已。黄帝之问岐伯，首谓善言天者，必有验于人，盖谓是尔。夫人得天地之性以生，凝而为之形，流而为之气。内有藏府以应天之五行，外有面部以象地之五岳。以至手足之有经络十二，以应经水；肢体之有系络三百六十五，以应天度；其气穴称是，以应周期之日。上下有纪、左右有象、督任有会、俞合有数。是人一身生天地之间，全阴阳之理、兼五行之气、备万物之象。终日之间，动息坐卧；百年之内，少壮艾老。无非是身之所运用，而恒与之偕焉。乃至有其身而不知身之所有，而凡在其身者，若藏府、若脉络、若孔穴，曾不知其形状如何、其气脉安寓、其名称曷谓，是有其身而不知其身之所以为身也。取诸其近也且然，况又远取诸物而上穷下极也哉。或者贻予以镇江府《明堂铜人图》，面、背凡二幅，予悬之坐隅，朝夕玩焉。病其繁杂有未易晓者，乃就本图详加考订，复以《存真图》附系于内，命工重绘而刻之。考《宋史》：仁宗天圣中，命尚药奉御王惟一，考明堂、气穴、经络之会，铸铜人二。惟一订正讹谬，为《铜人腧穴针灸图经》上之，诏摹印颁行。其后又有石藏用者，按其状绘为正、背二图，十二经络各以其色别之。意者，京口所刻即其图之遗制欤。嗟呼，所贵乎儒者，以其格物致知。凡三才之道、万物之理，莫不究极其所当然，而知其所以然也。矧吾有是身，至切至要，长与之俱长、老与之俱老，而不知其状、不识其名可乎。此予所以不自揆而纂为此图，非独以为医家治病，而于儒家所以养身之方、穷理之学，亦未必无补云（见图 3-7-2）。

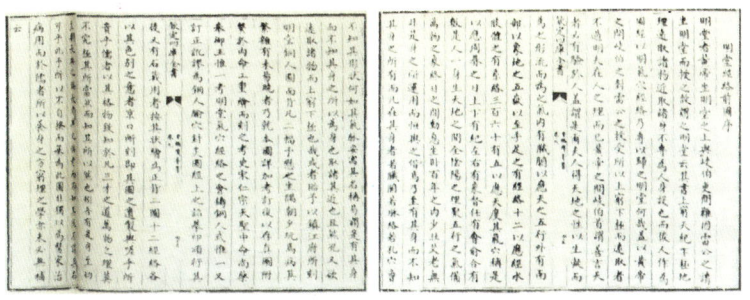

图 3-7-2 《四库全书》中的《明堂经络前图序》

《重刻明堂经络后图·自序》

圣人所慎者三，而疾居其一。是疾之为疾，系人之寿夭死生，不可忽焉者也。圣人犹且慎之，况余人乎。欲慎其疾，必知夫疾所自出之原而加慎焉，则百病不生。百病不生，则能尽人所以生生之理而不枉其天年矣。且疾所自出之原，果安在哉，身而已矣。是身也，禀气于天地、受形于父母，固非天地雕刻而为之，亦岂父母布置而成之也哉。然而五脏六腑、四肢百体、骨骼经络、俞穴孔窍，无一而不备焉，人能保而养之，则全而归之矣。全而归之，则人为吉人，子为孝子，而无忝于天地之委形，父母之遗体矣。彼夫六合之间，横目而黎首者，纷纷攘攘，自戕自贼，不知自保者多矣，然其间亦或有偶能保全之者，盖亦资禀之美尔，非学问之功也。所贵乎学者，以其穷理尽性以至于命。理穷矣，性斯自尽，而命随之。欲穷夫理，当自吾身始，吾身所具之理，所谓天命之谓性，率性之谓道，圣贤所以建图者，固已明尽矣。然其言，深于理，详于气，而于所赋之形质则容有未备焉者。予述此图，盖示学者以理气之所凝以成质者，而知其疾病根原之所自出而慎诸身。学者诚能察之目而究诸心，谨夫肢体之运动，顺夫气脉之流行，则可以奉亲尽孝、保身而全归矣。若夫世之学方技者，以之求十四经之流注、八法之运用、九针之补泻，亦未必无所助云 [3] 1945（见图 3-7-3）。

从序言中可以了解：一是丘浚所得铜人明堂图是明初镇江（京口）所刻印的彩图，他推断是宋人石藏用根据天圣铜人的经络穴位图的遗制，共正、背二幅。二是丘浚进行了校订，并根据宋人杨介《存真图》附入了内脏，名之曰《重刻明堂经络前图》、《重刻明堂经络后图》。三是绘制本图的目

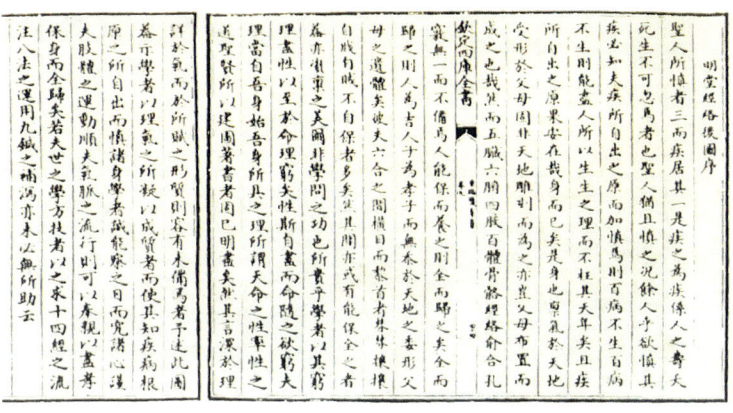

图 3-7-3 《四库全书》中的《明堂经络后图序》

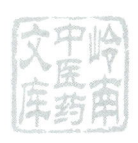

的不只在于"非独以为医家治病之用",也可用于人们养生。他认为儒者运用格物致知、穷理尽性的方法去研究人体的结构和功能,保养自身的五脏六腑、四肢百体、骨骼经络、俞穴孔窍,谨夫肢体之运动,顺夫气脉之流通,就可以健康长寿。

2. 明堂图

据考证:明成化甲午(公元 1474 年)史素的明堂铜人图,就是镇江(京口)所刊的明堂图,我国已佚。日本森之宫医疗学园藏有一幅"成化镇江府刊系统"正面图,年代不详,图的特点是带冠、口颚蓄髭,颜貌与《十四经发挥·仰人尺寸之图》相似。我国黄龙祥同志认为是史素所刊京口的正图。另外该学园尚藏有尚觉印《明堂铜人图》一幅,除经络穴位外,绘有内脏,色彩鲜艳,肺部白色混有银泥,日本学者长野仁认为可能是日僧尚觉摹绘的丘浚前图。背图则藏于荷兰国立莱登民族学博物馆,它保留了史素的序言,图中则插入了内脏 [5-6](见图 3-7-4 至图 3-7-6)。

403

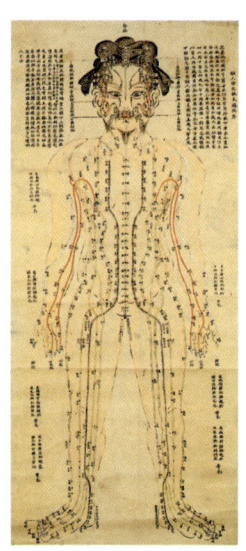

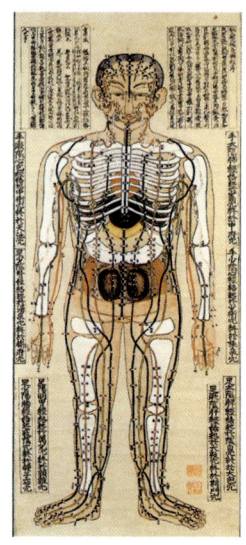

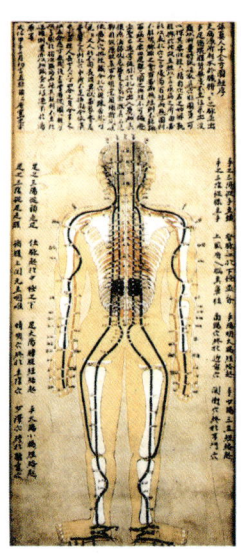

年代作者不详，疑为京口图正图经丘浚修订者（未附系内脏），藏日本森之宫医疗学园

日本尚觉绘（年代不详），疑为摹丘浚所绘《重刻明堂经络前图》附系内脏者，藏日本森之宫医疗学园

史素刊（1474 年）藏荷兰莱登国立民族学博物馆

图 3-7-4　明堂铜人图摹写彩图

图 3-7-5　明堂铜人图摹写彩图

图 3-7-6　针灸明堂图彩图

三、子丘敦《医史》

明正德六年（公元 1511 年）《琼台志·儒林》载："丘敦，字一成，别字必学斋。丘深庵冢子，博览群书，性韬晦……有志著述，多未成书，惟《发冢论》、《医史》脱稿。以深庵贵荫补太学生。年三十一而卒。"清道光二十一年《琼州府志·杂志》谓："敦，酷嗜《素问》，著《医史》，其《运气表》曰：运有金木水火土是也，气有六，燥暑风湿寒燠是也。其《三因说》曰，病有三因：因于天、因于地、因于人，

岂但内因、外因、不内外因而已。言皆有补于世"[3]1987。学者认为其颇有见地，体现了"天人观"。

四、启示

丘浚在岭南人中官衔甚高，清正廉明终其一生者。他特别关心医学，其作为对后人启发较大的有：一是在明堂图中附系内脏、骨骼，应属创举。我国最早把脏腑图加入经络穴位图中的是《存真环中图》，宋代杨介在宋崇宁五年（公元1106年）完成《存真图》之后，于公元1113年又写作了《存真环中图》，这套图是先介绍脏腑，然后再介绍十二经。5年后（公元1118年），宋代朱肱"取嘉祐中丁德用画左右手足井荥俞经合原及石藏用画任督二脉、十二经流注，杨介画心肺肝胆脾胃之系属，大小肠膀胱之营累，校其舛错，补其针法，名曰《内外二景图》。可见此图也是内景（脏腑）与外景（经络穴位）分开的。元代、明初的明堂图均未见内景图，只有丘浚所作之图直接把脏腑、骨骼画入经穴图中，这一创举说明他特别重视人体解剖。丘浚以后，明、清、民国的明堂图多是正、背、侧三人图专绘经络穴位，一侧人图绘内景，这可能是由于脏腑骨骼插入经络穴位图中较困难之故[7-8]。丘浚这一创举的贡献是巨大的，对后世影响深远。二是研究本草，他倡导要"广览动植，洞见幽潜，通鸟兽之情状，察草木之精神，然后参之以载籍，明其品汇"。强调实地观察比较，调查研究。这种观点也值得赞扬。

参考文献

[1] 张廷玉.明史：丘浚传 [M] // 二十五史：10.影印本.上海：上海古籍出版社，1986：8279.

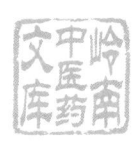

[2] 中国历史大辞典明史卷编纂委员会.中国历史大辞典：明史 [M].上海：上海辞书出版社，1995：117.

[3] 郭蔼春.中国分省医籍考 [M].天津：天津科学技术出版社，1987：1941-1944，1945-1946，1987.

[4] 吴粤昌.岭南医徵略：丘浚 [M].广州：中华全国中医学会广州分会，广州市卫生局，1984：36.

[5] 黄龙祥.中国针灸史图鉴 [M].青岛：青岛出版社，2003：250-253.

[6] Musem of Tranditional Medicine.Vol I 铜人形：明堂图篇 [M].大阪：森之宫医疗学园出版部，2001：10，17，80，81.

[7] 靳士英.《存真图》与《存真环中图》考 [J].自然科学史研究，1996，15（3）：272-284.

[8] 靳士英.朱肱《内外二景图》考 [J].中国科技史料，1995，16（4）：92-96.

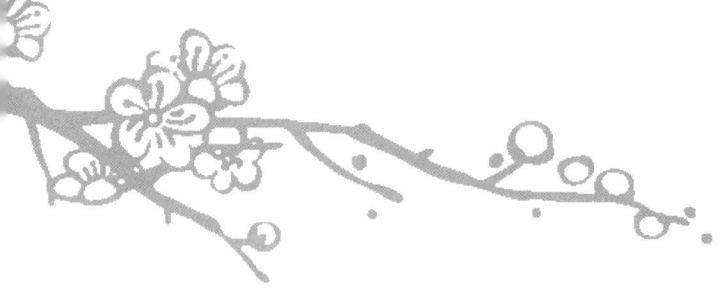

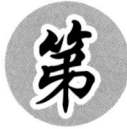 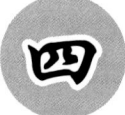 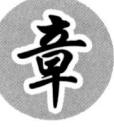

第 四 章

清至国民时期

第一节　清代民国岭南生草药学的发展与凉茶

由于岭南地理环境的特殊，北纬 18°20′~26°24′，横跨 8 个纬度，北部属温带，南部属亚热带、热带地区，潮湿多雨，物类众多，草木丰盛，一年四季常青，所以历来重视就地取材，用生草药防治疾病，入饮入膳。远在晋代葛洪《肘后方》就倡导使用"率多易得之药"，"或不出乎垣篱之内，顾眄可具"，这种指导思想深入人心，农村自不必说，城市亦逐渐有采药人入市供应给生草药铺，方便群众使用。

一、清朝以来岭南生草药的发展

（一）何克谏与《生草药性备要》

何氏又名其言，字以行（见图 4-1-1），广东番禺沙湾镇

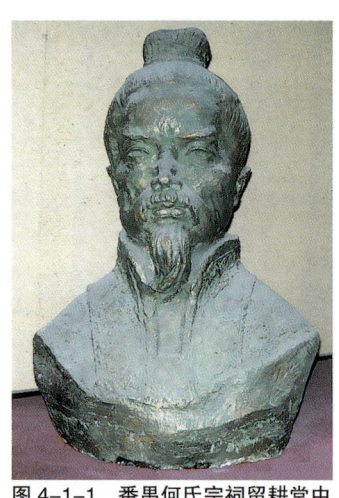

人，出生于名门望族，初祖何棠六兄弟均为宋代学士，四世祖何人鉴于南宋时移居沙湾。何克谏生于明崇祯六年（公元 1633 年），卒时已近 90 岁。留有诗人陈恭尹祝何克谏 86 岁诗云："姓名不愧何高士，甲子终虚宋永初，七字题诗成白社，千峰采药散比间。"何克谏于明末清初随父兄隐居于家乡青萝峰，自号青萝山人，采药著书，

图 4-1-1　番禺何氏宗祠留耕堂中的何克谏的塑像

408

为人治病，终其一生。曾拜道士支延为师，学习草药，后于清康熙辛卯（公元 1711 年）著成《生草药性备要》，开岭南生草药著作之先河[1-2]（见图 4-1-2）。

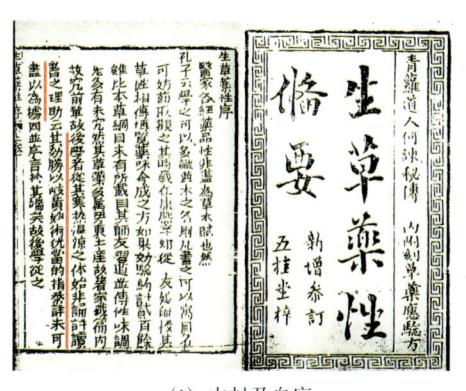

(1) 内封及自序

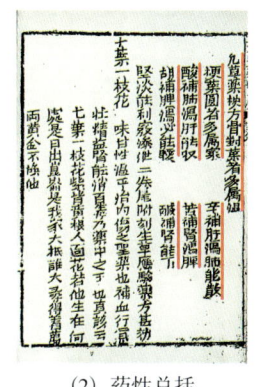

(2) 药性总括

图 4-1-2 《生草药性备要》书影

《生草药性备要》共 13 000 余字，分上、下两卷，共载植物药 308 种（重复 1 种），动物药 3 种，验方 8 条。每药论述简要，大致包括性味、功用、用法、形态。有的涉及品种鉴别。特点是[3]：

1. 地方性强

他在《序》中说："康熙辛卯，支延师授其草性相传，博览药味，今成之方，如果效验，约计二百余，虽比《本草纲目》未有所载，目其师友习道，并传药味，多有未究。然其草药多属粤东土产，故著家藏篇内，咨究前辈。故后学者，从其寒热温凉之体，始非诵诗读书之理助云。其效胜似岐黄妙术，犹当的指参详，未可尽以为据。"书中药名、病名、用法、别名率多粤东方言，所以他指出它的局限性，尽管药效可观，用时亦应慎重。

2. 重视总结性味、形态与药效的规律

书中唯一一段总论说："凡草药梗方骨对叶者多属温，梗叶又圆者多属寒。辛，补肝胆肺能散；酸，补肺泻肝能收；苦，补肾泻脾；甜，补脾泻心能暖；咸补肾能下坚；淡能利窍渗泄。"其说与传统药的性味理论大致相同，但以植物形态辨寒温则属首创。

3. 新增《本草纲目》未载药物众多

由于书中药名多是民间名称，而且一物多名，有些药物不能确切定出其基原，仅就可肯定的首载药物也不下百味，其中不少后来变成岭南或全国习用的要药，应该说这是本书的最大的贡献。如：

（1）珍珠草。《生草药性备要》谓："味劫（涩），性温，治小儿疳眼、疳积，煲肉食或煎水洗。又治下乳汁，治主米疳者最效。"今知为大戟科叶下珠 *Phyllanthus urinaria* L.的全草，已广泛用于治疗肠炎、痢疾、传染性肝炎、肾炎水肿、小儿疳积、火眼目翳、口疮头疮、无名肿毒[4] 1498, [9] 34（见图4-1-3）。

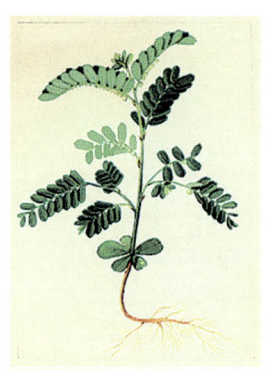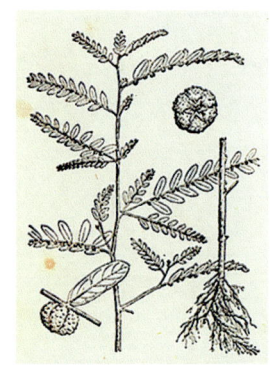

图 4-1-3 《生草药性备要》首载的常用草药——珍珠草（叶下珠）

（2）破布叶。《生草药性备要》谓："叶酸性平，无毒。解一切蛊胀，清黄气，消热毒，作茶饮，去食积。"今知为椴树科破布叶 *Microcus paniculata* L.的干燥枝叶，广泛用于治感冒、消化不良、腹胀、黄疸、小儿疳积 [4]1824、[6]152（见图4-1-4）。

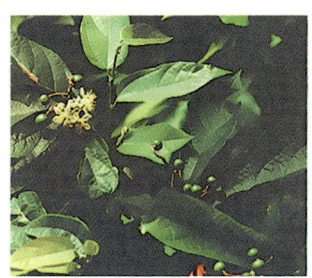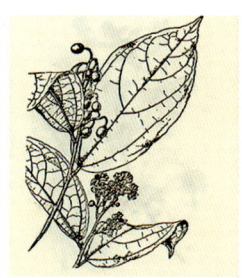

图4-1-4 《生草药性备要》首载的常用草药——布渣叶

（3）田基黄。《生草药性备要》谓："味苦甜，性平。治酒病，消肿胀，解蛊毒，散大恶疮，理疳疮肿。"今知为金丝桃科地耳草 *Hypericum japonicum* Thunb.的全草。已提得田基黄甲素，有较好的抗菌作用。全草广泛用于传染性肝炎、感冒、痈疮肿毒等病的预防或治疗 [4]813、[5]34（见图4-1-5）。

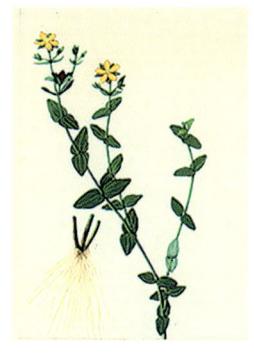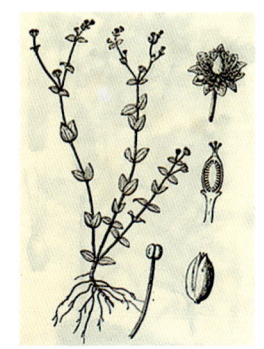

图4-1-5 《生草药性备要》首载的常用草药——田基黄

（4）老鸦胆。《生草药性备要》谓："味苦，性平，凉血，去脾家疮，治牛毒，理跌打。"今知为苦木科鸦胆子 *Brucea japonica*（L.）Merr.的成熟果实，含有多种活性成分，清时已用治冷痢，今已用于治疗阿米巴痢疾等多种原虫病及抗肿瘤 [4] 1642, [6] 616（见图 4-1-6）。

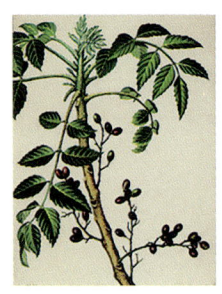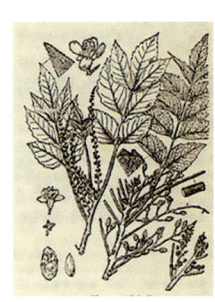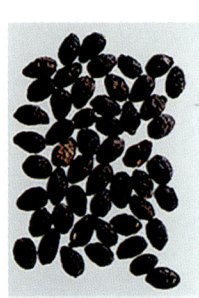

图 4-1-6　《生草药性备要》首载的常用草药——鸦胆子

（5）五爪龙。《生草药性备要》谓："味甜辛，性平，消毒疮，洗痔痔，去皮肤肿痛。根治咳，痰火，理跌打刀伤。浸酒，祛风壮筋骨。一名五龙根。"今知五爪龙又称五指毛桃，为桑科粗叶榕 *Ficus simplicissima* Lour.Var.（vahl）Migo 的干根，含有氨基酸、糖类、甾类、香豆精等，有镇咳、

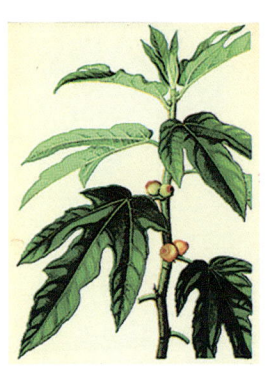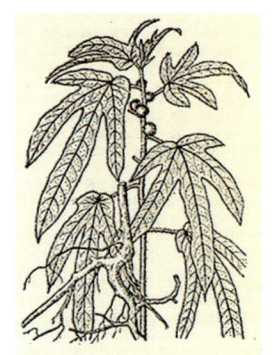

图 4-1-7　《生草药性备要》首载的常用草药——五指毛桃

岭南医药启示录

抑菌等作用，已广泛用于益气健脾、祛痰平喘、行气化湿、舒筋活络。邓铁涛称之为"南芪"，补气，用于重症肌无力[4]387、[5]163（见图4-1-7）。

4. 增补传统中药药效多种

（1）丁公藤。首载于宋《开宝本草》但功用论述甚少。《生草药性备要》则多有补充，谓："祛风湿，散热毒，洗酒风脚，浸酒饮之，周身必有潺出，出痴迷一般，一名南藤。"本品为旋花科丁公藤 *Erycibe obtusiforia* Benth.的干燥藤茎，岭南多有分布，在广东使用至少有三、四百年历史，是著名的冯了性跌打药酒的主要原料。它含具缩瞳作用的丁公藤甲素、东莨菪素、东莨菪甙和2β、6β-二羟基去甲莨菪甲烷。具有缩瞳、降眼压、消炎镇痛、收缩平滑肌、增加唾液分泌等作用，广泛用于风寒湿痹、跌打肿痛。近年来又制成注射剂用于风湿性和类风湿性关节炎、坐骨神经痛、腰肌劳损、骨质增生；制成点眼剂，用于原发性青光眼的降眼压[4]14、[6]467（见图4-1-8）。

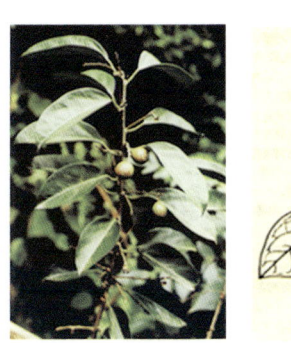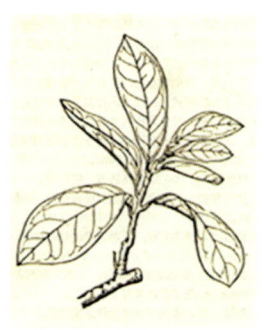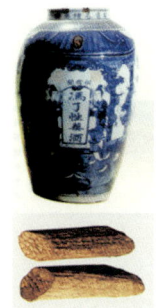

图4-1-8 《生草药性备要》首载的常用草药——丁公藤与冯了性药酒

（2）七叶一枝花。即蚤休，《本草经》中列为下品，苦微寒有毒，主治惊痫，摇头弄舌，热气在腹中，癫疾，痈疮，下三虫，去蛇毒。《本草纲目》搜集的俗谚"七叶一枝花，深山是我家，痈疽如遇者，一似手拈拿"。此药粤东深山中有产，何克谏盛赞此药，谓"七叶一枝花，味甘温平，治内伤之圣药也，补血行气，壮精益肾，解百毒，药中之王也。真该云：七叶一枝花，紫面黄根人面花，问他生在何处是，日出昆仑是我家，大抵谁人寻得着，万两黄金不换它"。现已广泛用于痈肿、疔疮、瘰疬、喉痹、慢性支气管炎、小儿惊风抽搐、虫蛇咬伤[4]1750。

（3）沙谷牛。《本草拾遗》称"沙挼子，有毒，杀飞禽走兽，合射罔用之。生砂石中作旋孔。有虫子如大豆，背有刺，能倒行，一名倒行狗子。性好睡，亦呼为睡虫。"何氏谓："治瘰疬，照疮亦用，初起消散；破烂拔毒、埋口。同硼砂、冰片少许槌烂敷疮，用膏药盖之甚妙。此虫生在沙穴中，锄掘取之方得。今知沙牛为蚁蛉科黄足蚁蛉或蚁蛉的幼虫，含蛋白、肽类、氨基酸、脂类、甾类、色素等。雄虫分泌橙花醇，雌虫分泌橙花醇氧化物。今为岭南特别是广东特有药材，用于治疗尿路结石、胆结石[4]821、[5]745。

5. 重视中草药入膳

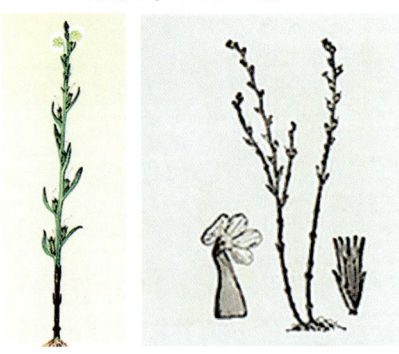

图4-1-9 《生草药性备要》首载的常用草药——独脚金

如破布叶"作茶饮消食积"。独脚柑（玄参科独脚金）"除小儿黄气，五脏虫积，同煎茶饮或琢肉食。"（见图4-1-9）枸杞菜"其叶炒米、茶益精气"。水君（使君子）叶"治小儿肚积，杀虫，消五疳，开胃，其壳煲茶，

其肉或蒸猪肉"。又如磨盆草叶"擂米粉加片糖煮食之能健
肚";煲肉食治耳聋。小叶蔓头萝（薜荔）"治小肠气发，
和鸡蛋泰和酒，熟服之即消"。"大浮萍治酒风脚痛，煲肉
食"。"老公根（积雪草）滚水罩过，用姜醋拌食，又治小
肠气发"。威灵仙治"诸般骨梗，煲酒饮即愈。语云："黑
脚威灵仙，骨见软如棉"。钱贯（车前）草"治白浊，煲粥
食，利小便，消热毒"。猪仔笠"止咳化痰，润肺滋肾，新
染痰火症者，宜煲猪精肉食。……十蒸九晒服之，润颜益
寿"。（见图 4-1-10）

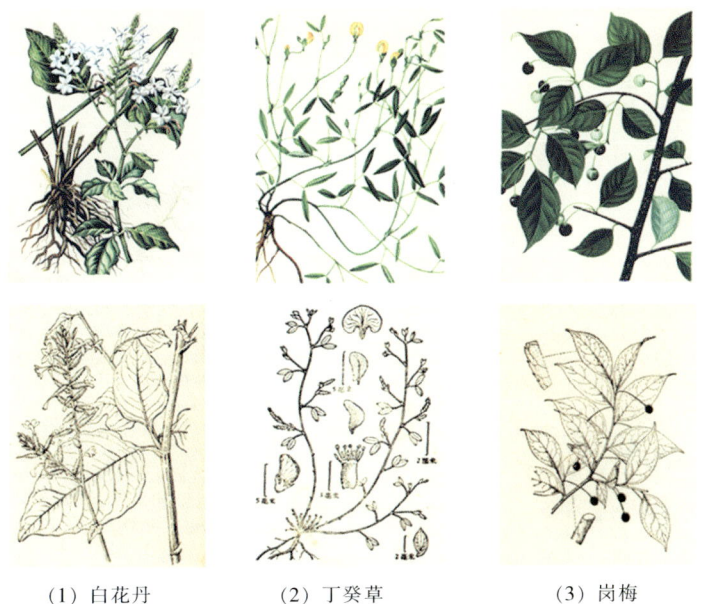

（1）白花丹　　　　（2）丁癸草　　　　（3）岗梅

图 4-1-10　《生草药性备要》首载的常用草药

何氏之重视食疗还表现在与侄何省轩在沈季龙《食物本
草》的基础上，编著《增补食物本草备考》上，共介绍饮食
物 350 款，附食治方 13 款，其方至今仍在粤民间流传。

6. 关注药物品种的鉴别

如对大闹杨花（洋金花）与小闹杨（颠茄）、大金樱（金樱子）与小金樱（小果蔷薇）、小飞羊草（小飞扬草）与大飞羊（大飞扬草）、大榕叶与小榕叶、九节茶（爵床科九节茶）与小接骨（爵床科裹篱樵）、鹧鸪茶（远志科大金牛草，紫背金牛）与小叶金牛（远志科小花远志）、蔓头萝（王不留行）与小叶蔓头萝（薜荔）等，已能正确区分，指出鉴别要点和药效的不同。

7. 独具特色的验方

八方之中有一条"小儿稀痘、免痘神仙方"，草麻仁六粒，去壳，朱砂一钱，麝香一钱。先将朱麝为末，后将草麻仁槌烂，和匀。其药于端午日午时合。就于节日午时搽一料，七月初七日午时搽一料，九月初九搽一料。未周一岁儿子于七月七日午时搽一料，明年端午日擦一料，重阳日午时搽一料，其搽如钱样大，不可洗，任其自脱。如搽一次，去痘数十粒；搽两次去痘十余粒，搽三次永不出矣。所搽十三次形穴列于后，头顶心一穴，两手板心各一穴，前后心各一穴，两脚板穴各一穴，两肚边各一穴，两脚拗心各一穴，两手拗各一穴。此法似是用时间医学、天然灸法预防天花。当时天花流行甚厉，而牛痘接种尚未出现，用时间医学、非特异性的灸法以提高儿童的机体免疫功能，可能有一定效果，所以广为流传。

（二）赵寅谷与《本草求原》[7-8]

赵其光，字寅谷，19世纪广东新会人，对本草有深入研究，1844年著成《本草求原》（见图4-1-11）四卷，"稿凡几易，七越冬夏而成"，"计药九百余种，良方、单方不啻数万，较《纲目》似约，而切于时用"。此书又名《增补

四家本草原义》，即在
《本草经述》、《神农本
草经百种录》、《本草
经解要》、《本草经读》
的基础上，增加品类，
补充注释编辑而成。
其药物分部类似《本
草纲目》，每药条下杂
采众说，附以己见，
收方万余，代表了晚

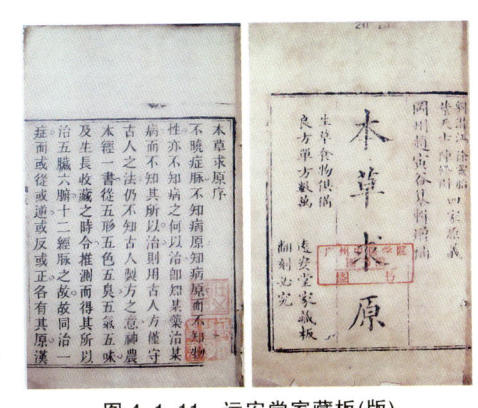

清中药学水平。本书的特点：一是收载药物力求实用。除
《神农本草经》365 味之外，强调"世俗常用与食物生草，
便于采取，而确有专长殊效者"，删除"不常用与乎不易
得者"，希望能成为"日用养生之一助"，增补"时下新出之
品"。其中大量为岭南地方草药，不下三、四百味、尤以山
草、隰草、菜、鳞部所增为多，如鹰不泊（芸香科簕檬）为
其首载，今广泛用于肝炎、肾炎水肿、风湿痛、跌打扑
伤[4] 2708,[6] 458。其二，临床用药不求稳当。提出"凡所为顺逆所
激、与及升降互用、滑涩互用、寒热互用、补泻互用之法，
灼然可据，而后杂病杂治，方可自制。庶不致专事坦夷，徒
守不寒不热数十种，开口动言稳当，以为逢迎富贵之捷径，
而为浅陋之庸医"。其三，对药理宗"精英"说。"凡饮食
药饵入腹，藉真气所蒸，则细研之石类，皆飞走其精英而达
于肌骨，一如天地之气，穿金石土中毫不留碍。其余草木鸟
兽，则气味亦洞达于五脏，及其气尽则渣滓入于大肠，湿润
渗入膀胱，皆败物不能化，惟当退泄耳。凡所谓某物入肝，
某物入肾之类，皆气味到彼耳。"这里所说的精英与气味指

的是药物、食物的活性部分，能吸收部分；而不能吸收的部分则通过粪便、尿液而排出体外。这种理论与宋代沈括的学说一样，是进步的。其四，分类上类似《本草纲目》，但木类分为乔木、灌木、寓木（寄生于树的植物）、苞木（竹类），显示有所进步。

（三）肖步丹与《岭南采药录》[2, 9]

肖步丹是清末民初南海人，出生于世代医家。公元 1932 年著成《岭南采药录》（见图 4-1-12），这是一部发扬岭南生草药的重要专著，曾一版再版，影响较大。其特点：一是总结祖传经验，力求实用。他在自序中说：“吾粤地濒热带，草木番殖，中多可采以治病者。乡居时尝见野老村姬，遇人有疾苦，辄蹀躞山野间，采撷盈掬，归而煎为汤液，或捣成薄贴，一经服用，即庆霍然，是生草药亦医家不可轻视也。”他认为《生草药性备要》“于岭南草药，采集颇多，足见苦心孤诣”，但是坊间刻本多有衍误，于是集祖父、父亲

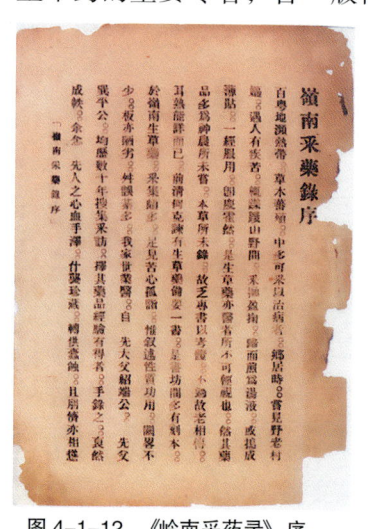

图 4-1-12　《岭南采药录》序

的家传经验，均是历数十年的搜集采访，择其药品有经验所得者，以“得诸实用，其效尤确”的原则选择品种编成，一版 480 味，二版 576 味。如罗汉果就是他首先报告的。“味甘，止咳清热，凉血润肠，和精猪肉煎汤服之”。今知罗汉果为葫芦科 *Momordica grosvinor* Swingle 的干燥果实，含甜味成分是罗汉果甙Ⅴ、罗汉果甙Ⅳ，比蔗糖甜 125~320 倍，已用

于饮料、糕点代糖[6]558。

（四）胡真与《山草药指南》[2,10]

胡真字莞沧，广东东莞人，生于公元 1874 年，活动于民国时期。毕业于两广高级师范学校。曾任广东中医药专门学校学监、广东中医院筹建委员、上海全国中医代表大会秘书、广州大学秘书、广东仁慈医院董事等职，为中医事业存续奔走呼号，作了许多实事。胡真重视生草药的研究，对疗效抱肯定态度，常谓"往往一二味，应验如神"。于公元1942 年著《山草药指南》一书。他以为"药无分贵贱，效者是灵丹"，生草特别适用于农村，随时随地可采可用，极为方便。特别之处是：按疾病部位如头面部、舌部等，将岭南生草药区分为六十五部，并在论述性味、功用、主治中溶入一些近代科学知识。《山草药指南》也增加不少新药，如黄花夹竹桃 *Theyetia pervina*（pers.）K.schum.谓："味苦，性大寒，为治喘圣药。"今知其含有黄夹甙具有强心作用，已开发有新药黄夹甙[11]。不足之处是一药常在各部有所重复（见图 4-1-13）。

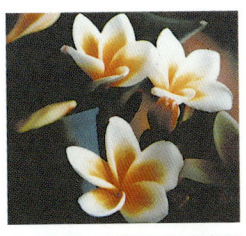
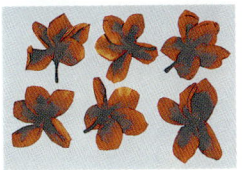
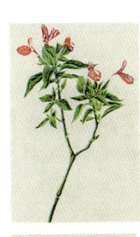
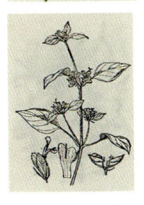
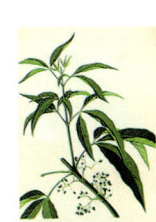
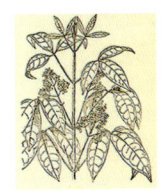
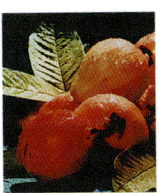
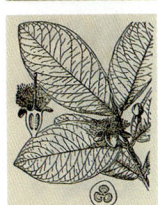

（1）鸡蛋花　　　（2）狗肝菜　　　（3）三丫苦　　　（4）番石榴叶

第四章　清至民国时期

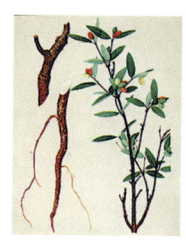 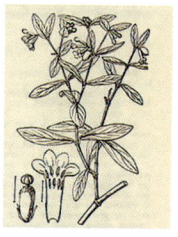 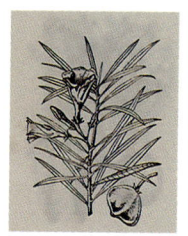 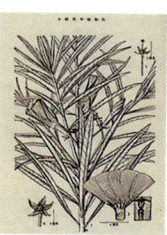

(5) 了哥王　　　　　　　　　　　(6) 黄花夹竹桃

图 4-1-13　《本草求原》、《岭南采药录》、《山草药指南》增载草药举例

二、岭南凉茶

（一）岭南凉茶历史悠久

岭南天气炎热，人民早有饮茶以为保健、防病、治病的习俗，其茶未必皆为凉性，既有补益健脾之方，又有清热解暑之品。最早可以追溯至三国时期，吴国虞翻（公元 164~253 年）为孙权所恶，贬来南海，十余年间在寓地（今光孝寺）讲学，广种诃子，人称"诃林"。据《岭南异物志》载，唐朝时，"法性寺佛殿前有四、五十株，子极小而不涩，皆是六路（棱），每岁州贡只以此寺者。寺有古井（诃井），水根醮水，水味不咸。每子熟时，有佳客至则院僧煎汤以延之。其法用新摘诃子五枚，甘草一寸，皆砸破，汲木下井水同煎色若新茶。"到了宋朝古树"仅存五、六株，古井亦在，南海风俗尚贵此汤，然煎之不必尽如昔时之法也"。可见广州早在魏晋唐宋，人们就有饮诃子茶健身的习俗了。

其后《南方草木状》载有山姜花煎水饮去冷气；诃子可作饮，变白髭发冷黑；杨梅汁醒酒。《本草经集注》对嵇含所首先报告的椰子浆，谓"服之解消渴"。葛洪《肘后方》喜欢用苏叶和鲜苏叶汁治呕泄。至今岭南人常用之解鱼虾蟹毒。唐代《本草拾遗》载，陶（弘景）云："瓜芦叶大似茶，

420

味苦涩，南人煮为饮，止渴，明目，除烦不睡，消痰和水当茗用之。"这个瓜芦又名皋芦、过罗，龙川、新平，古时多有之。实际上它是茶的一个变种，学名皋芦 *Camellia sinensis* O.Ktie.var *macrophylla* Sieb. 和茶一样具有兴奋等作用。到了明末清初，《生草药性备要》所载能入饮之草药最多，为广东凉茶的发展提供了丰厚的基础。如破布叶作茶饮去食积；独脚柑煎茶饮，除小儿黄气，五脏虫积；枸杞叶炒米，作茶饮，益精气；香茅炒米作水饮，止水泻；观音茶煲水饮，退热；香薷同扁豆煎水饮，治中暑；独脚仙茅十蒸九晒，用砂糖藏好，早晨送茶能壮精神、乌须发、理痰火，等等。

（二）形成凉茶文化

岭南近代凉茶蓬勃发展，已成为人民的一种习俗，尤以广东为甚，各地有各地的凉茶，有的祖传多代，成为传统医药、饮食、习俗的组成部分，具有民族历史积淀和民间文化的代表性。公元 2006 年 5 月国务院已正式批准广东凉茶为首批国家级非物质文化遗产。粤港澳 21 家凉茶生产企业，18 个品牌，54 个秘方及术语，将受到《世界文化遗产保护公约》和我国相关法律的保护。广东省食品（饮食）文化遗产工作领导小组还发布有关文件，

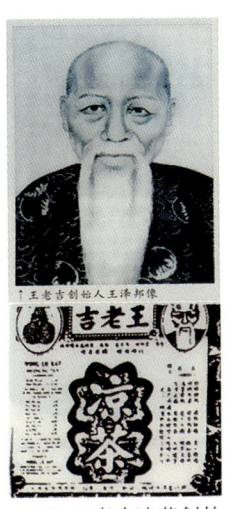

（1）王老吉凉茶创始人王泽邦（1828 年）

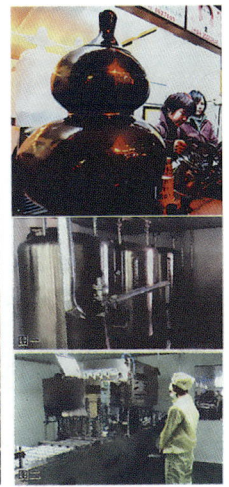

（2）凉茶产业化生产

图 4-1-14 广东凉茶文化

421

确定"清热解毒"、"疏散风热"、"凉血消斑"、"清咽利喉"等为凉茶专用术语。广州市已经把发展凉茶作为中医药强市的一项重要内容（见图 4-1-14）。

（三）仍须继承发扬

凉茶作为一种文化遗产，它不但需要继承，而且需要发展创新。由于其定位于以饮料形式，适用于健康、亚健康甚至某些疾病防治范围，所以用途广泛。这一点可能与可口可乐等软饮料不同。茶是一种与酒一样的古老而常用的剂型，用沸水泡服谓之泡茶；用冷水煎服谓之茶包。由于其携带使用方便，多用于食积、外感风热或风寒、夏季暑热、咽喉肿痛、上火等症。泡茶的剂型：有的将药研成粉末与茶末相混，加粘和剂作成固体块状茶剂，如午时茶、甘露茶；或以单纯粗末形式与茶末相混或不混作成袋泡茶如五加茶。广东凉茶既往多包装成茶包，充以药物粗末或颗粒如石岐凉茶、沙溪凉茶等。今则多以罐装凉茶、颗粒剂为主，如王老吉、潘高寿、上清饮、邓老凉茶、夏桑菊、上炎清、黄振龙、徐其修、润心堂、清心堂、金葫芦凉茶等。但在改变剂型的过程中，始终不可忘记凉茶的特色，保持它是岭南中医药载体的源本，重视提高质量，不宜因过分追求时尚而失去凉茶作为保健品的本色。

三、启示

①岭南生草药的发展是历史的必然，人与环境和谐的必然。北温带、亚热带、热带的地理条件，人们的体质和中医药学的进步要求发展岭南生草药。它们中的一部分已经并正在转化为全国通用的药材，正为人们的健康作贡献。因此把生草药看成旁门小道是错误的，应当不倦地发掘整理提高，

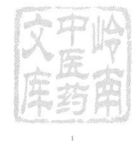

并有效地研究应用。②岭南凉茶是从岭南中医药派生出来的体现岭南人民生活习俗、饮食文化、医药传统的一个载体，今天它正处在既是机遇又是挑战的时期。要走向全国，走向

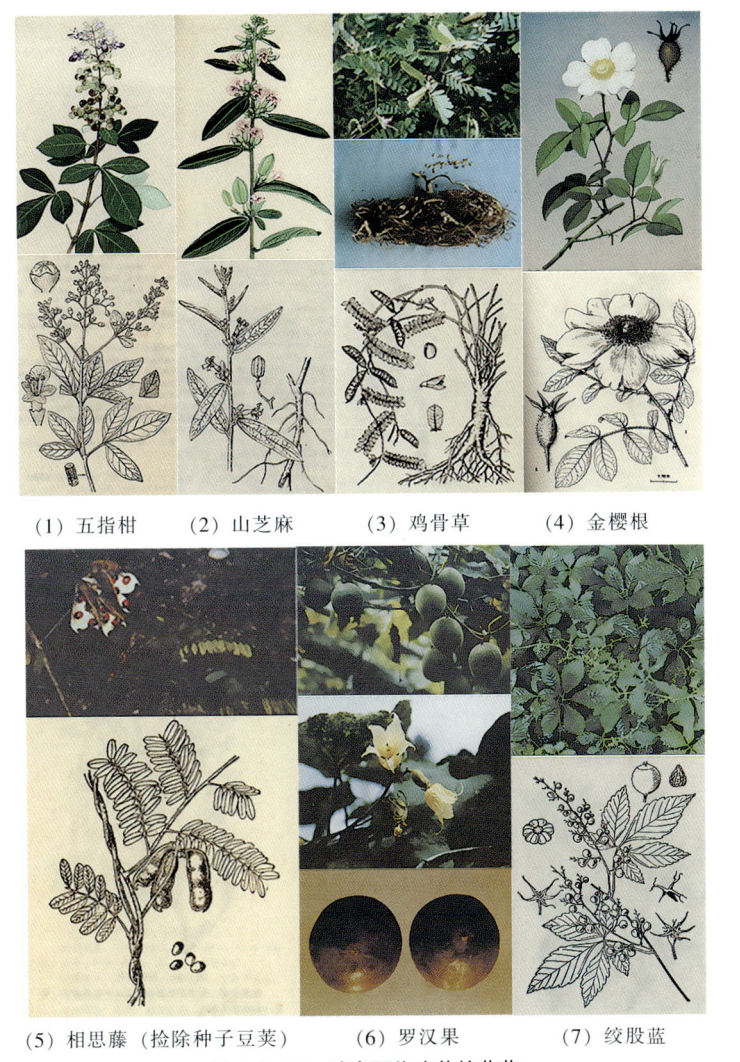

（1）五指柑　　（2）山芝麻　　（3）鸡骨草　　（4）金樱根

（5）相思藤（捡除种子豆荚）　　（6）罗汉果　　（7）绞股蓝

图 4-1-15　岭南可作凉茶的草药

世界，取得长足的进步与发展，就必须坚持以质取胜的原则，保持凉茶特色，精心打造名牌产品，使之在保健饮料中独树一帜(见图 4-1-15)。

参考文献

[1] 吴粤昌.岭南医徵略［M］.广州：中华全国中医学会广州分会，广州市卫生局，1984：77

[2] 沈英森.岭南中医［M］.广州：广东人民出版社，2000：253-266.

[3] 何克谏.生草药性备要［M］.清·五桂堂本.广州：五桂堂，出版时间不详.

[4] 江苏新医学院.中药大辞典［M］.缩印本.上海：上海科学技术出版社，1986.

[5] 《广东中药志》编辑委员会.广东中药志：第一卷［M］.广州：广东科技出版社，1996.

[6] 《广东中药志》编辑委员会.广东中药志：第二卷［M］.广州：广东科技出版社，1996.

[7] 赵寅谷.本草求原［M］.远安堂家藏版.出版时间及地点不详.

[8] 朱晓光.岭南本草古籍三种［M］.北京：中国医药科技出版社，1999.

[9] 肖步丹.岭南采药录［M］.广州：萧灵兰室路印本，1932.

[10] 胡真.山草药指南［M］.出版时间及地点不详.广东省中山图书馆藏（封面已失）.

[11] 《全国中草药汇编》编写组.全国中草药汇编［M］.北京：人民卫生出版社，1976：764.

第二节　何梦瑶与《医碥》、《伤寒论近言》

一、何梦瑶传略

何梦瑶（公元 1693~1764 年），字报之，号西池，康乾时广东南海人，《清史稿》有传（见图 4-2-1）。何氏"颖悟绝伦，十岁能文，十三工诗"。惠士奇视学广东，一以通经学古为教，何梦瑶与同里劳孝舆等八人起有惠门八子之目。雍正八年，时38岁登进士。与友人纵论古今世事，极论西历、平弧、三角、八线、音乐，其学旁通百家，富于著述。历掌广西义宁、阳朔、岑溪、思恩诸县，后为辽阳州牧。为官期间为人治病，"思恩疫病流行，西池广施方药，饮者辄起，制府策公，下其方于郡邑，存活甚众。"何梦瑶于公元1750年弃官返里，悬壶济世，公元1753年后在端溪书院、粤秀书院、越华书院执教。公元1764年，以医而终其一生。何氏博学多才，诗文、历法、音乐、西洋算法、医学集于一身，而以医学成就为最大。著作有

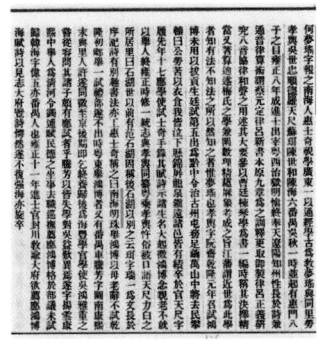

图4-2-1 《清史稿》中的何梦瑶传称其为南海明珠

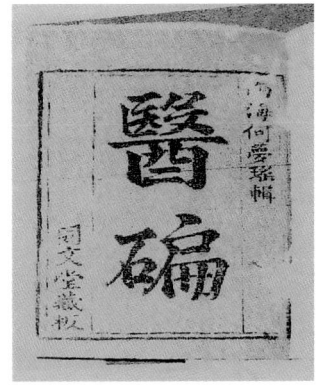

图4-2-2 《医碥》1751年同文堂藏版

《医碥》（见图4-2-2）、《人子须知》、《伤寒论近言》、《妇科辑要》、《幼科辑要》、《痘疹辑要》、《针灸吹云》、《本草韵语》、《神效脚气秘方》等。是一位涉及医学各科，岭南杰出的医家[1-3]。

二、学术成就

（一）《医碥》 [4]

何氏的代表作，其体例内容大致同王肯堂的《证治准绳》而略有增损。《辛序》中说："王金坛先生《证治准绳》脍炙人口，予友何西池称为近代医书之冠。虑其奥博难读，因作《医碥》以羽翼之。其书文约而义赅，深入而显出，当与《准绳》并传无疑。"《自序》中言及著《医碥》的目的在于"用以阶梯初学，非敢谓是载道之车，欲使升车者藉此以登，如履碥石（登车履石）云耳"；又在于匡正时弊，纠正张景岳等倡导的温补时尚（见图4-2-3至图4-2-5）。

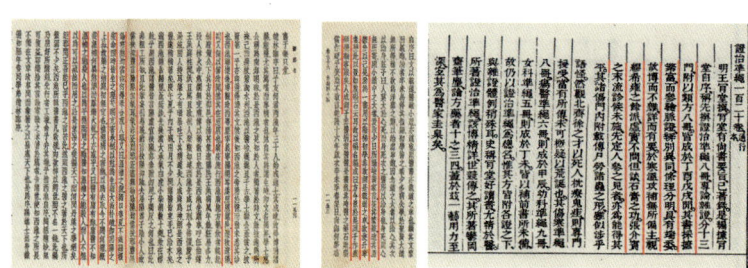

图4-2-3 《中国医籍考》收入《医碥》，所引赵林临序

图4-2-4 《中国医籍考》收入《医碥》中的自序

图4-2-5 《四库全书总目》对《证治准绳》的评价

1. 基础理论，多有阐发

《医碥》卷一伊始就讨论医学基础理论，涉及脏腑的解剖生理；病因的五邪、六气；辨证的寒热、表里、虚实、阴阳；治法的补泻、反治、标本。其说颇有见地，发前人所未发。

2. 望闻问切，诊法入微

《医碥》卷五专论四诊（见图 4-2-6），为其多年教学与临床经验之总结。如舌诊涉及舌苔（色泽、润燥、滑涩、厚薄、芒刺、拆裂、积粉，出现部位区分有根部、中部、尖部、周边），舌体（胀大、枯瘦、细萎、坑烂、起疱，动态区分有舌强、舌出、卷缩），舌质（特别注意颜色）等动态

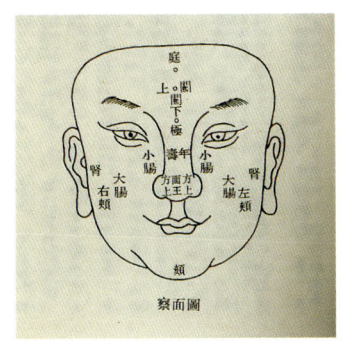
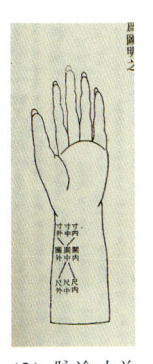
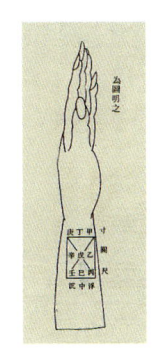

（1）察面图　　　　（2）脉诊寸关　　　（3）脉诊寸关尺
尺的内中外图　　　的浮中沉图

图 4-2-6　《医碥》专论四诊并有插图

的观察并与辨证论治相结合，且以伤寒、温病、瘟疫、疟疾、杂病等的鉴别为重点。以脉之行（流）动，脉之歇止分类讨论相关之脉；各脉主病则以浮沉、迟数、虚实六脉为纲，盖因病非表则里、非热则寒、非虚则实。另外，还讨论了脉的胃气、脉证从舍、脉有顺逆等问题。卷末附有奇经八脉诊法。

3. 病证众多，卓有新见

《医碥》所载病证大体与《准绳》相类，如杂症部分有伤风寒、伤暑、伤湿、伤燥、春温等的理法方药，虽与同代之叶天士相较还不甚系统，但代表了当时岭南医家对温病的

认识。又如发热之论，把内伤发热区分为气郁、气乖两大类十小种，治疗上又区分为脏腑、经络、三焦、气血、虚实、昼夜等，体现了对内伤发热的系统研究。再如神志病，亦较全面，包括了怒、太息、喜笑不休、悲、惊、悸、恐、健忘、烦躁、不得卧、多卧、狂、癫、痫诸证。在健忘论治中特别强调脑的功用，特别赞赏"人之记性，皆在脑中。凡人见一物，必有一形影留在脑中。小儿脑未满，老人脑渐空，故皆健忘"之说。提倡"药虽有安心养血之功，固不若自为存养之为得"。

4. 方剂林总，自创不少

有人统计《医碥》诸方共968首，有出处者718首（74.69%），未查到出处者250首（26.31%）。有出处者经方100首（10.32%）；时方618首（64.37%）出自93部医书，以《局方》、《准绳》、金元四家、《金鉴》等为多。自创方剂主要为血证、疟疾、霍乱等方面。其中不少为采集而来，如观音丸由来："此方舟人于海角遇一白衣授之。"

5. 对岭南多发病防治的贡献

（1）瘟疫尚达原饮。何氏论瘟疫宗吴又可，认为是感天地之疠气而非伤寒感天地之常气，邪自鼻入，内不客脏府，外不客经络、舍于膜原。倡导用达原饮（槟榔、厚朴、草果、知母、芍药、黄芩、甘草），根据病情而加减。他还报告了当时流行的天行大头、时行风瘟、肿头伤寒、虾蟆瘟、岚瘴溪毒中人的证治。此外，血证中尚有"中蛊"一证，谓"脏腑败坏，下血如鸡肝，如烂肉"。溪毒与中蛊可能是岭南的急性血吸虫病。

（2）瘴疟尚柴常汤。何氏论瘴疟宗《岭南卫生方》，分冷瘴、热瘴、哑瘴。他还论及一种似疟非疟证，"如伤寒邪在少阳经，往来寒热，似疟而无定期，或一日二三遍，且热已即寒，寒已即热，相继不息，不似疟之有定期、有息时也。"冷瘴似是今之间日疟、卵形疟、三日疟；热瘴可能多为恶性疟；哑瘴可能为脑型疟或过高热型疟疾；似疟非疟可能是三日疟之多重感染。在治疗上何氏主张"诸疟发过三五次，表里之邪皆清，即宜截之"，他主要用常山、蜀漆、草果、槟榔，自拟的柴常汤是小柴胡汤去半夏加常山、草果、槟榔、青皮、厚朴、何首乌，用之甚效。

（3）久痢尚鸦胆丸。何氏说："久痢而元气虚弱，湿痰败浊，色尘腐如屋漏水，或证转虚寒，色如鱼脑，如鼻涕，如冻胶。或脏腑败坏，而色如死猪肝鸡肝。"此描述似是今之阿米巴痢疾，这在岭南比较多见。治此用鸦胆丸，鸦胆（去壳，捶去皮）一钱，文蛤（醋炒）、枯矾、川连（炒）各三分，糊丸，朱砂为衣。或鸦胆霜、黄丹各一钱，加木香二分，亦可乌梅肉丸、朱砂为衣。二方俱丸绿豆大，粥皮或盐梅皮或圆眼干肉或芭蕉子肉包吞十一、二丸立止。鸦胆子为岭南特产，最早报告为何克谏《生草药性备要》（公元 1711年），至何氏《医碥》已发展为复方。

（4）黄肿与钩虫病。由于钩虫细小，传播途径不清，中医学早期将其包括在小儿疳积之中。宋代钱乙《小儿药证直诀》（公元 1119 年）指出脾疳之候为体黄、腹大、食泥土、身瘦黄、皮干、头大项细、发鬓作穗，极瘦等，治疗上用胆矾圆（胆矾、绿矾、大枣、好醋、使君子、枳实、黄连、诃梨勒、巴豆、夜明砂、虾蟆灰、苦楝根皮）。明代孙文胤《丹台玉案》（公元 1636 年）明确提出黄肿是因虫而起，其候"面部黄而浮起，手足皆无色……吐黄水，毛发皆直，肌肤不泽，且好食生米、茶叶之类者是也。若肿迄四肢者难

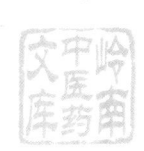

治，肿起腹部者不治，饮食减少者不治"，病损已不限于贫血、消化道，而涉及神经与循环系统，描述的似是晚期重症病人。何氏在治法上卓有贡献，强调驱虫用使君子、槟榔、苦楝根、雷丸之类，食积用消食药，剂中不可无针砂。"驱虫常用化虫丸（鹤虱、槟榔、苦楝根、胡粉、使君子、芜荑、枯矾）或取虫积方（槟榔、牵牛、雷丸、苦楝皮、大黄、皂角、三棱、蓬术、木香）以驱虫药与泻下药并用。善后常用小温中丸（醋炒针砂）、大温中丸（香附、甘草、醋淬针砂、苦参、厚朴、陈皮、白芍、山楂、青皮、白术、茯苓）、枣矾丸（皂矾即绿矾，枣肉为丸）和自创暖中丸（陈皮、苍术、厚朴、三棱、白术、青皮、香附、甘草、醋淬针砂），方中皂矾是硫酸亚铁，醋淬针砂为醋酸铁，均为治疗钩虫贫血之要药。他说小温中丸轻者服五两，重者七两愈。大温中丸服过七日"口唇内有红晕起，调理半月愈"。

（5）酒风脚与脚气。葛洪与支法存、仰道人等岭南医家早就研究过脚气的分型与治疗，何氏则对酒风脚有独到的描述，他说"岭南人嗜酒者，每多病此，名酒风脚，由酒之湿热伤脾，不能运化，因而下坠，结为痰涎，不得解散所致"。其症状"其痛不可忍，虽蚊蝇着脚，重若石压，治此鲜有效者"。岭南人主食白米，加以饮酒过多，不仅维生素 B_1 供应不足，而且吸收利用亦有障碍，因而饮酒者较不饮酒者发病率高且难治。他描述的体征酷似周围神经炎之过敏灼痛阶段，在治疗上除清热除湿外，强调提拔痰涎上升，以控涎丹及软坚消结之品治之。

（6）鱼脍与癥瘕。岭南素有吃鱼脍即鱼生习惯，特以珠江三角洲为最，以致成为华支睾吸虫的流行区。据最近广东省卫生厅的调查，广东 63 个流行县（市）3000 万人口，华支睾吸虫的感染率高达 16.13%，估计感染人数 500 万，占全国 1/2。淡水鱼中的华支睾吸虫的囊蚴对外界抵抗力很强，2~3mm 的生鱼片投入 90℃热水中要 3 秒钟才能死亡。何梦瑶注意到吃生鱼片的危害，不但可以生虫，并可以发生癥瘕，"食鱼脍生肉不化，每成癥瘕，捣马鞭草汁及生姜饮之"。这里所说的癥瘕可能就是肝硬化、胆管癌之类。

（7）霍乱尚刮痧。真性霍乱非我国所固有，系由印度传入，广东始见于公元 1820 年。何氏在《医碥》中所述之霍乱则与《内经》以来所论之霍乱一致，多为食物中毒引起的胃肠炎。认为邪气从口而入，分干、湿两型，主张内外结合治疗。他说："刮痧法最妙，干霍乱尤宜。法用磁碗之精细者，汤温之，香油抹边令滑不伤肉，刮脊两旁俞穴，引出脏腑之邪。又刮手足湾，引之四散，热血随刮透出，起红紫疙瘩，红者轻，紫者重，黑者更甚。盖气结则血凝，血凝则气愈滞，血散气行，则立愈矣。"刮痧法首见于郭治邃《痧胀玉衡》（公元 1675 年），而岭南乾隆年间可能霍乱不少，因而何氏有刮痧经验。

（二）《伤寒论近言》

共七卷，已佚。近人在广东中医药专门学校公元 1926年创刊至 1928 年停刊的《中医杂志》五期中，发现第二、第三、第五期载有该书内容，第四期部分以广州中医药大学李禾教授从田传瑶教授所得复印本补足。其后部分今难于寻觅。笔者有幸得以研读残缺的辑本，认为其可以体现何梦瑶治伤寒学的思想，故略加介绍。

1. 原书结构

《中医杂志》第二期初刊时南海廖景曾有按语谓："报之先生为吾粤名儒，学术行谊，详载志乘，惟《阮通志》叙先生著述未列《伤寒论近言》，可见当日已鲜流传。嗣闻版毁于火，传本更稀。兹从卢朋著君藏本录出，庶先哲微言，不致湮没云耳。"因此，刊出的《伤寒论近言》，可能是今仅存的残本（见图4-2-7）。

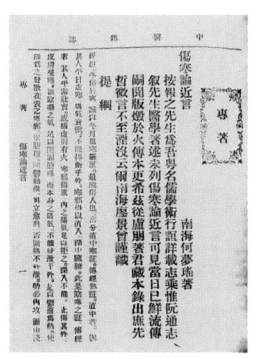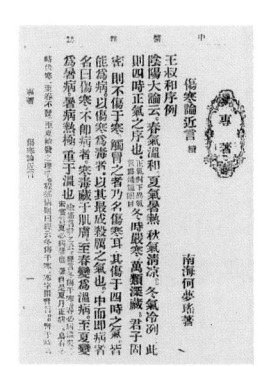

图4-2-7 保存在《中医杂志》中的部分《伤寒论近言》

《伤寒论近言》顾名思义，可能是何氏对《伤寒论》的浅解。第一部分并无标题，内容讨论的是他对《伤寒论》的认识；第二部分标题为《王叔和序例》，相当于赵开美本《伤寒杂病论·伤寒例》，除第一条外，余34条均加引出，附有《附论温暑温疫》；第三、第四部分为《太阳篇》。如果全书七卷，缺少的可能是阳明、少阳、太阴、少阴、厥阴诸篇。其体例似是仿《证治准绳·伤寒》，有的全录条文，然后与诸家辨析，提出己见；有的逐段逐句解释，均以自家看法为主。据《医碥·凡例》，本书面世较《医碥》为晚，可能基于宦游广西遥左十余年积累的经验而成书。

2. 学术思想

简要概括以下几点。

（1）反对泥古不化，提倡灵活应用。何氏在《王叔和序例》中提出："窃意《内经》未必出于岐黄，大抵后人穿凿附会者多。尽信书则无书，吾欲奉孟子以为断也。"对于《伤寒论·太阳病》"有发热恶寒者，发于阳也；无发热恶寒者发于阴也。发于阳，七日愈；发于阴七日死。以阳数七，阴数六故也"，他认为以此来判断生死"太凿，可不泥"。又有人认为"伤风恶风，伤寒恶寒"，何氏则持论"有风者，有风则恶，无风则否；伤寒则有风固恶，无风亦恶。然可不泥，观论中每每互见"。对于传经之次，他说"一日太阳，二日阳明，三日少阴，六日厥阴"，认为"此大概也，或迟或速，日可以不拘"；同意陶节庵所言"或有始终只在一经者，或有只传二三经者，总不可泥"；提倡"但见某经脉证，即治某经，斯为活法"。

（2）阐发六经实质，认为有关经络脏腑。何氏认为六经本质包括手足六经，因为足经走行长而远，彻上彻下，遍络周身，凡手经所到之处，足经无所不到。从经络相通，流行无间的理论出发，认为"举足经可以读手经，非病无涉于手经也"。又从经络脏腑络属的关系出发，认为三阳经可以伤及腑，三阴经可以伤及脏。何氏还认为"六经次第，原从其行于躯壳之浅深分。太阳行至浅，为第一层，以次至第六层，厥阴为最深"；"夫外为经络，内为脏腑，表里界分，当如阳明分经别腑之法。……经病，脏病，逐一致详"。

（3）总结伤寒治法，认为以"祛邪"为主。他说："在经者，贼在外，开前门以逐之；在脏者，贼入里，开后门以逐之。赖有前后门可开，固易为力也。如在太阳经者，可汗而散也；在太阳膀胱腑，可利而泄也；在阳明经者，可汗而解也；在胃腑可下而夺也。"

（4）批驳"冬伤于寒，春必病温"，反对"伏气温病说"。何氏的主要理由有：其一，如果身体壮实、元气不虚、邪不

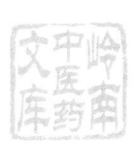

能入；如果"虚在火而寒者"，寒邪可直中骨髓，不待春夏而后发；如果"虚在水而热者，则寒热相拒"，两者不可能相安无事，"偶居无猜，历春而至夏"。其二，如果内藏的寒邪，久藏骨肉，亦不会改其寒性，发病仍当是寒病，而不是温病。其三，温热二病能自为病，感温自病温，感热自病热，何必将"二时正气为病抹煞"，而将"春夏之病，推源于冬。"

（5）界定伤寒、风温、温毒、瘟疫的诊断，明确治法的不同。他认为"冬伤寒、夏伤暑、春温秋燥、长夏湿，皆当时之气为病也。至若《序例》之所云冬温夏寒疫，则非时之气为病也。亦曰天行病。至于温疫，则又天行毒气之至毒者，邪多从口鼻吸入，非必有风寒侵袭其皮肤也"，"所感者至厉之气则病气亦复至毒，尸气更复秽恶，宜其易于传染也"。他同意喻昌所云"伤寒邪中外廓，一表即散；瘟疫，邪中中道表之不散；伤寒邪中胃府，一下可愈；瘟疫，邪遍三焦，散漫不收，下之不除，深得瘟疫情状"。可见何氏当时已能从病源、传播途径、症状与治法等把伤寒、温病、瘟疫加以区分。而所附《附论温暑瘟疫》已初具岭南温病学之框架。

三、启示

①何梦瑶是岭南医家的杰出代表，他天资聪慧而能勤奋学习，既能工诗文、音乐、历法、西方数学，又能钻研医学，通临床各科、针灸、本草，是一位百科全书式的医家。他为官廉洁爱民，坐堂开方；为民悬壶济世，教书育人，身世贫苦。广东人民纪念他，在镇海楼为他塑像存书，供人瞻仰。②何梦瑶重视对岭南多发性群体性疾病的防治，特别是

传染病，包括伤寒、温病、瘟疫、寄生虫病、疟疾等等，积累了很多好的经验。他是一个忧国忧民的医家，关心民族健康，一生为之奋斗不止，这在任何时代，都是一个为医者努力的方向。

参考文献

[1] 赵尔巽. 清史稿：文苑传：何梦瑶 [M] // 二十五史：12. 影印本. 上海：上海古籍出版社，1986：10324.

[2] 吴粤昌. 岭南医徵略 [M]. 广州：中华全国中医学会广州分会，广州市卫生局，1984：61.

[3] 中国中医研究院，广州中医学院. 中医大辞典：何梦瑶 [M]. 北京：人民卫生出版社，1995：774-775.

[4] 何梦瑶. 医碥 [M]. 点校本. 北京：人民卫生出版社，1994.

第三节　清代民国岭南儿科学的发展

清代、民国以来，岭南儿科备受重视，有长足的发展，且具浓厚的地方特色，它受中原医学的哺育，又充分结合岭南特殊的地理位置、人的体质、所产药材及民间治法等，现就具有代表性的医家与著作，略加论述。

一、陈复正与《幼幼集成》

（一）传略

陈复正，字飞霞，又称飞霞道士。惠州府（今广东惠阳）人，生活于康乾时代、生卒年月不详，著成《幼幼集成》时已 60 余岁。陈氏一生具传奇色彩，少年好学不倦，熟读百家，因体弱病多，有志于医。及长，从罗浮一道士入山学道，综练医术。精通后下山云游天下，治病救人，不独岭南，尚及潭州等许多地方。行医40余载，尤长于幼科。最后定居于遂阳"种杏草堂"。陈氏医德高尚，医术精湛，治愈患者众多，于是将自己的经验加以总结，于清乾隆十五年（公元1750年）著成《幼幼集成》一书，反复翻印，在国内外医界广为流传，影响颇为深远，200余年间国内有30多个版本（见图4-3-1、图4-3-2）。传入日本后，文化十一年（公元1814年）有林权兵卫刊本。至今岭南人家尚多有用其简易方与外治法者[1] 143-148,[2] 216-222。

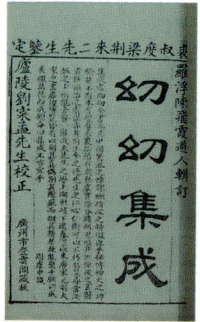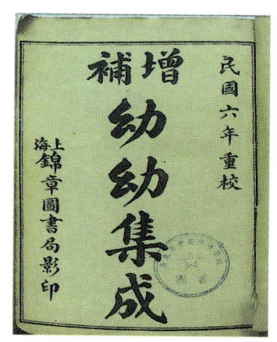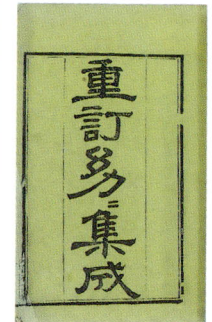

图 4-3-1 《幼幼集成》的几种古版本

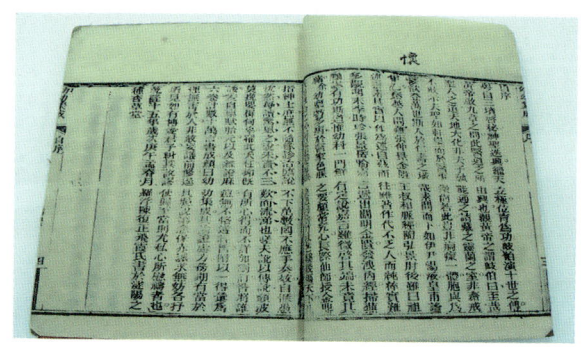

图 4-3-2 《幼幼集成》古版本中的自序

（二） 《幼幼集成》[3] 的学术特点

全书六卷，卷一论赋禀、护胎、保产，指纹及脉法、察颜观色、辨证用药，初生护持、脐风及变蒸辨。卷二有胎病论、惊风辟妄，新立误搐、类搐、非搐分门，痫证、伤寒、伤风、伤暑、伤湿、霍乱证治。卷三、卷四为诸证证治。卷五、卷六为万全痘麻。每证包括引经据典、脉因证治原则，入方或加简便方。内容丰富，特点突出（见图4-3-3）。

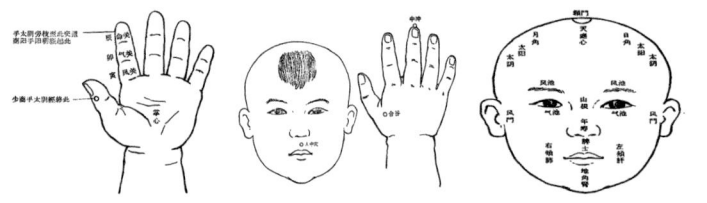

（1）指纹三观图　　（2）急救回生指掐穴位图　　（3）五脏所属面色部位图

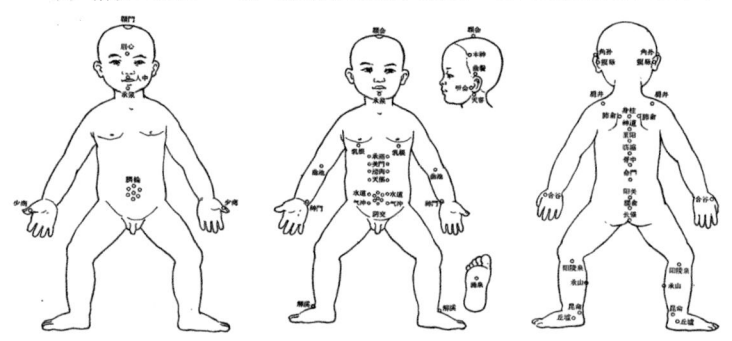

（4）夏禹铸脐风灯火灸穴位图　　（5）集成神火灸穴位图（正，背）

图4-3-3　《幼幼集成》今版本中的插图有关诊法及灯火灸法

1. 树自家新说

如断脐法认为"世俗皆以刀剪断之，最为不妥"；倡"但以大纸拈蘸香油，燃火于脐带上，烧之令断"。开口法认为"古方之用黄连、大黄、朱砂、轻粉。此时断不可用……苦寒克削，最不相宜"；倡"用软帛裹指蘸汤（甘草汤）拭去

437

口中涎沫；有胎毒，每日用盐茶"，可防马牙、鹅口、重舌、木舌。初生儿用药，认为"儿稍不快，即忙觅医，练达者或不致误，疏略者惟以通透惊风药治之"，甚至日易数医，汤药叠进，无事之中生出有事，伐及无辜，伤及肠胃，甚至致死；倡"凡有微疾，不用仓忙……能得乳汁清和，一二日间，不药自愈"，"勿轻服药"。

古之儿科有"变蒸"学说，认为小儿在生长期每三十二日一变，六十四日一蒸，变生五脏，增气血，生精神，益智慧，积五百七十六天而毕。在变蒸时常见身热、惊惕，有人用褊银丸以巴豆、水银、黑铅、京墨、麝香之类而峻下之。陈氏持反对态度，认为"此等固执之言，不可为训"，"予临证四十余载，从未见一儿依期作热而变者……凡小儿作热，总无一定，不必拘泥，后贤毋执以为实，而以正病作变蒸，迁延时日，误事不小，但依证治疗，自可生全"。

反对惊风说。古之医有急惊风、慢惊风、马脾风之论，至明清时期有愈演愈繁之势，以至有天吊惊、看地惊、马蹄惊、弯弓惊、鹰爪惊、撒手惊、鲫鱼惊、乌鸦惊、潮热惊、膨胀惊等等。陈氏认为惊是症状，应针对病因论治，赞成喻嘉言的学说，所以"新立误搐、类搐、非搐，分门别证"。"误搐"，指伤寒引起的柔痉与刚痉；"类搐"，指原非小儿所固有，由迁延所致，如可由暑证、疟疾、痢疾、痘疮、霍乱等所引起；"非搐"指慢惊风、慢脾风，如吐泻等大病之后的慢惊证。在治疗上他反对用抱龙丸、苏和丸为之镇坠开关。其说有一定道理，但后人对其学说少有采纳，以用急惊、慢惊、慢脾风分类者为多。

2. 辑前贤多人著作

《幼幼集成》谓之"辑订"，意在除陈述自家经验之外，兼辑前人有用之说，《内经》自不待言，而观点相若医家诸论亦多有引用。如喻嘉言、陈远公的批判惊风说，程凤雏之小儿伤寒类治，张景岳之小产论、药饵之误，夏禹铸之脐风灯火法、望闻问切法，冯楚瞻之初生儿勿轻服药论，万全之痘麻等。

3. 重四诊之法

首先他整理了指纹诊法。此法多认为始自唐代王超《仙人水镜图诀》，观察的是食指络脉的形色长短，以判断病情轻重与预后，宋以后儿科著作多有记载，发展到以纹形来辨证。如熊应雄《小儿推拿广义》（公元 1676 年）中病纹竟达49种之多，有愈演愈繁之势。明清以后，医家有持批判意见者，如张景岳否定形色，只肯定风气命三关；夏禹铸则完全否定，认为"摹看指纹乃医家异教"。陈氏对指纹诊法加以整理，认为不必另立异说，眩人耳目，"但当沉浮分表里，红紫辨寒热，淡滞辨虚实，则用之不尽矣"。其观点中肯，据今人研究，所观察者为食指桡侧头静脉分支之微小静脉，静脉血流之瘀畅是可以反映小儿之循环与微循环状态，肯定了陈氏之说，而否定了纹形的意义。陈氏小儿脉法，强调沉浮迟数主病，简而精；面诊重视形色主病，审颜色苗窍以知表里之寒热虚实，采取简切辨证之法。

4. 重岭南常见病

疟疾，陈复正认为"宜分初、中、末而治之。初则截之，谓邪气初中，正气未伤，略与疏解，即驱之使去，不可养以为患也。中则和之，谓邪气渐入，正气渐伤，或于补中加截药，或于截中加补药，务适其中，以平为期。末用补法，谓邪不去，正气已衰，当补其脾胃为主，使正气复强，则邪不攻自退矣"。陈氏截疟，主用常山、槟榔、草果。他注意到小儿体质，常加补脾健胃之剂。

陈复正治冷痢久泻，用自创的集成至圣丹，方中仅一味鸦胆子，"用小铁锤轻敲其壳，壳破肉出，其大如米，敲碎者不用，专取全仁用之。三五岁儿，二十余粒；十余岁者，三十多粒；大人则四十九粒。取天圆肉（龙眼肉）包之，小儿一包三粒，大人一包七粒，紧包空腹吞下，以饭食压之，使其下行。"今知鸦胆子含鸦胆子苦素，对阿米巴痢疾、疟疾、肿瘤都有一定疗效。内服 0.5~2g，以龙眼肉或胶囊包裹吞服。笔者在公元 1949 年中国人民解放军南下时，曾治疗大批阿米巴痢疾病人，应用此法确实疗效准确。

陈复正认为小儿杨梅疮证，"实由于父母胎毒传染而致"，"倘发于一二月间，或半周之内，最难救治，以其毒禀先天，来路既远，方药难及"。他采用内服与外治相结合的方法治疗，内服胡麻丸，外搽皮损用"梅疮点药"（杏仁霜一钱，真轻粉一分，明雄黄一分，共研均），"先以槐花煎浓汤，将疮洗净。疮湿则以药干搽之，疮干则以公猪胆汁调搽，三日痊愈。此方不特治小儿梅疮，凡外科下疳疮、蜡烛疮，药到病除，久经效验"。陈复正所描述的似是早期先天梅毒。

5. 创集成新方

陈复正除采摘前贤大量方剂之外，自创许多新方，疗效好的以"集成"冠之。如保胎之集成三合保胎丸（熟地黄、当归、白术、条芩、杜仲、续断），治疗杂病、热病的集成沆瀣丹（川芎、大黄、黄芩、黄柏、牵牛、薄荷、滑石、槟榔、枳壳、连翘、赤芍），治疗积滞的集成三仙丹（灵脂、木香、巴豆），截风定搐的集成金粟丹（胆南星、天麻、乳香、全蝎、白附、梅片、代赭石、僵蚕、金箔、麝香），治病的集成定痫丸（人参、白术、茯苓、真广皮、法夏、石菖蒲、当归、肉桂、白芍、白蔻仁、苍术、木香、龙齿、金箔、朱砂），止泻的集成止泻散（车前子、茯苓、山药、炙甘草）等。

6. 录大量外治法

书中载有大量的外治法与简便方，许多是陈氏云游各地所搜集的民间验方，难能可贵。如小儿脐风之用灯火灸；久病神昏之用隔姜灸命门、阴交；催生、下死胎之用蓖麻膏涂百会、涌泉；丹毒之用磁锋砭血；发热疏表用葱汁麻油蘸指摩运儿之五心、头面、项背，取微汗；乳食停滞，内成郁热，以蛋清、麻油、雄黄蘸乱发拍胃口；风痰闭塞沉昏不醒用生菖蒲、生艾叶、生姜、生葱揭泥，麻油好醋和之，炙热布包熨头项、背胸、四肢等等。这类方法，大多古书未有，得之于异授心传，久经验证，疗效较好。

7. 立保产论于儿科之前

一般儿科书少有讲产科者，《幼幼集成》则将保产论，包括难产七因、产要、小产论，相当于今之围产期问题阐述于儿科之首，实用心良苦。

二、程康圃与《儿科秘要》

（一）传略

程康圃名德恒，高明（今广东高明）人，地方志无传，生卒年月不详。据所著《儿科秘要》，知其出身医学世家，尤擅儿科，至本人已六代，从医50余载，积累有丰富经验，于是结合祖传，著成是书，先是有手抄本流传，后在清光绪十九年（公元1893年）由罗崧骏根据福幼氏手抄本刊印传世。因此推断程氏当为清道光、光绪间（公元1821~1908年）人 [1] 114, [2] 222-227。

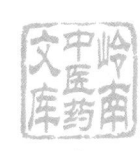

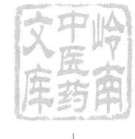

（二）《儿科秘要》[4]学术特点

本书简而赅，概括为"八门六字"，率皆儿科学常见证治，多为自家实践经验，论述细腻，循循善诱，切合实用，为儿科入门书。全书不分章节，第一部分首释"八证六字"，继以诊法；第二部分分为论风热、急惊、慢惊、慢脾风、脾虚、疳证、燥火、咳嗽证治八则；第三部分为综合分析八证六治和用药与预后判断诸法；第四部又录疟疾、暑证、痢疾的证治。书中多次阐明著书的目的在于传授"所有祖传及自己所得奥秘"，它"是医之捷径，愿与同学者参考，若能融合其间，幼科思过半矣，愿后学者览此，而青出于蓝，是余厚望焉"。

1. 临证四诊为先

程康圃对小儿诊法除常规之外，特别重视手纹诊法，每证均看手纹浮沉红紫淡滞与指纹分丫，以及风气命三关。在外症特别重视耳背筋纹、肚皮、肾囊；在问诊特别重视大便性状，并强调四诊合参（见图4-3-4）。

2. 精选岭南常见儿科八证及疟、暑痢

各病证的病因病机、辨证、兼证、治法详加论述。大部病证采用五脏分证。《五脏主病定例》把临床所见诸种病候归之于五脏，谓心主惊，肝主风，脾主困，肺主喘，肾主虚。在证中将小儿疳证分有肝积、脾积、肺积、肾积、心积，但小儿疳证总属肝郁脾虚而成，治须平肝补脾去积。立论、辨证、论治，总体宗《小儿药证直诀》。

3. 总括八证治法

他以平肝、泻心、补脾为通用之大法，强调根据病因病机、临床见证或平肝，或泻心，或补脾，或执一端，或兼二端而治，或总三端而治之。

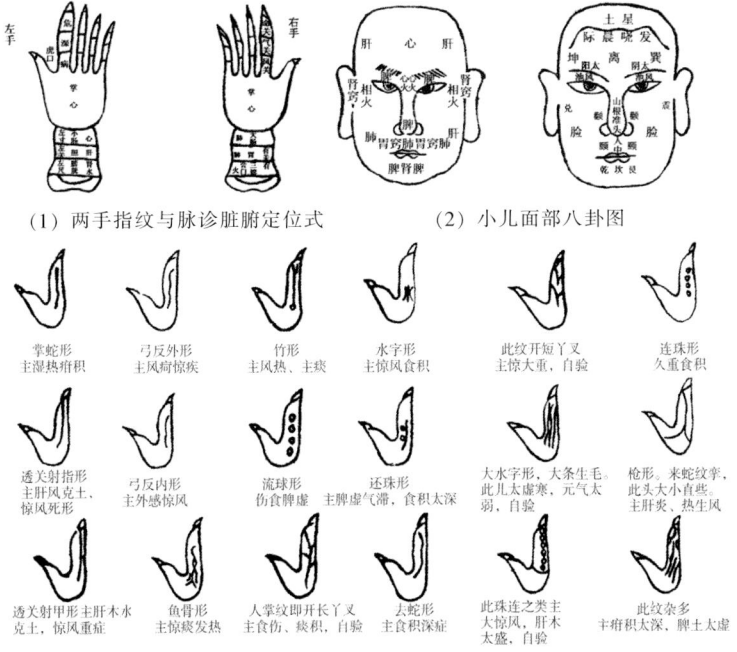

（1）两手指纹与脉诊脏腑定位式　　　（2）小儿面部八卦图

（3）小儿手纹十八图式

图4-3-4　《儿科秘要》今版本中的插图

4. 用药以底方加减，饮片成药并用

程康圃惯用方有导赤散、泻青丸、泻白丸、六味丸、四君子汤、四苓汤、小柴胡汤、生脉散、保和丸、宣风搜热散、加味冰硼散、玉屏风散。常参入己方，或独方，或加一味用，屡验。又各证立一底方，要求学者灵活加减，参同兼治，能自立方。又据小儿特点，要求医者一方不可多用药味，以十二味为率，不得已十四味而已。汤、丸均令两次分服，务期多食，免至药少不效。小儿食药怕苦，苦味者可避用则避之，不得已可用。程氏用药甚少用生草药，止疟敷脐法中有鹿耳苓一味，治咳有虫药地蛛子一味。

5. 医德要求

书中对医德要求讨论较多，值得崇尚。人情世故之论未可尽信。

三、杨鹤龄与《儿科经验述要》[4]

（一）传略

杨鹤龄，广东大埔人，生于清光绪元年（公元 1875），卒于公元 1954 年，为岭南儿科近现代名医。少年时期来广州，从父习医并随至各善堂及广东育婴堂看病，17 岁考取前清医官。33 岁父继香公谢世，遂奉谕继为广东育婴堂医官。该堂育婴 600 余人，分为七栅，一栅专收病婴且多为危重，杨上下午两次来堂诊治，系统观察达 5 年之久，不仅效果斐然而且阅历经验积累丰富。公元 1911 年辛亥革命成功，育婴堂停办，杨鹤龄于民国元年在广州旧仓巷设吉祥堂应诊。城乡患者日诊两三百人，遂致"日无余晷，食无定时"，先后临床 50 余年，驰誉羊城。毕业于中山医学院的张公让，对他的精湛医术甚为叹服，并介绍疑难病人请他诊治，公元 1955 年还为《儿科经验述要》评注，逐期发表于《国医导报》，并成书，受到读者欢迎。杨氏医德高尚，仁心仁术，任求诊者致送诊金，贫家赠医赠药，但求治病救人，转危为安。晚年应弟子邹复初之请，"本普救众生、造福同胞之宗旨，凭个人五十年来之经验，审知其确具实效者，摘要照实录出，毫不隐秘"撰成《儿科经验述要》传世 [2]。

（二）《儿科经验述要》的学术特点 [4]

本书共四篇：儿科看症用药大要、儿科诊断纲要、儿科证治(共十八证)、医案摘录。其内容与《儿科秘要》有明显的继承关系。

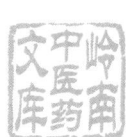

1. 看症用药，磨炼得来

杨鹤龄认为治病之法，不外察其表里寒热虚实，以平阴阳而已。故医者辨证精确为第一紧要，否则用药之道亦不必谈，盖未有不识症而能用药切当者。一般根据四诊所得，与心中所见者对比，根究其病在何经，更有临证多则知其然。用药"但求对症，便是灵丹"，"如能分经，其效自速"，"处方通常六、七味，多者亦至八味而止"；提倡"隔一隔二治法"，"临机应变，纯熟活用，神而明之，存乎其人，日久功深，自然水到渠成"。

2. 望闻问切，缺一不可

杨鹤龄四诊要求比较详明，其中看指纹特别重视，与程康圃大同小异，择常见主病尚属有准者，得 12 种，列图说明（见图 4-3-5）。对腹部有明确的按诊做法。

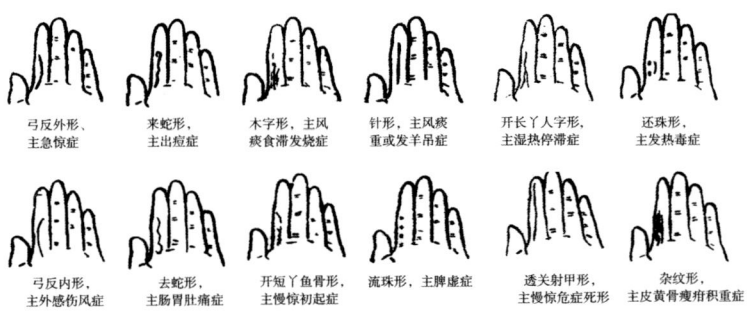

图 4-3-5 《儿科经验述要》今版本中的手纹十二图式

3. 论症十八，重视疫病

杨鹤龄较程康圃所论八证增加了 10 症，即：白屑（鹅口疮）、疹症（酷似风疹）、麻症、瘢症（酷似猩红热）、痘症（附暑症、湿温症、痢症、疟疾）、水痘；在咳嗽中明确描述了百日咳。这些病在清末民初当是儿科最常见的疾病。

4. 治疗用药，独具风格

杨鹤龄主张分经用药，常用隔一隔二治法，内治与外治相结合，传统中药与岭南草药相结合。如鹅口用青布裹指蘸硼砂水拭洗或竹蜂研冲，脐风用姜灰、枯矾、冰片封脐，慢惊水泻用吴茱萸封脐。又如风热用禾秧、糯稻根、素馨花、白莲花、腊梅花、玫瑰花、布渣叶、象牙丝，惊风痰滞气管用猴枣、珠末、地龙干、玫瑰花、白莲花、川红花、蝉花；燥火春加牡丹花、玫瑰花，夏加白莲花、莲蓬，秋加杭菊、素馨花，冬加腊梅花；痘症用蜂房、地蛛、膨鱼鳃、桑虫、马蹄、胡萝卜；痢疾用木棉花、鸡蛋花、土茵陈等等。形成了岭南儿科用药轻灵、重用诸花的独特风格，甚至诸多成为民间习俗。

5. 医案详尽，堪称楷模

书末所附五则医案，描写细致，均为危重，示人如何诊断辨证，如何治疗用药，实为难得。

四、启示

纵观有清以来，岭南三位儿科医家的成就给我们的启发主要有：一是实践出真知。三位医家都是经历 50 余年的临床，所谓"熟读王叔和，不如临证多"，他们通过实践—总结—实践，反复循环，提高认识，把经验上升为理论，然后才著书立说，成为杰出的中医。二是突出岭南特色。儿科虽然比较单纯，但易患病种主为感染病，而岭南主要地处热带亚热带，海洋交通方便，新病传入机会众多，所以常不得不面对未识之疾病，因而逐步形成以温病为重点的儿科；他们重视四诊，强调治疗因时因地因人制宜，用药轻灵，善用草药，不泥于古方。诚如杨鹤龄所说："敢谓此时此地，据此以治儿科诸疾，但能认症真确，无不药到病除。然移之远省，则因土地气候及人体禀赋不同，或须增减选择应用，未经实地试验，不敢概其必效。抑千数百年以后，时代环境变迁，则虽在粤省，或有不应"。真是富有辩证法思想。

参考文献

［1］吴粤昌.岭南医徵略［M］.广州：中华全国中医学会广州分会，广州市卫生局，1984：143-148.

［2］沈英森.岭南中医［M］.广州：广东人民出版社，2000：216-242.

［3］陈复正.幼幼集成［M］.上海：上海科学技术出版社，1962.

［4］邓铁涛，邱仕君，刘小斌，等.岭南儿科双璧［M］.广州：广东高等教育出版社，1987.

第四节　岭南医家对我国引种牛痘的贡献

天花是一种烈性传染病，以埃及法老拉美西斯五世于公元前1156年患痘而死为最早，其木乃伊面部仍有痘痕（见图4-4-1）。印度梵文经典也早有记载[1]，但系统地描述天花要算中国晋代的葛洪。天花传入中国的确切时间尚难以肯定，《肘后方》曾记有国内的传播情况，"以建武中南阳击虏所得"，"永徽四年此疮从西东流海中"[2]，对"建武"与"永徽"年号的不同理解，学者意见迄今尚未统一。

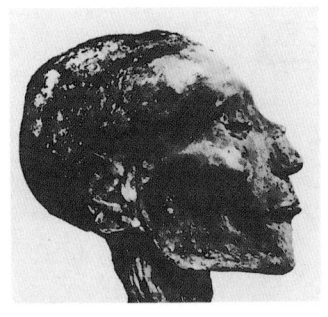

图4-4-1　公元前1156年患天花死亡的埃及法老拉美西斯五世木乃伊头面部留有痘痕（引自《中华医史杂志》）

447

我们认为"建武"可能是晋惠帝建武元年（公元304年），彼年正是张昌、石冰起义失败之时。张昌曾率一军攻破南阳，葛洪适又参加过镇压石冰的起义，所以他说"比岁"比较符合实际情况。天花由西向东传播，《中国医学通史》认为是晋永嘉四年（公元310年）正好与之吻合[3]176。此后天花肆虐中国，死亡率甚高。明代出现了人痘接种法，为世界早期使用免疫方法防治天花作出了杰出的贡献（见图4-4-2至图4-4-7）。我国对牛痘的认识宋代时已有记载，明代则有人服食寄生于牛身的牛白虱防治天花。人痘接种术于公元1721年通过驻土耳其大使蒙塔古夫人（见图4-4-8）传入英

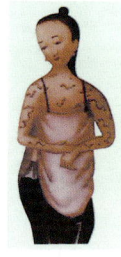

图4-4-2 得天花的妇女

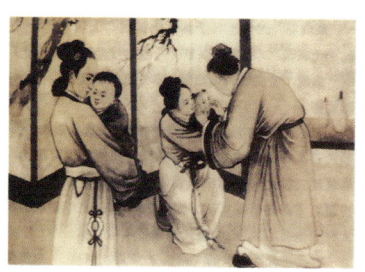

图4-4-3 接种人痘图，此法为我国发明，始自明代

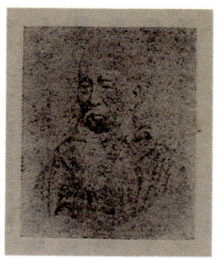

图4-4-4 明末浙江名医戴曼公旅日传播中国人痘接种法（引自《日本医学史》）

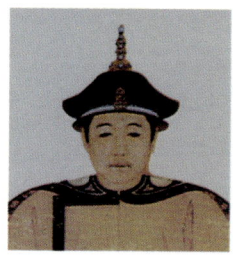

图4-4-5 得天花致死的清顺治帝

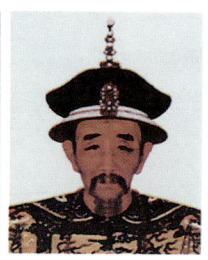

图4-4-6 得天花存活的清康熙帝，后倡导接种人痘

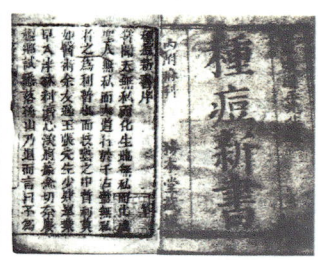

图4-4-7 张琰《种痘新书》（1741年）谈及先祖得聂久五传种痘术，已有数代种痘经验

国，而这种方法传入欧洲则多源自驻中国的外交使节[3]493。琴那（Edward Jenner 公元1749~1823 年）受人痘接种的启发，发现患牛痘女工可免患天花，因而进行了接种牛痘预防天花的研究，于公元 1798年获得成功，并将《牛痘接种的原因与结果的研究》论文公之于世[4]（见图 4-4-9、图 4-4-10）。公元 1805 年其法传入我国澳门，岭南人观其效果可信，于是欣然接受，应用学习、推广。其中功绩卓著者有两人。

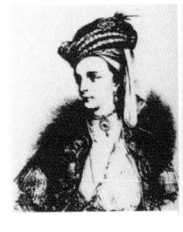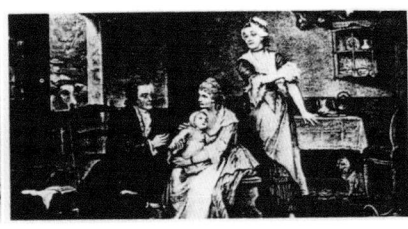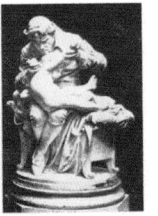

图 4-4-8 英国驻土耳其大使蒙塔古夫人 1721 年传中国人痘接种法入英（引自《图说医学的历史》）

图 4-4-9 英国琴那 Edwand Jenner（1749~1823 年）1798 年发明牛痘接种法（引自《图说医学的历史》）

图 4-4-10 意大利 Genova 城矗立的琴那最初接种牛痘的塑像

一、郑崇谦

南海人，生活于乾嘉时代。父郑尚谦，清乾隆五十八年至六十年充会隆行行商。清乾隆六十年（公元 1795 年）病故，由郑崇谦接任。清嘉庆九年（公元 1804 年）以郑芝茂名，捐职州同与提举职衔。公元 1805 年 4 月葡萄牙商人许威（Hewit）船载菲律宾接种婴童抵澳，英医皮尔逊（Alexander Pearson，公元 1780~1874 年）为华夷儿童转接牛痘，其时郑崇谦参与工作，募请邱熺（南海）、谭国（南海）、梁辉（番禺）、张尧（香山）学习种痘。并在十三行商人伍敦元、潘有度、卢观恒等捐助下将种痘局设在洋行会馆，由邱熺、谭国专司接种。梁辉返乡后，也倡导并亲自接种牛痘。《番禺县志·梁辉传》云："中国得免痘患，自国炽倡之也。"皮尔逊还口授《英吉利国新出种痘奇书》（见图4-4-11、图4-4-12）于司当东（东印度公司翻译 George Tomas Staunton，公元 1781~1859 年）与郑崇谦，将其译成中文，在公元1805年6月刊行。扼要介绍接种牛痘发明的历史、传播经过、接种方法、传苗方法与注意事项，为我国与东亚最早刊行的牛痘专书，简称《种痘奇书》[5-7]。

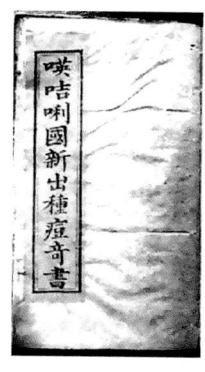

图 4-4-11 《英吉利国新出种痘奇书》仅英国伦敦博物院有藏本

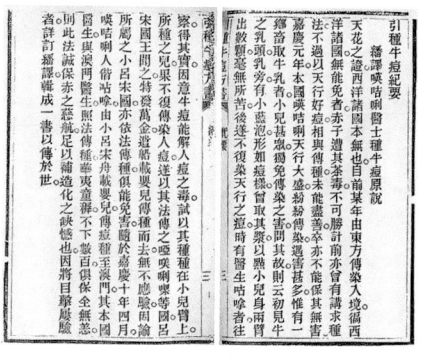

图 4-4-12 《引种牛痘方书》中保存有《翻译英吉利医士种痘原说》

二、邱熺

邱熺，字浩川（公元 1773~1852 年），南海人（见图4-4-13）。澳门接种牛痘时，邱熺恰好在澳操业，他说："闻其事不劳，而效甚大也。适予未出天花，身试果验，洎行自家人戚友，亦无不验者。"遂从皮尔逊学习种痘，并在会隆洋行会馆专操其业，免费施种，"历数十寒暑，凡间途接踵而之者，累百盈千，无有损失"。皮尔逊评价说："他的方法、

450

判断力和坚定不移的品格，使他在种痘事业上特别出色。”邱熺还结合中医理论总结经验，于清嘉庆十二年（公元 1817 年）著《引痘略》。序中强调种牛痘的好处是“正痘感于得病之时，而种痘施于未病之先；正痘治于成病之后，而种痘调于无病之日，既无诸症夹杂于其中，复有善方引导于外”（见图4-4-14）。著书目的全在于慈幼之心，种痘从未取丝毫之利，希望种牛痘之法广为传播。全书七章，包括引痘说、首在留养苗浆、次在认识疯疾、引泄法、度苗法、出痘时宜辨、出痘后须知。详读该书可知邱熺把种牛痘的理论与实践进行了中医化，充分地体现了他的丰富经验。

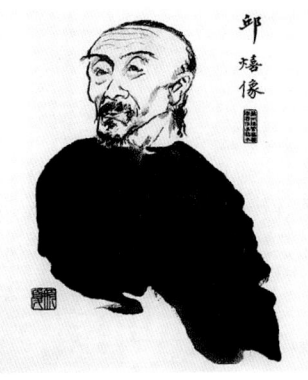

图 4-4-13　邱熺像（引自《中国历代名医画传》）

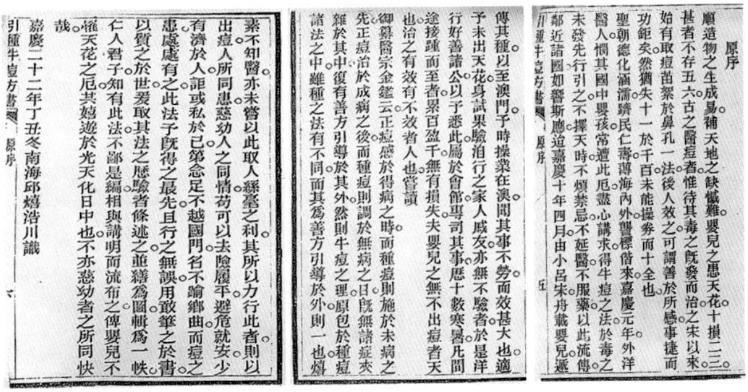

原序

順造物之生成易補天地之缺憾難嬰兒之患天花十損二三甚者不存五六古之醫痘者惟待其毒之既發而治之宋以來始有取痘苗綮於鼻孔一法後人效之可謂善於所感事捷而功鉅矣然猶失十一於千百未能操券而十全也

聖朝德化涵濡蹐民仁壽薄海內外暨標偕來嘉慶元年外洋醫人憫其國中嬰孩常遭此厄盡心講求得牛痘之法於毒之未發先行引之不擇天時不煩禁忌不延醫不服藥以此流傳鄰近諸國如嚮斯應迨嘉慶十年四月由小呂宋舟載嬰兒遞

引種牛痘方書　原序　五

傳其種以至澳門予時操業在澳聞其事不勞而效甚大也適予未出天花身試果驗洎行之家人戚友亦無不驗者於是洋行好善諸公以予悉此屬於會館專司其事歷十數寒暑凡間途接踵而至者累百盈千無有損失夫嬰兒之無不出痘者天也治之有效有不效者人也嘗讀

御纂醫宗金鑑云正痘感於得病之時而種痘則施於未病之先正痘治於成病之後而種痘則調於無病之日既無諸症夾雜於其中復有善方引導於其外然則牛痘之理原包於種痘諸法之中雖種之法有不同而其為善方引導於外則一也爍

素不知醫亦未嘗以此取人錙毫之利其所以力行此者則以出痘人所同患慈幼人之同情苟可以去險履平避危就安少有濟於人詎或私於己第念足不越國門名不踰鄉曲而痘之患處處有之此法予既得之最先且行之無誤用敢筆之於書以質之於世爰取其法之歷驗者條述之並繪為圖輯為一帙仁人君子知有此法不鄙是編相與講明而流布之俾嬰兒不罹天花之厄共嬉遊於光天化日中也不亦慈幼者之所同快哉

嘉慶二十二年丁丑冬南海邱熺浩川識

引種牛痘方書　原序

图 4-4-14　《引痘略》（引种牛痘方书）中的邱熹《原序》

（一）引痘理论

他认为“痘之为毒，受于先天，感于时气，散于经络”，接种牛痘是“引毒从皮毛、血脉、肌肉、筋骨同时而出”，为最捷之善法。

（二）接种部位

解释为三焦经的消烁、清冷渊二穴，认为"三焦经总领五脏六腑、营卫经络、通内外左右上下之气，三焦通则内外上下皆通"（见图4-4-15、图4-4-16）。

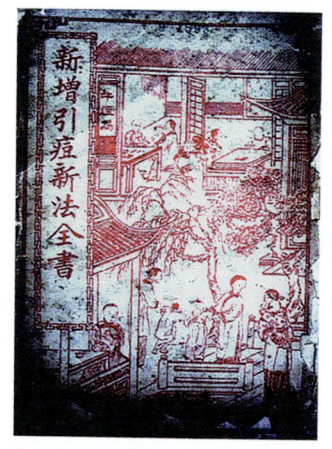

图4-4-15 《引种牛痘方书》的一种增订版本封面绘有清末牛痘局接种牛痘场面

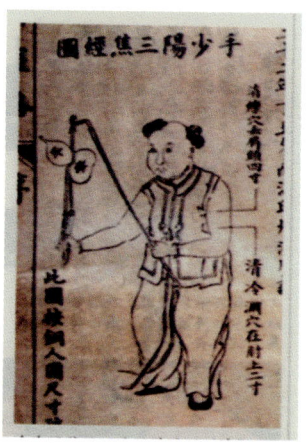

图4-4-16 《引痘略》中牛痘接种部位图为消泺、清冷渊二穴（三焦经）

（三）留养浆苗

即养浆苗法，他说："痘不种，则浆无从取；浆不取，则苗无从继。"他采用设菓金奖励之法"俾来者孩童既获安全，而贫乏亦不无小补，于是种痘者源源而来，而佳苗乃绵绵弗绝"。具体做法是"夏月以八日为一期，春秋冬三季以九日为一期，周而复始"地选佳苗，以人传人。他考虑到广东麻风较多，强调"凡来种者，先令验过"，排除麻风，"然后取苗，自无贻误"。

（四）引泄法

即种痘之法，他认为"小儿生百日后，但现在无疮癞，无瘰疬，无胎毒及皮肤血热、疳积诸疾病，便可随时引种"。对供苗的儿童也要求身体健康，"无疮癞、瘰疬、胎毒、皮肤血热、疳积疾病等症"；对痘的选择则是"于先一期所种浆水满足之孩童，择其痘顶不尖、脚不斜、不皱、不黄、不暗、不破，如红线围缠，收束紧实，色若珍珠宝光者"。引种时用刀尖取"浆清亮者"，然后在两臂消烁、清冷渊两穴各接种一颗，八九岁以上儿童，可在两穴中间加种一颗。

（五）度苗法

远处难取鲜浆，可寻佳苗之靥，罐藏密封，然后每逢痘期用鲜浆滋润，用时以人乳润湿，用刀尖接种。又有干苗法，将象牙小簪二支，各就满浆之孩童痘上两三次蘸取痘浆，俟其干了，藏于鹅毛筒内，用蜡蜜封，可留三两日。用时以牙簪在滚水气上熏润，互相刮浮其浆，推聚于簪尖上。即用刀如前法刺破孩童皮膜，随将簪插入所破皮膜孔里，辗转略为摇动，得其微血洗此浆。不如用痘靥，更不如用鲜浆。"有引出，有引不出者"。

（六）出痘时宜辨

邱熺首论自接种至脱痂的正常过程，次论牛痘之真假；再论引种牛痘后之全身症候。他以脏腑经络学说解释诸症，"夜睡略惊搐、略烦躁者，主心经也；有略多眼眵者主肝经也；有略作渴、略作闷呕及泄泻者，主脾经也；有略咳嗽及喷嚏者，主肺经也；有夜睡龁牙者，主肾经也。"他强调"种牛痘，宜趁天行未到之先，引泄更佳"，否则有天行与牛痘并出之虞，此时宜认真辨别天行痘与牛痘之区别。他指出"有射利之徒，自作聪明，竟将天行痘浆与人刺引，及遇发

岭南
中医药
文库

时，浑身俱出"的情况。关于复种问题，邱熺认为引种牛痘一般一臂或只出一颗，"十数年来未见有再发者"。如引泄未清，恐有后患，可在一年、半年之后补种，如种一次一颗不出，须次年补种。关于饮食宜忌，他强调引种之初，宜食清淡各物，灌水时似弱则稍食鲜虾鲜蟹，催助浆水，壮旺者不食亦可。"忌食生鸡、鲤鱼、牛肉及一切煎炒热毒面食凝滞之物。"

（七）出痘后须知

他用或问的形式回答了诸多问题，如痘痂旁红肿，可用豆腐渣、三豆散、紫花地丁、芙蓉膏围敷；痂下脓肿，可用武夷山茶煎洗之，黄豆皮煎水洗之，或胭脂膏、鲫鱼膏、腊梅油贴之；肢节生疮以绵茧散敷；诸疮如湿烂，用金华散掺，疮干后以猪油调之。

书末，邱熺仍极力宣传引痘的好处，他说，这些经验都是出自亲试而立效者，"引无不出，出无不佳，不患后灾，不忧复发，以医痘至难之事，今变而为至易"，孰若趁其毒之未发，引而出之，不费一钱，不受一吓，何等放心，何等快意耶，所愿为父母者深信勿疑，同志者广为传布，此则予之厚望"。邱熺子邱昶，子承父业，在引种牛痘方面也卓有贡献 [6-8]。

三、种牛痘术国内传播情况 [6~7]，[9~10]

种牛痘术引进适逢我国天花猖獗之时，各地纷纷响应，反复翻刻《种痘奇书》与《引痘略》，并多次派人来粤学习，社会贤达捐资，举办牛痘局，引回痘苗，广施其术。

（1）福建邓旒携黄梅园于嘉庆间来粤从邱熺、汪崇德学习，回闽后于邵武邓家祠堂设牛痘房种痘，并于公元 1834

年撰刊《保赤指南车》。道光间，南海颜叙功宦闽，聘邱熺徒陈碧山携乳妇襁负婴童来穗引痘，回闽沿途接种。

（2）公元 1828 年，京师香山曾望颜翰林编修在米市胡同南海会馆建京师种痘公局（见图 4-4-17），痘苗由邱熺提供，其徒陈碧山接种，干苗多次失败，活苗成功后广为引种，并校刊《引痘略》、《种痘奇书》，两书广为传播；痘师郭尚先撰有《京师种痘局条约》。

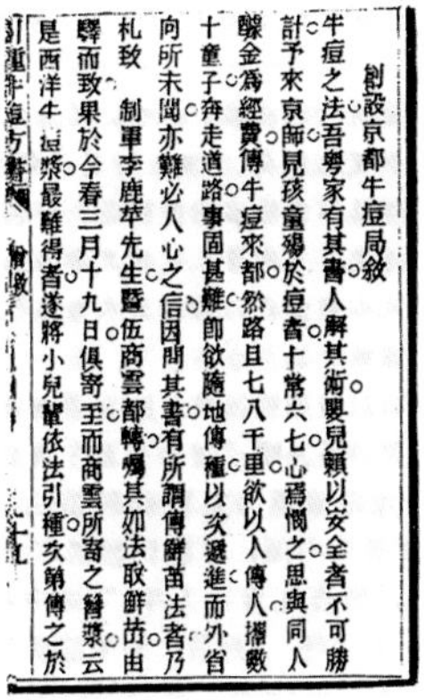
創設京都牛痘局敘

牛痘之法吾粵家有其書人解其術嬰兒賴以安全者不可勝計予來京師見孩童殤於痘者十常六七心爲憫之思與同人醵金爲經費傳牛痘來都然路且七八千里欲以人傳人播數十童子奔走道路事固甚難卽欲隨地傳種以次遞進而外省向所未聞亦難必人心之信因問其書有所謂傳鮮苗法者乃札致　制軍李鹿苹先生暨伍商雲都轉囑其如法取鮮苗由驛而致果於今春三月十九日俱寄至而商雲所寄之鮮漿云是西洋牛痘漿最難得者遂將小兒輩依法引種亦第傳之於

图 4-4-17　香山曾望颜翰林编修建立京师种痘公局经过

（3）湖南李瞻山延请在粤北乳源种痘的廖凤池赴相邻的宜彰种痘，传播斯术。

（4）江西新昌熊乙燃于公元 1835 年亲观湖南痘师种痘，遂在家乡设痘局，引进痘苗，其弟延廷与痘师引种。并刻《引痘略》，广为传播。痘师刘子堃又把种痘术由新昌传至奉新。

（5）四川陈煦侨寓扬州，他见习之后于公元 1837 年传种牛痘法入蜀。

邱昶于清道光二十七年（公元 1847 年）入京主持种痘。后又与陈碧山被各省督抚聘去种痘，自此种痘之术更传遍全国。

四、种牛痘术国际传播情况

公元 1820 年俄国派医生来华学习，德国传教士罗存德于公元 1846~1862 年携中文本《种痘奇书》回欧洲并翻译。朝鲜丁告镛，字茶山，公元 1828 年来华，得《新种痘奇书详悉》，后撰《时种通编》，首先在朝试种牛痘；其后池锡永

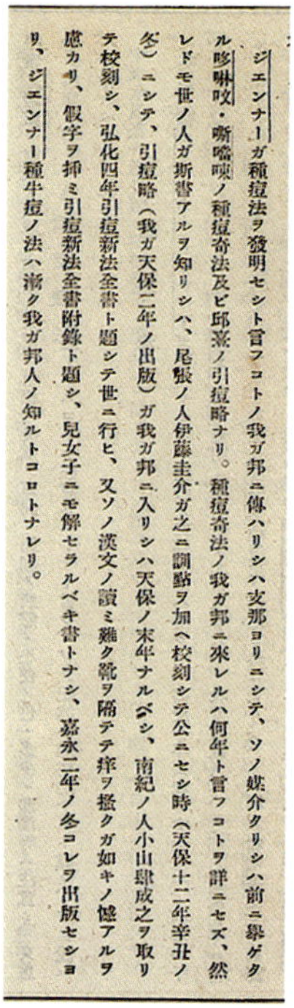
ジエンナーガ種痘法ヲ發明セシト言フコトノ我ガ邦ニ傳ハリシハ支那ヨリニシテ、ソノ媒介クリシハ前ニ擧ゲタル哆咻吱・嘶噓唊ノ種痘奇法及ビ邱熹ノ引痘略ナリ。種痘奇法ノ我ガ邦ニ來レルハ何年ト言フコトヲ詳ニセズ、然レドモ世ノ人ガ斯書アルヲ知リシハ、尾張ノ人伊藤圭介ガ之ニ訓點ヲ加ヘ校刻シテ公ニセシ時（天保十二年辛丑ノ冬）ニシテ、引痘略（我ガ天保二年ノ出版）ガ我ガ邦ニ入リシハ天保ノ末年ナルベシ、南紀ノ人小山肆成之ヲ取リテ校刻シ、弘化四年引痘新法全書ト題シテ世ニ行ヒ、又ソノ漢文ノ讀ミ難ク靴ヲ隔テテ痒ヲ搔クガ如キノ憾アルヲ慮カリ、假字ヲ挿ミ引痘新法全書附錄ト題シ、兒女子ニモ解セラルベキ書トナシ、嘉永二年ノ冬コレヲ出版セシヨリ、ジエンナー種牛痘ノ法ハ漸ク我ガ邦人ノ知ルトコロトナレリ。

图 4-4-18 《日本医学史》载《种痘奇书》、《引痘略》传日经过

大力推广牛痘接种，于公元 1885 年撰刊《牛痘新法说》。日本种牛痘之法早期传自中国（见图 4-4-18）。公元 1847 年伊藤圭介训点校刊《种痘奇书》；公元 1847年小山肆成校刊《引痘略》，公元 1849 年又插入假名，以《引痘新法全书附录》之名出版[11]。

五、启示

牛痘接种是根据免疫学理论而产生的一种预防天花的技术和方法，是西医学传入中国最为成功的例证，也是用中医理论改造使广大医界和百姓能够迅速接受最为成功的例证。其因素众多，主要有：① 岭南人勇于接受外来文化和科学技术的精神，岭南沿海是西医学传入中国最为便捷的通道。嘉庆后的清朝，天花肆虐，人痘接种无法全济，而接种牛痘法的传入正逢其时，首先接触的是洋行商人，尔后有中医的介入，他们的“为我所用、为人民造福的精神”令人敬佩。② 以邱熺为首的中医，依胎毒外引的传统理论提出引痘学说；以经络学说解释接种部位；重视传苗、保苗，种后调养，预防夹杂症等法以“活牛痘苗”免费传接，并给供苗婴儿以果金，从而取得了非常好的效果。加上当时处于主流的中医，广大群众乐于接受，邱熺、谭国、郑崇谦、邓旒等人著书、译书推广接种牛痘之功是不可没的。③ 社会有识之士的大力支持，捐资、捐俸办牛痘局，翻刻痘书以广其传。如十三行商人武崇耀独资支持广州种痘局 10 年，同治初广州

知府劳文毅年拨官银 150 两种痘；公元 1817 年时任两广总督的阮元，大力支持并诗赞邱熺"阿芙蓉毒流中国，力禁犹愁禁未全，若把此丹（牛痘）传各省，稍将儿寿补人年"（见图 4-4-19）。诗后跋文说："南海邱氏浩川，传西洋引小儿牛痘之法，二十年来行之甚广，余家小儿亦引之有验。"

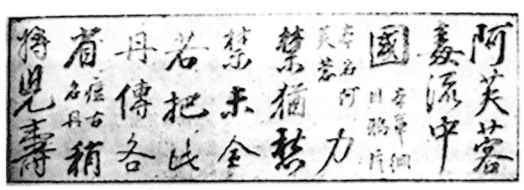

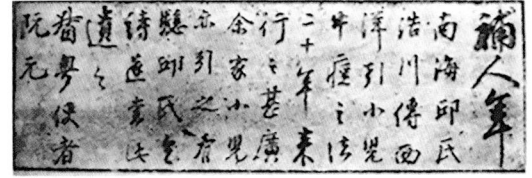

图 4-4-19 两广总督阮元题诗赞扬邱熺

参考文献

[1] Albert S. Lyone，R. Joseph Petrucelli Ⅱ. Medicine AnIllustrated History [M]. 中文国际版.台北：故乡出版社，1982：92.

[2] 葛洪. 肘后备急方 [M].影印本. 北京：人民卫生出版社，1956：35.

[3] 李经纬，林昭庚.中国医学通史：古代史 [M].北京：人民卫生出版社，2000.

[4] Otto L.Bettmann.A Pictoryal History of MedicineNewyork：Charles Thomas Publisher，1986：230-231.

[5] 梁志彬.广东十三行：会隆行 [M].广州：广东人民出版社，1999：304-309.

[6] 邓铁涛.中国防疫史 [M].南宁：广西科技出版社，2006：206-213.

[7] 赖文，李永宸.岭南瘟疫史 [M].广州：广东人民出版社，2004：683-695.

[8] 邱熺.引种新法全书 [M].影印本.广州：广东科技出版社，2009：61-99.

[9] 杨家茂.牛痘初传我国史略及其意义 [J].中华医史杂志，1990，（2）：83-85.

[10] 杨家茂.邓旒小传 [J].中华医史杂志，1987，（4）：201.

[11] 富士川游.日本医学史 [M].决定版.东京：日新书院，1941：593-595，720.

第五节　岭南近代医家对鼠疫、霍乱防治的实践

一、鼠疫

是一种由鼠疫杆菌传播的烈性传染病，死亡率极高。腺鼠疫通过鼠→蚤→人的方式传播，肺鼠疫通过人→人飞沫传播。公元 6 世纪第一次世界大流行，侵袭 20 余国；公元 1347~1350 年，第二次世界大流行期间，印度死亡 1 300 余万人，欧洲死亡 2 500 余万人，约占欧洲人口 1/4，当时称为黑死病。公元 1894~1900 年第三次世界大流行，波及 32 个国家。据伍连德的研究，我国鼠疫以公元 1644 年山西长治流行最早；清代《荇浦闲谈》记载的最为准确："雍正十一年（公元 1733 年）昆明痒子病大作，族中某户有二十五丁口，七天内死去三分之二"；其后《北江诗话》记载了清乾隆壬子至癸丑年间（公元 1792~1793 年）云南鼠疫大流行。岭南鼠疫有谓来自云南，也有谓来自缅甸、印度和越南，而广东近代最早见于北海，以后沿陆海

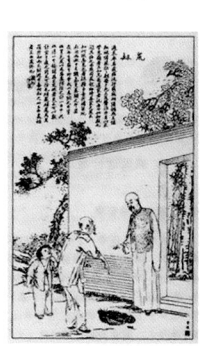

（1）罗孝卿收死鼠日达千余只

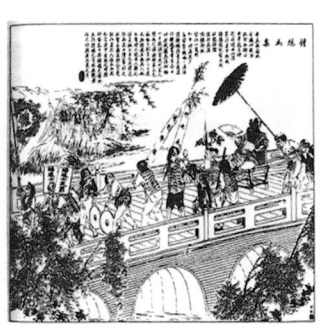

（2）广州人民祈神驱疫活动，政府防疫无作为

图 4-5-1　1894 年《点石斋画报》所载有关鼠疫图（引自《中国防疫史》）

两路传入粤港两地，终至造成公元1894年的甲午鼠疫大流行，先后死亡达10万之众（见图4-5-1）。当时的清政府无作为，主要靠民间自救，而中医为当时的主流医学，他们勇敢地站出来应付这种未识的烈性传染病，从防治的实践中积累经验，其中既有时方派的功劳，又有经方派的贡献，这些对后人治疗未明疾病多有启发。[1] 198, [2] 296, [3] 308, 705

（一）吴宣崇与《治鼠疫法》 [4-5]

吴宣崇字存甫，广东吴川人。著有《治鼠疫法》，后亦称《急救鼠疫传染良方》（见图4-5-2），包括原起、避法、医法、生药、各方几个部分，对病原学、流行学、防治学都有较先进的认识，是我国现存最早的鼠疫专著。在病原学方面，他认为这种疫气来自"地气"，提出同一地区城市者多死，而山林者可免；同一居宅，泥地黑湿者多死，而铺砖筑灰者可免；暗室蔽风者多死，而居厅居楼者可免。同一家宅婢女小儿多死，是因为她们经常贴地而坐或赤足踏地；其次为妇人，因为她们常居在室，再次为静坐寡出的男子。可见他已经看出阴暗潮湿处

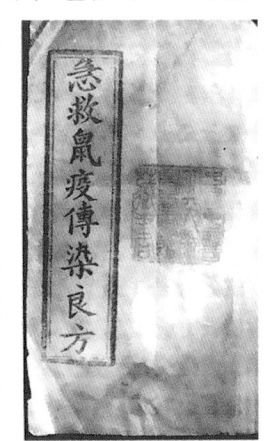

图4-5-2 吴宣崇《治鼠疫法》（1891年）1894年重刊称《急救鼠疫传染良方》

易于染病的特点，只是未能察觉跳蚤的传播作用。在流行病学方面记载更为详悉，他在《原起》中说："光绪十六年（公元1890年）冬，鼠疫盛行，鼠疫者，疫将作则鼠先死，人感疫气辄起瘰病，缓者三五日死，急者顷刻，医者束手。间有打斑割血，用大苦寒剂得生者，十仅一二而已。先是同治间（公元1862~1874年），此证始于安南，延及广西，遂

至雷廉沿海城市，至是吴川附城作焉。明年正月梅菉、黄坡及信宜东镇皆有之。三月后，高州郡城（茂名）亦大作，斃者每以二、三千计。离城市稍远者，染得病归，村乡亦有之。四月后，则瘰疬者鲜死；死者又变为焦热、衄血、疔疮、黑斑诸证。初有知广西、雷、廉之事者，劝诸人亟逃，人皆迁之。久之祸益剧，乃稍信前说，见鼠死则尽室以行，且多服解毒泻热之品，由是获免者甚众，越端午乃稍稍息。"综上可知粤西鼠疫系同治间由越南、中国广西传入，始于沿海尔后及于内陆；吴川鼠疫结合县志所载最早发生于公元1872年，以后反复流行遂成为受害最严重的疫区之一。公元1890年吴川鼠疫的特点是：起于冬而终于翌年五月；主要为腺型，死亡率高达80%~90%，四月后甚低；出现败血型则死亡率又高。吴氏提出一些可行的防避之法和生药方、熟药方、治出斑方、治疗疮方等。今保留的熟药方药味有：大黄、朴硝、枳实、川朴、犀角、羚羊角、黄连、黄芩、车前、泽泻、连翘、牛蒡子、桃仁、红花、紫草茸、紫花地丁、紫背天葵等，以急用猛药，切勿迟疑为嘱。

（二）罗汝兰与《鼠疫汇编》[5]

罗汝兰，字芝园，同治光绪间广东高州石城（今廉江县）人，他身历岭南霍乱、鼠疫的大流行，谓"乡复一乡，年复一年，为祸烈矣"。认为鼠疫一症，方书未载，在公元1891年春首试《医林改错》解毒活血汤，人人皆验；冬则附于友人吴存甫《治鼠疫法》之后付刻推广。公元1892年，故乡疫复作，又补其侄涂瘰一方再刻，广为流传，公元1893年曾治数百例皆效。

罗汝兰《鼠疫汇编》（见图4-5-3）是以《治鼠疫法》为底本，采其有用者，删其不宜者，补入己见，均明确标出，以保存原貌。突出之处是：病原不仅地气，也有天气；传入途径不仅口鼻，也从毛孔入；病机认为是"热毒中血，血壅不行"；治则为"解血毒，清血热，活血瘀"。于是将吴氏用大黄为主药的方剂删除，改用解毒活血汤加减。主方是连翘三钱，柴胡二钱，葛根二钱，生地五钱，当归钱半，赤芍三钱，桃仁八钱，红花五钱，川朴一钱，甘草二钱。强调初起切勿减少药味和分量。

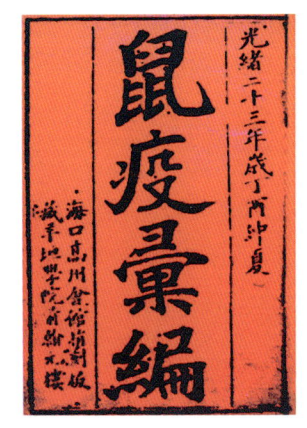

图 4-5-3　罗汝兰《鼠疫汇编》（1891 年）

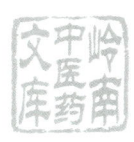

　　罗汝兰随实践的增多，经验逐步成为系统，辨证分三焦；临证分五级：轻、稍重、重、危、至危；用药剂量有轻重，药味有加减；煎药分轻清、稍重、浓重；服法有日夜连追法、即时连追法、单剂连追法、双剂连追法以抢救危重病人。公元 1895 年陀村鼠疫再发，毒盛症重，合计石膏有服至七八两，大黄有服至三四两，羚羊、犀角有服至四五两，西藏红花有服至二三两，桃仁、红花有服至斤余、二斤者。治愈达到九成。

　　罗芝园关心贫苦民众，重视就地取材，常用生草配方。如《增治鼠疫毒盛法》中载有清光绪二十一年（公元 1895 年）陀村大疫流行时所用的生药方："螺厴菜（积雪草）、地胆头（龙胆草）、白茅根，右三味为君，此外随其地之所有，如金银花、土茯苓、山鸡谷（淡竹叶）、坡菊、白莲叶、马齿苋之类，用大瓦锅熬水，未病者先服，清其源；既病者急服，解其毒，虽平日虚寒之人，得病亦须服此方，然后可救。"

黄坡经验方："散血丹叶一裹，偷油婆七只去头足肠翼，共杵烂，用赤小豆煎后滚水冲入，去渣澄清饮之，轻者三、四时泻青绿屎即愈，重者对时乃泻亦愈。此方救人甚多。"

水东经验方："蚌螺花，无花用叶，煎水饮之，不论其病为瘰核，为黑斑，为红瘀，为疔疮，为衄血，服之皆极效。亦有用生紫背天葵，生铁树叶，煎水服，俱有效。

治出斑方：紫背天葵，紫花地丁，金银花，生栀子，蒲公英，牛子（牛蒡子）各三钱，净水煎服。"

总之他的主张是："生药宜于贫家，熟药宜于富家，均可备用。"对于重症，加减中需用羚羊角、犀角、西藏红花者，他认为可随症加减以一般生熟药材代之。"热盛之症，加石膏、知母、淡竹叶，或雷公根、地胆头、白茅根之类，便可以清热；如兼有毒盛之症，加金银花、牛蒡子、人中黄之类，便可解毒；若热毒入心包也，羚、犀、花虽属紧要，然加生竹叶心、生灯芯、黄芩、栀子、麦冬、莲子心、元参心之类，便可除心包之热毒；若热毒入里也，加大黄、朴硝、枳壳以泻之，便可去肠腹之热毒。如此，则贫者亦费无几矣。"

罗汝兰《鼠疫汇编》多次翻刻，是岭南医家抗击鼠疫经验的代表作，影响大而且远。

（三）黎佩兰与《时症良方释疑》[6]

黎佩兰出身孝廉，后从医，肇庆高要人，颇有医名。当肇城鼠疫流行时用罗氏法辨证用药，治人无数，公元1901年遂著《时症良方释疑》（见图4-5-4），卷首印出时症第一良方：桃仁二两，红花一两，柴胡四钱，葛根六钱，生地一两五钱，甘草三钱，连翘八钱，赤芍六钱，归身三钱，厚朴三钱，苏木一两五钱，石膏一两先煎。认为鼠疫是由于"热

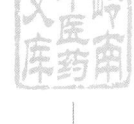

毒炼血成瘀"所致，所以推广是方。其书实是《鼠疫汇编》之摘要刊本，并添颇多心得己见（见图4-5-5）。书分：辨证，治法，论买药，煎药法，服药法，居处衣服饮食，思患预防等章。如论买药中，黎氏也考虑到贫家百姓用药难，以生药代替熟药之法。如：犀角可重用麦冬、竹叶卷心代之；羚羊角可重用石膏、茅根、大青叶代之；西藏红花可重用桃仁、苏木或生铁树叶、崩大碗、万年青代之。该书得到反复翻刻，广为流传。

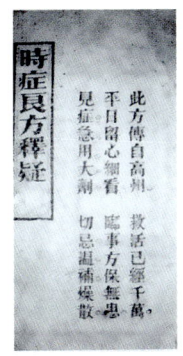

图4-5-4　黎佩兰
《时症良方释疑》
（1901年）

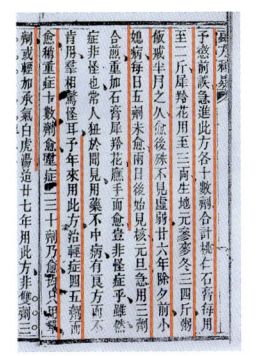

图4-5-5　《时症良方释疑》介绍罗芝园用解毒活血汤治疗鼠疫经过及自家实践经验

（四）梁达樵与《辨证求真》[7]

梁达樵，晚清南海人，未冠从戎，曾任总理营务处，兼领兵权10余年，壮岁游历外洋。于公余精研医学，临证业医30余年。他曾办崇正、述善等善堂及资助方便医院。在公元1898年米贵疫盛时，他平粜、治疫同时并举。公元1901年曾组织爱育、广济、崇正三堂合办，救治鼠疫病人无数。著有《辨证求真》（公元1905年）一书（见图4-5-6）。从五运六气出发，认为治鼠疫应本"热淫所胜，治以咸寒；燥淫

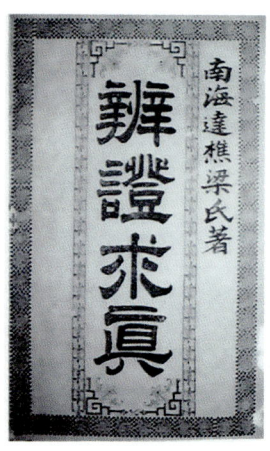

图 4-5-6 梁达樵《辨证求真》（1905 年）

于内，治以苦温；更要芳香辟秽浊，解内毒，通内窍。此证最防内闭外脱为第一法也。"他创立的三方是：

辟秽驱毒饮：西牛黄八分研冲，人中黄三钱，九节石菖蒲三分米泔泡，靛叶一钱五分，忍冬蕊五钱，野屈（郁）金一钱。适用于秽毒内闭，浊气冲心，治宜用芳香驱秽解毒，立服此方则奏效如神也。

清肺解毒饮：马兜铃二钱，冬桑叶三钱，连翘心二钱，牛蒡子三钱，北杏仁四钱，大粉草一钱，忍冬蕊三钱，瓜蒌皮三钱，淡竹叶二钱，杭菊花一钱五分。适于肺胃热毒，温热时症，宜用甘凉平剂者（见图 4-5-7）。

化气消毒饮：板蓝根二钱，天花粉三钱，野郁金六分，马勃二钱，晚僵蚕一钱五分，连翘二钱，牛蒡子三钱，银花露三钱，元参三钱，粉草一钱。适用于大头瘟，是为清热解毒之剂。

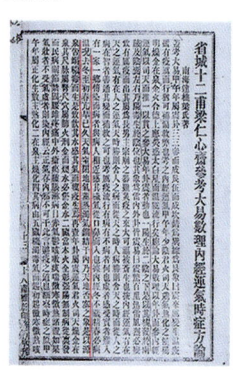
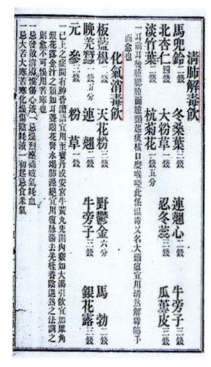
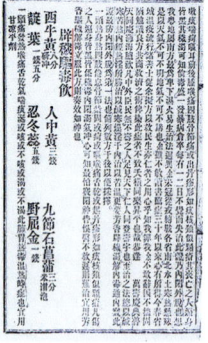

图 4-5-7 梁达樵《辨证求真》已认识到饮用污水可传染霍乱，并自拟治疗时方

464

神昏谵语宜用至宝丹或安宫牛黄丸。

外治法：一方是将铜钱一个，放在患处，用蒜头捣烂，以艾灸之，散其毒气；如毒盛用银针挑破，以安宫牛黄丸敷口，又开牛黄丸三分，即服辟秽驱毒饮即愈。一方是用蚌一个舂烂，敷痰核处，即服辟秽驱毒饮必愈。如见心胸闭滞，乃秽毒入心，即用路边菊叶、尖尾枫头、青蒟三味舂烂，加入雄黄、朱砂少许和匀，用双蒸酒煮熟熨心胸，即服辟秽驱毒饮则愈。

据其自述公元1892年、1895年、1897年用此方治疗鼠疫，屡获奇效，存活甚众。公元1901年鼠疫又起，因雨水过多湿症常有，辟秽驱毒饮宜加正赤小豆五钱，而其方中更示加西藏红花。

（五）黄炜元与《辩疫真机》[8]

黄炜元，字晖史，大埔人。主要活动于晚清19世纪，著有《医学寻源》、《时方歌括》等。《辩疫真机》（见图4-5-8）是他总结鼠疫治疗经验的专著，成书于清光绪二十四年（公元1898年）。其主要观点有：一是，鼠疫流行的季节性规律是多发于冬至一阳生之后，夏至一阴生之前。二是，鼠疫的病因是"蕴积之热，禀天令五运六气之淫所发。"就是说，内有蕴热又外感淫邪。三是，鼠疫的症候概括为"头眩眼花，微寒壮热，口苦大渴，呕吐吞酸，耳鸣耳聋，昏昏好睡，鼻干不眠，悴然昏倒，怔忡烦躁，小便短涩，大便闭塞，喉痛颈肿，语言错乱，癫狂欲走，循衣摸

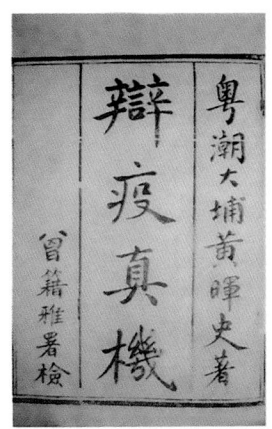

图4-5-8 黄炜元《辩疫真机》（1898年）

床，手足抽掣，四肢逆冷，结瘀生疔，口鼻出血，胸膈紧闭"。四是，"疫脉"的特点概括为"浮紧而空，沉小而数，沉缓而涩，左三部微，两寸关数，两尺脉无"。五是，"辨舌"概括为全黑、全黄、焦赤、枣色、猪肝色、舌捲如硬者不治。他又专立"未染前知"一项，指的是潜伏期或感染早期的症状，概括为："两眼疼泪，手目软疼，足膝酸软，筋脉跳动，忽然一阵热，精神无比，夜寐不宁，心下烦乱，小便痛赤，颈刿筋硬"，以便早期治疗。六是，确立治疗大法。根据"毒热由少阳直入少阴、厥阴"的病机，"斯病兼有邪扰，急而不缓"的病程特点，主张"用猛烈之剂，不如用醇和之药"，不用汗吐下法，"专用血药以荡涤其邪秽，和之、调之、消之、解之"。强调辨证用药，根据脉证慎用人参败毒散、知母白虎汤、大承气汤、三黄石膏汤、附子理中汤，行气加用厚朴、陈皮、干姜之类；清热加用牛蒡、连翘、花粉之类；实热加入大黄、黄连之类；发斑加龙胆草、苍白术之类。早期治疗用甘草芍药汤（白芍、赤芍、紫草、甘草）。他自创了一些方剂：统治方为姜黄地丁汤（姜黄、紫花地丁、生地、黄芩、当归、栀子、寄生、凌霄花、紫草、白芍）。又根据毒病发生经络穴位的不同立有翳风穴方：甘桔二冬加寄奴汤；极泉穴方：蒲公三花散；鸠尾穴方：葳蕤益芍茯苓汤；急脉穴方：巴戟寄生汤；阴廉穴方：凌霄寄生汤；五里穴方：滋肾补水汤；环跳穴方：巴戟芍苓汤；京门穴方：阴柔汤；日月穴方：继柔汤；治颈肿方：滋润金水汤、阳和汤、镇慌汤、甘桔紫白汤、加皮反本汤、消斑头壳散等。局部调擦用冲和散（紫荆皮、赤芍、白芷、独活、石菖蒲）。在饮食上他反对前人"戒谷气说"禁食粥饭、米气之论，强调人不可无粥饭。

总的看来，黄氏治核疫重视脉症，而从疫核发生的部位根据经络穴位辨证立方又极为特殊，总的立法用药重视运用血药如姜黄、赤芍、刘寄奴、凌霄花、紫草、当归、益母草、荆皮之类。清热解毒消核常用蒲公英、紫花地丁、金银花、黄芩、栀子。

（六）林庆铨与《时疫辨》[9]

林庆铨，字衡甫，又称药叟、药樵，福建官候（今福州市）人，身世不详。据清光绪二十四年（公元 1898 年）联元为《时疫辨》（见图 4-5-9）所作的序与该书自序可知他在光绪年间曾于粤东做过小吏，在新会做过从九品的巡检。是一个官而医者。治鼠疫有多年经验。联元序说："曩，余观察粤东惠潮，见衡甫岩然道貌，卓然行品，知其隐于末吏。今衡甫巡检新会之沙村，冷官多暇，具此成书"。对他的品德与医术评价很高。《时疫辨》是他利用公余之暇写作，经 9 年完成的。时在清光绪二十六年（公元 1900 年）。他口述，儿子东枢整理校刊，新会名医区德森、子静为之补笺眉批，从而成就了一家之言。他对区德森十分敬佩，说："先生治疫之道最为精详，其所诣直造叶吴之室。余所见治疫如先生者，不作第二人视。"因此，他附录了较多的区氏治疫病、医论、医方。清光绪二十七年（公元 1901 年），南海劳少慎见到《时疫辨》并为之重刻，评价是："余展诵至再，叹其见之明，论之确，深以未见颜色为憾。而尤敬服其所用心。夫当群言淆乱，独能准今酌古，

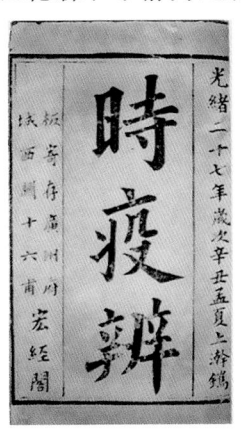

图 4-5-9　林庆铨
《时疫辨》（1898 年）

集医案之大成，已非庸庸者可及，乃犹不自秘惜，慨出其术以公诸世，其于人为贤，不肖何如耶！"

《时疫辨》的特色是："在学术思想上宗叶天士，吴鞠通的温病学说；在内容上以自家经验与附录诸家之言相结合；在治疗法上强调预防与治疗相结合，内治与外治相结合，重视解毒与疏达、辨证论治与鉴别诊断。"

全书计有《论略》及各论四卷。《论略》相当于概论，首先提出《原因》即病因，认为是"疫气"，"悉由气运郁发"，应当究"三因"，引用吴又可的"异气"学说和吴存甫的"地气"学说。《治疫四大纲》，谓："未病而防避之；已病而通解之；病重而消除之，病愈而调理之。贯穿预防、治疗、调理三方面。"《未病先知》所言为疫病的先兆。"肝热病者，左颊先赤；心热病者，颜先赤；脾热病者，鼻先赤；肺热病者，右颊先赤；肾热病者，颐先赤"。此说似来自《小儿药证直诀》。《未病》提出："修德行善，以挽正气；节欲省劳，以御戾气；内服清品，以固元气；外焚妙香以消浊"。并节录罗伯眭《新论》。《答人问疫方不验何故》评论了当时流行的五个疫方黄连解毒汤、荆防解毒散、犀角石膏、三承气汤、升麻鳖甲散不效的缘由，强调必须读"叶氏、吴氏之书，汇通互证"对症用药。最后节录了刘变之《温疫辨论》。卷一讨论疫病初起的治方。他分疫为温、寒二类，温疫立桑菊饮、银翘散、增减东垣普济消毒饮三方；寒疫立葱豉汤、杏苏散、桂枝汤三方。卷二立八门变法分治，以应对急、重变证。解毒通络法有"通解五毒饮"；通解三焦兼以养阴法有"八面通，两者为通治方"排脓破坚法有"通经逐瘀汤"，专治疫病结核；寓泻于补法有"增液汤"、"清燥汤"、"新加黄龙汤"治体弱及老幼疫病；开窍通里法

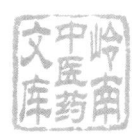

有"二圣救苦丸"、"消毒丸"，治时疫疙瘩重症；一味寒凉以清热法，有"独味腊雪水"，治时行瘟疫，生核者不用；预防陷邪法有"护心散"、"紫雪丹"及化癀丸、牛黄安宫丸、至宝丹；猛药宣泄法有"金鸡纳霜"即奎宁，以治重病。最后提出"疫病用药，不忌助湿，反以生湿为贵"的观点，认为麦冬、地黄、知母、元参、天冬、当归、丹皮、白芍可以润燥滋阴息风用于实热之症。此卷为本书之核心内容，出自林氏自家心得，卷末附录《周氏方案》、儿子林象枢把《慎斋药谱》、区德森《疫论》（介绍刺血、刮痧、外敷等外治方法及内消法，主要用治疫核）附于本卷中。

卷三讨论九种瘟疫中的疙瘩瘟、瓜瓤瘟，即核疫的辨证论治。特别介绍了自己用引经药的临床心得。立有专章《察看核生部位加药引经法》。本卷附有《区子静六经图说》和《各处验方》（申报方、龙州方，以及高廉、茂名、石城、高州、水东、广州、琼州、廉州验方，计内服、外治19条），亦为本书之重点。

卷四讨论大头瘟、虾蟆瘟、鸬鹚瘟、羊毛瘟、葡萄瘟、白喉瘟七种瘟疫的辨证论治，对于白喉有较多临床经验，本卷附有《出斑治法》、《叶天士斑痧疹瘰治法》。

综观《时疫辨》似是一本研究清末瘟疫辨证论治的专书，而以疫核为重点；书中论方自家者约占一半，一半出自附录。其学术应属温病学派一流。

（七）李守中与《时疫核标蛇症治法》[10]

李守中，顺德人。曾搜集湘、闽各地鼠疫外治之法用于治疗鼠疫，公元1909年乡人高超愚、卓樵甫为之刻印以传（见图4-5-10）。

方法："以中食二指，将核之皮面钳红，然后取玻璃针

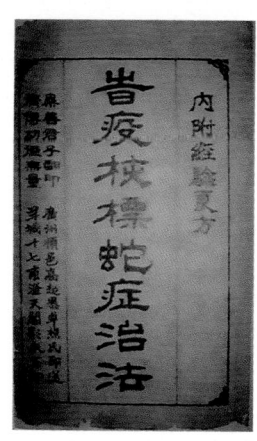

图 4-5-10 李守中 《时疫核标蛇症治法》 （1909 年）

尖刺之，约刺数下即可。须先预备小竹筒一个，大铜钱一枚，用纸包之，捻成一马蹄形，以油湿其蒂。待刺见血后，急用火燃着其蒂，置于核上，然后以竹筒之口，将火盖紧，用手扶住，勿令泄气。于是将核内之血吸出，约片刻即可启筒。将血拭去，用熊胆开好酒搽之。留刺口不搽，使核之毒气从此泄出也。再用敷核散搽之，干则再搽，务令常湿乃妙。"刺核有一些具体要求和方法，并须与瘰疬等鉴别。

敷核散：雄黄精五钱，生南星一两，生川芎一两，川连五钱，硼砂一两，生军一两，大戟三钱，神砂二钱，硫黄五钱，青黛一两，麝香四分。右药为幼末，用苦瓜汁开搽。

也可同时内治。此外治"法捷而速效，且鲜误治之弊"。

可以看出，此疗法是集刮痧、针刺、拔罐、敷药于一起，与内服药物并举的综合治法。

（八）易巨荪、黎庇留、谭星缘等伤寒家用经方治疗鼠疫 [11]

易、黎、谭 3 人是著名的伤寒家，在广州公元 1894 年鼠疫大流行期共商，因其甚似阴阳毒，而决定用《金匮要略》之升麻鳖甲汤与《千金方》五香散加减为治，后又改汤为散（雄黄、川椒间有不用）。期间易、黎两公在十全堂医局坐诊医病，活人无算。在易氏所著《集思医案》中有记载（见图 4-5-11）。

在流行病学方面，其描述是："广州始于老城，以次传

染，渐至西关，复至海边而止。起于二月，终于六月。凡疫疾初到，先死鼠，后及人。有一家而死数人者，有全家覆绝者，死人十万有奇"。

在临床表现方面："疫症初起，即发热恶寒，呕逆眩晕，甚似伤寒少阳病，惟发热如蒸笼，眩晕不能起。或目赤、或红、或黑、或吐虫、或吐血，此其不同也。"关于淋巴腺的肿大，他观察到"有先发核后发热者，有发热即发核者，有发热甚或病将终而后发核者，有始终不发核者"

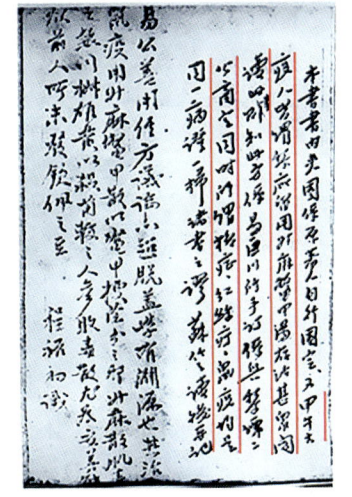

图 4-5-11 《集思医案》苏任之、程裕初跋文中肯定易巨荪首先提出用升麻鳖甲汤治疗鼠疫

等不同类型。发核部位则有头顶、胁腋、少腹、手足的不同，而以在手足部位者为轻。也观察到一些淋巴管炎，"有手指足趾起红气一条，上冲而后发核者"。并认为神昏、谵语、直视、牙关紧急、失音者难治。

在治法上应用辨证论治，以升麻鳖甲散为主方，重用升麻；也用四逆散加桃仁、红花、紫草、竹茹、花粉等；也有初起用桂枝汤、小柴胡汤加减者。外治常用酒糟、蒲公英、蓖麻叶、苏叶、片糖捣烂敷核，其治愈率在 60%~80%。

其后李石樵也用升麻鳖甲汤主治鼠疫，认为能疏通卫气营血，收效甚佳。

二、霍乱

我国古籍早有"霍乱"一病，主要指上吐下泻一类的食物中毒、感染性的胃肠炎症。而真性霍乱则传自印度，非我国所固有。岭南霍乱均来自世界大流行，第一次世界大流行（公元1817~1823年）时，于公元1820年传入珠江口穗、港、澳及潮汕，1821年传入海南，也可能涉及粤西、粤北。第二次世界大流行（公元1826~1837年）时，传入澳门、潮安、昌化、灵山、新丰、阳江、合浦、钦州等沿海地区。第三次世界大流行（公元1846~1862年）时，传入珠江口地区穗、港、澳和海南。第四次世界大流行时，流行于汕头。第五次世界大流行（公元1883~1896年）时，流行于广州、汕头、湛江、海口、北海、澳门等口岸地区。第六次世界大流行(公元1899~1923年）时，除潮汕、珠江口城市、海南外，廉州、归善也有流行。岭南霍乱流行以持续时间长，主要侵袭沿海地区，受害严重为特点 [1] 44, [3] 281~289。

（一）对病源的认识

岭南医家对真性霍乱初称为"疴吐"或"疴吐抽筋"，后称为"时疫霍乱"。公元1902年广州霍乱流行，梁达樵认为与当年干旱少雨饮秽毒水有关，提出"黄沙雾露，污秽浊湿浸淫于井，地气熏蒸，锢结于内，因而源泉告竭，海水咸浊，秽毒可知，是致饮其水而疫疠生焉"。关于病机则指出"更有从口鼻感受秽气，直行中道，入于心胸脏腑，邪正相争而为绞痛。稍缓须臾，正气不通，阴阳机息而死"。强调"脾阳不伤不泻，胃阳不伤不呕，邪正不争不痛。至疴泻不止，脾胃阳伤，元气立绝"。可以看出梁氏已观察到饮水传染而致的"水型流行暴发"的特征 [7]。

（二）辨证论治

梁达樵与罗芝园都论及此病，方剂相同，兹以梁氏所论之三证及罗氏一证列下 [7]。

1. 阴盛格阳

症见疴吐，或不泻而吐，或泻不止，或身痛寒热，或无寒热，或手足厥冷，或腹中痛，或有时烦躁。方用温补固中汤：寒食面三钱，抄参二钱（贫家用防党），白术五钱，炙草钱半，玉桂心一钱冲，吴茱萸二钱，茯苓五钱，干姜二钱，用地浆水以黄土搅水澄清煎药服（见图4-5-12）。

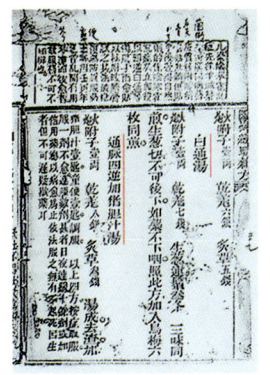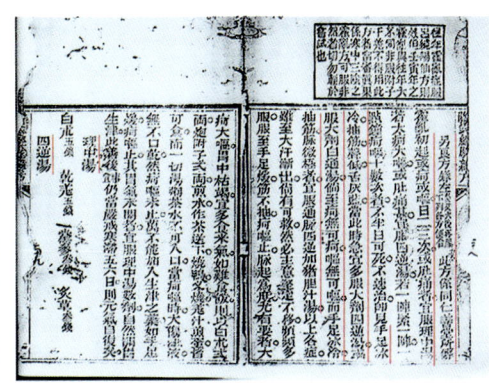

图4-5-12　《时疫辨》所录治霍乱良方用理中汤、四逆汤、白通汤、通脉四逆加猪胆汁汤

上述似是霍乱初起、吐泻期的轻中型病人，以疴、吐为主。方中用地浆水是指掘地三尺，达清洁的黄土层，尔后用新汲水沃入搅浊，取上清用之，从其用以疗霍乱，真意可能有在于补充盐分和过滤的作用。

2. 疴呕抽筋

症见既疴且呕，而兼抽筋，由湿浊郁于经络，筋急拘挛，伤人最速。方用加味五苓散：桂枝三钱，白术五钱，云苓六钱，闽泻二钱，朱苓二钱，薏仁五钱，汉防己三钱，苍术钱半泡。上述似是脱水型，或衰竭的重型病人。

3. 干霍乱

症见欲吐不得吐，欲疴不得疴，甚则抽筋，眩晕欲绝，腹中绞痛。系中阳本虚，卒中寒湿，内夹秽浊，伏阴恶毒，正气不通、闭塞。方用扶正祛邪汤：兼抽筋加桂枝二钱，薏仁五钱，汉防己三钱；正气一通加人参、槟榔钱半，蜀椒二钱炒出汗，淡干姜二钱，川厚朴二钱，茅山术一钱炮，广皮一钱。上述似是暴发型的干性霍乱，不待出现吐泻，即可因循环衰竭死亡。

4. 阳衰阴竭

症见汗多肢冷，眼塌抽筋，大渴引饮，舌干口燥，实吐泻已久，元阳已衰，真阴将竭之故。方用回阳汤：党参八钱，附子八钱，干姜四钱，白术四钱，甘草三钱，桃仁二钱，红花二钱，有力者改党参为丽参三钱。方剂来自《鼠疫汇编》。其后，伤寒家易巨荪用伤寒法，以理中汤、通脉四逆汤，四逆汤，重用附子，也抢救了不少病人，见《集思医案》。此似是严重脱水休克型的重症病人。

（三）灸法

公元 1902 年南海劳守慎《经验杂方》曾介绍其治霍乱灸法附录于

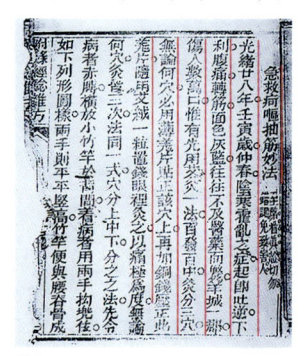

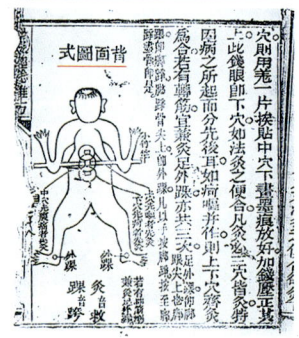

图 4-5-13 《时疫辨》所附劳守慎《急救疴呕抽筋妙法》

《时疫核标蛇症治法》中，谓"阴寒霍乱……唯有先用艾灸一法，百发百中"。所用隔姜灸法是：取背部上、中、下三穴，取穴以竹竿折量，似是接脊、悬枢、命门，每灸以铜钱压正下面贴于皮肤的姜片，在钱孔上加艾炷，以痛为度，各灸三次。如有转筋加灸外踝三次，并附有图（见图4-5-13）。

三、启示

回顾 19 世纪至 20 世纪初岭南霍乱、鼠疫的流行，它给人民带来的深重灾难，令人心酸不已。它不但传播范围广、死亡率高，而且与天灾人祸重叠。帝国主义的侵略，政府的昏庸腐败，更加剧了它的厉度。其教训的深刻令人永远难忘。其一是岭南有识的中医，不论是温病家还是伤寒家，他们不惧被传染，站在第一线探索这些不识的、古所未有的疫病，不论是在病原、预防、辨证，还是在治疗之法上，都取得了不少有益的经验，降低了这些烈性传染病的死亡率。由于历史的局限，虽未能弄清真正的病原和传播途径（西方于公元1893 年发现霍乱弧菌，公元 1894 年发现鼠疫杆菌，继而提出了预防方法）。但是，他们的献身精神和积极实践、研究的态度是十分可敬的，并为温病、伤寒增添了许多新内容。其二是政府的无作为加剧了传染病的灾害度而失去控制，任其流行。当时的清朝内忧外患，人民处在水深火热之中，根本没有公共防疫机构与措施，只靠人民自救。一方面祈神降福驱魔，一方面假医假药、虚伪宣传充斥城乡，任人行骗，无人管理，甚至尸横遍地而无人掩埋。这段惨痛的历史，昭示一个国家必须建立起完善的防疫机制，而医家首先应是一个爱祖国、爱民族的人，应为防治疫病、为民族健康、为国家昌盛，忠诚地完成自己的职责。其三是岭南处于祖国的南疆，海岸线长，开放城市多，交通频繁，传染病极易侵入传播。而清廷由闭关锁国，突然被迫开放，对防疫一事毫无准备，所以一有疫病流行即迅速蔓延，当时并无海关检疫可言，均操持在外人之手。这一亡国之痛在今天更应促使我们沿海开放城市建立忧患意识，牢固树立起完善疫病由国外传入的防控机制和疫病流行的应急防治措施。

参考文献

[1] 王季午.传染病学 [M].北京：人民卫生出版社，1959：198，44.

[2] 邓铁涛.中国防疫史 [M].南宁：广西科学技术出版社，2006：296-302.

[3] 赖文，李永宸.岭南瘟疫史 [M].广州：广东人民出版社，2004：281-289，308-312，705-790.

[4] 吴文清.中国第一部鼠疫专著、治鼠疫法 [J].中华医史杂志，2004，（2）：82.

[5] 罗芝园.鼠疫汇编 [M].翰宝楼藏板.1898（光绪二十四年重刊）.

[6] 黎佩兰.时症良方释疑 [M].广州龙藏街宝光阁版.肇城景福局刊，1901（光绪辛丑四月）.

[7] 梁达樵.辨证求真 [M].广州：十八甫维新印务局，1905（光绪乙巳）.

[8] 黄晖史.辨疫真机 [M].天生馆家藏版.1914（民国甲寅年新隽）.

[9] 林庆铨.时疫辨 [M].广州西关宏经阁藏版.1901（光绪二十七年）.

[10] 李守中.时疫核标蛇症治法 [M].广州十七甫澄天阁板石印本.1909（宣统元年）.

[11] 易巨荪.集思医案 [M].苏任之抄，手抄本.橘香书屋藏，程裕初识存.（原著于1894年，抄于1912年）

岭南医药启示录

岭南中医药文库

第六节　黄遵宪与《日本国志·工艺志·医》

一、黄遵宪传略

黄遵宪（公元 1848~1905 年），广东嘉应（今梅州）人，字公度，号人境庐主人（见图 4-6-1），光绪举人。清光绪三年(公元 1877 年) 任驻日使馆参赞，悉心研究日本国情，特别是明治维新，搜集资料，着手撰写《日本国志》（见图 4-6-2、图 4-6-3）。清光绪八年（公元 1882 年）任驻美旧金山领事，保护华侨华工权益不遗余力。清光绪十五年（公元 1889 年）任驻英使馆参赞，清光绪十七年（公元 1891年）任新加坡总领事，倡立图南

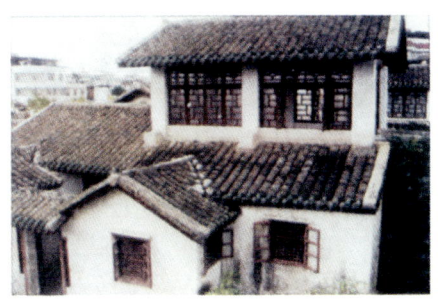

图 4-6-1　1884 年黄遵宪亲自设计建筑的嘉应故居"人境庐"藏书八千册，现为文物保护单位

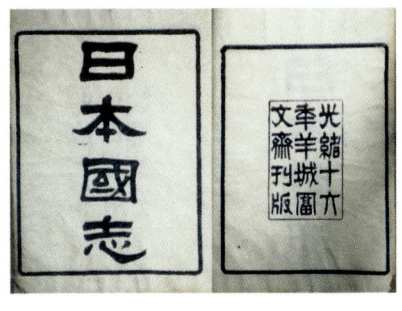

图 4-6-2　《日本国志》封面及内封

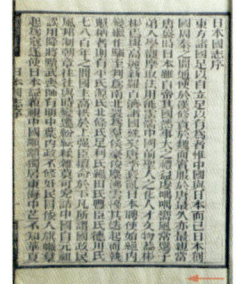

图 4-6-3　《日本国志》序言

社，反对清政府对归侨的歧视政策。清光绪二十一年（公元1895年）任江南洋务局总办。清光绪二十二年（公元1896年）在上海出资参与创办《时务报》以救亡图存为己任。清光绪二十三年（公元1897年）任湖南长宝盐法道，署理湖南按察使。延请梁启超主持时务学堂，积极参加"南学会"活动，倡议设学校，筹水利，兴商业，劝工业。次年（公元1898年）任出使日本大臣，因病未能就任。参与戊戌变法，在上海被扣留于洋务局，后被释放，罢归乡里。黄遵宪为清末外交家、诗人，有《日本国志》、《人境庐诗草》、《日本杂事诗》等著作。他具有爱国主义思想，反对帝国主义和清政府的腐朽昏庸，是清末改良主义的政治家。他在《日本国志》中，对日本汉方医的历史和在明治维新时状况阐述甚详，不仅对我国后来中医界反废斗争具有参考价值，而且对学界了解日本汉方医学的发展全貌也有所借鉴。其文简而赅，不过万言，但内容丰富，史料准确，至今仍足兹参考[1-2]。黄遵宪是岭南乃至中国系统研究日本汉方医学史的第一人。

二、学术成就 [3~4]

（一）著书目的

黄遵宪借出使日本之机，"习其文，读其书，与其士大夫交游遂发凡起例，创为《日本国志》一书，朝夕编辑，甫创稿本……"，后经几年"闭门发箧，重事编纂，又几阅两载，而后书成。"他写作的目的是让国人深入了解日本的变革，做到知己知彼，而求强国之路。他在序言中说："昔契丹主有言：'我于宋国之事，歼悉皆知，而宋人视我国事如隔十里云雾'"。"以余观日本士大夫类，能读中国之书，考中国之事；而中国士大夫，好谈古义，足以自封于外事，不屑措意，无论泰西，即日本与我仅隔一衣水带，击柝相闻，朝发可以夕至，亦视之如海外神山，可望而不可即。"在《凡例》中，他还强调"考古即所以通今，两不偏废"的思想，说："检昨日之历，以用之今，则安执古方以药今病则谬。故杰俊贵识时，不出户庭而论天下事，则浮座云雾；而观人之国，则谙兵家贵知己知彼。

日本变法以来，革故鼎新，旧日政令，百一不存。今所撰著皆详今略古，详近略远，凡牵涉西法，尤加信详。"在这种思想指导下，他对日本汉方医学发展的历史，主要表达的是历史的变迁，明治维新时期的走向，《日本国志·工艺志·医》（见图 4-6-4、图 4-6-5）文字不过1 万，他通过结交日本医界朋友，研究日本医学史，搜集大量相关资料，史料与论

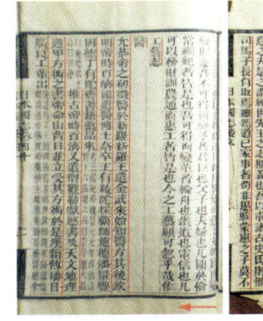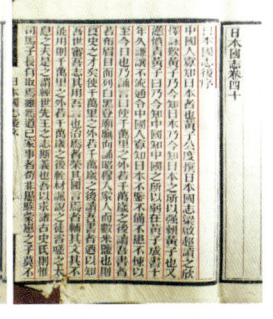

图 4-6-4　《日本国志·工艺志·医》首页

图 4-6-5　《日本国志·后序》

点基本准确，而对汉方医的命运预测也很中的。

（二）汉方医学的传入日本

黄遵宪认为是由古朝鲜三韩和我国传入的。他说："允恭帝之初（查为公元 414 年）征医于新罗，新罗王遣金武来，始知医。"其后百济德来（查为公元 459 年）渡日，子孙世居难波，称"难波药师"；钦明帝时（查为公元 553 年）医博士王有陵陀、采药师潘量丰与丁有师携书籍和药品来；推古帝时（查为公元 602 年）有僧劝勒，携历书、天文、地理、遁甲、方术之书来。于是汉籍传播日广，良工辈出。"

中国人最早渡日的是汉灵帝刘氏后裔（查为五世孙阿留王，时公元289年，子孙世代为医，遣隋使倭汉直福因，更后的丹波康赖，都是他的后代）。吴王照渊的后代（吴人知聪）于公元562年渡日，名善那，"献释、医书，帝赐号和药使主"，世代为医（查日本医学史有认为善那使主是知聪子之称号）。

（三）中叶仿唐制，振兴医学

黄遵宪谓"中叶"，查指文武帝大宝元年即公元701年制定《大宝令》实行大化革新后的奈良朝、平安朝，仿唐朝典章制度，相当于公元710~1192年。设典药寮、典药头、助、允、属、医博士、女医博士、针博士、侍医医师、医师得业生；施药院使及主典使生等职。""天平宝字二年（758年）诏使医生讲太素、甲乙、脉经、本草；针生讲、素问、针经、明堂脉诀。天历元年（公元947年）又诏课试医道学生，盖医有专官，官有世业。故所业较精者，著述亦不乏"。他举出的著作基本概括了当时的水平，如：大村直福《治疮记》，物部广贞《摄养要诀》，菅原岑嗣等《金兰方》，和气广世《药经》，丹波康赖《医心方》，小野藏根《太素经》，安部贞定、出云广贞等《大同类聚方》，源（查即深根）辅仁《掌中方》、《养生抄》、《倭名本草》，梶原性全《万安方》、《顿医抄》，细川胜元《灵兰集》等。

（四）幕府时代（公元1192~1868年）

镰仓幕府当政，"王室衰微，医失其官"，实为僧员；"足利氏失驭，海内鼎沸，医学亦废，唯专守宋《和剂局方》，以固陋自安"。其后医学发展，形成不同学派。

1. 后世派

由曲直濑正庆创立，出自田代三喜（查曾留学中国），足利学校之门，宗李东垣、朱丹溪之学，著《启迪集》，得丰臣秀吉、德川家康眷爱。子正绍、孙亲纯、婿正琳、门人秦宗巴皆有医名。"自后医方一主稳重，其弊至迂拘胶泥，姑息养痈而不自知"。

2. 古方派

"名古屋玄医、后藤达、北山道长、香川修德、吉益为则等先后崛起，倡复古之说，以革除旧习，专宗仲景，以上溯灵素，道为一变"。创"万病一毒论"，作气血水《药征》等。"然惩创太过，或失武断，末学承流，徒守言鉴。而其弊至攻下泛投，草菅人命"。

3. 折衷派

"有荻野元凯、福井榥、和田璞、多纪元德、多纪元简辈，一矫其弊，精心覃思，折衷今古，补泻温凉，无所偏执。"

（五）江户时期

江户时期汉方各科有很大发展，出现多种流派，各具特色，黄遵宪对各个专科的成就与流派，阐述亦很全面公允。

1. 本草学

"有向井元升《和名本草》、贝原笃信《大和本草》、稻生宜义《庶物类纂》千卷。又有阿部照任因飓风漂流至福建，居中国 18 年，学得本草学而归，"后之道本草者，皆祖稻生、阿部二氏。""

2. 妇人科

"古隶于治创家。有中条氏最著名，女医称为中条流，至贺川元悦、蛭田克明，而术益显。"

3. 针灸科

有杉山流，杉山和一创管针；意斋流，松岗意斋，以金银制针，取其温和，以小槌打入肤肉；骏河流，"加茂祠官骏河、吉成父子，皆师事益斋，称良工"；吉田流，"吉田意休曾往明学针刺于崔杏林，留七年，尽得其法，著《针刺家鉴》，授其子孙"。（查意休于永禄初，约公元1558年来中国，从杏林周学习针灸7年归国，传子意安亦有医名）。

4. 疡科

有鹰取流、南蛮流、樽林流。

5. 诊腹法

"竹田定加、松江意斋首创其术，后北山道长著《诊腹法》，堀井直茂著《腹诊书》，浅田维寅著《诊腹秘传》，高村良务著《腹诊秘传》，但"皆局于脏腑配当、左右分位，未免附会。至香川修德、吉益为则乃直据腹之软硬、弛张及跳动、拘急、块磊等状以辨虚实死生，十得其九。至濑丘挺益，阐发微旨，无复余蕴，近世咸师之"。考腹诊，源自张仲景《伤寒论》，《肘后方》、《诸病源候论》有所发展，后因封建礼教所拘，我国医家乃忽略之。日人重之，遂成为日本汉方医一大特点。黄遵宪特着笔墨加以介绍。

（六）明治维新时代（公元1868~1885年）汉方衰微

公元1874年日本侵占了我国台湾，公元1877年黄遵宪出任驻日参赞，适当日本明治维新后10年，他目睹汉方医的变化，作了如下叙述。"逮夫近日，西学盛行，一二汉医如浅田宗泊，尊闻行知，守道不变，而后进晚出，咸以西医为指归矣"。又说："若近日西医，于未通商前，既有前野达、杉田翼、宇田川普（查应为"晋"）等讲究洋学，而以桂川国瑞为至精，然当时第得之口传手习，今则朝廷所尊，洋学日闢，直就原书以研覆其理，其必有兼中西之长，擅内外之治，以其术鸣世者矣。"

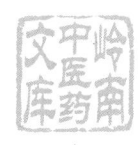

岭南医药启示录

黄遵宪赞扬的汉方医家浅田宗伯，时称江户"幕末汉方第一人"、"明治汉方最后之巨头"，著有《皇国名医传》（见图4-6-6、图4-6-7）、《勿误药室方函》、《先哲医话》、《伤寒辨要》、《脉法私言》、《暴泻须知》等书。据《先哲医话》载，黄遵宪不仅请他为之诊病，体验汉方医术的精妙，还为其著作题跋。他们之间有较

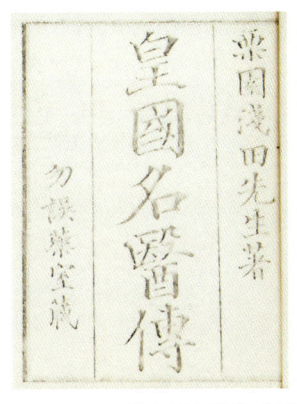

图 4-6-6　《皇国名医传》封面

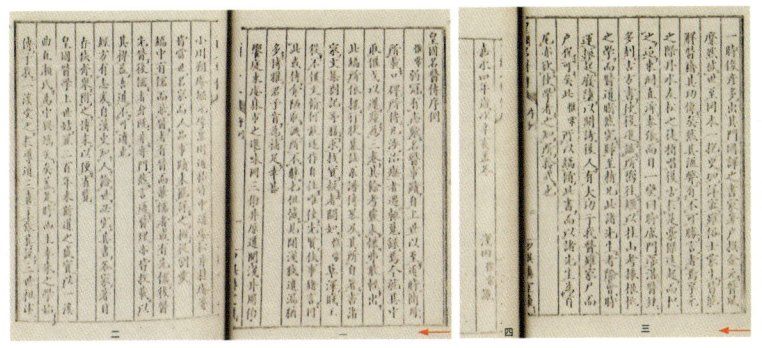

图 4-6-7　《皇国名医传·序例》

深友谊。黄遵宪在书中说："浅田宗伯名惟常，号识此，信浓人，天资豪爽，学问舍短赅博。凡医家之书，莫不搜索贯穿，取长舍短，积蓄浸涵，若己有之。其诊病也，应变投机，不缪一说，少负盛名。庆应初，法国某将军患沉疴，乞医于将军，命宗伯疗之，不出数旬而愈。"据矢数道明《近世汉方医学史》谓，时约公元1865年，法国驻横滨公使某，突发腰脊痛，西医诊断为风湿，治疗无效。幕府命浅田为之诊治，以见左跗阳脉（足背动脉）涩滞、十四、十五椎凹陷，

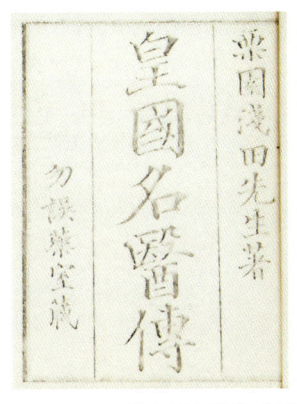

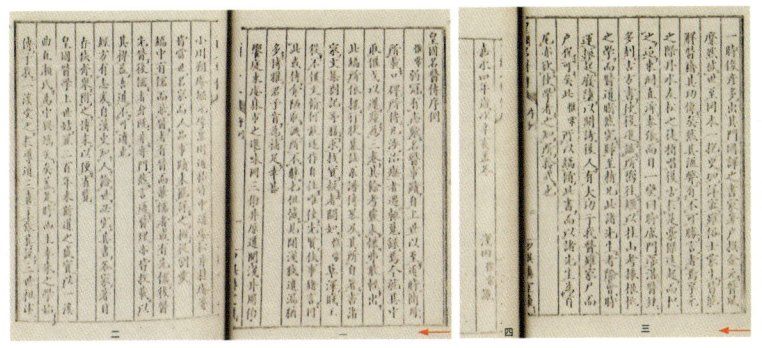

诊断为有宿伤。患者回忆确有多次坠马受伤史。经投方药与针刺，一旬而愈，因而在日法两国美誉盛传。明治四年美利坚学校汇聚诸国医籍，日本以宗伯所著《皇国名医传》应之。所著医书凡三十四部、一百七十卷。

黄遵宪 1877 年渡日，旅居日本 4 年有余，看到日本全盘西化，汉方医学日渐衰落，"朝廷所尊，洋学日闢"的趋势，提出日本医学将来发展势必然是"中西兼长"的远景，实有远见卓识。

有数首咏述日本汉方医学内容。如："几辈僧医宋局方，后宗李朱亦偏长，说经许郑医灵素，隔海同辉万类光"。是说曲直濑道三创立后世派，宗李朱医学。名古屋玄医等又创复古派。"摩腹能用揣骨神，居然着手便成春。更烦带下名医手，缓解赭颜记秘津"。是说濑丘长珪长于腹诊，近习西医做妇科检查，以防性病传播。"遍搜本草谱群芳，千卷书传海上方，采药如编十州记，岂知多少入医囊"是说日本近世本草学家稻生若水所著《庶物类纂》千卷的成就。"是何虫豸竟能医，药笼同收败鼓皮，搜得龙宫外药方，补箧脚气集中诗。"原诗注曰："有远田澄庵者，世业此医，其法用水蛭箝于膝盖，俾吸水肿，即果腹，则置之水桶，则易一虫，久而觉痒，则肿退而疾除矣。余谓此方为中土所无，澄庵临别，谆谆求余他日作《杂事诗续编》，为补入其名，盖亦种树郭橐驼之类也"[5]。查《日本医学史》，远田澄庵是明治初期名医，曾任太子侍医，公元 1871 年曾参与东京脚气医院汉方与西医治疗效果的比赛，他以丰富经验取得比西医为佳的良好疗效[6]。

三、启示

一位外交家，出于爱国，使中国积弱返强的目的，悉心研究出使国有关各方面的历史与发展情况，以为振兴中华之参考，其用心良苦，令人尊敬。其中对汉方医学的历史研究尤为深邃，是我国研究日本汉方医学史的第一人。可惜因时仅4年，未能目睹其彻底衰落，但他已有所预见。日本公元1875~1876年先在三府后在全国府县实施"医师学术试验制度"，因考试内容均为西医学，汉方医多无法取得开业资格，遂陷入危机。其间虽于公元1879年浅田宗伯、今村了庵任太子保健的"祇候"，浅田宗伯等组织温知会，出刊《温知医谈》；公元1881年汉方医家在东京建立皇汉医学研究所。后各地又相继成立讲习会、学校、医院、办报办刊，并向政府请愿汉方医术开业获允许；公元1890年，以浅井国干为首的汉方家又建立全国性的"帝国和汉医会"，致力永远保续和汉医学的传统，并于公元1891年、公元1892年两次向国会请愿，已取得多数赞成，后因国会解散未果。惜在公元1895年第三次请愿，在国会终以27票之差被否决，日本汉方医遂陷入夭折凋落[7]。现在日本汉方医都须具有西医开业资格，才能应用汉方临床治病，针灸按摩则有专业，中药研究则由药学家采用现代科学方法。

日本汉方家议会斗争的失败，对我国中医反废止斗争提供了经验教训。我国采用的是统一战线的策略，中医药界与广大有识之士的联合、人民群众的支持、国内与国外华侨的团结一致，奋起进行持久的抗争。不单靠议会斗争，终于取得了存续发展中医的胜利。在回顾这段中医生死之战的历史时，我们不能忘记黄遵宪对日本汉方医学史研究的贡献。

参考文献

[1] 中国历史大辞典清史卷编纂委员会. 中国历史大辞典：清史下 [M]. 上海：上海辞书出版社，1992：647.

[2] 辞海编辑委员会. 辞海：4 [M]. 缩印珍藏本. 上海：上海辞书出版社，2000：2474.

[3] 黄遵宪. 日本国志：工艺志：医 [M]. 羊城富文斋刊板，1890（光绪十六年）.

[4] 富士川游，小川鼎三. 日本医学史纲要 [M]. 东京：平凡社，1974.

[5] 黄遵宪. 人境庐诗草笺注 [M]. 钱仲联，笺注. 上海：上海古籍出版社，1981：1148-1149.

[6] 小川鼎三. 医学的历史 [M]. 东京：平凡社，1964：206-209.

[7] 大塚敬节. 东洋医学 [M]. 东京：春阳堂，1982：114-116.

第七节　清末民初广东伤寒学与温病学之发展

清代至民国时期，广东伤寒学与温病学有长足的发展，表现为著名的医家与著作的林立，由师徒相授而举办学校，应对传染病能力的增强等等。考其原因，主要：一是病谱的变化，海外传来许多新的疫病如霍乱、烂喉痧等，旧传染病如鼠疫、天花不断爆发流行。二是西医传入，废止中医之举屡起，中医危亡之际，不能不起而抗争，研究理论、提高临床诊治水平、举办学校、出版著作与刊物都势在必行，实际是寻求奋发图强、发展中医之路。现就清末民初有代表性的几位伤寒学家与温病学家略加介绍，以见一斑。

一、广州伤寒四大家

苏任之在《集思医案》手抄本的序言中写到："清季之末，广州医林中以专研经方著名者有四人焉，当时称为'四大金刚'，乃陈英畦、黎庇留、谭彤晖、易巨荪是也。英公著述有《读过伤寒论》、《读过金匮论》、《麻痘蠡言》三书行世。庇公著有《伤寒崇正编》。谭公为南海县举人，号星缘；亦作星源，有无著述未详。至于易公之著述余仅见此医案一帙耳。易公名庆棠，号巨荪，亦作巨川，鹤山县人，寓西关小半甫，榜其门曰'集易草庐'，民国二年去世。其运用经方，比之英、庇二公更为灵活。"[1] 这段评语大致表述了四人当时在广州行医的盛况及其生平著述。

（一）陈伯坛 [2] 221、[3] 310~319

1. 陈伯坛传略

陈伯坛，号英畦（公元 1863~1938），人称"陈大剂"，（见图 4-7-1）新会外海（今江门市外海乡）人。自幼刻苦学习，公元 1894 年举孝廉，后绝意仕途。陈伯坛博览经史，精通周易，尤好医学，于历代医书无所不窥，追本求源，最后专攻

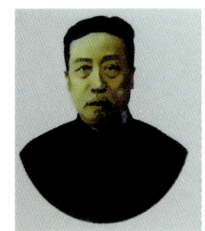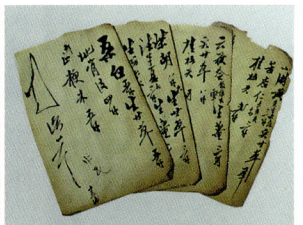

图 4-7-1 伤寒家陈伯坛和他的处方

仲景伤寒之学，成就闻名医林。他在 21 岁中举，22 岁悬壶济世。公元 1905 年任广州陆军学堂中国医学总教习，主讲《伤寒论》；公元 1924 年在广州教育南书坊街举办中医夜学馆，学员多为广州执业名医，如鞠日华、程祖培等。公元 1930 年陈伯坛举家迁港，于文咸东街文华里设医寓，晚年开设伯坛中医学校，授伤寒金匮之学。期间香港曾流行天花，西医以治疮疡之法，一见灌浆即行刷洗，十无一生；陈伯坛以中医传统治痘内服中药法治之，并善用膨鱼鳃，全活甚众，

以故名噪香江。陈伯坛门下弟子知名者如程祖培[4]、钟耀奎、鞠日华[2]240、彭泽民[2]195等。"四大金刚"中以陈伯坛影响最大，著述亦多。

2. 著述

《读过伤寒论》（公元1929年）共18卷，40余万字，原书为伯坛中医夜学馆讲义，经多年努力，三易其稿，始得刊印。后原版毁于二战时，其弟子彭泽民于新中国成立后献原版书，由人民卫生出版社影印，于公元1954年出版1 000册，内部发行，今己仅见[5]（见图4-7-2至图4-7-4）。

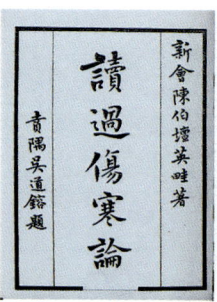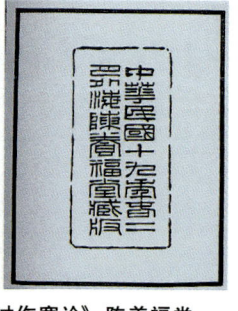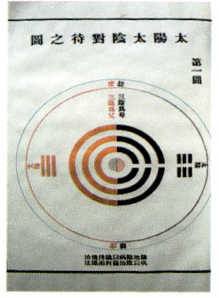

图4-7-2 陈伯坛《读过伤寒论》陈养福堂藏版，民国十九年（公元1930）刊

图4-7-3 《读过伤寒论》插图示太阳太阴关系图

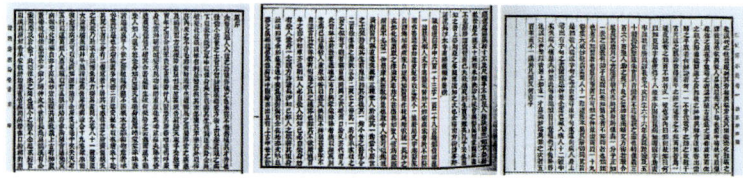

图4-7-4 《读过伤寒论》首先对张仲景《原序》作出自己的解释

《读过金匮十九卷》（公元1938年），仅1卷，为《读过伤寒论》之姐妹篇，原作为伯坛中医专门学校讲义，经修改而成书。

《伤寒门径》（公元 1937 年），仅 1 册，又名《陈大剂伤寒门径读法》，由弟子鞠日华撰述，为光汉中医专科学校讲义。

《麻痘蠡言》（公元 1930 年），仅 1 册，除载有陈伯坛诊治麻痘经验外，尚包括内科杂病临证经验。

3. 学术思想特点

（1）倡导读原著，以经解经。陈伯坛致力于长沙之学数十年，尝言"余读仲景，几乎揽卷死活过去"，认为内、难与伤寒论"异其辞却同其旨"，要求"从没字句之空白处，寻出字句来，还向病人身上寻出有字句之书，简直是仲景全集已藏入病人十二经中矣，失病人就是失仲景"。他在著述《读过伤寒论》和《读过金匮十九卷》两书时，"考证字句，抉发经义，复以临床经验相发明，于宋以后诸家注疏多所批评。由于用力精勤，识见赅富，故能阐幽探奥，融会贯通，自成一家言"。

（2）重视基本概念理解。他在《读过伤寒论·门径》中首先阐释《伤寒论》中重要概念的理解，包括生理病理：寒、病、化、气、经、脉、营卫津液、经脉；证症：阴阳、寒热、表里、虚实、厥逆、三阴三阳、渴、小便、大便、烦躁、痛满；治法：汗、吐、下、和等。

（3）强调正确的研读方法。他在《读过伤寒论·凡例》中公然申明"是书非集注体裁，无一句取材于注，但求与仲圣之言诠吻合"；在《读法》中具体批判前人所注之不当，包括注家之"死煞"（意为死板而错误的解释），如"嘉言之僭乱原文、修园之规复原文、元御之窜乱原文"。至于《金匮》，他提倡与《伤寒论》合读，认为"伤寒分卷不分门，金匮分门不分卷"，所以把《读过金匮十九卷》作为全书的第十九卷。

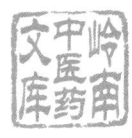

（4）着重豁解阴阳之论。陈伯坛认为"长沙实则以阴阳二字为心法，知阴知阳为眼法，治阴治阳为手法"。伤寒"非论阳即论阴，平脉三十字，字字是阴阳；数脉五十息，息息是阴阳；三百九十七法，法法是阴阳；一百一十三方，方方是阴阳"。如论营卫津液，他认为"营阴而卫阳，液阴而津阳"，"营卫本出于阳，而行周于阴；津液本生于阴，而弥漫于阳"。论表里认为"三阳有三阳之表里，三阴有三阴之表里"。太阳病从阴化，"太阳不开病为表"；太阳病从阳化，"太阳已开病为外"，其他各经皆然。总之，"从表面透入一层，层层是里，不言里则言内；从里面透出一层，层层是表，不言表则言外。此十二经阴阳离合之表里也"。论虚实，认为"实属阳，故三阳多实证；虚属阴，故三阴多虚证，但虚邪不能独伤人，是伤寒已从虚得之，故书内虚状不胜书"。论寒热认为"三阳之寒热是阳寒阳热，三阴之寒热是阴寒阴热"，阴阳属性不同，寒热性质迥别，如白虎证之寒是发于阳之寒，四逆证之热是发于阴之热。论治法，认为诸法本质均在于调和人体之阴阳，将阴阳逆乱恢复为阴平阳秘。小柴胡汤是和剂，桂枝汤更是调和营卫的和剂，"面面和，不外和阴阳也"。

（5）阐发三阴三阳气化。历代医家对六经本质认识不一，有认为是足经，有认为是手足两经，有认为是经络之外涉及脏腑，有认为是"经气"，有认为是六区地面，人身分野。陈氏则认为三阴三阳是"天与人属共同之美名"，"在天为岁时之气，在人为脏腑之气"，"三阳之上寒燥火，三阴之上湿热风"，天人相应，息息相关。天之六气，人患之，谓之六淫；人不患，人身六气谓之阴气和阳气。就是说失常的天之六气是邪气，人体正常的三阴三阳是正气。三阴三阳与经络脏腑的关系用"离合"来表达，即"三阳与六腑相离合，三阴与六脏相离合"。"离"是不可等量齐观，"合"是密切相关。这是因为"经络脏腑乃有形不易"，指人体组织结构实体；"三阴三阳是无形活动"，属人体生理功能。他不同意"言太阳便曰膀胱，言阳明便曰胃，言少阳便曰胆"的僵死观点，它应是一个灵活的范畴。此外他还深入阐发了三阴三阳气化的规律和"经不传"的理论。

（二）黎庇留 [1] 217, [3] 308

1. 黎庇留传略

黎氏（公元1846~?），名天祐，字庇留，又茂才，顺德人。以儒通医，专师仲景，深窥堂奥，于光绪六年（公元1880年）开始行医，公元1894年任省城十全堂医局医席，民初在广州流水井设医寓"崇正草堂"，大厅高悬"振兴医风，挽回国命"牌匾以自勉。他医术精湛，能"见病知源，初治者刀圭必效"；医德高尚，尝曰："人生最可贵者，莫如尽已之力，以为斯民服务。果忠诚在心，廉洁自守，则益在人民矣。何孜孜为己哉？"故"生平淡泊名利，以济世活人为职志"。

2. 著述

《伤寒论崇正编》五卷（公元1925年）[6]（见图4-7-5）。据本书左公海序所言，黎庇留"尊师仲景，读逾万遍，背诵如流。旁览百家，眼光别具，分勘合勘，诸注得失抉其微，以经证经。群言淆乱衷诸圣，如是者有年。既而造车合辙。……泊乎

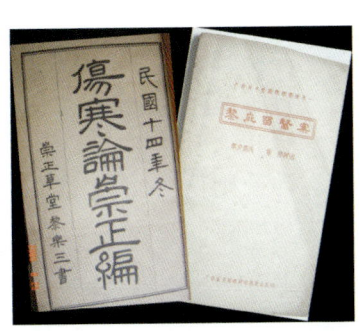

图4-7-5 黎庇留的两部著作《伤寒论崇正编》和《黎庇留医案》

晚岁，积五十余年之学养，正数百十节之审讹。……从此，治伤寒者如迷途之有老马，如暗室之得明灯，事半功倍。此茂才之宏旨也"。其弟子马云衢曾说："其书虽尝付梓，然印发无多，嗣经虾夷肆毒，今已荡然，欲得一编，已非易易。"现存公元 1925 年粤东编译公司刊本，共八卷，五册。卷一、卷二太阳篇，129 节，63 方；卷三阳明篇，72 节，9方；卷四少阳篇，16 节，3方；卷五太阴篇，5节，2方；卷六少阴篇，42 节，14方；卷七厥阴篇，49 节，5方；卷八删伪篇。黎庇留随仲景原文注解发挥之法，多影响后之学者，仿此体例著书立说者不少。

《黎庇留医案》1 卷（公元 1958 年）[7]。本书原案是其子于 20 世纪 50 年代所献，经名中医萧熙评述而成。《黎少庇序》言："先君于编撰之余，就历年所治理诸证中，择其堪为研究医学之参考者：或则顽沉、谲异，或则平顺、隐微；叙其过程，论其得失，编成医案，以与《伤寒论崇正编》相引证，而加深经方运用之信仰。惜书成未刊，遽尔见违。"弟子《马序》中说："笔述之医案，向存秘笈，未轻示人；生平未及记录者尚夥。夫积数十年之学养，起无量之沉疴，经验之可贵，孰逾于此？""比者，上邀眷顾，对国医之积粹，搜隐剔潜，以彰有德，实慰素心，且为苍生庆。计公之医案，奇而不离于正，朴而无华。以证勘书，兼胡瑷治事之长；以书勘证，异赵括谈兵之误。使人各手一篇，触类旁通，不蹈歧途，嘉惠实多。所惜或佚落不全，或征集未周，不禁有沧海遗珠之憾"（见图 4-7-6）。萧熙在《凡例》中还写有黎庇留附述的一段话："以上俱教读时医案，举其大者、奇者。至其中如太阳症之桂枝汤、小青龙汤，少阳症之大、小柴胡汤，腹中痛之理中汤，阳明症之白虎、承气

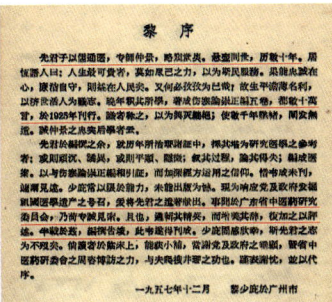

（1）黎庇留之子黎少庇序　　（2）黎庇留弟子著名伤寒家马云衢序

图4-7-6　《黎庇留医案》序言

汤，应手而愈，不可胜纪。同辈见医术如此，力劝出而问世，光绪六年庚辰（公元 1880 年）岁，即初出问世之时也。"就是说本书 50 个案例中，前 8 例是在正式设医寓行医之前的，其余是设医寓后的病案，且病案均属黎庇留自撰原稿，萧熙曾予以润色。

3. 学术思想特点

黎庇留医案最好读，特点撮要如下：

（1）善用温阳法。如医案中有 4 例用真武汤者，治足心痛、胁痛、肿及攻血热后急用真武汤，有的病例是在病程中应用，有的则是加味。有 4 例用四逆汤者，治猝脱、霍乱、下痢腹痛、下痢厥逆。在气候炎热多湿的岭南运用附子之类的温阳药，屡屡治验，其经验可谓精湛独到。

（2）经方外用。医案中有 3 例疮疡肿毒，黎庇留独出心裁，用泻心汤外敷热毒，用真武汤加味外敷阴疽，用三生料加玉桂、北细辛等为散煎敷上搭手，并后服真武汤痊愈（见图4-7-7）。

（3）心病心药。医案中有 1 例百合病，黎庇留强调"心病还须心药医"，通过谈心，了解其起病原由，给予百合汤，

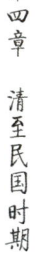

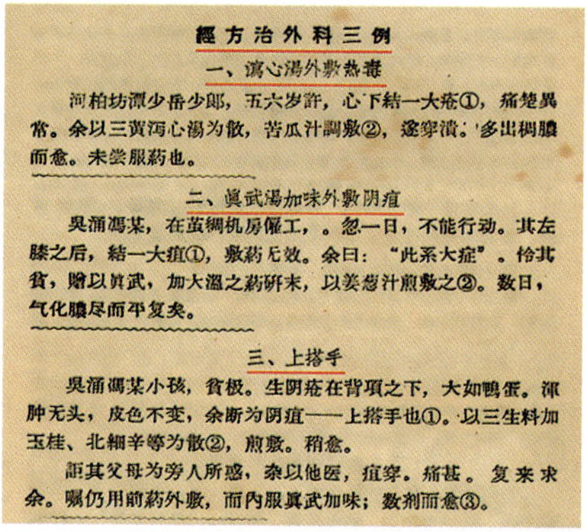

經方治外科三例

一、瀉心湯外敷熱毒

河柏坊潭少岳少郎，五六岁許，心下結一大疮①，痛楚異常。余以三黃瀉心湯为散，苦瓜汁調敷②，遂穿潰，多出稠膿而愈。未尝服葯也。

二、眞武湯加味外敷阴疽

吳涌馮某，在蚕綢机房僱工，。忽一日，不能行动。其左膝之后，結一大疽①，敷葯无效。余曰："此系大症"。怜其貧，贈以眞武，加大溫之葯研末，以姜葱汁煎敷之②。数日，气化膿尽而平复矣。

三、上搭手

吳涌馮某小孩，貧极。生阴疮在背項之下，大如鴨蛋。渾肿无头，皮色不变，余断为阴疽——上搭手也①。以三生料加玉桂、北細辛等为散②，煎敷。稍愈。

詎其父母为旁人所惑，杂以他医，疽穿。痛甚。复来求余。囑仍用前葯外敷，而內服眞武加味；数剂而愈③。

图 4-7-7　黎庇留用伤寒方外敷治疗疮疡肿毒

告家人“是当勿药有喜”，静待生意中问题解决而愈（见图 4-7-8）。

（4）帆随风转。黎庇留强调辨证论治，不能死守一方，他认为“风”是证，“帆”是方，方应随证而变化，治应因人、因时、因地制宜。如书中有“处方寒热，前后不同”、“时地同，年龄同，而虚实异”、“连用姜附，忽转芩连”之案。这些可能是黎庇留总结出来的最精辟的经验（见图 4-7-9）。

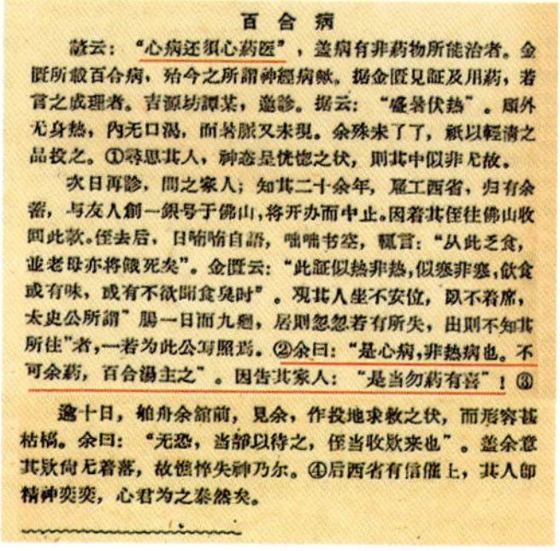

百合病

諺云："心病还須心葯医"，蓋病有非葯物所能治者。金匱所載百合病，殆今之所謂神經病歟。据金匱見証及用葯，若嘗之成理者。吉源坊譚某，邀診。据云："盛暑伏热"。顧外无身热，內无口渴，而暑脈又未現。余殊未了了，祇以輕清之品投之。①尋思其人，神态是恍惚之狀，則其中似非无故。

次日再診，問之家人；知其二十余年，雇工西省，归有余蓄，与友人創一銀号于佛山，将开办而中止。因着其侄往佛山收回此款。侄去后，日喃喃自語，咄咄书空，輒言："从此乏食，並老母亦将餓死矣"。金匱云："此証似热非热，似寒非寒，飲食或有味，或有不欲聞食臭时"。现其人坐不安位，臥不着席，太史公所謂"腸一日而九廻，居則忽忽若有所失，出則不知其所往"者，一若为此公写照焉。②余曰："是心病，非热病也。不可余葯，百合湯主之"。因告其家人："是当勿葯有喜"！③

遙十日，舶舟余館前，見余，作投地求救之状，而形容甚枯槁。余曰："无恐，当靜以待之，侄当收欵来也"。盖余意其欵尙无着落，故憔悴失神乃尔。④后西省有信催上，其人卽精神奕奕，心君为之泰然矣。

图 4-7-8 黎庇留强调“心病还须心药医”，用《金匮要略》百合汤治疗百合病

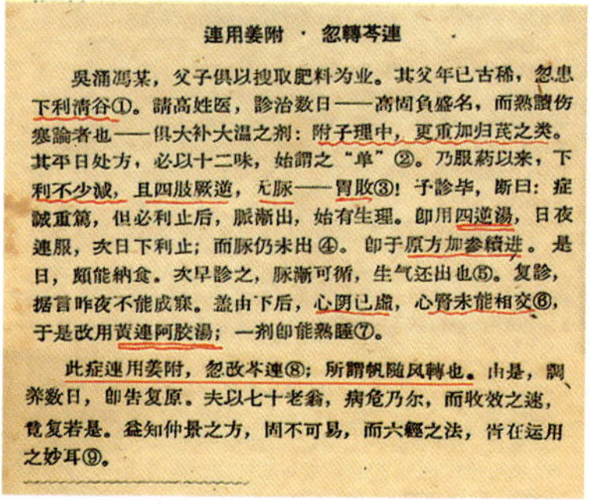

連用姜附 · 忽轉芩連

吳涌馮某，父子俱以搜取肥料为业。其父年已古稀，忽患下利清谷①。請高姓医，診治数日——高固負盛名，而熟讀伤寒論者也——俱大补大溫之剂：附子理中，更重加归芪之类。其平日处方，必以十二味，始謂之"单"②。乃服葯以来，下利不少減，且四肢厥逆，无脉——胃敗③！予診毕，断曰：症誠重篤，但必利止后，脈漸出，始有生理。卽用四逆湯，日夜連服，次日下利止；而脉仍未出④。卽于原方加参續进。是日，頗能納食。次早診之，脉漸可循，生气还出也⑤。复診，据言昨夜不能成寐。蓋由下后，心阴已虛，心腎未能相交⑥，于是改用黃連阿胶湯；一剂卽能熟睡⑦。

此症連用姜附，忽改芩連⑧；所謂帆隨风轉也。由是，調养数日，卽告复原。夫以七十老翁，病危乃尔，而收效之速，竟复若是。益知仲景之方，固不可易，而六經之法，皆在运用之妙耳⑨。

图 4-7-9 黎庇留用伤寒法治病坚持辨证论治原则，主张“帆随风转”

（三）易巨荪 [2] 236

1. 易巨荪传略

易氏，名庆棠，号巨荪，巨川，生年不详，卒于公元1913年，鹤山人。出生于医药世家，“自弱冠受先大夫庭

训，即嗜读神农、黄帝、扁鹊、仲景诸圣之书，然伤寒金匮有体有用，尤极心摹力追，每于无字无方处着眼"。他于清末在广州西关小半甫设"集易草庐"开业。此时，鼠疫、霍乱肆虐，用经方治疗，救人甚多，取得许多宝贵经验。但平时对金元四家也能吸取其长处。

2. 著述

《集思医编》著于《集思医案》之先，已佚。该书"分类治病，时方在前，经方在后，为中下人立法"，"因经方骇人耳目，每借时方取效，然切脉辨证，法必衷诸仲景"。

《集思医案》（公元1894 年）今存苏任之手抄本[1]。记载医案59 例，其中伤寒 11例、霍乱 1 例、鼠疫7 例、疟疾2例、各科杂病 37 例。易巨荪病案记载详明，而且重视当时疫病的流行病学描述，且对当时医学动向也有论述，是一部非常有价值的医学著作（见图 4-7-10、

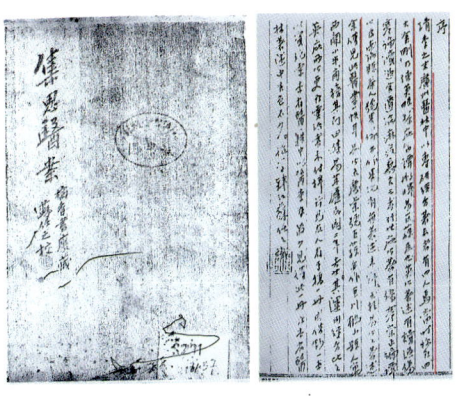

图 4-7-10　易巨荪《集思医案》手写本，苏任之校并序

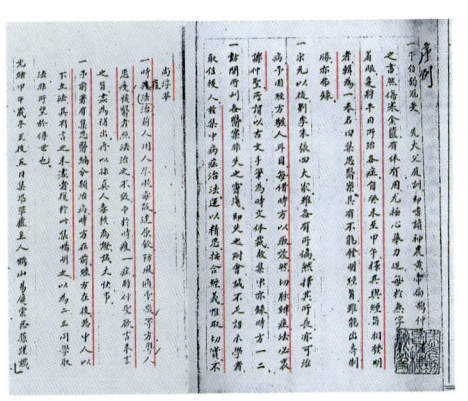

图 4-7-11　伤寒家易巨荪所传《序例》阐述选案宗旨，与《集思医编》有相互补充关系

图 4-7-11）。

3. 学术思想特点

（1）重视疫病治疗经验总结。公元 1880 年广东流行霍乱，他说："从阳化者热多，口苦渴，舌红，古法用五苓散，粤人用纯阳仙方多效。然入阴者死，出阳者生，阳症时轻，亦有不药自愈者。惟从阴化之症，寒多不欲饮，即饮也喜热水，古法用理中汤。且有吐利一刻紧一刻，手足冷，声嘶目陷，或手足拘急，复大汗出，则死矣。古人嫌理中汤力薄，用通脉四逆汤或四逆汤。予尊其法治之，附子有用至二两，干姜有用至两以上者，全活甚多。但此症内霍乱、外伤寒，从阴从阳，瞬息不同，用药亦当为转。"

公元 1891 年春广州温病流行，西关尤甚。易巨荪有"伤寒"和"温病"之辨。他说"时医目为温病，用银翘散等陋方，病家亦非银翘散之类不肯服，举国若狂，死人颇多"。他认为《温病条辨》陋书也，银翘散陋方也，群言混淆衷诸圣"，"仲师论伤寒则曰太阳病，发热必恶寒；论温病则曰太阳病发热而渴、不恶寒。'不'字、'必'字为二字大眼目。伤寒邪自外入，邪伤肤表，故必恶寒；温病由于冬不藏精，当春发生之时，热从内出，故不恶寒。伤寒宜散，温病宜清"。他所见"温病固多，而伤寒亦不少。医家概以温病治之，此所以杀人也"。

公元 1894 年广东流行腺型鼠疫。易巨荪对流行情况的描述具体入微，他在研究《灵枢》、《素问》、《金匮要略》、《千金要方》等书之后，认为本病应是"阴阳毒"，用升麻鳖甲汤治疗，后与黎庇留、谭星缘共议，改为散剂应用，并与黎庇留就十全堂医局医席救治鼠疫病人，活人无算。详如前述。

（2）重经方，轻时方。易巨荪治病喜用经方，如：某妊6月女，"患小便不利，每小便后若有物堵塞，刺痛异常，腰痛目眩。同村老医，主用茱（猪）苓汤、滑石等利水之药，痛愈甚，且增出小便出血一症；又变利水为凉血，如生地、桃仁、红花、牛七（膝）等出入加减，连服数日，向之目眩转而昏迷不知人，便血者转为吐血矣"。易巨荪认为腰痛，小便不利，应当责之于肾，而不应责之于膀胱，前运用利水药过多，增出险症。他用"大剂附子理中汤加祈艾、炮姜、石脂、五味子，日三服，吐血、便血即止；再以真武汤加龙骨牡蛎，小便如常不复痛楚，眩晕亦止，计附子已斤余矣"。又如某人"幼子初得外感、发热、恶寒、下利，某医用儿科套药，寒热仍在，下利至日十余行，呕逆。易巨荪诊"指纹青暗，面舌皆白，准头亦青"，认为"里寒已见，表证未解，理宜温里，拟四逆汤一服，不瘥，附子用至四、五钱，日三服，呕利乃止。是日附子两有奇。夫以数月小儿，分量如许之重，闻者，莫不咋舌"。这等治法与药量确实罕见。

（四）谭彤晖

谭氏，名彤晖，号星缘，又作星源，南海人，前清举人，以儒通医。为清末民初广东伤寒名家之一，经常与黎庇留、易巨荪一起讨论医学，交流经验，曾在1894年粤海鼠疫大流行之际，共同策划用升麻鳖甲散治疗，取得效果。惜未见有著述留存。叶发正《伤寒学术史》曾载有"谭次仲（星缘）伤寒评志一卷，公元1935年，现存公元1947年北平国医砥柱月刊社铅印本"。疑是南海谭次仲（公元1893~1956年）之《伤寒论评注》，而非谭彤晖之作。

二、广东温病学家

广东清末温病学受叶天士影响，著名者举荐两人。

（一）潘名熊 [2]

1. 潘名熊传略

潘氏，名名熊，字兰坪（约公元 1807~1886 年），广东番禺西村(西山) 人，以儒通医。少年读书之暇，喜研读叶天士著作，并试为自己与亲朋治病，多有效验。于是专攻医学，广泛涉猎研读仲景以下各家著作，而以叶天士研究最深，谓叶天士《临证指南医案》"诚学医者暗室明灯，患病者孽河宝筏"，临床用叶天士法屡起沉疴，在羊城甚有医名，并对广东温病学发展起了推动作用。据《番禺县续志》载，熊名熊 "邑诸生，通禅理，善弹琴，又工诗，为多学隐逸之士"。时人苏赓棠诗赞云："潘君中隐士，吟啸乃其天。苦吟观天巧，字字珠玑圆。有时悟琴旨，朱弦复潺湲。亦闲习禅悦，玉尘谈真元。人传活国手，家有青囊编。从容试方剂，顿起沉疴痓。迩来医学蔽，罔尔遗真传。昏迷乏照烛，迷岸稀宝船。昂君发洪愿，研读弥精专。庆今服岭外，偏饮功德泉。千金迈思邈，肘后同稚川。岂惟著述寿，往世当千年。"可见他的道德、学问、医学之高 [2] 78, [3] 191。

2. 著述 [8-9]

《评琴书屋医略》（公元 1868 年），本书内容简略，而所附病案不多，但浅而易明，为医学启蒙之作（见图 4-7-12）。开始只包括外感、春温、暑湿、泻、痢、疟七证，后增头、心、腰、腹、胁、脚、耳、牙、疝气、痿躄、诸痛、小便、大便、衄、吐血、消渴、呕吐、噎膈、反胃、霍乱、黄疸、淋浊、窿闭、遗精、咳嗽诸症，"大抵少年辈起居饮食不谨

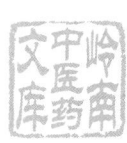

所致者，共成三十三证。此外症治虽尚多遗略，但此中数证，实人生所易患，且又每见时医误治，而世人所受其害者不少，是以不必求其全，而思撮其要，拟

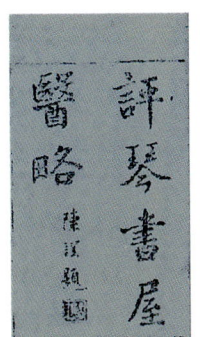
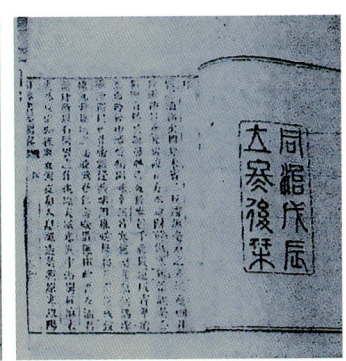

图 4-7-12 潘名熊《评琴书屋医略》
同治戊辰（1868年）版

付梓人，公诸同好，俾不知医者，亦得自为调理，不致为庸医所误。凡初起轻恙，按法服之，谅易就愈。至若久恙、重恙，又不敢谓能尽奏效也。"邑人陈璞谓："真实本领，绝大见识，不徒训子弟，可与一切学医者读之。"辑入《三三医书》的评语是：外感内伤已备其要，说理通达，立方平稳，既无伏邪之患，亦无伤元之患。得此一篇按病拣方，可免庸医药误，其功博矣。细观全书，简明赅备，不偏不倚，而感冒分四时论治，不从叶法，尤有心得。

《叶案括要》（公元1873年）共八卷。系从叶天士《临证指南医案》与《叶案存真中》选出"方之妙者，论之精者，或曾用之而经验者"，仿唐朝李瀚《蒙求》体裁，作成四言歌诀，朗朗上口，易诵易记，

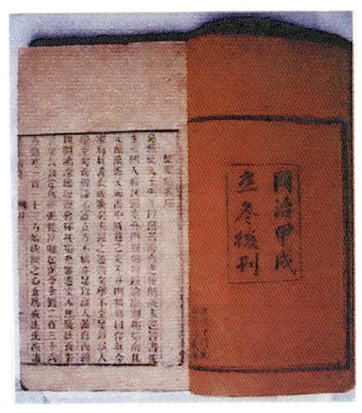

图 4-7-13 潘名熊《叶案括要》
同治癸酉成书，甲戌刊本

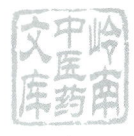

执简驭繁作为学习叶天士之学的阶梯。其体例是，在歌括证方要点之后，列出方剂，有的附以注释，有的附以自己仿叶天士法之验案，案共78则，自创方剂10首。此书的评价很高，认为提炼为四字歌诀，易于记诵，编排有序，条理分明，是读《叶案括要》好的参考书（见图4-7-13至图4-7-15）。

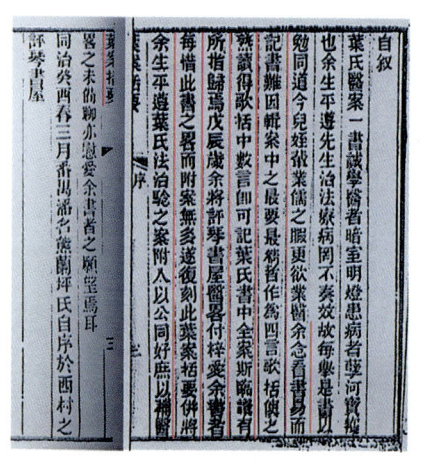

图4-7-14 《叶案括要》作者潘名熊的自叙

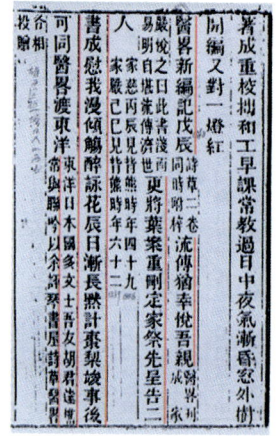

图4-7-15 《叶案括要》卷尾附潘名熊诗，载有《评琴书屋诗草》、《医略》传日情况

3. 学术思想特点

根据各家研究，综合如下。

（1）学本内难，准绳仲景。潘名熊谓："内难神农，医学源泉；伤寒金匮，后学准绳。"他在《叶案括要》中引用仲景之说达40余处之多。如老年痰饮咳嗽浮肿案例，首服附子粳米汤加味，继用真武汤治愈。案后以仲景"饮邪当以温药合之"为论。又胸痹一案，先用仲景瓜蒌薤白半夏汤，再用叶天士治络法善后。

（2）博采众长，精于叶天士。潘名熊熟读百家，临证采其所长，无门户之见。如一老翁便艰溺涩，潘名熊先用叶天士通幽法，药用苁蓉、生地、柏子仁、郁李仁、当归、牛膝；后用喻家言清燥救肺汤治咳呛痊愈。又如一肿胀病人，生平嗜酒肉厚味，又劳伤肝肾，大腹水肿，肿及腿足阴囊。他先用叶氏参附菟丝苓术益智，尔后用朱丹溪二妙散与牡蛎泽泻散合方，最后用潘氏加味肾气丸治愈（见图4-7-16）。

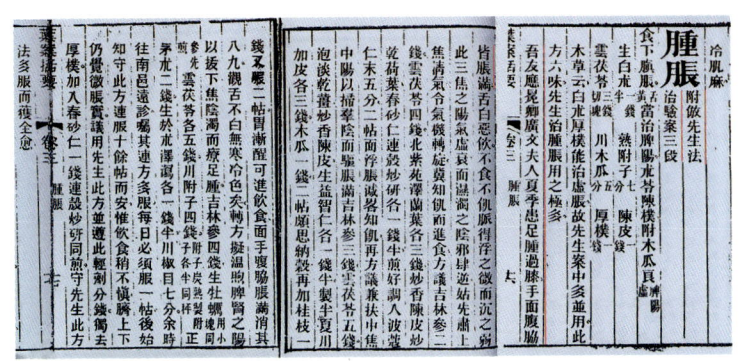

图4-7-16　《叶案括要》中所附潘名熊仿叶氏法治疗的验案

（3）感冒温病，分别阐发。感冒一证，前人少有论述，叶氏亦欠详悉。潘名熊鉴于感冒多发而有异于温病，所以在《医略》中专立一门，分春夏秋冬论治。他认为"外感证即伤风症，稍贪风凉，最易感受，见症头痛、鼻塞，或发热咳嗽"。春天有春伤于风，春伤于湿两症，不可混淆，因为"春气已温，须防夹入春温一症"，鉴别要点是："倘口干、舌燥、壮热、烦怨，便是春温，当从春温法医治。"在病因上强调温邪致病，"春温乃春令阳升，温邪发故"，或"外邪先受，引动在里伏热"。而一般感冒的病因单纯认为是春伤于风，夏伤于湿或感暑，秋伤于燥，冬伤于寒。并指出岭南"南方风伤卫者多，寒伤营者少"，治法尚叶派风格，用药清灵简约，常加神曲建运中焦。对温病认为"外邪先受，引动在里伏热"与一般感冒大不相同，多有热感伤津，所以春温、冬温治宜透邪外出，以清热保津为要。暑症潘名熊区分为阴暑、阳暑，而且注意到岭南气候湿热多雨挟湿者多，常用分消走泄，开上、畅中、渗泄之法。

（4）内伤杂病，均有专长。潘名熊在深入研究肝风一门以后，把自己心得总结成一篇330字的骈体文章，便于习诵掌握，还附有7例验案。他认为："肝风乃肝阳之化气……上升则窍络阻塞，头目不清，（头）目痛耳鸣，眩晕跌仆，甚则瘛疭痉厥矣；内扰则营热心悸，惊怖不寐，胁中动跃。法不外缓肝之急以息风，滋肾之液以驱热"。他进一步又要约为"欲柔润以养肝之体，而轻清以泄肝之用也，即镇肝摄肾，安土泄木，不外以上诸法而已也"。对于脾胃病论治，他尊叶氏法，认为："纳食于胃，运化主于脾，胃病主养阴，脾病主扶阳，太阴湿土得阳始运，阳明阳土得阴自安，使学者知一脾一胃，一阴一阳，治法迥别，李东垣善治脾而略治胃，若叶天士可谓尽善矣。"至于妇科诸症，他擅长调理奇经之法，屡屡奏效。

（5）创立新方，重视食养。潘名熊创还金汤以治燥热伤肺、咳嗽吐血失音等证；和胃泄肝饮治肝阳犯胃，呕吐脘痛等证；潘名熊甘露饮治燥热咳嗽，音不清亮等证；藕汁十黑丸治血证；温络荡浊丹治诸疝；龟鹿守真汤治血崩；加减肾气丸治高年阳微浊聚，两足浮肿；坎离固摄丹治梦遗；玉液煎治肾精两亏，虚火上炎，口疮牙痛，心热咽燥；金浆饮治肺胃阳虚，咽涸舌干，呛咳无痰等。至于饮食治疗亦为潘名熊所重视，常用瘦精肉羹补肾阴，饮乌龙茶治湿热黄疸，冲西瓜汁入药治伤暑，用鲜梨汁、蔗浆、藕汁甘凉增液等。

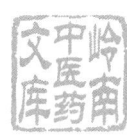

（二）陈任枚 [2] 202、[3] 194

1. 陈任枚传略

陈任枚（公元 1870~1945 年），南海狮山乡人。陈任枚家境贫寒，科举未成，乃设塾度日。后遇一位老医先辈，归隐故乡，陈执弟子礼事之。清末民初，任南海小学校长、中学教师兼学监之余，为人治病，甚有医名，遂辞教从医，公元 1920 年在广州龙津西路设医寓陈敬慎堂。公元 1924 年受聘于广东中医药专门学校，主讲温病学，撰写《温病学讲义》，公认为当时质量最佳之教材。

2. 学术思想

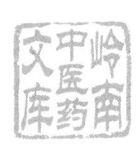

陈任枚认为温病学说的产生是因为环境和疾病谱的变化，他说："大抵学术之变迁沿革，必随自然之势，以适合其环境所需要，乃是以创造学说，而卓然自成一家。医学何独不然，明清以迄至今，研究温病之者日多，其方法并趋精密，则此五百余年中，为温病最盛之时代，断然而无疑也"。其次是陈氏认为"瘟"与"温"应加区别。"瘟"是厉疫，"温"是温热病，治法不同，温病宜以叶、吴、王氏治法为正宗。对岭南瘟病病因方面特别重视伏气，在四诊方面特别重视舌与脉，在辨证方面特别重视卫气营血与三焦脏腑辨证，在治疗方面特别重视兼夹证的诊治。

三、启示

清末民初岭南医学有长足进步，尤以伤寒学与温病学突出，一方面接受了中原和长江下游等其他地区先进的医学经验，另一方面重视岭南地区的实际。许多医家具有创新思维，提出不少新理论、新治法，对岭南医学的发展作出了贡献。特别是在国势衰微、中医危亡之际，他们奋不顾身，不但用伤寒学、温病学理论，处理习见疾病。而且对新传入的不识的霍乱、鼠疫等疫病，从疫病的命名、预防到治疗都进行了探索与实践，并取得了经验，这种精神是值得发扬的。

参考文献

[1] 易巨荪.集思医案 [M] .苏任之抄，手抄本.橘香书屋藏，程裕初识存. (原著于1894年，抄于1912年)

[2] 吴粤昌.岭南医徵略 [M] .广州：中华全国中医学会广州分会，广州市卫生局，1984.

[3] 沈英森.岭南中医 [M] .广州：广东人民出版社，2000.

[4] 彭若铿.程祖培先生遗著 [M] .中山：中山市中华医学会，1986.

[5] 陈伯坛.读过伤寒论 [M] .外海陈养福堂，1930.

[6] 黎庇留.伤寒论崇正编 [M] .崇正草堂版.粤东编译公司，1925.

[7] 黎庇留.黎庇留医案 [M] .黎少庇选，萧熙评述.广州：广东省中医药委员会，1958.

[8] 潘名熊.叶案括要 [M] .同治甲戌本评琴书屋，1874.

[9] 潘名熊.评琴书屋医略 [M] .黄吉棠，周敬平，曾时新，点注.广州：广东科技出版社，1984.

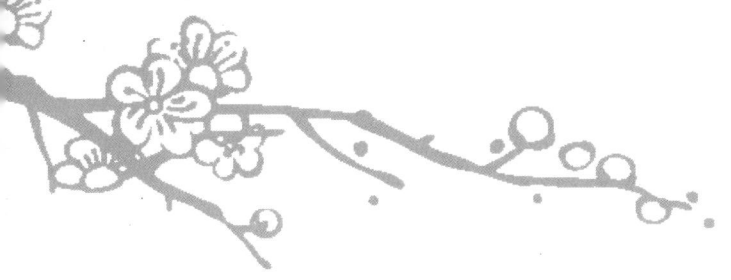

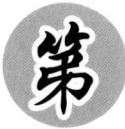 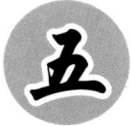 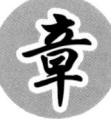

现　代

第一节 广东现代中医抗击 SARS 的实践

2002 年 11 月，一种原因不明的新发传染病突袭广东，它具很强的传染性，传播很快，病情凶险，初发时期死亡率很高，这在中西医都属于未识的疾病。医者有保卫人民健康的神圣职责，遂奋不顾身起而抗击，终致取得胜利。回顾这段中医同西医一起参与抗击急性传染性非典型肺炎（后称急性呼吸综合征 Severe acute respiratory syndrome，SARS）的历史，不仅对今后防治新发传染病有重要意义，而且对振兴中医，建设中医药强省，批判"中医伪科学论"等谬说也具有现实意义。

一、疫情回顾 [1~9]

疫情回顾（见图 5-1-1）。

（一）爆发初起

世界首例 SARS 病人，WHO 确定为 2002 年 11 月 16 日入住佛山市人民医院的某男性患者，村干部，经治于翌年 1 月 8 日治愈出院，其家属 4 人二代、三代感染，形成家庭爆发，但医护人员均未感染。我国正式向世界报告的首例 SARS 病人，是由深圳返乡，2002 年 12 月 15 日入住河源市人民医院的厨师黄某，2 天后病重转入广州军区总医院，2003 年 1 月 10 日治愈出院，家属、河源市人民医院医务人员 7 人及同室病友 1 人二代感染。2003 年 1 月 2 日广东省立即派专家组调查，提出《广东省卫生厅赴河源不明原因肺炎

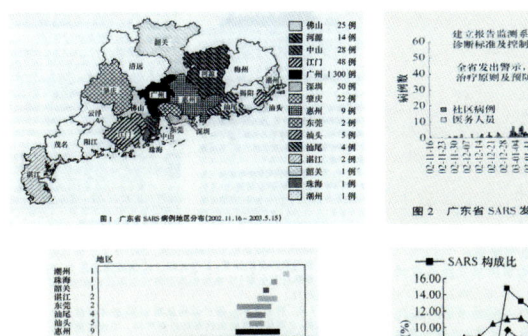

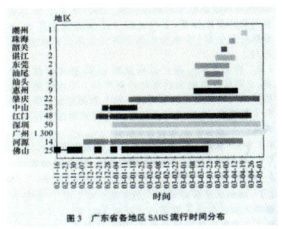

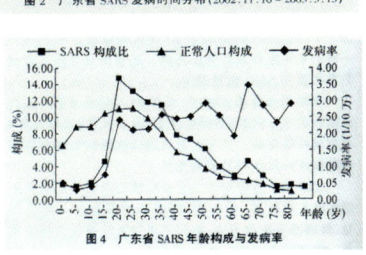

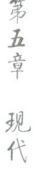

图 5-1-1　广东省 SARS 的流行病学特征（引自《广东医学》SARS 专集 II ）

调查初步报告》，并开始防治研究。江门市首例 2002 年 12 月 21 日发病，未有传播。

中山市首例病人陈某，厨师，2002 年 12 月 26 日发病，2003 年 1 月 2 日入住中山市中医院，引起 2 名家属感染；与另一患者共同引起 8 名医务人员、2 名陪护人感染，均为二代病人。至 20 日，发病 28 例，其中医务人员 13 例。广东省卫生厅鉴于事态严重，派出广州市呼吸疾病研究所钟南山院士等 11 人现场调查，提出《关于中山市不明原因肺炎的调查报告》，确定病名为"非典型肺炎"，认为原因不明，以

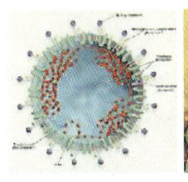

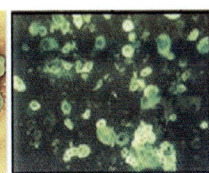

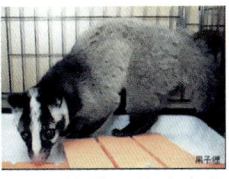

（1）SARS 病毒的模式图　（2）镜下的 SARS 病毒　（3）感染 SARS 病毒的人体细胞　（4）携带冠状病毒的果子狸

图 5-1-2　SARS 病毒的发现（引自《中国医学论坛报》）

病毒（见图 5-1-2）可能性大，并拟定参考治疗方案下发。卫生部也派来调查组。

广州市首例病人源自河源。出差河源归来的干部黄某，2003 年 1 月 7 日发病，辗转住入广东省中医院，感染医务人员 7 人，均为二代病人。广州市卫生局接到紧急报告后，1 月 31 日发出《关于作好不明原因肺炎处理的紧急通知》。第二例，周某，水产批发商，1 月 24 日出现症状，1 月 30 日病情加重，先后入住中山大学附属第二医院、中山大学附属第三医院、广州市第八人民医院。他是一例超级传播者（super-spreader），引起二代病例 51 人，三代、四代病例 50 人，涉及 3 个医院，使广州市疫情进入高峰。

肇庆市、汕头市首例病人源自广州，汕尾、湛江、惠州、韶关等市，首例病人源自香港。

（二）高峰与控制

据广东省防治非典型肺炎科技攻关病源流行病学专题组的报导，全省 15 个地级市自 2002 年 11 月 16 日至 5 月 23 日发生临床诊断 SARS 病例 1 512 例，主要集中在珠江三角洲 5 市，占总病例数的 95.97%。1 月 28 日至 2 月 24 日进入发病高峰期，2 月 8 日一天发病达 56 例，3 月进入平缓期，4 月进入低发期，5 月控制，WHO 于 5 月 23 日将广东从旅游警示区名单中删除，6 月 13 日从 SARS 疫区名单中删除。

（三）省外传播

中山大学附属第二医院刘某 2 月 21 日赴港探亲，入住九龙京华酒店，次日病重进广华医院，数日后病故。酒店旅客 6 人，香港人 1 名被感染，其中 3 名新加坡人回国后引起 SARS 感染 20 例。香港人发病入住威尔士亲王医院，后感染多例，引起爆发性流行。香港先后发生 SARS 病人 1755 人，死亡 300 人，死亡率为 17.09%。WHO 于 5 月 23 日将香港从旅游警示名单中删除，6 月 23 日从疫区名单中删除。

山西省珠宝商人于某，2 月中旬来穗进货，感染后入住山西省人民医院，后赴京。3 月 1 日在 301 医院急诊，3 日入住呼吸科，后转 302 医院。其后家属 8 人感染，其中 2 人死亡；301 医院 5 人、302 医院 30 余人感染或疑似感染。于某是北京首例输入性病例。在山西省，于某的密切接触者有 4 人发病，一位亲戚入住北京佑安医院，感染医务人员 12 名；另一病人曾在 301 医院门诊，返山西省人民医院住院治疗，探视亲友也陆续发病；该院一名进修医生返内蒙古发病，引起内蒙古 SARS 的传播。北京另一传播链源自香港。3 月 15 日，北京大学附属医院收治 1 名香港探亲归来的李某，在威尔士亲王医院探视时感染，同机回京乘客 16 人感染；3 月 17 日转北京东直门医院行中西医结合治疗，20 日病故。先后感染医护人员 11 名，死亡 2 名。3 月下旬东直门医院、北京大学附属人民医院感染医护人员部分转入北京地坛医院治疗，致该院部分医护人员也出现感染。后来北京德外医院、北京朝阳医院、武警北京总队医院等均有医务人员感染病例出现。北京市 4 月份为高峰期。WHO 于 6 月 24 日始将北京从旅游警示区和"近期有当地传播"疫区名单中删除。

台湾首例病人为勤姓台商，2 月 21 日由东莞经香港返台，25 日发病，3 月 9 日入住台大医院，后家属 2 人和为病人气管插管的医生感染。至 8 月中旬台湾共发生 SARS 病例 665 例，死亡 180 例，死亡率 27%；10 月份 WHO 修正，确诊 346 例，死亡 37 例，死亡率 11%。

我国内地自 2002 年 11 月 16 日至 2003 年 8 月 16 日共有 24 个省（市、区）发生 SARS 5 327 例，治愈 4 959 例，治

愈率93%，死亡349例（19例死于其他原因，未计入），死亡率6.55%。60%采用中西医结合治疗。

二、中医在抗击 SARS 中的实践 [10~18]

（一）积极抗击

在疫病袭来之初，广东省的中医院、中医界遇到了遭遇战，在这场灾难中，医院工作人员既有被感染的危险，又有抢救危重、验证中医理法方药疗效的挑战。一些中医师处在首当其冲的位置，某些首发病例突然出现在他们面前，结果通过中西医结合的方法，逐步摸索改进，取得了成效，为全国中医介入抗击新发感染病带了一个好头。

（1）2002年11月，佛山市第一人民医院首例SARS病人，广州中医药大学温病教研室主任钟嘉熙参加了会诊；其后刘仕昌、彭胜权教授等6位温病专家先后去佛山、中山、河源参与会诊，出谋献计，参与治疗。共治疗38例，死亡1例，平均退热时间6天、住院平均日数18天。

（2）2003年1月，广州市首例SARS病人，就是在广东省中医院抢救的。初起阶段，该院吕玉波院长等曾亲自登门请教国医大师邓铁涛，邓老认为应按温病辨证论治。其后又得晁德祥、任继学、颜德馨、周仲瑛、焦树德、路志正、陆广莘、朱良春等中医名家的指导（见图5-1-3）；经过多批病人的收治，

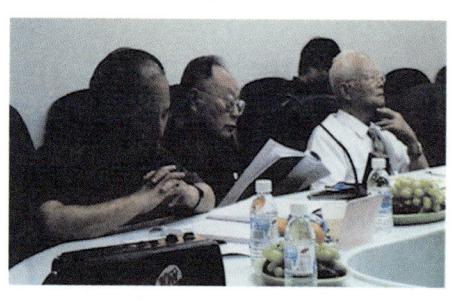

图5-1-3　中西医结合治疗非典课题鉴定会上的名老中医邓铁涛、周仲瑛、洪广祥教授（引自《大医精诚》）

总结经验，反复改进，形成了一套可行的诊治方案。把SARS分为早、中、极、恢复四期，九个症型论治。前期重清热化湿，后期重扶正益气养阴（见图5-1-4），立10个基本方加减。观察到早期应用中医中药，配合西医可以阻止病程发展，明显减轻症状，缩短发热时间，促进肺部（见图5-1-5）炎症吸收，减少并发症与后遗症及减轻西药毒副作用等效果。这一方案后来成为国家中医药管理局颁布的《非典型肺炎中医药防治技术方案（试

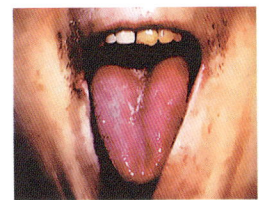 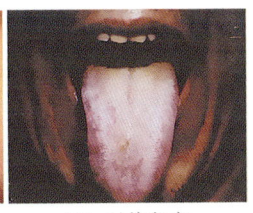

（1）湿热伤阴　　　　（2）湿热留恋

图5-1-4　SARS病人的舌像（杨志敏赠图）

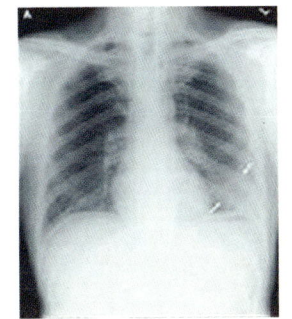

图5-1-5　SARS病人的胸片

行)》的主体内容。广东省中医院收112例（重症77例），治愈出院105例（93.75%），死亡7例（6.36%），平均住院日数18.7天，退热时间3.95~6.72天；肺部病灶吸收时间8.99~18.13天。4月来广东考察的WHO专家马奎尔（James Harvey Maguire）说广东省中医院是他了解到的"最短的退热时间和住院天数记录"，认为传统中草药对治疗SARS的效果需要给予更多的关注和研究。

（3）广州中医药大学第一附属医院报告45例，采取分症辨证论治。轻症为邪毒较轻，正气尚盛，分邪犯肺卫证、

湿热遏阻卫气证、邪阻少阳证；重症为邪毒壅盛、正气渐虚，分邪伏膜原证、邪热壅肺证、肺热移肠证；严重症为邪毒嚣张、正气不支，分热入营血证、内闭外脱证、阳气暴脱证；后期症为邪退正复，余邪未净，分气阴两伤证、气虚血虚挟瘀证，以辨证用药为主，静脉滴注清热解毒针剂，合理使用抗生素及皮质激素。结果：退热平均时间3天，肺部炎症吸收时间平均8天，住院平均10天。45例病人无一例死亡，医护人员无一例感染。

（4）广州医学院第一附属医院报告中西医结合治疗71例，中医采用分期分证论治。发热期：疫毒侵肺、湿遏热阻证，主用本院"抗炎1号方"；喘憋期：气虚血瘀、湿毒壅肺证，主用本院"抗炎2号方"；恢复期：脾肺气虚、心血耗损证，主用本院"抗炎3号方"。各证均加用中成药对症加减。结果治愈70例（98.6%），死亡1例（1.4%），平均退热时间6天。无一例工作人员感染。

（5）中山大学附属第二医院、中山大学附属第三医院，中医科参与SARS治疗小组；广州红十字会医院采用中西医结合病区的形式；广州市呼吸病研究所收治90余例病例，多为重症，70余例通过中西医结合治疗，仅1例死亡。

（二）促进介入

广东中医参与抗击SARS的实践经验，通过内外交流、向中央建议等，促进了全国中医介入的步伐。

（1）总结经验，全国借鉴。SARS初发之际，广东省中医院就十分重视积累资料，总结经验，在全国中医名家的指导下，经过四次修订，于2003年3月10日形成我国最早的SARS中医处理原则和方案，后来其主要内容被国家中医药管理局所采纳，颁布了《非典型肺炎中医药防治技术方案

（试行)》供全国参考。 （见图5-1-6）

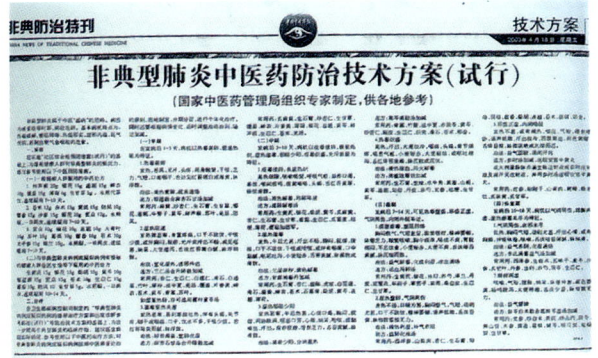

图5-1-6　国家中医药管理局发布的《非典型肺炎中医药防治技术方案（试行）》吸收了广东省中医院的若干经验

（2）参加会议，广泛交流。2003年4月14日，广东省中医院专家组参加中央电视二台《健康之路》直播节目，介绍中西医结合治疗非典型肺炎防治的经验。4月25日应科技部邀请，广东省中医院专家林琳、邹旭赴京介绍中西医结合治疗SARS经验体会。4月26日，中国科学技术信息研究所、中国中医药学会等单位主办的"中医药成功治疗非典型肺炎（SARS）学术交流会"上，除介绍了派出专家赴穗考察所见成果外，还由广州邹旭等专家介绍了广东省中医院、广州中医药大学第一附属医院的经验。与会专家一致呼吁中医早日介入治疗，进入主战场。5月9日广东省中医院刘伟胜教授赴上海会诊SARS病人；10

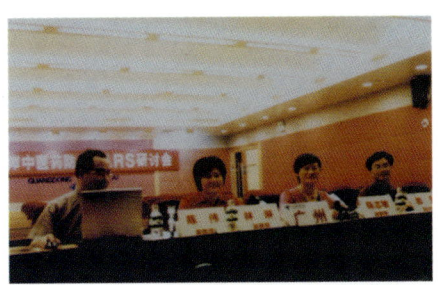

图5-1-7　海峡两岸中医药防治SARS电视电话研讨会上的广东省中医院专家（引自《大医精诚》）

日参加卫生部广州——北京电视电话会议。5月13日广东省中医院专家邹旭、韩云赴京交流防治SARS经验。5月20日广东省中医院专家陈伟代表医院参加中国科协、中华中医药学会联合举办的中医药防治"非典"专家报告会。5月25日北京、广州、台北三地举行电视电话会议（见图5-1-7），研讨中西医结合治疗SARS的经验，陈伟、林琳、杨志敏、韩云代表广东省中医院参加会议。

（3）上书直陈，促进介入。4月15日胡锦涛总书记视察广东省疾病控制中心并与广东省医疗卫生专家会谈（见图5-1-8），广东省中医院吕玉波院长建议用中西医结合办法抗击SARS，胡锦涛说："我在网上已经看到了，世界卫生组织评价很高，中医药学是我们祖国宝贵的医学遗产，应该发挥它的作用。"4月26日广州中医药大学教授邓铁涛上书胡锦涛总书记，反映中医抗SARS情况，并向胡锦涛、吴仪同志寄去自己与弟子们有关治疗SARS的经验总结，希望中医在举国上下抗击SARS中早日发挥作用。

（4）赴港支援，取得成效。香港SARS疫情比

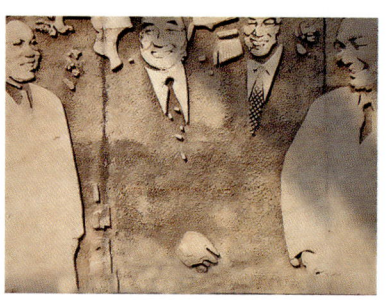

（1）胡锦涛总书记视察广东亲切慰问医务人员

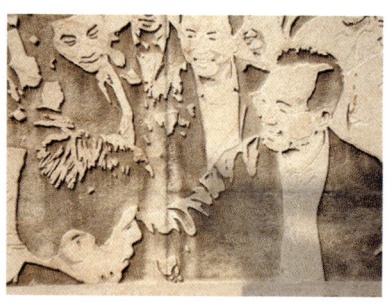

（2）温家宝总理考察广东防治SARS工作

图5-1-8　中央领导关怀广东抗击SARS（摄自广州雕塑公园）

514

内地严重，发病人数多，至 4 月仍居高不下，淘大花园社区聚集性暴发疫情引起全港很大震动。其死亡率高达 16%，其中 75 岁以上老人达 70%以上。4 月中旬香港中医药学会、香港浸会大学邀请广东省中医院专家赴港进行"中西医结合对抗非典型肺炎"讲座。4 月 19 日香港医管局组织专家来广东省中医院实地交流中西医结合治疗 SARS 的方案与经验；4 月 27 日通过卫生部邀请医院专家赴港协助治疗 SARS。5 月 3 日派出林琳、杨志敏两位女专家赴港，开香港公立医院引进中医治疗之先河。医管局规定接受中医治疗的三个条件是：本人或家属主动提出；主诊医师同意；中医师认为适合中医药治疗。5~8 月间采用中西医结合方法治疗 130 余人，400 人次。后来对疗效进行了统计学处理：在香港广华医院治疗急性期患者 48 例，临床数据取自同院；西医对照组 107 例取自香港医管局 SARS 病人数据库。24 例可取为与 107 例相对照。结

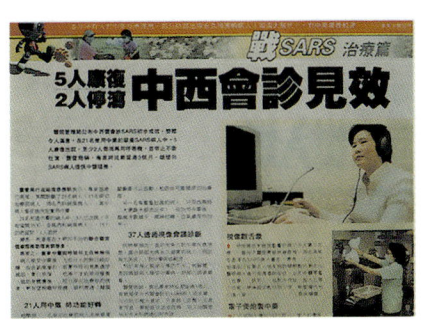

(1) 有关传媒的报道

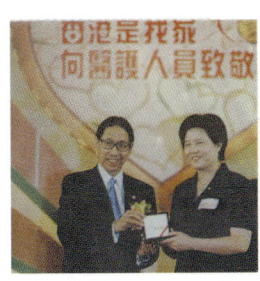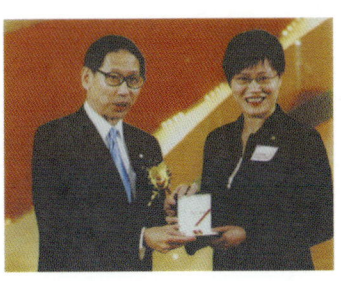

(2) 援港抗击 SARS 中医专家林琳、杨志敏受奖

图 5-1-9 广东省中医院派出专家援港抗击 SARS（引自《大医精诚》）

果：接受中医治疗后能显著改善疲倦、气喘、便溏、口干等症状；住院天数较对照组平均短 4 天（$P < 0.05$）；用类固醇减少 6g（$P < 0.05$）；所用类固醇时间减少 2 天（$P < 0.05$）。尽管中医组在 ICU 气管插管时间较长，但用类固醇仍然较少。这些成绩为香港医管局所肯定，并向林琳、杨志敏两位专家颁发了香港"抗炎勇士"纪念章，这其中也有邓铁涛、颜德馨、周仲瑛等名医远程指导的功劳（见图 5-1-9）。

三、启示

广东中西医携手抗击 SARS 的实践，给我们留下一笔丰厚的财富，有许多问题值得深思。①抗击 SARS 的精神。一个全球首见、原因未明、无特效治疗的疫病，广东中西医突然遭遇，起而抗击，在实践中认识、研究提高，直至取得胜利。他们以治病救人为天职，从国家安危、民族健康、社会稳定的大局出发，不惧被传染，前赴后继，义无反顾。由于事发仓促，准备不足，医务人员感染竟达 346 人，占发病总人数的 22.88%，其中叶欣同志等 5 人殉职（见图 5-1-10）。这是一种永远值得我们学习、传承的献身精神、敬业精神、全心全意为人民服务的精神。他们对人民极端热忱、对技术精益求精、对未知事物勇于探索的科学态度，必将推动有中

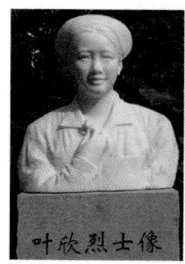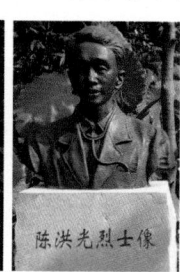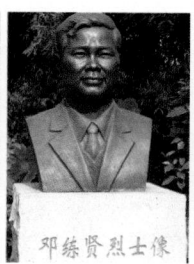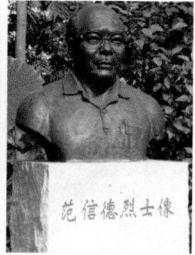

图 5-1-10 为抗击 SARS 殉职的英烈纪念像（摄自广州雕塑公园）

国特色的医药学的发展。②中西医结合的楷模（见图 5-1-11 至图 5-1-13）。这次对 SARS 的抗击，在广东省卫生厅的领

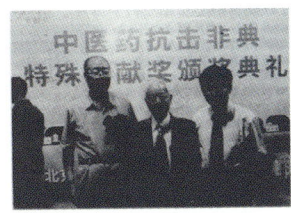

图 5-1-11 获中医药抗击 SARS 特殊贡献奖的邓铁涛、朱良春、吕玉波（引自《中国防疫史》）

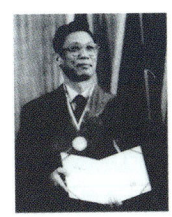

图 5-1-12 抗击 SARS 的功臣钟南山院士受奖（引自《中国防疫史》）

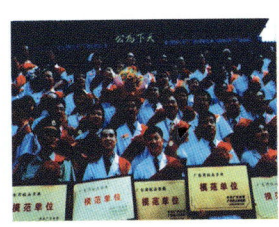

图 5-1-13 广东省抗击 SARS 模范单位受奖（引自《大医精诚》）

导下，以钟南山为代表的西医界，首先提出了可能由病毒引起的具有传染性的非典型肺炎，并提出了可供全国参考的诊治方案，充分发挥了基础研究、流行病学调查、善于抢救、抗炎、抗应激、支持、监护等长处；以邓铁涛为代表的中医界，特别是广东省中医院首先提出了可供全国参考的中医诊治方案，充分发挥了从整体出发，采用温病辨证论治，扶正祛邪，个体化治疗的长处，两者互相支持，互相协作，互相取长补短，取得了领先全国和世界的疗效。当然，对 SARS 尚有许多问题没有解决，需要努力探索，不能总让外人领先。当前新发传染病增多，旧一类的老传染病复燃，人口的密集、环境的破坏、交通的频繁，使地球变得越来越小，一地的传染病，能迅速向全球播散。因此，我们不能掉以轻心，必须加强疫病的防治，把保证人民的健康放在国家安全的高度，不断完善卫生突发事件的应急措施。③中医学是一个伟大的宝库，是科学。WHO 于 2003 年 8 月 15 日公布的死亡率，中国内地为 6.6%，香港 17.1%，台湾 27.1%（11 月修正为 11%），广东 SARS 患者死亡率 5.1%，远较全球 11%~

14%明显为低。在中国，中医在 SARS 治疗中应用的约占 60%以上，其安全性与作用得到 WHO 和我国政府、医界和人民的充分肯定。实践证明，中国医药学确实是一个伟大的宝库，需要努力发掘，加以提高。中医"巫术论"、"伪科学论"可以休矣。

参考文献

[1] 邓铁涛.中国防疫史 [M].南宁：广西科技出版社，2006：676-706.

[2] 广东省防治非典型肺炎科技攻关专题组.广东省传染性非典型肺炎流行病学特征初步研究 [J].广东医学：SARS 专辑Ⅰ，2003（6）：36-38.

[3] 广东省防治非典型肺炎科技攻关专题组.广东省各市首例传染性非典型肺炎病例流行病学分析 [J].广东医学：SARS 专辑Ⅰ，2003（6）：39-41.

[4] 广东省防治非典型肺炎科技攻关专题组.37 例传染性非典型肺炎流行病学调查与讨论 [J].广东医学：SARS 专辑Ⅰ，2003（6）：42-43.

[5] 广东省防治非典型肺炎科技攻关组流行病学专题组.广东省传染性非典型肺炎预防控制策略探讨 [J].广东医学：SARS 专辑Ⅱ，2003（7）：50-53.

[6] 广东省防治非典型肺炎科技攻关组流行病学专题组.广东省 SARS 家庭聚集性病例流行学分析 [J].广东医学：SARS 专辑Ⅱ，2003（7）：54-55.

[7] 广东省防治非典型肺炎科技攻关组流行病学专题组.广东省 SARS 聚集性病例流行病学分析 [J].广东医学：SARS 专辑Ⅱ，2003（7）：56-59.

[8] 广东省防治非典型肺炎科技攻关病原流行病学专题组.广东省传染性非典型肺炎流行与控制 [J].广东医学：SARS 专辑Ⅱ，2003（7）：68-72.

[9] 王琦，张顺玲，黄丽芬，等.20 名医务人员感染 SARS 追踪报告 [J].广东医学：SARS 专辑Ⅰ，2003（6）：99-102.

[10] 彭胜权.中医对非典型肺炎的认识与论治 [J].新中医，2003，35（7）：3-5.

[11] 钟嘉熙.中医对非典型肺炎的认识与防治 [J].广东医学：SARS 专辑Ⅱ，2003（7）：117-119.

[12] 广东省中医院.大医精诚——"非典"时期广东省中医院人 [M].广州：广东人民出版社，2003.

[13] 邓铁涛. 论中医诊治传染性非典型肺炎 [J]. 广东医学：SARS 专辑 Ⅱ，2003 (7)：154–155.

[14] 潘俊辉，杨辉，喻清和，等. 我院 SARS 中医综合诊治方案 [J]. 广东医学：SARS 专辑 Ⅱ，2003 (7)：158–159.

[15] 林琳，杨志敏. 中医药治疗 SARS 的临床研究 [M] // 邓铁涛学术思想研究（Ⅱ）. 北京：华夏出版社，2004：2–8.

[16] 刘伟胜. 中医药治疗传染性非典型肺炎体会 [J]. 广东医学：SARS 专辑 Ⅰ，2003 (6)：103.

[17] 林琳，许云姬，杨志敏，等. 中西医结合治疗传染性非典型肺炎 103 例临床效果分析 [J]. 广东医学：SARS 专辑 Ⅰ，2003 (6)：104–107.

[18] 朱敏，叶志中，林新峰，等. 中西医结合治疗非典型肺炎 45 例 [J]. 广东医学：SARS 专辑 Ⅰ，2003 (6)：115–116.

第二节　黄耀燊与岭南外伤科

一、黄耀燊传略 [1~6]

黄耀燊（公元 1915~1993 年），又名醒中，广东南海人，全国知名的中医外伤科专家和社会活动家（见图 5-2-1）。父亲黄汉荣，悬壶羊城，在西关大陈塘设医药局，是广州驰名的伤寒家与骨伤科医家。黄耀燊幼年天资聪慧，勤奋好学，中小学均以优异成绩名列前茅。居家常在父亲左右侍诊，耳熏目濡，遂有志于中医。幼年便能背诵《汤

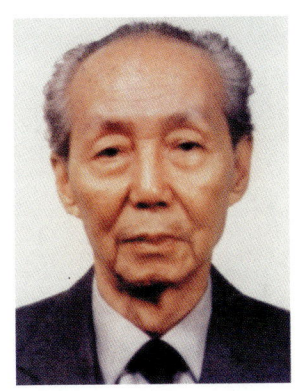

图 5-2-1　广州中医学院黄耀燊教授——岭南外伤科名家

头歌诀》、《药性赋》、《医学三字经》等，15 岁（公元 1929 年）以优秀成绩考入广东中医药专门学校。这所五年制学校，名师众多，教学严格，对学生进行系统的中医教育，是广东名中医的摇篮。在学习期间，他以勤学好问闻名同学间，尤得刘赤选、陈任枚、梁瀚芬、卢朋著等名师指导，于公元 1934 年以优等成绩毕业。旋被顺德县乐从同仁医院聘为医师（见图5-2-2 至图 5-2-5）。工作上重视从临床实践中学习，经常深入病房、门诊，节假日从不休息，甚至春节也很少回家过年。每遇疑难病症，总是虚心求教先辈。老中医中即使思想保守、轻易不肯赐教者，也被他那种勤学好问的

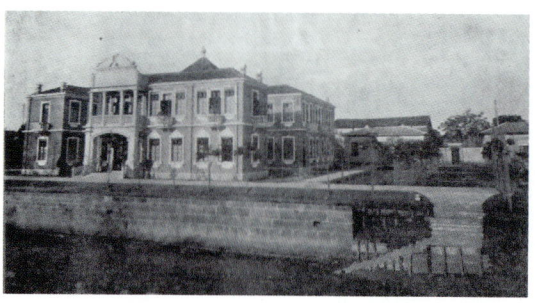

图 5-2-2 1934 年毕业于广东中医药专门学校后，在顺德乐从医院工作

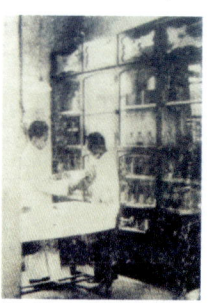

图 5-2-3 昔日乐从医院外伤科诊室

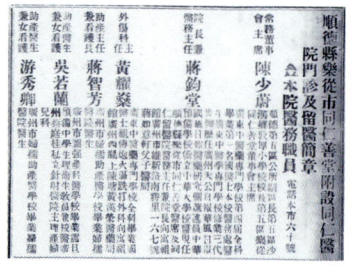

图 5-2-4 1934 年顺德乐从医院统计年刊载，年末黄耀燊已任外伤科主任

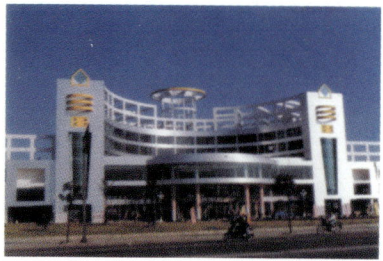

图 5-2-5 今日乐从医院

精神所感动，乐于把经验传授给他。他还十分重视对西医知识的学习。由于能博采众长，重视经验的积累和解决临床实际能力的提高，所以技术长进迅速，加之医德高尚，致声名鹊起，求医者日众，得到医院董事会、院长的器重和病人的欢迎，不久就升为外伤科主任，在这间医院工作了4年之久。后在广州、中国香港，越南等地执业行医。从公元1939年至解放他曾设医寓于梯云东路上陈堂六号曰"芝香馆"，以擅长跌打伤科，精通外科按摩手法闻名。黄耀燊教授医术高明且医德高尚，同仁评曰："黄君耀燊，婆心济世，着手皆春，且素重义轻财，恤贫救苦，可谓擅岐黄之术而具菩萨之心者。"

公元1950年，当时的广东中医药专科学校暨附设中医院还成立有"校、院协进委员会"，它是由同学会选举出15人组成，其任务是"协助校、院推进并研究人民政府的医药卫生政策法令，计划学校的总方针，依照目前校、院的环境与条件，拟定改革计划与步骤，协助推动校、院工作之进行，来达到应有的任务。"当时的组织分工是：执行委员主席为杜昭明，执行委员为罗元恺、黄耀燊、关济民、陈少明，委员为邓铁涛、罗广荫、李杰宏等9人，秘书由邓铁涛兼任。这个校、院协进委员会成员都是该

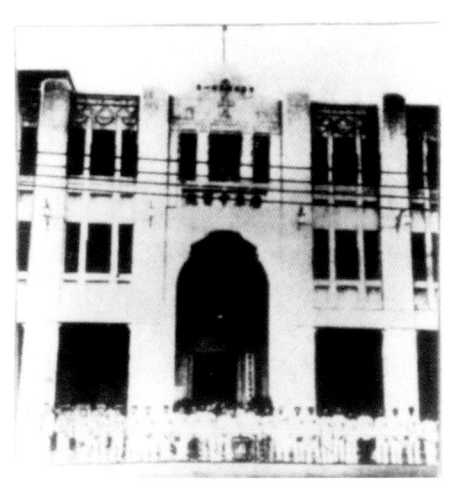

图5-2-6 任广东中医院副院长（1953年）

校的毕业生，并有社会职业，他们在复校、复院工作中发挥了不小的作用。

公元 1951 年至 1953 年他出任未改制的广东中医院副院长（见图 5-2-6）。公元 1953 年广东中医药专门学校停止招生，改为广东省中医进修学校。同年，广东中医院改制为国有，更名为广东省中医实验院，后又更名为广东省中医院。其时医院正处于举步维艰的时期，多位早期毕业、在社会上颇有名气的中医生，出于爱校、爱院之心，回医院开诊。骨科则是由黄耀燊等主持，开展应用中医传统手法复位、小夹板固定、辨证应用中药治疗骨折。那时全院仅有职工 30 余人，病床 30 余张，门诊每天不过 40 余人次，年门诊量万余人，业务收入月仅数千元，设备极端简陋，一台 250KV 的 X 线机还是租的。但在毛主席和党中央的关怀下，中医政策有了调整，全院上下热情空前高涨，医院度过了艰苦岁月，逐年有所发展。

1953 年他响应党的号召，将广州部分个体开业的中医师组织起来成立维新联合诊所，自任所长。特殊之处是，他们应用星群制药厂的中药改革剂型，临证治病少用饮片。后来因政府叫停，这一剂型改革才告终止。

1956 年中央决定在北京、广州、上海、成都成立四所中医高等院校。广东则由古大存副省长任筹备委员会主任，在广东中医药专科学校的基础上，集中全省最优秀的中医任教，当年就招生开学。

广州中医学院成立伊始，设有外伤科教研室，由著名跌打专家何竹林任主任，黄耀燊、蔡荣任副主任（见图 5-2-7）。建校初期教师教材匮乏，黄耀燊副主任编授过《金匮要略》、《中医外科学》、《中医伤科学》、《按摩治疗学》。他讲课条理分明，内容充实，口齿清晰，循循善诱，引人入胜。不但有理论，有病案，还于需要时做一些手法示范让学生体会，生动活泼，效果甚好，是最受学生欢迎的老师之一。这时期他还经常回广东省中医院参加门诊与查房。

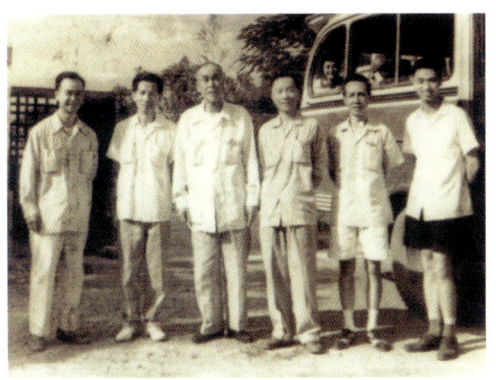

图 5-2-7 黄耀燊与何竹林、李广海、蔡荣等广东骨伤科名家在一起，左二为黄耀燊（1958 年）

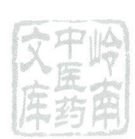

公元 1968 年开始"文革"，何、黄、蔡三位老师受"审查"，或去南雄分校，1971 年才恢复工作。黄耀燊就任外伤科教研室主任。公元 1978 年他被评为副教授，1983 年晋升为教授。

在广州中医药大学第一附属医院，公元 1956~1966 年为外伤科副主任，1971~1979 年任骨科主任，1979~1983 年任院长。任院长期间，他与书记一班人团结共事，医院工作蒸蒸日上，发展迅速。他们调整了两级领导班子，建立医务科和科教科，加强了教学；成立了专家委员会，以发挥老中医的作用，实行分级负责制，贯彻"病人至上，质量第一"的宗旨；为方便病人就医，开放夜间门诊（见图 5-2-8、图 5-2-9）。因而医院的病房、门诊工作量都有所增加。黄耀燊一面抓管理，一面抓医疗与教学，经常不分昼夜出现在危重疑难病人抢救的现场，处处以身作则，威信甚高。他曾将自己多年研究的"骨仙片"，转让给当时的广州中药三厂，转让费个人分文不取，全部交医院使用，给全院员工每人缝制一

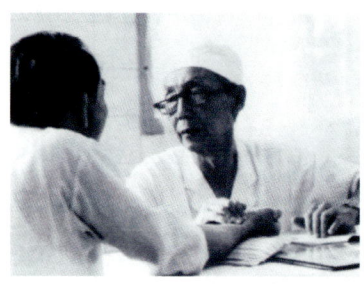
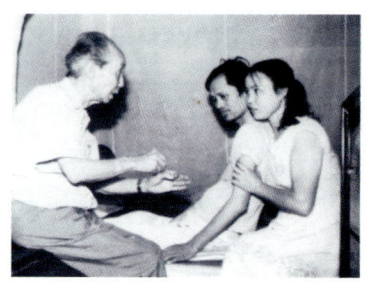

图 5-2-8 精心诊病（1987 年）　图 5-2-9 登门为截瘫病人诊治（1987 年）

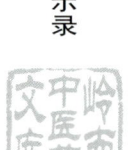

套西装。他本人并不富有，这种舍己为人，无私奉献的精神为医院同仁所称道。1988 年他退居二线，任医院顾问。因为他医德高尚，医术精湛，所以他长期担当中央与省级高级干部的保健工作；并多次出国为朝鲜、泰国、印尼等国家领导人治病（见图 5-2-10）。由于他从医从教的工作成绩突出，

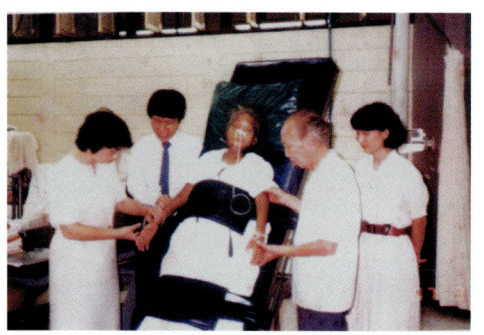

图 5-2-10　访泰期间为坤敬大学医院危重病人诊病（1987 年）

1984 年卫生部授予他高教系统先进工作者称号；1985年又被评为广东省高教战线先进工作者；由于他广泛联系海外华人华侨，并为他们看病，做了许多统一战线工作，公元1990 年国务院侨务办公室、中华全国归国华侨联合会还授予他全国优秀归侨、侨眷知识分子称号。在学术方面，他曾任中国中医药学会理事，广东分会外科委员会主委，并于公元 1990 年获国务院特殊津贴。

黄耀燊教授还是一位社会活动家，他是中国农工民主党中央常委，广东省主任委员。广东省第五、第六、第七届政

协常委副主任委员和全国政协第六、第七、第八届委员。他经常深入基层调查研究，到边远山区为群众治病，在卫生战线上，为党和政府出谋划策（见图5-2-11）。他为人处事、治学，严谨求实，处处严格要求自己（见图5-2-12），以身作则，邓铁涛教授称赞他是"党外的布尔什维克"。

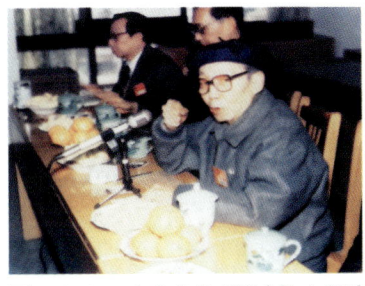

图 5-2-11 在广东省"两会"上献计献策（1992年）

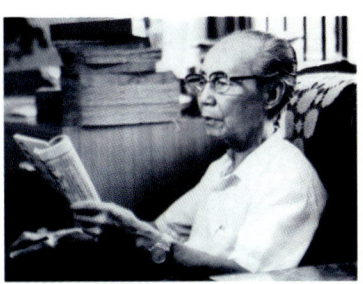

图 5-2-12 研读经典，不遗余力（1987年）

1993年12月7日，这位岭南名医、名师，因积劳成疾，不治谢世，享年78岁。

二、学术成就

（一）医疗

黄耀燊教授在医疗上的成就是多方面的，涉及外科、骨科、皮肤科、妇科、儿科、杂病等多个方面，但以外科为最突出（见图5-2-13）。

1. 疮疡 [5，7-8]

他认为疮疡主要来源于感染，虽然表现有疖、痈、肿毒、溃腐流脓等局部与全身症状，

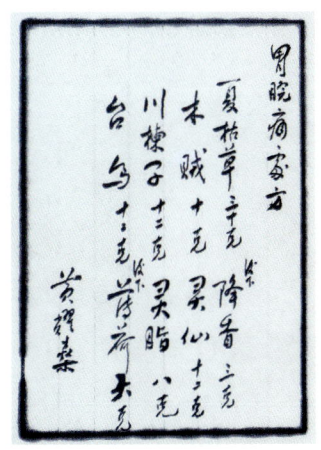

图 5-2-13 留存下来的胃脘痛处方

525

但其证治原则与内科相同，所以他要求学生首先要有很好的内科基本功。在临床上要求重视气血、脏腑、经络，从整体上辨证治疗。他认为人身气血盛衰关系疮疡的发生、发展、变化，气血充盛则脓未成者易散，成脓者易溃，溃者易于生肌收口；反之，易发展变化甚至走黄。脏腑功能失调，易发生疮疡，且易发生脏腑病变。疮疡的传里又关乎经络，《医宗金鉴》所谓"原是火毒生，经络阻隔气血凝"。在诊断上强调八纲辨证结合具体外科情况，在治疗上强调内外科有别。如疮疡之发热恶寒表证与外感风寒表证不同，虽同用荆芥、防风、白芷，但前者旨在疏通经络以消炎散结；又同为表证，内科忌用血药，外科则常兼用清热解毒、活血消瘀药物。他认为用好引经药，可增强疗效。手太阳经用黄柏、藁本，足太阳经用羌活、防风，手阳明经用升麻、黄芩、葛根，足阳明经用花粉、石膏、升麻，手少阳经用柴胡，足少阳经用柴胡、青皮，手太阴经用升麻、白芷、麻黄，足太阴经用升麻、苍术，手厥阴经用石菖蒲、丹皮，足厥阴经用柴胡、青皮、川芎，手少阴经用黄连、连翘，足少阴经用知母、肉桂、独活。药量外科远大于内科，如清热解毒凉血药，常用至30g以上[7-8]。

2. 急腹症 [4~5, 9~10]

重视辨病与辨证相结合，疾病通过各种检查要确实弄清，在此基础上认真辨证论治。如对胆石症、胆囊炎，他分气滞型、湿热型、脓毒型，虽各有治则，但以茵陈、大黄、栀子、黄柏、芒硝为治黄之要药，主方为表里双解之大柴胡汤加减。提出"胆性刚，喜疏泄，胆病无补法，以通为补，以下为辅。如久病过利体虚者，可以间服健脾益气之剂，但仍不可放弃疏肝利胆原则"。如一位女青年，患胆囊炎胆石

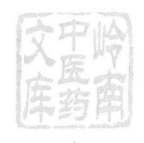

病 5 年，反复发作。本次发作右上腹肌紧张，胆囊区有明显的压痛及反跳痛，口苦、口渴，尿少黄浊，大便 6 天未解。诊断为湿热型胆石症，给服湿热型胆石汤。第二天腹痛加剧，全腹硬满，高热不退，烦躁，寒战，全身晦黄，尿色如茶。此时患者已转入脓毒型，改投脓毒型胆石汤，药后 24 小时，大便通下，腹痛减轻，其他症状亦快然而失。一周内郁湿化热症状相继改善，并先后从大便排出指头大小之结石 5 颗，最大者为 2.2cm×1.5cm×1.3cm，后改用瘀滞胆石汤调治痊愈。

对于肠痈病人腹部硬结、包块、索状物难于消散者，他善用通络散结之法，每于清热解毒药中加桃仁、赤芍、山甲、皂刺、三棱、莪术之类。在判断病情变化和预后中，他特别重视舌诊，提出"舌苔一日未净，邪热一日未清"的观点。

例，一位肠梗阻病人手术后一周又出现肠梗阻，术中发现肠管广泛粘连，其严重程度较前更甚。不久又发生麻痹性肠梗阻，加之伤口感染，腹胀如鼓，身体极度消瘦，病情危重。邀黄耀燊会诊，认为病人久病亏虚，加之二次手术消耗，元气大伤，脾胃运化失权，无以生化精微，病情已由里实热证转化为里虚寒证，不可再投苦寒通里攻下之药，须用温中补虚之法，温而通之。用大建中汤，红参 10g（另炖），经胃管给药，一剂腹痛大减，二剂出现肠鸣，继之排气排便。连服数剂后，病情好转，继续调治，痊愈出院。

对于石淋，他强调应以排石为先，气滞水停则宣肺利湿，下焦阻滞则化石通淋。制有"通淋排石汤"，主用金钱草、海金沙、石苇、瞿麦、萹蓄、木通、车前子、白茅根、玉米须，同时辅以拔罐、针灸、理疗等。对直径小于 1cm 的结石疗效较好，而输尿管梗阻有肾盂积水者不宜。需手术者则不宜迟疑，以免损伤肾功能。

3. 毒血症与败血症 [11~12]

对于颜面疖肿因挤压而致的疔毒走黄，黄耀燊教授善用犀角地黄汤加减治疗。例，一位前医治疗乏效邪毒内陷、疔毒走黄的重症败血症病人，他用水牛角、鲜生地、牡丹皮、赤芍、大青叶、黄连、紫花地丁、野菊花、金银花、生石膏等大剂清热解毒与凉血活血方药，两剂转危为安。另，一位患者妇科术后败血症，抗感染治疗后仍高热不退，出现神疲、面苍、口干、舌红少苔，正虚邪恋、气阴两亏证，治以益气养阴之法，方用：西洋参、麦冬、五味子、七叶一枝花、鱼腥草、桔梗、黄芩、杏仁、麻黄，一剂而从阴道流出大量积血、积液，遂热退症减，继服清虚热方药：柴胡、地骨皮、狗肝菜、青蒿、何首乌、连翘、金钗石斛、天花粉之类，逐日好转，再继续调治而愈。

4. 伤科 [13]

黄耀燊教授的伤科经验，不仅来自祖传，而且吸收现代名医杜自明的经验，在课堂上他曾给我们讲授和演示过杜自明传授的达摩老祖易筋经及骨科整复和按摩的手法。重力可以力透筋骨，轻力可以安抚肌腠，惜这一方面留下的资料不多。但他在岭南骨伤科的经验是与何竹林、李广海、蔡荣等齐名的。他曾治一位颅脑外伤后遗癫痫的病人，系因婴儿时期跌倒，蛛网膜下腔出血所致。开始为局部性小发作，13岁后出现癫痫大发作，而且越来越频，甚至每夜1~3小时发作一次。黄耀燊采用祛瘀通络清热法，药用：鲜竹叶卷心、麦冬、菊花、赤芍、地龙、土鳖、蜈蚣、田七、益母草，共服10剂而愈。另一头部打击伤所致的脑震荡后遗症的病人，证见头胀、头晕、恶心、呕吐、精神抑郁，他用活血化瘀镇静安神之法，药用：丹参、土鳖、地龙、山栀、石斛、麦冬、茺蔚子、珍珠母或灵磁石之类加减，症状减轻后转用养肝肾法而愈[13]。

一位患者，外伤后股骨颈骨折致股骨头缺血性坏死，久治不愈，不能行走。黄耀燊采用活血化瘀生新、补肾强筋法，药用：黄芪、当归、熟地、首乌、鸡血藤、白芍、川芎、丹参、桑寄生、牛膝、杜仲、菟丝子、骨碎补、补骨脂、土鳖、地龙等。外用温通散寒、舒筋活络之药熏洗热敷，药用：桂枝、十大功劳、乳香、没药、宽筋藤、络石藤、海风藤、海桐皮等。一年后，患者坏死的股骨又生长起来，患肢功能恢复，行走如常，重返工作岗位[5]。

5. 蛇伤

一位银环蛇咬伤的男青年，昏迷 11 天，停止自主呼吸 30 天，不能进食，极度消瘦虚弱，并曾一度出现呼吸和泌尿系统的霉菌感染。虽采取许多救治措施而不见显效，黄耀燊应邀会诊，他果断地应用大量藿香、葫芦茶等芳香化湿、辟秽化浊之品，使感染得到控制。后来，患者又出现肉眼血尿，他分析认为，血尿与应用抗生素有关，于是果断停用，全用利水通淋、凉血止血的中药治疗，仅 3 天，血尿停止。以后继续用中药调理，终于把患者从死亡线上抢救回来。

6. 皮肤科 [14~15]

周克邦、张曼华等曾报告 50 例各类型药疹，在黄耀燊教授指导下辨证论治，其中包括 3 例剥脱性皮炎。除 1 例复因肺结核播散、内脏损害严重死亡外，余 49 例均治愈。主要分四型论治。肺卫风热型，以银花紫草汤加减，药用：金银花、紫草、连翘、紫花地丁、茜草根、白茅根、蝉蜕、白

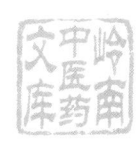

鲜皮等；或以生地赤白芍汤加减，药用：生地、蝉蜕、黄芩、赤芍、钩藤、绵茵陈、紫草等。血分热盛型，以羚羊地黄汤加减，药用：羚羊角、生地黄、生石膏、牡丹皮、赤芍、紫草、丹参、知母等；或以大黄黄连汤加减，药用：大黄、黄连、芒硝、赤芍、生地黄、狗肝菜等。气营两燔型，以清营汤合清瘟败毒散加减，药用：水牛角、玄参、赤芍、金银花、连翘、生地、生石膏、黄连、知母、黄芩、栀子、淡竹叶、木通等；神昏谵语、邪陷心包并用清心开窍法，加用紫雪丹或新雪丹。余热未清或邪热伤阴型，以竹叶石膏汤、增液汤、生脉散加减，酌加玄参、太子参、麦冬、石斛、芡实。

对于其他各种皮肤病也有较多治疗经验。张曼华曾报告两例脓疱型银屑病治验案，其中一特重病例，曾对美国皮肤科医生代表团（来院参观交流）介绍，得到他们的肯定。病人的情况是全身皮疹潮红、脓疱与剥脱，头部及掌部厚痂，唇红肿，舌红绛，脉数，辨证为热入营血、毒热壅盛，治以清营解毒、凉血活血，方用犀角地黄汤加减，药用：水牛角、紫草、生地、甘草，加大黄、芒硝、川连以荡涤里热。三天后又佐清热利湿之药，用鹿含草、白茅根、绵茵陈，并加外治。先后治疗 3 周，体温降至 38℃左右，一般情况略好转，部分皮损显著增厚如螺壳，虽无皮疹新发，但从临床表现分析仍属热盛，乃坚持使用前方。考虑到发热月余，于是加用红霉素、消炎痛，外用 10%硫黄膏合黑豆溜油软膏及肤轻松。多痂部分以中药浸泡与外洗，药用：苦参、黄柏、九里明、枯矾、百部、大黄。经上述治疗 1 周，体温复常，2 周后皮损明显好转，痂皮大量脱落。其后红霉素逐渐停用，单独用凉血清润方，药用：槐花、生地、麦冬、鹿含草、川

木瓜、白花蛇，并用丙种球蛋白、转移因子等，共住院 119
天，皮损全部消失，痊愈出院。

7. 内科杂病 [16~17]

一坐骨神经痛病人，前医以风寒湿痹，用桂枝汤加独
活、防风、川乌治之无效。黄耀燊教授认为是肝肾不足，阴
虚火旺，以滋阴降火、清热通络之法，方用知柏地黄汤加桑
枝、白芍、甘草，6 剂痛除而可步行。再用上方去知柏加鸡
血藤、木瓜养血通络而治愈，随访 2 年无复发。

一位患者，全身紫癜，全血减少症原因待查，月经过多，
疑似血小板减少性紫癜，因拒做骨髓检查未能查明确切病因。
黄耀燊教授辨其为脾肾阳虚，治以补肾扶脾，方用：熟附子、
菟丝子、白术、云苓、金樱子、鸡血藤，日一剂，连服 1 月，
诸症大减，调治 3 个月，恢复正常，食欲倍增，血像由白细
胞 2 600 万、红细胞 282 万、血红蛋白 8.4g、血小板 10 万逐
渐恢复正常。全身散发的片状紫癜完全消失而痊愈。

（二）教学

黄耀燊教授有深厚的内外科功底，尤对《黄帝内经》、
《伤寒论》、《金匮》、《外台秘要》有深入研究。长期从事教学，
为岭南一代名师。1974 年他主编了全国高等院校中医专业教
材《外伤科学》（三年
制）；1978 年又主编了
《中医外伤科学》（五
年制）；他还是《中国
医学百科全书》的编
委，执笔编纂了《中
国医学百科全书·中医
外科学》。

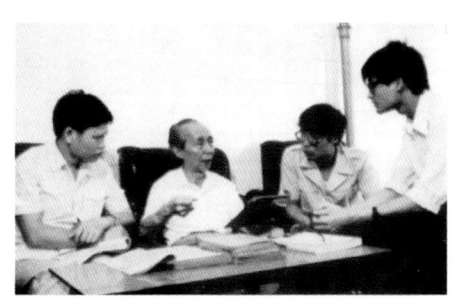

图 5-2-14　对研究生言传身教，
循循善诱（1987 年）

以讲座形式，在1973年发表了《疮疡的辨证与治疗》。他的学生为他整理先后发表论文数十篇。学术传人如麦冠民、张曼华、林华森、赖振添、陈汉章、黄婉健、崔学教等都学有专长，各有成就。他对研究生实习人员的带教也非常认真，培养出一批优秀人才（见图5-2-14）。

（三）科研

他领导的中西医结合治疗蛇咬伤、急腹症、破伤风科研

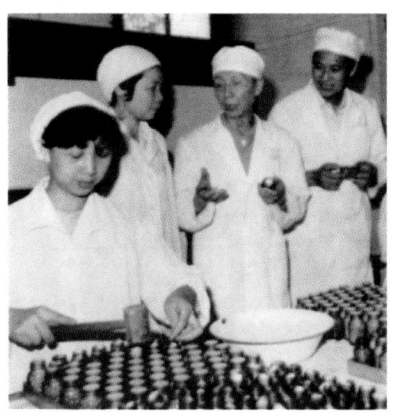

图5-2-15　研发的骨仙片已批量生产（1981年）

小组，于1978年获全国科学大会奖，1979年又获广东省科学大会奖。1978开始验证治疗骨质增生的骨仙片（见图5-2-15），于1981年通过鉴定并获广东省和广州市科技成果奖。疏胆胶囊也经鉴定，批准成为中成药投产，1989年还研制出胆管系统感染和胆石症诊疗系统的软件。

他的双柏散（大黄、黄柏、侧柏叶、泽兰、薄荷）方，20世纪50年代开始广泛运用于临床，今经过广州中医药大学第一附属医院的深入研究，在药化、药理、质量控制标准、剂型方面都取得很大进展。如其挥发油部分，测定了成分、含量，主为薄荷醇、柏木脑、异石竹烯、α-石竹烯、薄荷酮、十六酸等。对大白鼠急性软组织损伤和血肿模型，双柏散具有抑制创伤性无菌性炎症反应，降低创伤局部组织液压、促进血肿吸收作用，从而对组织细胞的再生修复产生有利影响，促进了创伤的愈合。实验证明双柏散中的薄荷醇有

很好的透皮作用，与月桂氮卓酮的促渗透作用不相上下。目前有研究认为用薄层扫描建立指纹图可以作质量控制标准。现在除通用的水蜜糊剂之外尚生产有软膏剂、喷雾剂等多种剂型。应用方法有热敷、冷敷、熏洗、腾敷，局部喷雾等多种用法。在临床应用方面，全国各地发表的相关论文近百篇，其广泛应用于临床各科疾病。如：疮疡、外伤、软组织损伤、关节损伤；痛风性关节炎、风湿和类风湿关节炎、下肢栓塞性静脉炎、乳腺炎和良性囊性增生；颈、腰椎骨质增生，跟痛症；盆腔炎和异位妊娠；注射化学药物漏针以及内科痛症如癌痛等[18-28]。

三、启示

教师是人类社会最古老的职业之一，是人类科学文化知识、技能的继承者和传播者，受社会的委托，对学生进行各种专业教育，开发学生的智力、塑造学生的性格。他们的教育质量关系到年青一代的身心水平和国力的兴衰。黄耀燊教授长期从事中医教学，是岭南和全国先进教育家，他言传身教，从不保守，愿意把自己的所知无私地传授给学生。他善于用讲授、问答、演示、实践指导等方法教育学生，特别重视医德教育，强调循序渐进，熟读精思，学思力行。他不但教学方法好，效果优异，还给人们留下了一笔丰厚的学术遗产。

他又是一位优秀的医生，把自己几十年积累的经验与秘方都贡献出来，他无私的献身精神，不倦学习、勤奋工作的精神，全心全意为病人服务的精神都是医人的楷模。下班回到家里，仍不顾疲劳，为那些等待求医的患者诊疗，可以说做到了"不眠不休"，这是何等的高尚呵！他的"德艺双馨"境界，永远是我们学习的榜样。

[1] 宋之光，樊粤光，张惠臣，等.广州中医药大学第一附属医院院志［M］.广州：广州中医药大学第一附属医院，2008.

[2] 广东中医药专科学校暨设中医院协进委员会章程草案［J］.广东中医药，1950（3）：37.

[3] 邓铁涛.忆黄耀燊教授［J］.新中医，1999，31（12）9-10.

[4] 赖振添.黄耀燊［J］.中国医药学报，1990，5（2）：70.

[5] 赖振添.黄耀燊教授治疗经验与学术思想简介［J］.新中医，1988（5）：10-14.

[6] 广东省中医院七十周年院史编委会.广东省中医院七十周年院史［M］.广州：广东省中医院，2003.

[7] 黄耀燊.疮疡辨证（一）［J］.新中医，1973，5（1）：41-46.

[8] 黄耀燊.疮疡的辨证和治法（二）［J］.新中医，1973，5（2）：43-47.

[9] 李志铭.胆囊炎胆石证［J］.浙江中医药大学学报，1981（3）：27.

[10] 易望丰.黄耀燊教授治疗石淋经验介绍［J］.新疆中医药，1966（6）：41-43.

[11] 杨顺益.黄耀燊教授救治术后毒血症1例［J］.广州中医药大学学报，1998，15（增刊）：29-30.

[12] 黄耀燊.疗毒走黄［J］.新中医，1975，7（5）：21.

[13] 黄耀燊.颅脑外伤治验二侧［J］.新中医，1977，9（增刊二）：29-30.

[14] 周克邦，张曼华.药物疹的辨证论治［J］.新中医，1987，19（4）：43-44.

[15] 张曼华.黄耀燊副教授治疗脓疱型银屑病的经验［J］.新中医，1982，14（5）：7-8.

[16] 陈翠华，翁凤泉.名医黄耀燊治坐骨神经痛验案1则［J］.新中医，1999，31（5）：9.

[17] 黄耀燊.全血减少症治验［J］.新中医，1978，10（2）：15-16.

[18] 梁学政，吴昭璇.双柏散制剂的研究及临床应用进展［J］.中国药业，2003，12（7）：77-78.

[19] 魏刚.双柏散临床应用与研究进展［J］.广州中医药大学学报，1998，15（增刊）：60-62.

[20] 招荣，孙亦群，丘振文，等.双柏散的薄层色谱鉴别［J］.时珍国医国药，2004，15（7）：418.

[21] 邱孟，曾池洁，覃军.双柏散挥发油化学成分的研究［J］.中药材，2005，28（8）：662-664.

[22] 曾武雄，刘金文，许少健，等. 双柏散水蜜外敷治疗急性软组织损伤 97 例报告 [J]. 中医正骨，2000，12（12）：44.

[23] 龙炳新，林关聪，陈少莲. 双柏蜜外敷治疗急性软组织损伤 83 例 [J]. 中医外治杂志，2004，13（6）：3.

[24] 陈海良，赖洪华. 封闭加双柏散外敷治疗桡骨茎突狭窄性腱鞘炎 48 例 [J]. 新中医，1999，31（3）：46-47.

[25] 林关聪，陈华，龙炳新，等. 局部封闭和自制双柏散外敷治疗网球肘 631 例临床观察 [J]. 现代医院，2005，5（1）：26-27.

[26] 王丽新，方永奇，黄可儿. 双柏炎痛喷雾剂治疗急性软组织损伤的实验研究 [J]. 广州中医药大学学报，1998，15（4）：272-274.

[27] 林定坤，陈海云，陈博来. 高能震波结合外敷双柏油膏治疗跟痛症 [J]. 广州中医药大学学报，2000，17（4）：316-317.

[28] 曾燕，杨桂先，周晃如. 中频脉冲电治疗配合双柏散外敷治疗颈椎病的疗效观察 [J]. 齐鲁护理杂志，2004，10（3）：234.

第三节　邓铁涛与岭南医学

一、邓铁涛传略

邓铁涛[1-4]（见图 5-3-1）（公元 1916 年~），共产党员，广东开平人，少时名锡才。父梦觉，师从香港名医陈庆保多年，出师后返穗悬壶应诊，长于伤寒与温病，甚有医名，锡才在父亲熏陶下，青年即有志于医，公元 1932 年考入广东中医药专门学校，经严格的科班训练，于公元 1937

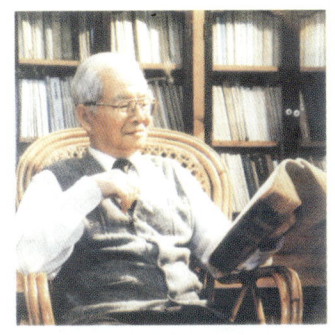

图 5-3-1　国医大师邓铁涛，皓首穷经

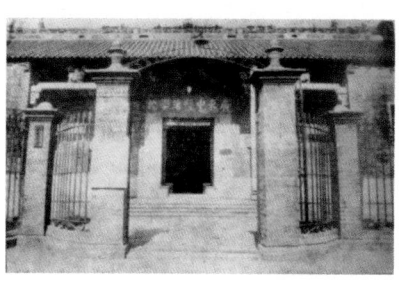

图 5-3-2 1937 年毕业于广东中医药专门学校，该校是名中医的摇篮

年毕业（见图 5-3-2）。后又采取跟师侍诊形式，先后师从名医陈月樵、郭跃卿、谢赓平，受益匪浅。1935 年他在番禺县考试时改名为铁涛，以第三名取得了中医师资格。七七事变，日本军国主义侵略中国，广州遭到大规模轰炸，遂举家逃难香港。1938年以后一方面继承父业在港执业中医，与同学康北海等组织"新南国中医学院"教书育人；另一方面积极参与党的外围组织作交通员。他认真阅读进步作家文学作品，并研读毛泽东的《新民主义论》、艾思奇的《大众哲学》、恩格斯的《反杜林论》，这对他以后以唯物论辩证法为指导，继承整理提高中医药学起了很大作用。1941 年太平洋战争爆发，邓铁涛辗转于广州、香港、武汉行医，在那些日子里备受日人欺凌，直到 1949 年 10 月广州解放。

新中国成立后，毛泽东同志号召"团结新老中西各部分医药卫生工作人员，组成巩固的统一战线，为开展伟大的人民卫生工作而奋斗"，他竭诚拥护；对主持中央卫生工作的某某提出的"中医是封建医"，则极力反对，在杂志上发表了《新中国需要新中医》的文章，呼吁发展中医教育，培育新一代中医人才。

公元 1950 年他受聘于广东中医药专门学校，1953 年任广东省中医进修学校教导主任。公元 1956 年广州中医学院成立，他被邀教学，先后任教师、教授、硕士及博士生导师、终身教授。当过教研室主任、中医学院副院长，还兼任过《广东中医》、《广东医学》副主编等。迄今以 96 岁高龄仍奋斗在医、教、研第一线，教书育人，呕心沥血。经 70 年的从医从教，如今已桃李满天下，他的学生，不少已成为中医界的中坚。在教学上，他坚持"青出于蓝胜于蓝"的理念，强调"学我者必超过我"；在医疗上强调"医德高尚，医术精湛，热忱服务"（见图 5-3-3 至图 5-3-7）。

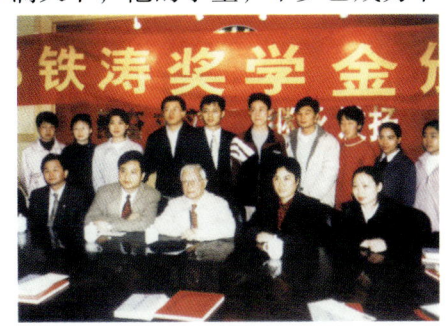

图 5-3-3　设奖学金，培育后辈

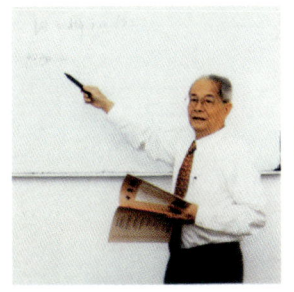

图 5-3-4　讲授八纲之辨证法

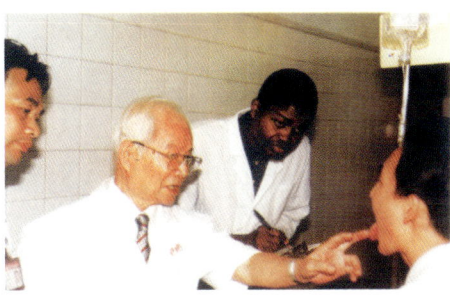

图 5-3-5　临床带教

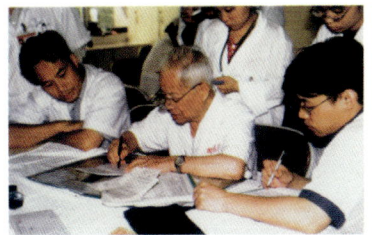

图 5-3-6　培育精英

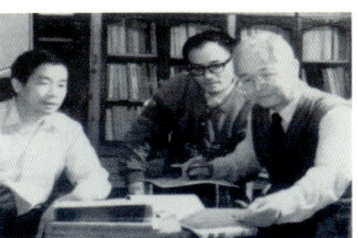

图 5-3-7　中医传家，教子读书

他特别关心中医之命运，能高瞻远瞩，审时忖势，每在中医事业转折关头，向党和上级建言（见图5-3-8）。20世纪70年代，曾有广州中医学院与西医学院合并之议，他极力反对，上言不可。公元1985年他通过上书徐向前元帅向党中央与国务院陈情，提出要抢救中医的具体措施；公元1990年

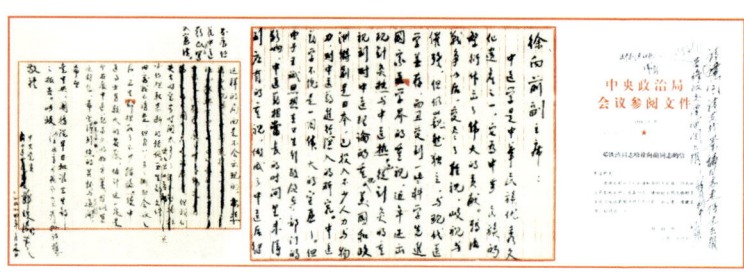

图5-3-8　向党和政府建言

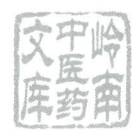

又联合全国知名的7位名老中医上书江泽民总书记，建议加强国家中医药管理局建设，建立省、市中医药管理机构和保护开发中药资源等工作。1998年他又牵头组织八老上书朱镕基总理，对发展中医药事业的一些深层次问题，如对中西医不能抓大放小，建言力主中、西医学院与中、西医院不能合并而应共同发展，从而阻止了当时的合并风。公元2003年SARS高峰期间，他又上书胡锦涛总书记，促进中医之介入。他作为国家中医药管理局中医药工作专家咨询委员会委员，提出了不少有益的建议，为发展我国中医事业作出了卓越的贡献。他还是广东省科技发展专家顾问委员会委员、广东省振兴中医药基金会会长、省名老中医、南粤杰出教师、国务院特殊津贴获得者，为发展广东省中医药事业和岭南医学贡献了自己的全部精力。公元2009年，为表彰一大批德高望重、医术精湛、呕心沥血、献言谏策、为中医药的继承与发

展作出了重要贡献的名医名家，人力资源和社会保障部、卫生部、国家中医药管理局做出了"关于表彰首届国医大师的决定"，邓铁涛教授成为 30 位首届"国医大师"中的一名，享受省部级劳动模范和先进工作者待遇。

　　邓铁涛教授十分重视中医药学在海内外的弘扬与传播。他经常往来于港澳，1996 年应台湾中国医药学院邀请参加两岸中医药临床教育交流研讨会，讲学之外，还诊治疑难病人，誉满台湾。在对外交流上，他多次访问东南亚的新加坡、马来西亚、泰国等国，1986 年、1989 年、2000 年共 3 次参加"亚细安地区中医药学术大会"，讲演之外，还力促他们办好中医学院。20 世纪 80 至 90 年代，他二次东渡日本讲学，日本汉方团体亦多次来广州中医药大学访问。1992 年访问美国，1996 年访问加拿大，1993 年、1996 年两访澳大利亚传播中医学术研究经验。由于所访之国有不少他的同学和他的学生，因而每受到热烈的欢迎，交流也能得到充分的展开，这些对所访国家的中医药发展起到了很好的促进作用（见图 5-3-9）。

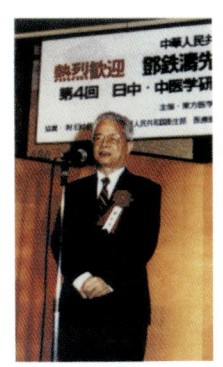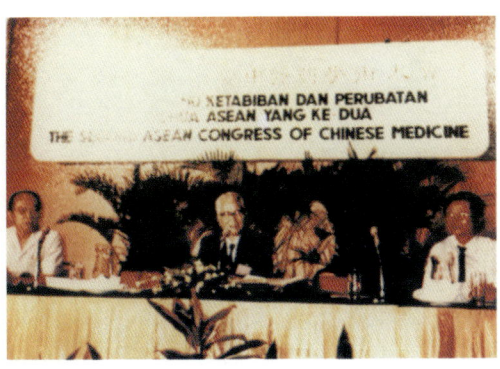

图 5-3-9　国外讲学，弘扬中医（日本、新加坡……）

公元 2001 年 10 月间，中华中医学会、广州中医药大学等单位在北京人民大会堂，为时年 85 岁的邓老举办了"邓铁涛教授学术思想研讨会"。公元 2004 年 11 月，广东省中医药学会、广州中医药大学在国家中医药管理局的大力支持下，召开了"邓铁涛学术思想国际研讨会"，在国内外弘扬他的学术思想与成就。

二、学术成就

邓铁涛教授是一位百科全书式的学者，他的成就，涉及众多学科，不仅大大丰富了岭南医学，而且对我国中医现代化作出了卓越的贡献，现就几个方面梳理如下：

（一）中医诊断学的开创

1. 创建新学科

中医自古以来并无诊断之学，望、闻、问、切称为"四诊"，有专门的著作，而辨病、辨证则很少有专书，大部分分散在医经、方书、类书、医案之中，即使清代奉敕所撰的中医教科书《医宗金鉴》，也只有《四诊心法要诀》，辨证则分散在各科之中。这种状态一直持续到新中国建国初期。1956 年我国建立起中医学院，亟须要中医学教材。邓铁涛教授参与了教材的编写工作，他提出应把《中医基础理论》中的有关诊断部分即四诊与辨证部分离出来，加以系统化形成独立的学科——中医诊断学。这一建议得到卫生部的支持，并委托他们编写《中医诊断学讲义》。他的观点是，从临床思维过程来分析四诊与辨病辨证是一个统一整体，两者常是你中有我，我中有你，互相交叉，循环往复，始能达到准确诊断。就是说从四诊检查，到辨病辨证，再到进一步作四诊检查，如此往复循环，使诊断臻于完善。两者的分离不利于中医学的发展。如果把两者统一起来，形成一个独立学科，成为中医基础理论与临床各学科的桥梁课，则不但方便学生对诊断学的理解与掌握，而且对中医学的发展会起到积极的推动作用。我在学中医时读过一部这种观点的讲义，尽管它内容虽不甚丰满，但它首先搭起了这一桥梁学课的框架，对中医四诊与辨证做了精辟的论述，为后来中医诊断学的发展提供了广阔的空间。这种首创性工作是功不可没的。

2. 适应不同需要编著各类型 《中医诊断学》

为了不断充实完善高校教材，邓铁涛教授先后编写了二版教材（公元 1964 年）、五版教材（公元 1987 年），并为教师编写了教学参考书《中医诊断学》（公元 1987 年）。公元 1988 年他又为临床专家和研究者编写了《实用中医诊断学》。全书分上、中、下三篇，上篇论述中医诊断学的历史，中篇论述现行临床中医传统的诊断学理论与方法，下篇论述现代研究之进展，以融古通今的方式，使读者加深对中医诊断学的理解，出版后获得好评，2004 年修订再版。2000 年他应"中国现代科学全书总编辑委员会"的邀请又编写了《中医诊断学》，这是向国内外介绍中医诊断学的简本，特别适合临床医师应用。

3. 与时俱进，突出特色

邓铁涛教授主编的《中医诊断学》有三个特色：一是重视辨证的实际应用。他认为"辨证"是中医的特色，为现代医学所没有，只有达到正确的辨证才能指导正确的立法处方用药。但是中医的辨证是从多角度、多层次、多方位进行的，方法繁多，如何执简驭繁是临床难于掌握的问题。他提出一个综合运用的思路，在《实用中医诊断学》中专设《辨证方法的综合应用》一节，首先把辨证分为外感与内伤杂病两

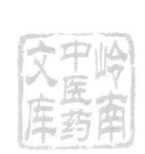

大法门，然后提出辨证论治步骤三段十步法，并从临床思维方法来解析，使学者容易掌握。对外感病他倡导伤寒与温病辨证相统一。二是重视中医诊断史研究的作用，认为从中医发展历史中可以引出经验，找出教训，得到信心，理出方向。三是重视现代研究进展，使学者看到中医诊断学与时俱进的步伐，现代化的成果与热点，有利于理出今后研究工作的头绪。

4. 国际影响

日本在 20 世纪 70 年代开始引进我国现代的中医学，现在日本全国研究现代中医的团体已有 50 余个，他们与日本传统汉方医之重视以伤寒法治疗杂病虽有区别，但也运用脏腑、六经及其他辨证，也研究温病和近现代中医的著作，也辨证论治使用汤剂。为适应这一形势，日本松本克彦于公元 1976 年全译了邓铁涛主编的《中医诊断学》二版教材，为日本的学者提供一本学习中医的良好参考书。后来《实用中医诊断学》的部分内容，如《病案形成和发展》也被日译发表在日本《汉方研究》杂志上。

美国哈佛医学院教授，美国替代医学研究中心主任 Marnae Ergil 全译了《实用中医诊断学》，并由著名的 CHURCHILL LIVINGSTONE 出版社在全世界出版发行，作为外国人学习与研究中医的桥梁。译本前言说："Marnae Ergil 对邓铁涛教授著名的诊断学指南的出色翻译，使一本重要的中文教材能为西方医生和东亚医学生所备用。邓教授是一位当代的著名医生，也是一位现代中国医学、人类学研究的巨匠。这本临床手册作为现代中国中医的重要课本业已出版。毫无疑问，用英文表达他的诊断名著，将会使中医诊断学得到更准确、更细致的理解，所有医生和学生必然欣喜不已。""本书具有

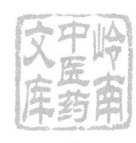

标准教材的各个方面，是唯一西方语言出版物，它将四诊的特殊之处与种种失调特征非常细致地联系在一起论述。"译者还提醒读者，"在中医里，诊断并不意味着要求达到明确的病理实体上，但它有相当程度的定位倾向，是一种灵活机变的临床剖视观。诊断不应当是一种强制的或乏味的教条，而是对疾病典型特征的分类，考虑到现实的病人生命活动的实际情况"。可以看出西方学者对中医诊断学特点的理解和对邓铁涛教授本人与本书的评价是相当高的。现在该书又有了德译本。

（二）脾胃学说的研究

邓铁涛教授曾任各家学说教研室主任多年，对"脾胃学说"多有心得，1962 年曾在《广东中医》著长文阐发。广州中医学院公元 1959 年高研班在完成三个学期的基础理论学习之后，专门设计了一个学期的临床科研阶段，历时 5 个月。当时他任高研班班主任，率领高研班 81 名学生入住解放军一五七医院,共同研究"脾胃学说"。

1. 研究方法的特点

在组织上是把同学分成多个小组，分配到相关各科组成一个个科研小组与医院科室骨干医师相结合，共同进行辨证论治的临床与实验观察，并以提高疗效为重要目标；另外设一个机制组，专门研究脾胃学说的机制。科研的重点是"脾旺不易受病"，即认为"脾胃的健运使五脏六腑、四肢百骸都强健，身体没有弱点给疾病以可乘之机，则不易成病；既成病之后，调理其脾胃则病易愈"。研究方法是选择与脾胃相关的慢性菌痢、慢性无黄疸型传染性肝炎、小儿营养不良等，辨证分型论治，注重在人体进行临床实验观察，采用免疫、神经功能以及机体整体状态的指标，且以《内经》"脾

543

主为卫"、脾主运化、脾统血、脾主肌肉等相关的无创性、少创性指标为主。如容积试验、疲劳试验、植物神经功能测定、白细胞的细菌吞噬功能等等。机制组还进行了小鼠捏脊等的观察研究。

最后共总结了28篇论文，相继发表在1962年的《广东中医》上。邓铁涛教授又把研究结果综合为《脾旺不易受病》的总论文，用实验观察的数据，从脾胃论的高度，进一步阐述了对相关疾病辨证论治疗效提高的机制。

2. 对学界的影响

当时全国各省都举办了西医离职学习中医班，但是都未设计由专职班主任带教进行科研实习。广州中医学院高研班通过师带徒集体研究"脾胃学说"这一中医重大理论课题的举措，为全国各高研班所未有，对学员科研能力的提高起到了非常良好的作用，开脾胃学说研究之先河。当时全国中医理论研究尚处于起步阶段，如此大规模的，以患者临床观察和采用无创性、少创性实验研究指标为主的，以提高疗效为基础进行的"脾胃学说"研究，起到了导向性作用。其后他在脾胃学说中有所发展，提出：对内伤杂病特别是消耗性疾病要重视补脾、健脾、实脾、调理脾胃；对严重的虚损痿证用大剂黄芪升阳益气；对内伤发热用甘温除大热法；对萎缩性胃炎用濡养胃阴之法。广州中医学院以此为契机，加强了"脾胃学说"的研究，逐步深入，后来成立了"脾胃研究所"，其研究成果在全国这一领域逐步达到领先水平。其四是一五七医院通过这一次协作，大大提高了医护人员的中医学素养，在各科形成了一批科研课题。加上他历时几年定期去医院会诊指导，并为该院举办的学习班讲课，帮助医护人员学习中医，使该院学习中医、开展中西医结合方面逐渐形成特色。公元 1970 年在全国中西医结合会议上，该院被评为全国学习中医，开展中西医结合 22 个典型之一，他的学生靳士英院长得到了敬爱的周总理的大会接见和表扬，此后，157 医院成为全军中医、中西医结合的中心。

(三) 五脏相关学说的倡导

1. 产生背景

中医基础理论的核心是脏腑学说，自古以来，它的阐发主要靠阴阳五行学说。五行学说具有朴素的唯物论性质，但也存在着机械唯物论的成分，五脏之间规定了难于变更的生克乘侮定势关系。鉴于五行学说的缺点，所以在新中国成立后曾有两次存废大讨论，但终以事关重大，见难于统一而告终。20 世纪50 年代末，邓铁涛教授开始研究五行学说；20 世纪 80 年代，他从临床实际出发提出了"五脏相关学说"，用以指导辨证论治。它能否取代五行学说，在学界引起了震动，赞成者有之，反对者亦有之。今则经 20 余年的深入研究，逐步阐明，而被诸多学者所认可。

2. 主要内涵

(1) 继承五行学说对五脏之间关系学说的合理内核和历代医家正确精辟的论述，去除五行学说中的机械唯物论和唯心论部分，根据中医长期临床实践来研究阐发各脏系统的特性，"两两相关"、"一多相关"的关系，不用五行学说来机械说理。

(2) 重视阴阳、气血、精与津液等信息单元或控制因子对五脏的实质和功能的影响，阐明它们的生理特点。

(3) 用阴阳、气血、精与津液的变化和六淫、七情等的病因损害，说明五脏之间相关的病理改变特点，进而指导临床辨证。

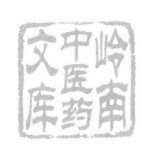

（4）用五脏相关学说作指导，根据辨证不同，指导立法处方用药。

（5）用临床观察、实验研究等方法进一步研究"两两相关"、"一多相关"的理论，并通过脏腑辨证探索某一疾病的疗效、机理、规律。

邓铁涛教授和他的学生们已在"心脾相关"、"肝脾相关"、"脾肾相关"等两两相关的子系统开展了多年研究，这些研究在许多难治疾病如心理应激性疾病、失代偿的肝硬化、重症肌无力、运动神经元疾病、冠心病围手术期的辨证治疗中起到了良好的指导作用。

公元 2007 年作为"国家重点基础研究发展计划（973 计划）中医理论专项"以"中医五脏相关理论基础与应用"立题，他为首席科学家，徐志伟教授为课题组组长，将课题分解为理论探索、临床应用、实验研究三大板块，广州中医药大学正在组织力量攻关，最后再综合集成。五脏相关学说，属于中医理论创新，是中医现代化的重大尝试。

（四）中国医学史的研究

邓铁涛教授在 20 世纪 80 年代以来，带过许多医史研究生，他还是中华医史学会的常务理事、广东省医史学会的主任委员，热心和努力发展我国和岭南医史事业，有贡献。

1. "临床史观"的提倡

邓铁涛教授在培养医史家、临床家时常以"临床史观"来指导。其内涵有三个方面：一是对研究医史学者，要求不可脱离临床实践，只有努力提高临床素养，才能准确地分析史论和史料；二是要求临床家认真研究医史，只有努力提高自己的医史学素养，才能从医史中汲取有益的经验教训，分辨理论、学说的长短，以史为鉴，有所发明创新。三是中医

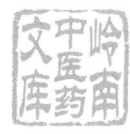

学的史论、史料和临床经验的精髓主要存在于传存至今的历代医学典籍之中，学习中医学要想登堂入室，不可不潜心深入研究，而真正理解读懂中医典籍，分辨精华糟粕，没有很好的中医临床素养是不可能的。邓铁涛教授本着这一观点育人，培养出一批又一批的医史家和临床家、各家学说和中医基础理论的研究家，他们都不脱离临床，都是具有很好临床素养和医史修养的学者。

2. 中医近代史的研究

我国自鸦片战争之后，备受帝国主义者的欺侮、宰割，逐步沦为半殖民地半封建的国家，人民灾难深重。中医更是备受煎熬，经常处在被限制、被消灭的政策之中。这段历史离我们最近，但也最复杂，最难理出头绪、找出规律。邓铁涛教授领导他的学生们，非常重视中医近代医学史的研究，历时数十年，薪火相传，于公元 1999 年完成了《中医近代史》专著；公元 2001 年出版了他主编的《中国医学通史·近代卷》，其中《上篇》中的中医篇则是集其一门研究的成果。他们以历史唯物主义、辩证唯物主义为指导，对纷繁的历史资料进行了深入发掘分析，其史料之丰富，史论之正确，可为中医近代史之翘首。例如对这段历史的总评价是成绩进步胜于式微衰退。表现在各个学科研究成果之众多，西医新知之吸收，中医药界之抗争与革新运动，近代中医教育除师带徒之外开始医学学校之兴办，学术团体之建立与中医刊物之大量出版等。实际上，这一阶段有成就的中医学家之众多，学术思想之活跃，中医学术之创新，并不亚于古代。再者，对中医学术革新运动的评价是客观而公允的，他把属于这一运动的范畴概括为"中医汇通"、"中医革新"、"中医科学化"三大派别，认为一派比一派更切实际，更视野广阔，更

547

戒除了意气浮躁而颇深思熟虑，它是中医界对社会历史环境作出的积极反应，促进了中医界的观念更新，探索了中医学术发展的方向，虽然没有取得重大成果，但它在历史中的积极意义与近代中医抗争运动是同等重要的。再次对中医的长期不懈进行的反限制、反消灭的抗争运动进行了翔实的记录和深入的分析，特别对举国上下各界、国外华侨及中医内部团结所形成的"统一战线"抗争策略的成功给予了充分的肯定，对五四以来我国有些学者对古代优秀文化遗产中医，不能采取批判地继承，也给予了相应的批评。

3. 岭南医学史的研究与岭南医学学派的建立

邓铁涛教授对岭南医学情有独钟，因为他生于斯，长于斯，业于斯，成就于斯，对岭南医学有深厚的体会与感情（见图5-3-10）。这方面的成就主要有：

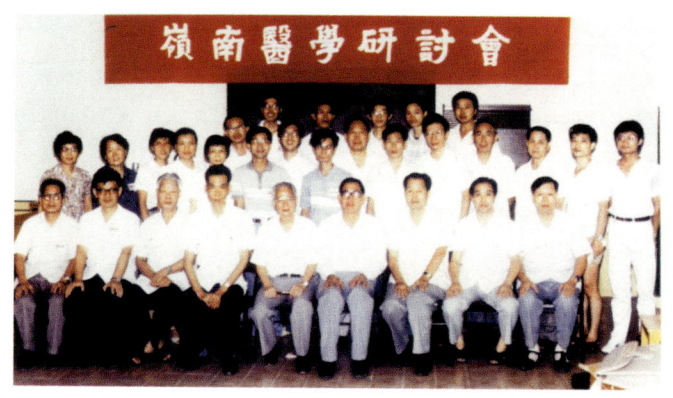

图 5-3-10   开拓岭南医学

（1）岭南医学的定义。岭南是指五岭山脉以南，地理、人文环境与中原不完全相同的这一地域，它包括两广与海南、港、澳，其医学影响及于东南亚。邓铁涛认为岭南医学是祖国医学普遍原则与岭南实际结合的产物，对它的研究不仅可以揭开岭南地区医学发展的特殊性，而且还可以丰富我国中医学的内容。

(2) 岭南医学的特色。主要源于地区的地理、社会条件的特殊。如地卑土薄，气候炎热潮湿，山谷溪流、水网稻田纵横交错；动植物品类繁多；民族众多，生活习俗不同等。岭南医学主要研究的对象是危害岭南人民健康的多发疾病与防治保健方法，特别最重视寻觅适应千百年来岭南各族人民形成的特殊体质和特殊生活习惯的方法与药材。岭南处于古海上丝绸之路的起点，开港最早，因而岭南医学接受外来医药学最早、最直接，预防治疗传入的外来疾病也最早、最勇敢。

(3) 对岭南医学的研究。邓铁涛教授及其一门对岭南医学进行了大量研究，包括它的形成过程、医学人物、医学著作、学术思想、岭南多发疾病等。他们分别进行了史料的整理发掘与评价，成书的有《岭南医学史》、《岭南医学与文化》、《岭南医药启示录》，尚有岭南古医籍的影印出版；以及对早期的葛洪、鲍姑的研究，宋代的陈昭遇、刘昉的研究；明、清、民国时代的何梦瑶、何克谏、丘浚、陈复正、郭治、程康圃、杨鹤龄的研究等等。

(4) 岭南医学学派的倡导。岭南医学学派是历史存在的事实，但由于医家与著作不及中原地区医学之众多，影响亦不及中原地区医学之大。但邓铁涛教授鉴于岭南地区医学独具特色且逐步成熟丰富，20世纪80年代以来，提出了发展岭南医学学派的问题。在他主持广东医史学会过程中大力倡导岭南医学之研究，后来广东省中医药管理局提倡岭南医学，开设岭南医学研究会，出版医药学丛书，邓铁涛教授起了带头领军作用。现在广州中医药大学医史、各家学说、基础理论、医古文等教研室，还有伤寒论、温病学等各学科临床及教研室都把岭南医学作为研究的重点。

（五）对中西医结合的观点

邓铁涛教授对中西医结合的看法是一贯的，不因政治气候和形势的低谷、高潮而改变，坚持原则，而不见风使舵。他的主要见解是：

（1）毛主席和周总理的中西医结合的思想是正确的，它需要我国中、西医的长期共同努力，最后在理论高度上结合起来，才能建立起有中国特色的医学。只有积以时日，融会贯通，才能达到水到渠成；切戒急于求成，搞简单的"凑合"。

（2）实现中西医结合的关键不在于"西医学习中医"，要求全体西医学习中医是不现实的，也是不可能的。需要重视中医队伍的发展建设，国家在政策上要给以重视和倾斜，通过中医学的继承和发扬把中医传统的特色保留继承下来，通过现代化不断提高，与现代科学包括现代医学结合起来，发展创新，才能实现中西医结合的理想。中医和西医两种医学都要发展，只有在高层次上的结合才能创造有特色的中国医学，说中医学和西医学是两种医学体系不能结合是错误的。

（3）西医学习中医的科研成果应当肯定，"西学中"队伍是一支重要力量，不容忽视，应该发展。他们在经络研究、针麻研究、小夹板固定治疗骨折、急腹症非手术治疗等方面的成果不容否定，应该支持他们发展。对西医学习中医，实行中西医结合应该鼓励。

（4）中医院的建设思想。他认为中医院要有一流的中医，也要有一流的西医。就是说要把中医院建设成"西医院有的我也有，西医院没有的我也有"，要突出中医的特色。现在广州中医药大学的附属医院都是按照这种思想建设的。如对广东省中医院中医骨干，邓铁涛教授首先要求这些中医骨干们认真温课，进而穿针引线地邀请全国名老中医十余人，让骨干们向其拜师学习，继承名老中医们的学术；此外，还组织这些骨干外出学习中医、西医，使他们成为拔尖的人才。邓铁涛教授还认为西医的发展、新手术的开展为中医提供了新的展现才华的舞台，是自古以来中医所未有，是与时俱进的产物。例如，西医对冠心病心肌梗死的抢救用搭桥、放支架等手术，在围手术期、手术后，中医大有用武之地，改善症状、防止粘连、消除血液动力学和血液流变学的病理改变，中医都能派上好用场。邓铁涛教授作为广州中医药大学第二附属医院广东省中医院心脏科带头人，正在深入探索研究之中，并已取得成果。

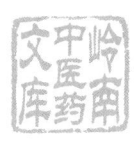

（5）在中西医结合中创新。中医在几千年的实践中积累了丰富的经验，可以运用其理论与辨证方法处理许多未识的疾病。如SARS的突然袭来，在西医与中医，都属于未识之病，西医在病源学不明确的条件下无法突出对因治疗，中医则按温病的卫气营血、三焦辨证治疗，中西医结合，取得了很好的疗效。邓铁涛教授在广东抗击SARS中出谋划策，帮助广州中医药大学附属医院制定辨证治疗方案，在二线指导重症病人救治，付出了很大的精力。他认为对SARS的抗击说明了中西医学结合的必要性和可能性，也说明中医只有具有一流的水平才敢于介入其中，取得疗效和创新的经验。

（六）重视著书立说

邓铁涛教授著作众多（见图5-3-11），现将影响较大的分类列下：

1. 古籍点校

（1）《岭南儿科双璧》。该书为清末程康圃《儿科秘要》与民国杨鹤龄《儿科经验述要》的点校合本，1987 年广东高等教育出版社出版。

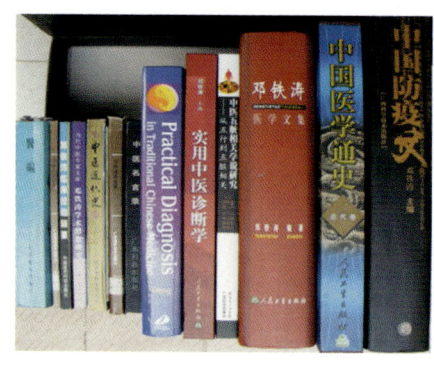

图 5-3-11 著书立说

（2）《医碥》。该书为清代岭南医家何梦瑶所著，邓铁涛教授对其进行点校，1994 年人民卫生出版社出版。

（3）《子和医集》。包括《儒门事亲》与《心境别集》，金代张子和所著。1994 年人民卫生出版社出版。

他所点校的医书，大抵以岭南医家所著为重点。并重视《点校说明》的撰写，对作者学术思想多有较深刻的分析。

2. 辞书

（1）《简明中医辞典》，参与主编，1979 年人民卫生出版社出版。

（2）《中医大辞典》，参与主编，1982 年人民卫生出版社出版。

（3）《中医证候规范》，主编，1990 年广东科技出版社出版。

（4）《中国大百科全书·中国传统医学》，任编委会副主任，并任《治法治则》部分的主编，1992 年大百科全书出版社出版。

（5）《中医名言录》，主编，1986 年广东科技出版社出版。

3. 专著

（1）《学说探讨与临证》，1981 年广东科技出版社出版。

（2）《耕耘集》，1988 年上海中医学院出版社出版。

（3）《邓铁涛医话集》，1991 年广东高等教育出版社出版。

（4）《邓铁涛医集》，1995 人民卫生出版社出版。

（5）《邓铁涛临床经验辑要》，1998 中国医药科技出版社出版。

（6）《中医近代史》，主编，1999 年广东高等教育出版社出版。

（7）《中国医学通史·近代卷》，主编，2000 年人民卫生出版社出版。

（8）《邓铁涛医学文集》，2001 年人民卫生出版社出版。

（9）《中国防疫史》，主编，2006 年广西科技出版社出版。

（10）《中医五脏相关学说的研究》，任主编，2009 年广东科技出版社出版。

4. 中医教材

（1）《中医诊断学讲义》，主编，1964 年上海科技出版社出版。

（2）《中医学新编》，主编，1971 年上海人民出版社出版。

（3）《中医学基础》，主编，1971 年广州中医学院出版。

（4）《新编中医学概要》，参与主编，1972 年人民卫生出版社出版。

（5）《实用中医内科学》，参与主编，上海科技出版社出版。

（6）《中医诊断学》（全国中医院校五版教材），主编，1987 年上海科技出版社出版。

（7）《中医诊断学》（高等中医院校教学参考书），主编，1987年人民卫生出版社出版。

（8）《实用中医诊断学》，主编，1988年上海科技出版社出版。

（9）《中医诊断学》（中国现代科学全书·医学），主编，2000年长春出版社出版。

（10）Tietao Deng.Practical Diagnosis in Traditional Chinese Medicine ［M］.Translated by Marnae Ergil,Yi Sumei. London, Newyork,Oxford:Churchill livingstone.

（11）《实用中医诊断学》（修订版），主编，2004年人民卫生出版社出版。

5. 科普著作

他关心中老年人的健身运动，并亲力体验八段锦，对八段锦的普及更是不遗余力，1985年出版了《八段锦与健康》。此书多次再版印刷，1993年第2次印刷，2004年再编彩图版，并同时发行音像制品。

6. 门弟子研究邓铁涛学术思想著作

（1）徐志伟、李俊德：《邓铁涛学术思想研究》，2001年华夏出版社出版。

（2）邓中光，郑洪，陈安琳：《邓铁涛寄语青年中医》，2004年人民卫生出版社出版。

（3）邱仕君：《邓铁涛医案与研究》，2004年人民卫生出版社出版。

（4）吴焕林：《心脾相关论与心血管疾病》，2004年人民卫生出版社出版。

（5）徐志伟、彭炜、张孝娟：《邓铁涛学术思想研究Ⅱ》，2004年华夏出版社出版。

7. 医学论文

自 1950~2001 年发表论文共达 120 篇，涉及医政、中医教育、临床经验、科学研究、医学史、各家学说等各个方面。

(七) 临床成就

邓铁涛教授所诊病人，多疑难危症（见图 5-3-12、图 5-3-13），有的来自病房，有的来自门诊，有的来自函诊，有的来自他院会诊者。其特点：多为经西医诊治，有详细的

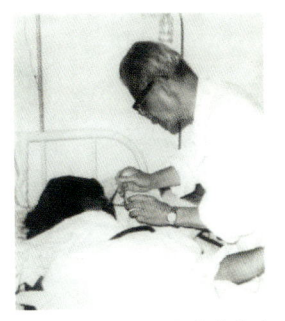

图 5-3-12　用安宫牛黄丸点舌救治昏迷病人（1983 年）

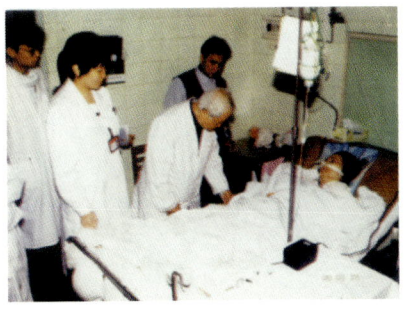

图 5-3-13　深入临床一线，继续探索

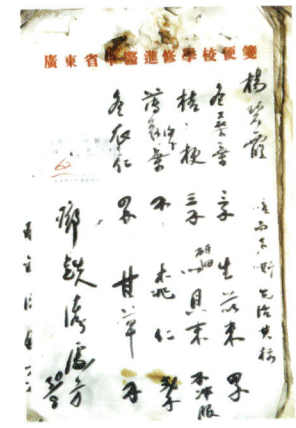

图 5-3-14　1953 年的一张处方

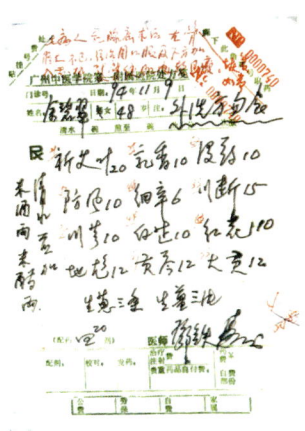

图 5-3-15　1994 年的一张外洗方

检查认为"病因不够清晰"、"缺乏对因治疗"、"预后不良",有的甚至是"周游列国"最后来求治的"不治之症"。经他辨病辨证,用明确的理论指导立法处方用药(见图5-3-14、图5-3-15),常获得满意疗效。

1. 循环系统疾病

邓铁涛教授对风心病、冠心病、先心病、肺心病、高血压病、心律不齐、心肌炎、心内膜炎等,都有治疗经验。如对慢性风湿性心脏病、心力衰竭、胸腔积液、心房纤颤、心源性肝硬化高度浮肿的病人,辨证认为是心脾肾三脏阳气欲脱,血瘀水饮互结,本虚标实,用高丽参内服与注射以固本,以真武汤、苓桂术甘汤、防己黄芪汤化裁做汤剂内服。有的一周后,尿量增加至2 000毫升以上,水肿消退过半。脉率减至90次/分,心律不齐,胸腔积液不消者,继用益气养阴之品,调理至水肿全消,心率复常,饮食逐渐恢复后出院。经随访,病情稳定,能从事轻微家务劳动。他治疗冠心病、心绞痛或并发心肌梗死的病人,多从痰瘀互结论治,善用温胆汤化裁而别具一格,对病毒性心肌炎则善用炙甘草汤化裁。

2. 消化系统疾病

他善治难治性的胃病、肝病,如萎缩性胃炎、溃疡病合并幽门梗阻、乙型肝炎、丙型肝炎等。对广东地区多发的肝吸虫病,常用扶正与攻虫并重的方法,攻虫多重用苦楝皮、槟榔,辅以鹤虱、使君子等。他善用新鲜苦楝皮(去粗皮),甚至有用至30~50g,槟榔有的用至25~30g。连服多剂,直至虫卵消失达到完全驱除为止,因而少有复发。对肝硬化失代偿期的治疗,包括肝炎后、血吸虫性、酒精性肝硬化,出现大量腹水的病人,他运用肝脾相关、脾肾相关理论辨证论治，用健脾养肝补肾之法扶正，用自创之"柔肝煎"软坚化瘀，用利湿逐水之法消除腹水，治疗常卓有成效，且积累了大量的病例，成为广州中医药大学第一附属医院消化内科之一大特色。

3. 泌尿系统疾病

如对慢性泌尿系统感染、泌尿系统结石、不明原因血尿、各型肾炎（慢性肾炎、肾变性病、微小病变肾炎）都有治疗经验。对激素引起副作用，并发肾性高血压，肾功能衰竭，尿毒症患者，则用培补脾肾以固本；用"开鬼门、洁净府、去菀陈莝"之法祛除水湿。他善用甘遂末从大便泄水，而后以补脾肾收功。治疗结石常在方中加用岭南特产的"沙牛"末，在绞痛的下腰部肾区用拔罐法辅助治疗。治疗血尿，他则善用岭南草药三叶人字草。

4. 神经系统疾病

与善治脑血管意外包括出血性和缺血性中风比，更为突出的是治疗运动神经元疾病。这类病可以说是"不治之症"，最多见的是肌萎缩侧索硬化症、进行性肌萎缩症、进行性球麻痹、原发性侧索硬化症。他以脾肾相关学说为指导，辨其为痿证，病机为虚损、大气下陷、肾气亏虚，治疗上常针药并施，用大剂量的补中益气汤化裁。方中又常用岭南生草药五指毛桃（桑科粗叶榕的根）、牛大力（豆科美丽崖豆藤的根）、千斤拔（豆科蔓性千斤拔的根）以培补脾肾，强腰膝，舒筋活络。必要时，在内服药物的同时又采用外洗、灌肠三结合的方法，其独到的治法使国内外来求医的患者得到临床缓解，并带走大量药物继续服用，这又成为广州中医药大学附属医院诊治疾病的又一亮点。重症肌无力是一种自身免疫性疾病，病变主要在神经肌肉接头部位，其发病率约为（8~

20) /10 万，对人民的健康威胁很大，西医主要用抗胆碱酯酶类药物、免疫抑制剂皮质类固醇药物、胸腺切除或放射线治疗等法，效果常不满意。邓铁涛教授积数十年行医之经验，认为此病是先天不足、后天失养，脾肾相关的虚损所导致的痿证，严重者五脏俱损、大气下陷而发生危象。其治应以补中益气为主，黄芪常用至60~160克，同时兼顾养血填精固肾。这种顽症病程长、易复发，故主张控制症状后仍需要长期服药。对激素的减量、撤除都当缓缓而行。危象则采取中西医结合抢救，控制后则辨证论治，随兼夹诸证进行加减治疗。他与门人现已治疗千余例成人或儿童的各种类型的重症肌无力，其中甚至有多例是合并危象的，运用脾肾相关的理论指导治疗，使此类病人病情得到缓解、改善，有的甚至有临床痊愈的疗效。现在有不少的境外、国外的病人来广州中医药大学附属医院求医，邓铁涛教授强调病人出院后还需服用中药2年以巩固疗效。他还领题，以辨证论治为指导思想，采取基础与临床相结合的方法研究创制了"强肌健力口服液"并"强肌健力胶囊"，因疑难病攻关疗效良好，获得国家科技进步奖二等奖（见图5-3-16、图5-3-17）。

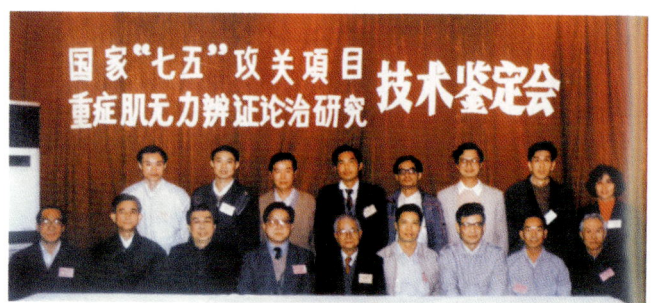

图5-3-16　精心研究重症肌无力获国家科技进步二等奖

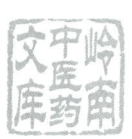

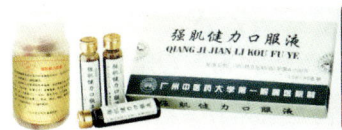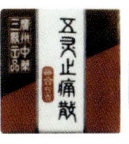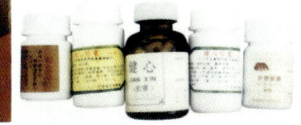

图 5-3-17 研创多种中成药造福病人

（八）温病

邓铁涛教授对温病治疗尤具经验，20 世纪 70 年代，曾治疗过不少乙型脑炎病人，这些病例都是根据因人、因时、因地制宜的原则，采取适合于岭南人体质的辨证处方才取得 90% 的疗效，而无后遗症。公元 2003 年 SARS 流行，他敢于直面这一未知的疾病，以春温伏湿诊断，运用温病卫气营血辨证分型分期来规范治法方药，他帮助广州中医药大学第二附属医院（广东省中医院）邀请国内知名专家进行讨论，制订治疗方案，并指导他的弟子停用西药抢救其亲人。香港医管局特邀两位广东省中医院的年轻中医专家赴港支援抗击 SARS 达 5 个月之久。他在广州用电话当顾问遥控指导，使年轻医生更具信心选择合适的治法方药，因此得到很好疗效。

邓铁涛教授临床历 70 年之久，诊治病人甚多，对皮肌炎、硬皮病、地中海贫血、急腹症等多种奇难杂症均有经验，未能尽书。

（九）中医与未来医学

在公元 2004 年邓铁涛学术思想国际研讨会上，他以《中医与未来医学》为题作了主题演讲。他认为 21 世纪应是中华文化的世纪，中医腾飞的世纪，仁心仁术是未来医学的最高精神境界；医学模式将向"人天观"发展；养生将重于治病；中西医将全面平等协作，共同创造未来医学。他期许21世纪的医学，能摆脱化学药物的毒副作用，摆脱创伤性检查以及治疗技术带来的痛苦和后遗症，从而达到"仁心仁术"职业道德最高境界；实行"上工治未病"，医学要以保健为中心，使人人更愉快、舒适、潇洒；医学将以"保健园"的形式逐步取代医院的主要地位，医院将成为辅助机构；医学除属于科学范畴之外，将渗入人文科学，使人们的健康需求上升到精神世界的美好境界。最为重要的是人类要摆脱贫穷和落后，拼除强权政治、种族压迫、掠夺战争，才能一起走进美好的未来医学。认为这是 21 世纪中医的宣言，中医的奋斗目标。

三、启示

邓铁涛教授的学术成就是多方面的，作为师表，他志存高远，爱国敬业，言传身教，治学严谨；作为医生，他医德高尚，医术精湛。他的楷模作用我们可以用两句哲言来概括：一是"海纳百川，有容乃大"。他与时俱进，博学多才，皓首有如青年，汲取新知，研究中医孜孜不倦。他终生追求的是振兴中医，努力使中医能保持传统特色，持续发展创新，所以他强调用现代科学包括现代医学来整理提高、继承发展。他是岭南医学的集大成者，是我国中医界的领军人物，在中西医结合和西医界也是受欢迎的顾问参谋。他从不搞门户之见，经常强调"学我者要胜于我"。他能容纳各方面的学术意见，团结同道共同奋

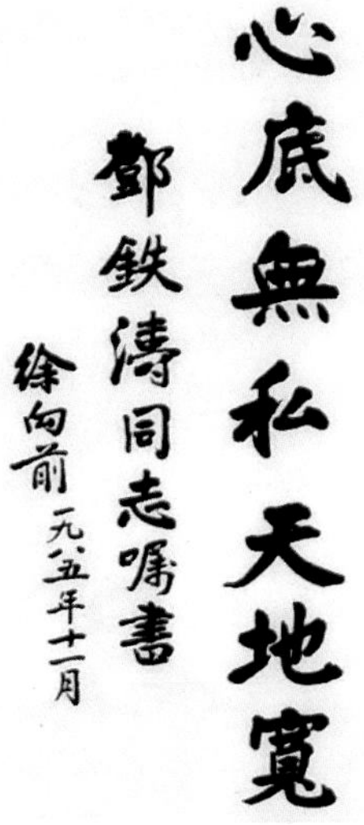

图 5-3-18 徐向前元帅题词

心底無私天地寬

鄧鐵濤同志囑書

徐向前一九八五年十一月

斗。二是"壁立千仞，无欲则刚"，他在学术问题上敢于直陈自己的看法。在研究生答辩会上他总是坦言论文中存在的不足，提出具体建议和殷切希望。在一些会议的即席演讲中经常语出惊人，敢于直挞时弊而发人深省。凡贬低歪曲中医理论，甚至有"民族虚无主义"观点行为者必起而与之论争，显示了无私的原则性。他在治好徐向前元帅低烧不退的病证后，徐帅问他个人有何所求，他说，我个人无所欲求，只求您帮我向中央领导转达振兴中医的建议。徐帅深为感动，立即派相关人员将他的直陈转给中央，并书赠"心底无私天地宽"的条幅（见图 5-3-18），以志纪念。

参考文献

[1] 周毅，李剑，黄燕庄.国医大师邓铁涛 [M].广州：广东科技出版社，2004.

[2] 邓铁涛.邓铁涛文集 [M].北京：人民卫生出版社，2001.

[3] 广州中医药大学第一附属医院.邓铁涛教授从医从教六十三周年纪念册[M].广州：广州中医药大学第一附属医院，1999.

[4] 徐志伟，彭炜，张孝娟.邓铁涛学术思想研究Ⅱ.北京：华夏出版社，2004.

第四节　抗疟药青蒿素的研发与李国桥

疟疾是世界严重传染病之一，主要多发在东南亚、南美洲、非洲，北纬 60°至南纬60°之间。据 20 世纪 50 年代估计，全球 25 亿人口，聚居在疟区的人口约 18 亿，感染人数年达 2.5 亿左右，死亡年约 250 万，其中 100 万主要为儿童。由于抗氯喹原虫株日益增多，防治日趋棘手。20 世纪60 年代，我国最高领导层决策为保障国防与对外援助，采取举国

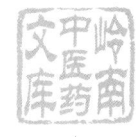

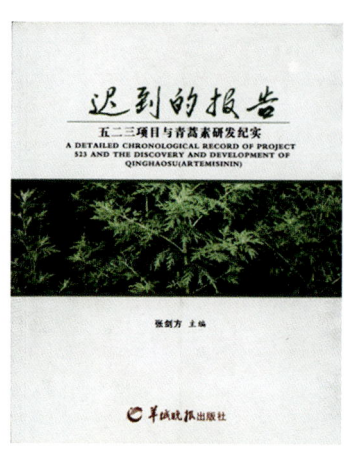

图 5-4-1 此书翔实报道五二三项目与青蒿素研发经过，为本文所述根据

大协作体制研发抗疟新药。于1967年5月23日召开了《疟疾防治药物研究协作会议》，并成立办公室领导完成"523项目"任务（见图5-4-1）。参与单位包括国家部委，10个省、市、自治区，有关军区的医药科研、医疗、教学、生产等60多个单位，500余名科研人员共同奋斗了13年，至1981年结束。其后由卫生部与国家医药管理总局联合成立了"青蒿素及其衍生物开发指导委员会"领导这一工作，又持续了15年之久。先后开发出青蒿素、蒿甲醚、青蒿琥酯、二氢青蒿素、化学新药本芴醇等与青蒿素的诸多复方，对全球遏制疟疾发挥着不可替代和越来越重要的作用。

一、我国青蒿治疟的历史回顾

（一）疟疾认识的历史

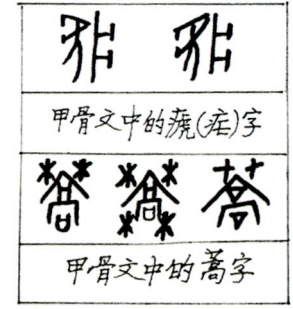

图 5-4-2　殷墟甲骨文中的疟与蒿字

殷商时期的甲骨文字中有瘧字，作（𤕫）、（𤕫）等形，像虎头人卧病之状，甲骨文家认为是"疟"之初文[1]（见图5-4-2）。《墨子·经说》："且有损智者，若瘧病之于瘧也"。毕注曰："瘧即疟省……今经典省几，此省䖺，䖺即爪字"。

敦煌石室所藏唐写本《食疗本草》芜荑条有："和沙牛酪，疗一切瘘"。卜辞中，也有言及疟疾者，如：乙亥卜，争贞，毕有疟，勿祟，有匄，亡匄，十月。（天八四）意思是，毕这个人得了疟疾，卜问是否有鬼神作祟，要不要求福祭祀。《周礼·天官·疾医》有"秋时有疟寒疾"。《礼记·月令》有"孟秋之月，寒热不节，民多疟疾"[2]。《左传·昭公十九年》有"夏，许悼公疟"。到了《内经》，对疟疾的认识有飞跃的进步，专设《疟论篇》、《刺疟篇》讨论疟疾的病因、症状、辨证分型与针刺治疗的方法。秦及汉初用兵岭南，王莽用兵西南夷，东汉马援征交趾，三国赤壁之战，诸葛亮"五月渡泸，深入不毛"等，军中流行的疫病，学者多认为以疟疾为多。东汉末年张仲景《金匮要略·疟病脉症并治》对疟母、瘅疟、温疟、牝疟，已用白虎加桂枝汤、蜀漆散（蜀漆，常山的地上部分）、鳖甲煎丸等治疗。晋《小品方》所称山瘴疟一病特指岭南之疟，东晋代葛洪《肘后方》治疟主用常山与青蒿，他区分寒热诸疟病为寒疟、温疟、老疟、劳疟及瘴疟。《诸病源候论·疟病诸候》山瘴疟候条释为"此病生于岭南，带山瘴之气，其状发寒热，休作有时，皆由山溪源岭瘴湿毒气故也。其病重于伤暑之疟"[3]。《外台秘要·山瘴疟方一十九首》，载有《小品》、《千金》、《备急》、《延年》、《救急》、《古今录验》等多家治山瘴疟方。《备急》有论谓："夫瘴与疟分作两名，其实一致。或先寒后热，或先热后寒，岭南率称为瘴，江北总号为疟，此由方言不同，非是别有异病。然南方温毒，此病尤甚。原其所归大略有四：一山溪毒气；二风温痰饮；三加之鬼疬；四发以热毒。在此之中，热毒最重，故所用之药物，须审病源。"[4] 至宋元以降皆称瘴疟，并区分为冷瘴、热瘴、哑瘴，似包括了间日疟、恶性疟、脑型疟等。中医已经注意到多发季节，如春曰草瘴，夏曰黄梅瘴，六七月曰新禾瘴，八九月曰黄茅瘴；易感人群，土著居民少病，外来人口多病，但始终未发现与按蚊的关系[5]。西方 Laveran 于公元 1880 年才在疟疾病人血中发现疟原虫；Manson 于 1900 年进一步证明疟原虫与人和蚊的关系。

在岭南中，以海南之疟最为严重。唐代杨炎贬崖州有诗云："一去一万里，千知千不还。崖州何处在，生渡鬼门关。"描述的是代表了贬官流放崖州难免得瘴疟一死的心境。现代对海南疟疾的防治研究始于 1926 年，美国人 Feast 和 Olpp 等曾对两所医院疟疾患者做过统计报告；1932 年美国人 Woey 曾在府城、加积、那大等地调查，发现按蚊 9 种。1937~1938 年我国姚永政、何琦教授等曾在陵水、保亭、昌感等县调查，报告有按蚊 13 种。1939~1945 年侵华日军曾在海南东西两区调查，东区 51 393 人中原虫率 10.4%~34.0%，发病率 1.68%~38.59%；西区 10642 人中原虫率 13.43%~38.59%，发病率3.56%~18.36%。相关研究调查 300 例成年黎族人脾肿率 82%，原虫率 28.8%，其中恶性疟 81.2%、间日疟 18.8%。

公元 1946 年姚永政教授、何琦教授又来琼调查，发现按蚊26种，其中一个新种何琦教授命名为"类辛东按蚊"。

公元 1950 年海南解放后开展了大规模、持久的防治疟疾工作。据 1954 年兴隆地区 193 名婴儿调查，6 月龄感染率为74.4%，12 月龄感染率为93.2%。1955 年对崖县、保亭、琼中、乐会四县调查，山区：脾肿率 75.1%，原虫率 74.1%；丘陵地区：脾肿率 52.2%，原虫率 34.7%；平原地区：脾肿率 33.3%，原虫率 12.1%。何琦教授调查保亭、陵水原虫感染：恶性疟 64.8%、间日疟 20.9%、三日疟 14.3%；发现按蚊 31 种。经过几十年的艰苦努力，除"文革"期间有复燃外，全岛疟疾发病率 1951 年 0.35%，1952 年 0.30%，1953 年 0.20%，1984 年 0.18%，1985 年 0.26%，今已基本控制。20 世纪 70 年代已开始应用青蒿制剂 [6]。

（二）青蒿认识的历史

我国"蒿"字出现最早，甲骨文"蒿"字作（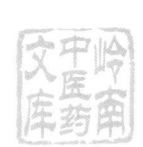）、（ ）、（ ）、等形，象蒿草之形。《诗·小雅》有"呦呦鹿鸣，食野之蒿"。在中医典籍中，最早出现在马王堆古医书《五十二病方》中，青蒿一见，白蒿一见，鹊棠下蒿一见，但均未用于治疟 [7]。《本草经》载有草蒿，"主疥瘙，杀虱，治骨节间热，明目。一名青蒿，一名方溃" [8]，并未列青蒿为另一药。葛洪《肘后方》中首先用于治疟，谓："青蒿一握，以水二升渍，绞取汁，尽服之。"其法不煎，绞取鲜汁，用以治疟。《唐本草》谓："此蒿生捋敷金疮，大止血，生肉，止疼痛。"《本草拾遗》谓："主鬼气，尸疰，伏连，妇人血气，腹内满，及冷热久痢。秋冬用子，春夏用苗，捣绞汁服。亦暴干为末，小便中（冲）服。"《蜀本草》中载有植物学描述，"叶似茵陈蒿而背不白，高四尺许，四五月采苗，日干。江东人称呼为犼（xìn）蒿，为其臭似犼"。犼，狸属，似猫狸而小，有臭气，黄斑色，食虫鼠及草根。《日华子本草》云："青蒿补中益气，轻身，补劳，驻颜色，长发毛，发黑不老，兼去蒜发，心痛，热黄。生捣汁服并傅之。泻痢饭饮调末五钱匕。烧灰和石灰煎治恶疮，并茎亦用。"又云："子味甘冷无毒，明目开胃，治恶疮疥癣，风疹；杀虱，煎洗。"又云："臭蒿子凉，无毒，治痨，止盗汗及邪气鬼毒，又名草蒿。"《大明本草》谓："臭蒿亦名草蒿"。宋《图经本草》所载植物学描述其有花有果实，足资鉴定品种，它说："草蒿即青蒿也。生华阴川泽，今处处有之。春生苗叶极细嫩时，人亦取杂诸香菜食之；至夏高三五尺；秋后开细淡黄花，花下便结子如粟米大，八九月间采子阴干，根、茎、子禁并入药。用子者，炙作饮，香尤佳。青蒿亦名方溃，凡使子勿使叶，使根勿使茎，四者若同用，反使成疾，得童子小便，浸之良。治骨蒸热劳为最。古方多单用者，葛氏治金刃初伤，取生青蒿捣敷上，以帛裹创，血止即愈。"其后的《本草衍义》开始注意到草蒿与青蒿的区别，"草蒿今青蒿也，……今人谓之青蒿亦也所别也。但一类之中又取其青色者。陕西绥银之间有青蒿在蒿丛之间，时有一两窠迥然青色，土人谓之为香蒿，茎叶与常蒿一同，但常蒿色淡青，此蒿色深青，气芬芳，恐古人所用以深青为胜，不然诸蒿何尝不青"[9]（见图5-4-3、图5-4-4）。

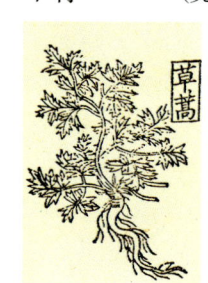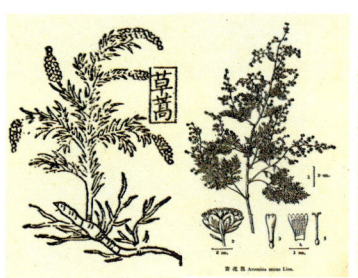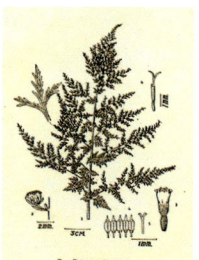

图5-4-3 《证类本草》中的　　　图5-4-4 《中国药用植物志》
草蒿，形似青蒿与黄花蒿两种　　　中的黄花蒿与青蒿

　　明代刘文泰编《本草品汇精要》仍然使用草蒿之名，依《本草经》传统功用叙述，并列有青蒿、方溃、犼蒿等别名；植物学描述，则采用《图经本草》之说[10]。至李时珍《本草纲目》则将草蒿一分为二，把青蒿作为古药用之重要品种，

把臭蒿另列为黄花蒿。他引用沈括《梦溪笔谈》，云"青蒿一类，自有两种：一种青色，本草谓之青蒿，亦有所别也。陕西银绥之间，蒿丛中有一两窠，迥然青色者，土人谓之香蒿，茎叶与常蒿一同，但常蒿色淡青，此蒿深青，如松桧之色。至深秋余蒿并黄，此蒿犹青，其气芬芳。恐古人所用以深青者为胜，不然诸蒿何尝不青？李时珍曰：青蒿二月生苗，茎粗如指而肥软，茎叶色并深青，尝不青色，青叶微似茵陈，而面背俱青，其根白硬，七、八月开细黄花颇香，结实大如麻子，中有细子。而对黄花蒿则说：香蒿、臭蒿通可名草蒿，此蒿与青蒿相似，但此蒿色绿带黄，气辛臭不可食，人家采以奄酱黄酒曲者是也"[11]。

综上所述：青蒿，《诗》称蒿；《本草经》称草蒿，别名青蒿、方溃；《蜀本草》称狊蒿；宋代各本草均称草蒿，其植物学描述的是黄花蒿；而明李时珍《本草纲目》才将草蒿一析为二，却错误地将黄花蒿功能归之于青蒿，造成品种功用上

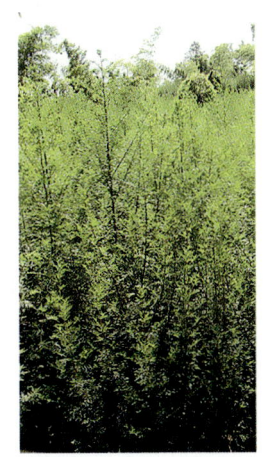

图 5-4-5　我国黄花蒿资源丰富，有大面积成片的黄花蒿分布

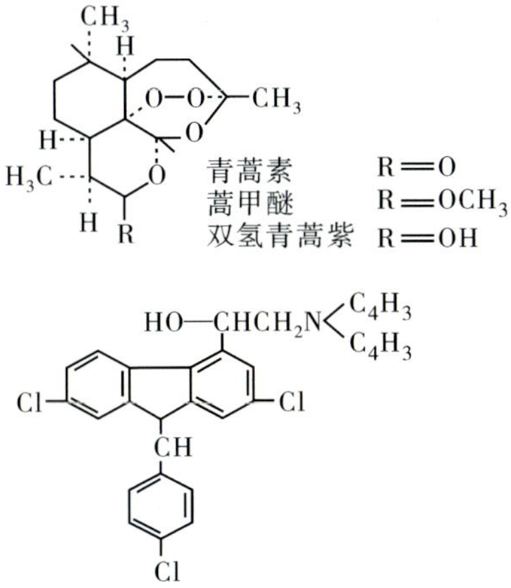

青蒿素　　　R＝O
蒿甲醚　　　R＝OCH₃
双氢青蒿紫　R＝OH

图 5-4-6　青蒿素及其衍生物与本芍醇的化学结构式

的混乱。今国家药典定黄花蒿为青蒿的原植物非常正确，而且是确有所据。《证类本草》[9]、《本草纲目》[11]、《植物名实图考》[12]、《中国药用植物志》[13] 等之青蒿与黄花蒿图，可以作对比参考（见图5-4-5、图5-4-6）。至于用法、后世多不用煎法，常用青蒿叶末，以汤，酒送服。

二、我国研发青蒿素及其衍生物、复方的历程[14]

（一）从祖国医学伟大宝库中探索

"523项目"任务是寻找无抗药性防治恶性疟的新药。其突破口选择：一方面是从合成新化合物筛选入手；另一方面是从发掘祖国医药学宝库入手，而且集中较多人力争取在中医药领域有新突破。从大量的古文献和7万个民间验方中，通过大协作广筛药物5 000余种最后确定以常山、青蒿等10个中药为重点研究对象。

中国医科院药物所、军科院与北京制药厂协作，对常山乙碱进行化学结构改造，临床试用发现其毒性降低，组成复方则临床疗效提高，但克服呕吐等毒副作用仍不理想。尽管它未能继续深入研究，但却意外开发出一个有机磷农药中毒的解毒药和一个抗心律失常新药。对番荔枝科鹰爪的研究是由中医研究院药物所与在广东地区的中山医学院、中山大学、华南植物研究所协作进行的，获得抗疟活性成分鹰爪甲素，并知道它有一个过氧基团，可作一个新型抗疟药，但因资源极少，含量过低，难于推广而终止。

在广筛中草药的过程中，"523项目"也积累了一些重要的经验，发现八仙花科的常山、伞花八仙、绣球等的有效成分多为生物碱；苦木科的臭椿、鸦胆子的有效成分为苦味质和甙类；蔷薇科仙鹤草的有效成分为酚类物质；番荔枝科

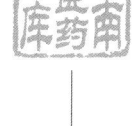

岭南医药启示录

的鹰爪和菊科的青蒿有效成分为中性物质；陵水暗罗为含锌的金属化合物。这些都为进一步发掘提高打下有力的基础。其中青蒿有大量民间实际应用的经验，资源雄厚，为最有希望的中药。

在蚊虫驱避剂中，搜集到200余种植物，由上海、广东、广西、云南共同协作，最后定出柠檬桉油渣、野薄荷结晶、广西黄皮油转化物、野花椒结晶和轻质松油软化物等5种化学物质。以柠檬油下脚料、松节油下脚料——双戊烯为原料，采用半合成工艺路线，成功地制出多类植物蚊虫驱避剂，并实现批量生产，支援战备，供应市场。

（二）青蒿素及其衍生物、复方研发经过

（1）公元1970年军事医学科学院与中医研究院中药所协作，筛选近百个中药（方），发现青蒿提取物对鼠疟曾有过60%~80%的抑制率，但不稳定。

（2）公元1971年下半年中医研究院药物所从葛洪《肘后方》中的治疟方"青蒿一握，以水二升渍，绞取汁，尽服之"得到启发，认为高温可能影响有效成分，改用乙醚提取，其结果使鼠疟近期抑制率达100%（见图5-4-7）。

（3）公元1972年，中医研究院药物所以醚提取

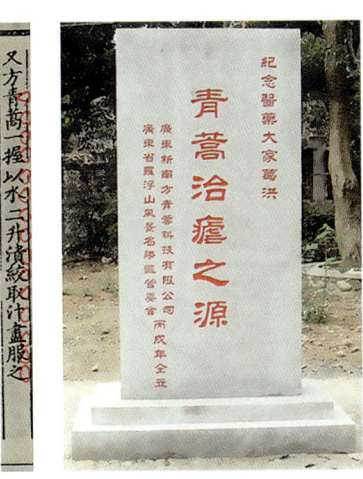

为纪念葛洪以青蒿治疟（《肘后备急方》中载"又方青蒿一握以水二升渍绞取汁尽服之"）的功绩，在罗浮山冲虚古观后方，今人立"青蒿治疟之源"碑（摄自罗浮山）

图5-4-7　葛洪以青蒿治疟图

中性部分，在海南昌江与北京临床试用效果良好。其从粗提物中分离出一个命名为青蒿素II的单体，于公元1973年在海南再作临床试验，效果不佳，且有毒副作用，被迫中止。

（4）公元1973年，山东省寄生虫研究所与广东省中医药研究所，用黄花蒿粗提物"黄1号"，临床试用于间日疟，取得优于氯喹的疗效。后来他们用当地产的黄花蒿提得有效单体命名为黄花蒿素。同年云南省药物研究所，从大头黄花蒿中提得有效单体，后又创用"溶剂汽油法"拿到黄花蒿结晶，命名为黄蒿素。同时发现四川西阳产黄花蒿的黄蒿素含量达0.2%，远比云南大头黄花蒿0.025%为高。后来成为在西阳建青蒿素生产基地的重要依据。

（5）公元1974年冬，广州中医学院李国桥研究组用云南药物所提取的黄蒿素在云南高疟区作恶性疟临床试用，抢救凶险型恶性疟，得到具有"速效、近期高效、低毒副作用、无抗药性、但复发率高"的结论，疗效超过今之各种抗疟药。山东的间日疟临床试用，也肯定为"疗效好、安全、但复发率高"。

（6）公元1976年，"523项目"派出周义清、李国桥、施凛荣等13人疟疾防治考察团援助柬埔寨抗疟，再次证明青蒿素在抗药性严重的东南亚地区，救治脑型疟，抗药性恶性疟的效果非常优异，很快治愈，受到柬方的高度赞扬和感谢。

（7）公元1975年开始，"523项目"办公室在全国组织了几次大会战，至公元1977年取得了显著成果。一是药学研究项目齐全：口服剂型有粉、片、固体分散剂，微胶囊和油丸；针剂有油、水注射剂4种；简易制剂多种。含量测定统一确定用紫外分光光度计法，修订了质量标准。二是临床试用基础雄厚：青蒿素在中国的云南、海南，柬埔寨的近期

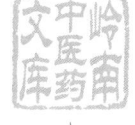

治愈率均为100%；青蒿片在四川、广东、河南即时疗效100%。青蒿素与青蒿简易制剂在国内外应用6 550例，其中青蒿素2 099例，口服、注射疗效均可达100%，青蒿素油混悬针剂月复发率在10%左右，简易制剂有效率稳定在80%以上。三是资源分布基本掌握：全国资源丰富，不少地区有群落性分布，青蒿素含量南方高于北方，以广西、广东、海南为最高；南岭以北、秦岭以南为中含量区，以重庆酉阳、云南、贵州、湖南等地为多，呈群落野生；北方为最低含量区。四是药理作用初步摸清：青蒿素杀灭疟原虫优于氯喹等所有抗疟药，其吸收快、分布广、排泄快；低毒，对主要脏器无损害，可用于孕妇；与氯喹无交叉抗药性，可用于抗药性药疾、脑型疟等凶险型疟疾，且可首选。五是提取工艺初步确定：汽油提取法具有流程短、收率高、成本低、易纯化、操作简便、工艺稳定、不需特殊设备和试剂，产品纯度高的优点。六是化学结构谜团破解：中国科学院上海有机化学研究所、生物物理研究所等确定青蒿素分子结构的立体绝对结构，它是一个仅由碳、氢、氧三种元素组成、具过氧基团的新型倍半萜内酯，与具含氮杂环的奎宁衍生物完全不同，打破了几十年来抗疟药必须有一个含氮杂环的论断，是继奎宁和喹啉类药物之后的重大突破，是继承和发掘祖国医药学伟大宝库的重大成果。公元1977年在《科学通报》，1978年、1979年在《化学学报》发表了青蒿素结晶化学结构的论文。

（8）公元1978年青蒿素成果鉴定会通过的六个主要研究单位是：卫生部中医研究院、山东省中医药研究所、云南省药物研究所、广州中医学院、四川省中药研究所、江苏省高邮县卫生局，主要协作单位39个。公元1979年在颁发国

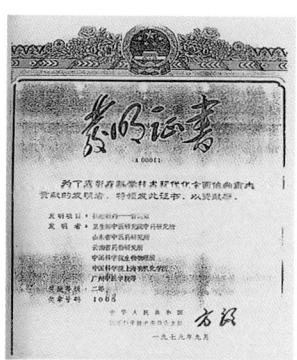

图 5-4-8　抗疟新药青蒿素获国家发明二等奖，广州中医学院居其六（1979 年）

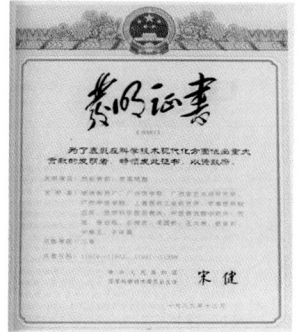

图 5-4-9　抗疟新药青蒿琥酯获国家发明三等奖，广州中医学院居其四（1989 年）

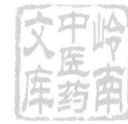
家发明二等奖时，又实事求是地做了调整（见图 5-4-8）。

（9）青蒿素衍生物的研发：上海药物所公元 1976 年开始青蒿素新衍生物的研究，公元 1977 年合成了蒿甲醚，公元 1978 年在海南疟疾高峰期时由广州中医学院李国桥研究小组与东方县人民医院郭兴伯医师负责临床试用，取得了优于青蒿素的疗效。公元 1978~1980 年扩大临床试用，治疟疾 1 088 例，其中恶性疟 829 例，100% 近期治愈，认为蒿甲醚具高效（剂量小）、速效（退热快、血中原虫消失快）、毒性低、副反应轻，便于使用等特点。1981 年鉴定，与昆明制药厂合作研发的一类新药，1996 年获国家发明三等奖。

公元 1977 年广西青蒿素衍生物协作组，制成 804 钠粉针，1978 年 10 月经临床试用，具有高效、速效、低毒的特点，但复燃率高，命名为青蒿琥酯。1983 年按 WHO 建议重新组织力量开发，公元 1987 年由青蒿素指导委员会申报，卫生部向上海医药工业研究院、桂林第二制药厂、广州中医学院等 3 个单位颁发了新药证书。1989 年获国家发明三等奖（见图 5-4-9），获奖单位有桂林制药厂，广西医学院，广西寄生虫病研究所，广州中医学院等 8 个单位。

双氢青蒿素则是由中医研究院中药所研发，由广州中医学院负责临床试验，证明有良好的临床效果，1992 年获新药证书。

（10）青蒿素复方的研发。本芴醇是军事医学科学家邓蓉仙等合成的新型抗疟药，获国家发明一等奖，成为一类新药；磷酸萘酚喹获国家发明二等奖。1990 年成功开发出蒿甲醚–本芴醇复方，并获新药注册；20 世纪 90 年代又开发出青蒿素–磷酸萘酚喹复方，也获新药注册。前者与瑞士诺华公司合作，重新评价，2002 年载入 WHO 基本药物目录，使我国青蒿素复方研究进入国际先进水平。

三、岭南医家李国桥研究小组的贡献

（一）从临床验证到理论突破

以李国桥教授为首的研究小组自 1967 年接受"523 项目"任务以来，至今 40 余年，坚持抗疟药研究从未间断。公元 1974 年与云南省药物研究所合作，作出黄蒿素具"速效、近期高效、低毒、短期复发率高"的评价。后来作为临床研究协作组的牵头单位和负责人，并成功完成蒿甲醚、青蒿琥酯、双氢青蒿素等疗效的临床验证。他们用青蒿素抢救凶险型脑型疟的研究成果，促成 WHO 把青蒿素列为救治脑型疟的首选药物。1984~1988 年他们通过治疗上千案例，得出 7 天疗程可把青蒿素治愈率提高到 95% 的结论，被 WHO 确定为青蒿素类药物治疗恶性疟的标准疗程。他们还用青蒿素类药物治疗孕妇重症疟疾，大大减少了流产和死胎，保护了产母和胎儿的生命，并追踪随访 23 例出生儿 3~6 年，无一例发生畸形与智力异常，于公元 1989 年提出青蒿素药物为中、晚期妊娠恶性疟首选药物。

公元 1990 年，他们开展了青蒿素对恶性疟配子体感染性影响的研究，建立了按蚊感染方法。通过解剖几千只实验按蚊证明了青蒿素能抑杀成熟配子体，从而得出用药 7~14 天可使其传染性降低 70%~100% 的结论。公元 1991~1995 年在援越救治脑型疟病人中，通过大量骨髓穿刺，观察到青蒿素对早期配子体的影响，青蒿素对骨髓中的 Ⅰ－Ⅳ 期早期配子体有较快杀灭作用，并对刚入外周血未具感染性的配子体有抑制其成熟，防制其传染性。这些发现推翻了青蒿素对恶性疟配子体无效的错误理论，进而利用青蒿素这种其他抗疟药不具备的抑杀配子体的作用，阻断配子体传播疟疾，从而有效地控制疟疾的流行。

(二) 国外设立基地，临床研究复方，开拓青蒿素市场

公元 1991 年李国桥小组应邀赴胡志明市指导越南用青蒿琥酯治疟，第 2 年疟疾病人死亡人数锐减，桂林制药厂的青蒿琥酯迅速取代了昔日的奎宁。为了缩短疗程，降低药价，阻断传播，他们决定使用在海南取得好疗效的青蒿素复方，结果只取得 70% 左右治愈率，疗效较海南低，这是因为越南经多年战争已成为多重抗药性恶性疟疾最严重的地区。李国桥教授经过 5 年研究，以双氢青蒿素与磷酸哌喹组成的新抗疟药复方——疟疾片 CV-8，于 1997 年经越南卫生部批准注册和生产，2 年后列入越南国家抗疟第一线用药。WHO 为加速开发，于公元 2000 年初邀请李国桥以临床顾问身份出席在清迈召开的抗药性恶性疟疾防治会议，专题报告 CV-8 的研制情况。其后应 WHO/TDR 的要求与牛津大学、WHO/TDR 合作，将该复方改进为 Artekin。公元 2002 年底在全球各流行区与包括蒿甲醚—本芴醇在内的其他抗疟药对照试用 5 000 余病例，治愈率达 97%，成为目前优点全面的抗疟药。

（三）探索更好的青蒿素复方，为消灭全球疟疾作贡献

（1）近年来，李国桥教授把一些多年从事"523项目"抗疟药研究的老骨干集中到广州，在以往临床研究的基础上，横向联合，从青蒿优良品种栽培、规范种植，提炼生产，复方新药的药学、药理、毒理、临床研究，到成品生产，重组具备GAP、GCP和GMP生产条件的研发生产的产业链，形成专业配合，有研究、生产人才队伍的机构，为全球众多疟疾病人提供价廉疗效好的复方。

（2）新研制出来的Artequick（粤特快），公元2003年以来在柬埔寨、越南作快速控制/灭疟试用呈现极大潜力。进一步扩大试用成功后，期望能提出一种快速控疟的新思路和方法，进入全球疟疾流行国家的公立机构，成为其控疟的一线用药，取代氯喹等老一代抗疟药，使中国青蒿素

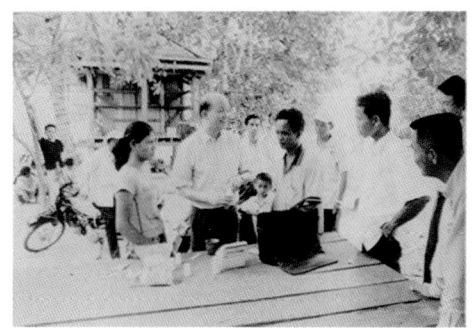

图5-4-10　李国桥（左2）在柬埔寨开展快速控制疟疾试验（2004年）（引自《迟到的报告》）

为人类控制消灭疟疾作出更大贡献。现在广州中医药大学与广东新南方集团、广州珠光集团合作，投巨资在丰顺建立起广东新南方青蒿药业生产基地，生产第四代青蒿素复方，具有完全自主知识产权，它们正在为世界高疟区灭疟服务（见图5-4-10）。

（3）公元2007年4月，在WHO的同意下，广州中医药大学以李国桥教授为首的青蒿研究中心快速灭疟医疗队与科摩罗卫生部国家疟疾控制中心合作，在莫埃利岛（Moheli）

实施"主动清除传染源以快速控制–清除疟疾"试验（简称
灭源灭疟法 Fast Elimination of Malaria by Source Eradication，
FEMSE）。

其时，流行情况是：莫埃利岛面积 211 平方公里，25 个
自然村，人口 37 243。灭源灭疟项目实施前，于公元 2006、
2007 年 2 次抽查儿童带虫率分别为 22.1% 和 23.0%。其中恶
性疟占 96.9%，三日疟占 19.9%（大部分为混合感染恶性
疟）。带虫率 >30% 的有 10 个村，10%~29% 的有 6 个村，
6.5% 的有 9 个村。

灭源灭疟采取的方法是：① 间隔 40 天共 2 次全民服用
青蒿素哌喹复方+伯氨喹；② 头 4 个月每 10 天全民服 1 次低
剂量伯氨喹（成人 9mg，儿童按年龄递减）；③ 建立基层抗
疟系统，查源灭源，对发热病人早期诊断早期治疗；④ 对流
动人口，每周服 1 片青蒿素—伯氨喹复方。

灭源灭疟试验的结果是：① 人群带虫率，由采取措施前
的 23%，降至采取措施后 2、4、6、9、12、18 个月的 1.4%、
0.33%、0.49%、0.84%、1.29%、0.86%；② 按蚊阳性率，由
采取措施前的 3.1%，降至采取措施后 4、5、6、9 个月的 0，12
个月的 0.18%，而
对照组一直在 2% 以
上。③ 发热病人疟
原虫血检阳性人数，
试验岛从采取措施
后 3 个月，各月降
幅维持在 83.1%~
96.6% 之间，2 次雨
季也未见明显回升。

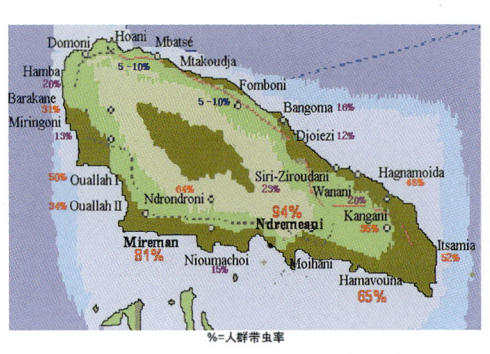

图 5-4-11 Moheli 岛疟疾流行程度
分布图（2006-11-12）

而对照岛，则随着 2 次雨季到来，发病人数上升幅度达 244.7%和236.1%（见图 5-4-11、图 5-4-12）。

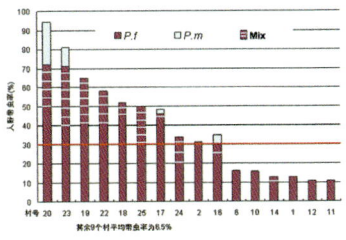

（1）Moheli 岛人群带虫率调查（2006-11-12）

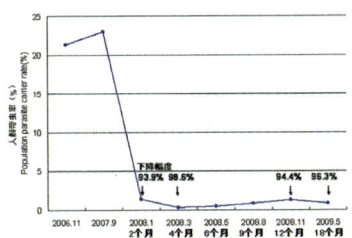

（2）Moheli 岛采取灭源措施前后人群带虫率

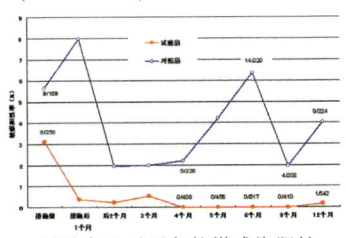

（3）试验岛和对照岛蚊媒感染阳性率监测结果

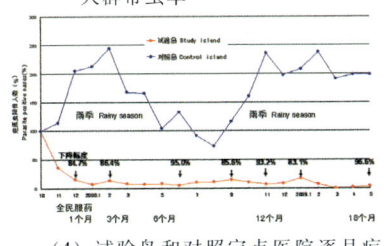

（4）试验岛和对照定点医院逐月疟疾病人数

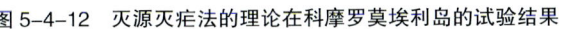

图 5-4-12　灭源灭疟法的理论在科摩罗莫埃利岛的试验结果

上述成绩表明，"灭源灭疟法"可使一个高疟区迅速变为低疟区。

目前正在进一步提高和巩固防治效果的方法，在科摩罗副总统兼卫生部长亲自来华邀请中国继续支援下，在WHO和国家、省有关部门的支持下，准备在其他二岛即 Grande Comore 和 Anjouan 推广，以防止人口流动造成岛间传播。

李国桥教授的论点是，在高疟区不仅要按传统办法控制蚊媒，而且要看到存在野栖疟蚊地区，蚊媒往往难于全部杀灭；另外必须控制携带有疟原虫的宿主病人，就是说在这个小岛上必须实行全民服药的办法，杀灭疟疾病人体内的疟原虫，只有这样才能取得成功。在高疟区 1 秒钟前还是健康的，

1 秒钟后被带有疟原虫的疟蚊叮咬就可能感染疟疾。非洲是全球疟疾流行最严重的地区，但疟原虫很少是可在人体生活 2~3 年的间日疟，主要为可在人体内存活 1 年的恶性疟原虫，其控制的难度主要在于地区广阔、人口众多。但科摩罗的经验证明，也不是不可控制的[15]。

四、启示 [14, 16~21]

我国青蒿素及其衍生物、复方研发的成功并广泛用于全球抗疟，是中医药学惠及全人类的重大贡献之一。2011 年 9 月，当年"523 项目"协作组中的屠呦呦获得了美国拉斯克医学奖。我国许多科学家为此项研究奋斗了几十年，至今尚未停息，其间积累了大量经验、教训，对我国今后中医药的现代化、国际化教益良多，值得我们认真汲取。

（一）缜密的调查性研究是开启祖国医学宝库找到抗疟新药的钥匙

1967 年，"523 项目"是我国最高领导下达的紧急援外和战备重要任务而立项的。开题伊始就把从中医药中发掘新型抗疟药作为一个重要途径，他们从调查性研究入手，投入较多力量，查阅大量古今医药文献，深入疟区调查，收集验方、秘方 7 万多个，普筛出 5 000 多个，精选 20 多个中草药进行深入的实验与临床研究，选出有希望的方药，集中力量一抓到底。中医研究院中药研究所（下简称为中研院中药所）屠呦呦团队就调查了 2 000 多个中药单方，从中选出 640 个，测试了 380 种中草药提取物的抗疟疗效。选中青蒿作为重点开发药物之一，是因为自葛洪《肘后备急方》记载以来，历代多有应用，现代民间如江苏省高邮县仍用于防治疟疾且效果良好，民间有众多的实践支持。这种"勤求古

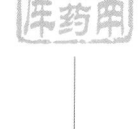

训，博采众方"的严肃认真的调查性研究为"一选中的"打下了坚实基础。

（二）屠呦呦团队的创造性、实验性研究取得重大突破是青蒿素研制成功的关键

1969 年，中央研究院中药所屠呦呦小组与军事医学科学院协作，共同查阅了大量古今文献，选出出现频率高的近百个中药与方剂，经水煎、醇提后，作鼠疟抗疟试验，发现青蒿提取物曾出现 60%~80%的抑制率，并在军事医学科学院帮助下建立起鼠疟实验动物模型后，由中央研究院中药所单独进行后续研究。

1971 年下半年，屠呦呦团队从葛洪《肘后备急方》使用青蒿不用水煎而用水渍绞汁服用得到启发，考虑到高温可能破坏青蒿抗疟活性成分，改用沸点低于乙醇的乙醚以提取有效部位，取得了鼠疟近期抑制率近 100%的效果，临床观察也取得满意的疗效。这一进展对青蒿的深入研究和青蒿素的发明具有十分重要的意义，它开启了青蒿素研发的大门。其后，他们又从青蒿中提得单体青蒿素 II，就是后来的青蒿素，可惜临床验证效果不佳，并出现明显的心脏毒性，被迫中止，但其他团队的后续研究都是从此起步，这就是科学研究中首创性的可贵之处。

（三）全国性的大协作保证了科研工作的后劲，使青蒿素及其衍生物、复方的研究日臻完善，走向世界

在屠呦呦报告的启发下，山东、云南协作组相继从本地产的黄花蒿和大头黄花蒿提取得黄花蒿素和黄蒿素，云南还发明了"溶剂汽油法"取得了大量结晶，供中央研究院中药所验证，体现了"一方有难，八方支援"的协作精神。临床验证是由广州中医学院李国桥（见图 5-4-13）小组完成的，

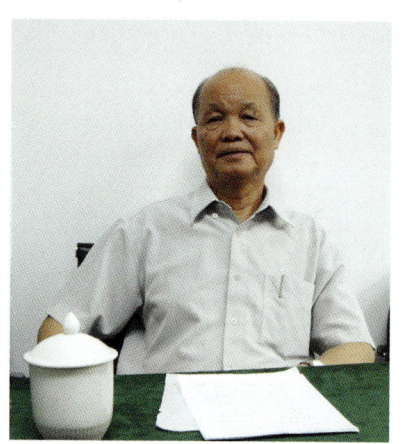

图5-4-13　李国桥教授阐述灭源灭疟法的理论和在科摩罗莫埃利岛的试验结果

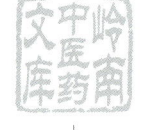

为什么"523项目"办公室这样决定，那是因为李国桥小组在海南、云南高疟区有7年治疗恶性疟、救治脑型疟等凶险疟疾的经验。他通过对恶性疟原虫在人体内的发育规律、用药后疟原虫的形态变化以及临床表现的研究，对恶性疟和药物作用的特点有系统的了解，治疗观察有独到之处。"523项目"一些重要药物的临床试用，大多交给他们进行临床观察评价。李国桥小组临床试用黄蒿素的结论是："黄蒿素治疗恶性疟、抢救凶险疟具有速效、近期高效、低毒副作用、无抗药性，但复发率高"的结论。从而为"523项目"领导小组下决心，集中力量于1975年以后组织全国大协作、大会战，全面深入研究奠定了基础。其后，通过全国性的大协作，才有大规模青蒿素的临床验证，制剂质量的提高，剂型的改革，化学结构的弄清，详细药理的试验，青蒿素衍生物青蒿琥酯、蒿甲醚、二氢青蒿素研制的成功，与人工合成药物结合的复方抗疟药在世界范围的推广。

卫生部黄树则副部长在1981年总结"523项目"工作时说："523项目"工作的特点是部门多，地区广，任务相互联系，工作互相衔接；把科技人员，各专业、现场和实验室，生产和使用，科研和防治等有机结合起来，有组织，有计划，有步骤地开展工作，是"523项目"多快好省地完成科研任务的关键。只有在大协作中，才能真正做到思想上目标一致，计划上统一安排，任务上分工合作，专业上取长补短，技术上互相交流，设备上互通有无，彼此互不设防，一方有困难，大家来支援，团结协作。"在"523项目"研究中，青蒿素研发成功的事实证明，是我国多专业、多学科、众多科技工作者密切合作"大力协同"的结果，如此重大的研发任务，靠一个单位，一两位科技人员是无法完成的。它体现了我国科学家对祖国的奉献精神和许多知识分子、革命干部公而忘私，看事业重如山，看名利淡如水的高尚情操和集体主义气概，这种精神是中华民族走向强盛的灵魂。不少人认为它可以与"两弹一星"精神相媲美，是永远值得发扬的。

（四）长期封闭，信息闭塞，设备落后，不谙国际标准和相关规则，缺乏保密专利和知识产权观念，无保护抢先亮底研究成果，是导致青蒿素及其衍生物走向国际遭受挫折，丧失权益的根本原因

1. 竞相发表论文的"露底"

"文革"后，期刊及学术活动恢复，科学家以为国争光的心情，自1977年始以协作组或个人名义相继在我国《科学通报》、《中华医学杂志》（英文版）、《中国药理学报》、《药学通报》，报道了青蒿素的化学结构、抗疟作用的实验临床研究数据，青蒿素衍生物对伯氏疟原虫抗氯喹株的抗疟活性，涉及25个衍生物的抗鼠疟活性，青蒿琥酯的合成等等，把我国10多年来积累的研究成果、科学数据和资料露了底，引起WHO、国际相关机构、制药公司的高度注意使其不断跟踪搜集我国青蒿素研究的信息。

2. 在国际会议上"和盘托出"

1981 年应 WHO 要求，在与我合作的前提下，由联合国计划开发署与 WHO 疟疾化疗科学工作组主持，在北京召开了"青蒿素及其衍生物学术讨论会"。当时没有任何保密条款的保护，我方宣读了 7 篇论文，包括青蒿素的分离和结构测定、青蒿素及其衍生物的化学和合成、抗疟效价和作用机制、药物代谢和药代动力学、急性亚急性及特殊毒性实验和临床的研究。会间又进行了提问、解答、充分讨论和深入交流，会后论文和技术资料还允许 WHO 以丛书形式出版发行，把我国青蒿素及其衍生物的研究成果几乎"和盘托出"，向全世界亮了底。

两组论文的发表，对青蒿素及其衍生物发明公开，带来了严重后果。1981 年，参加"青蒿素及其衍生物学术讨论会"的印度、英国等国专家回国后立即开始了青蒿的引种栽培或药理研究。1982 年，瑞士罗氏药厂合成了青蒿素，美国陆军华尔特里德研究院从本土产青蒿中成功提得青蒿素，并测定了理化常数，准备发表。我们的研究成果已无密可保并被别人抢走，教训惨痛。

3. 旷日持久不成功的谈判蹉跎了岁月，迟滞了青蒿素衍生物走向国际社会的时机

1980 年 12 月开始，我国与 WHO 进行长达 6 年的协作，他们派美国 FDA 专家检查我国相关制药厂，结果是不符合 GMP 规范，青蒿素及其衍生物不得用于中国以外国家和地区，建议我们与国外合作，争取尽快完成药物国际注册，同时建设 GMP 车间备用。合作单位是美国陆军华尔特里德研究所，项目是合作研究青蒿琥酯，结果经 3 年的公函往来，争议不断，三方始终未能面议而宣告失败。1987 年，WHO

热带病研究与训练署又派员与我协商开发蒿乙醚，谈判 2 年亦无结果。后来，我们才知道他们对与我们的合作缺乏信心，而与荷兰 ACF 公司签订了协议。

这一时间，国际上研发青蒿素因得到中国的情报而进展甚为迅速，使我国陷入十分尴尬的境地。一些设备先进的外国大药厂，利用我国药厂生产条件一时达不到 GMP 条件而抢先注册，他们用低价购买我们的半成品或成品进行"加工"、"更换包装"，成为他们的品牌"产品"，以高于数倍、数十倍的价格在世界各地出售。时至今日，我国的制药厂已经符合 GMP 的管理要求，但仍然只能作为一些外国制药厂的原料生产基地。为什么我们能创造出青蒿素及其衍生物的一流科研成果，却转眼就被西方企业抢走，是因为当时我们信息闭塞，设备简陋，管理粗疏，造不出符合国际标准的药物；又因为我们发表了青蒿素及其衍生物的化学结构等资料失去了发明专利权，人家不买我们的账，一边合作谈判，一边却暗自干起来，抢先注册专利。

吃一堑，长一智。我们认真学习掌握 WHO 提供的国际标准和技术方法，通过全国大协作，相继建成了符合 GMP 规范管理的生产车间和 GLP 合格的实验室，进行药物临床前安全性评价，并掌握了国际药物注册规范与要求。1985 年至 2004 年我国先后批准了一系列青蒿素抗疟新药：蒿甲醚油针剂，青蒿琥酯水针剂，青蒿素栓剂，双氢青蒿素片剂，蒿甲醚-苯芴醇复方，青蒿素—萘酚喹复方，双氢青蒿素—哌喹系列复方等。这充分说明了与国际接轨对新药研究所赋予的活力和在我国新药研究中，青蒿素类药物所占的地位。1987 年和 1990 年，我国在酉阳先后建成了两座年产吨级与更大的青蒿素提炼车间，整顿了青蒿素生产与出口的无序状态，建立起有实力、有出口权的科工贸联合体，提高在国际市场的竞争力。经过 4 年的努力，青蒿素系列抗疟药已在亚、非、拉 20 多个国家注册，批量出口，并同世界制药跨国公司进行科技产业公司合作，走向世界。如蒿甲醚–苯芴醇复方与瑞士诺华公司合作，已在 79 个国家和地区注册，28 个国家和地区上市销售，2002 年载入 WHO 基本药物目录。

总的经验教训是：要兴业，靠自强。

（五）迟到的拉斯克临床医学奖，应当引起我们认真反思

拉斯克医学奖（Lasker Medical Research Awards）是美国设立的，公认是世界医学科学中基础医学、临床医学和公共服务的最高奖项，人们认为它是诺贝尔医学奖的风向标。每年评奖一次，屠呦呦获得的是临床医学奖。获奖理由是："发现青蒿素——一种用于治疗疟疾的药物，挽救了全球特别是发展中国家的数百万人的生命。"拉斯克评奖委员会的评价是：屠呦呦领导的团队将现代技术应用于中国传统中医师们留下的遗产，将其中最宝贵的内容带入 21 世纪。他们提出了三点依据：一是谁先把青蒿素带到"523项目"组；二是谁提取出有 100% 抑制力的青蒿素；三是谁做了第一个临床实验。评审委员会成员斯坦福大学教授露西·夏皮罗说："青蒿素这一高效抗疟药的发现很大程度上归因于屠呦呦及其团队的洞察力、视野和顽强的信念"。李国桥认为："虽然青蒿素在我国是一个集体发明，但是屠呦呦教授却是青蒿素发明第一人，这一成就在国内也是被认可的。因为没有屠呦呦的工作，就没有我们接下来的研究。"

（1）首先，我们应当反思的是，必须正确处理好个人领先与团队协作的关系。拉斯克奖评审委员会给出的三项根据即授予屠呦呦以大奖的理由是毋庸置疑的，对于她在青蒿素

研究中的领先地位和创新思维和技术的肯定，对倡导科学家们努力争先创造发明，必将对我国科学事业发展起到良好的促进作用。

屠呦呦得奖感言说得好："我想这个荣誉不仅仅属于我个人，也属于我们中国科学家群体"，"这是中国人、中国科学事业、中医中药走向世界的一个荣誉"。她回忆说：1967 年 5 月 23 日，在毛泽东、周恩来等领导人的亲自指示下，中国政府启动了"523项目"，旨在找到具有新结构、克服抗药性的新型抗疟药物。这一项目中，中国 7 个省市、60多个科研机构、超过 500 名科研人员协力攻关。她的团队于 1969 年参加"523项目"，1971 年提出用乙醚低温提取青蒿有效成分，并且报告了提取物的抗疟效果。次年，"523项目"研究人员成功提取了高效抗疟成分青蒿素。她说："对我来讲，我们到底把世界上一年几亿人发病却无药可治的疾病问题解决了，我觉得这是最欣慰的问题。"

拉斯克奖是美国的奖项，他们授予谁是本着他们的价值观。我国科学家有一些不同见解也不足为怪。最近，北京大学生命科学院饶毅院长预言性指出："'非院士'的屠呦呦和另一位中医科学家值得获诺贝尔奖。"我们赞成他的想法，这位中医科学家应当是李国桥，因为他一直到现在还奋斗在抗疟第一线，奋斗 40 余年，在世界范围取得了卓越成就。但是由于西方的偏见，获诺贝尔奖的难度很大。

（2）其次，应当反思的是西方为什么会给以迟到的承认。我们分析"迟到"的原因至少有两个方面：一是西方的偏见，对中国科学家的发明不信任。原瑞士罗氏（Roche）远东研究基金会医学主任、美国华尔特里德（Walter Reed）陆军医学院疟疾研究部从事抗疟药甲氟喹研究的 Keith Arnold

585

教授和夫人，20世纪70年代曾来我国，与江静波、李国桥共同验证甲氟喹和青蒿素的疗效对比观察，发现青蒿素具有很强的抗疟活性。他们在海南山区与李国桥教授及其同事一起工作、生活过一个时期，见证了中国同行的研究。他认为，"WHO及其运作方式的内容，很多是应肯定的。但也有些值得商榷，尤其是其中忽略了对中国足够的信任，忽视了李国桥等中国科学家早期研究工作所作的贡献，而转为认同后来的西方研究者所取得的成就。在前10年，通过中国科学家全国性大规模的协作，发现和研发了一个对医学有重要贡献的药物，而且已在数千名病人身上被证实是有效、安全的。如果该药品随后能很快在疟疾流行区被广泛使用，而并非必须先满足国际制造标准，就可以很快以很低的代价在全球流行地区用于治疗疟疾。特别是在非洲，疟疾有可能很快得到控制，因为青蒿素药物杀灭配子体的作用阻断了疟疾的传播，可惜当时没有这样做。在后20多年期间，虽然有关的国家政府、基金会和其他组织投入了数十亿美金，却仍然在重复着过去实施的老办法。这种重复收效甚微，疟疾仍没有得到控制。"二是西方科学家对青蒿素及其衍生物复方的卓越疗效经过长时间大量的临床观察，已无法否定与视而不见。中国生产的制剂已经逐步符合国际标准并且得以在亚、非、拉国家，WHO注册，其药物与用药方法得以在疟区广泛推广。WHO全球疟疾项目协调员帕斯卡尔·林瓦尔德在拉斯克奖颁奖前于日内瓦表示：青蒿素类药物的问世，为人类抗击疟疾的战斗提供了"有效武器"。过去10年，死于疟疾的人数下降了38%，全球43个国家和地区的疟疾发病率和死亡率都下降了至少一半。青蒿素能迅速消灭人体的疟原虫，青蒿素及其衍生物青蒿琥酯、蒿甲醚对脑型疟等恶性疟疾有很好的治疗效果。

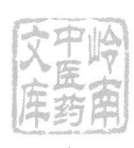

（3）最后，是应当认真反思获奖的意义。我们认为至少有三个方面：一是在全球范围肯定了"523项目"中的一个团队中的屠呦呦于1971年首先用乙醚低温法提得青蒿素，用于鼠疟与人疟取得很好疗效是首创，从而在一定程度上澄清了利用我国早期发表的论文和1981年WHO在北京主持召开的"青蒿素及其衍生物学术讨论会"报告资料的"亮底"被一些单位和国家迅速依靠其设备科技优势完成青蒿素提纯与合成，并抢先注册专利，导至成果被人抢走的尴尬局面。二是对中国医药学在一定程度的肯定。拉斯克奖评审委员会认为，屠呦呦领导的团队将一种古老的中医疗法转化为最强有力的抗疟药，使现代技术与传统中医师遗留下的遗产相结合，将其中最宝贵的内容带入21世纪。拉斯克基金会负责人韦恩·芬顿说："中国传统医药中仍有很多东西有待发掘，只是需要开发使用的人。"三是对屠呦呦发现青蒿素后续工作包括衍生物及复方的研发与广泛的大量的防治疟疾的实践成果的肯定。2004年5月，WHO正式将青蒿素复方药物列为治疗疟疾的首选药物，并根据《柳叶刀》统计的对恶性疟的治愈率达97%，当年就要求在疟疾高发的非洲地区采购和分发100万剂青蒿素复方药物。WHO报导，坦桑尼亚、赞比亚等非洲国家近年来疟疾死亡率显著下降，一个重要原因是广泛分发青蒿素复方药物。2008年疟疾致死病例就比2000年下降了66%。能取得这样一个广泛的肯定，实在是得来不易的。

（六）中医的现代化、国际化的模式多样，道路艰辛，竞争激烈，任重道远

美国国家卫生院院长弗朗西斯·柯林斯说，青蒿素的发现是几十年来寻找疟疾治疗方案过程中最重要的发现，也是

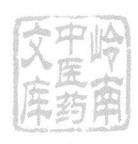

中国传统医药造福人类的一个好例子。我国卫生部部长陈竺在出席中美峰会时表示，拉斯克奖第一次授予中国科学家是在传统医学有关的药物发现，是对传统医学、包括屠呦呦在内的中国科学界在青蒿素的发现中所作出贡献的高度认可。他认为中医现代化、国际化的时代已经到来。中医科学院前院长曹洪欣认为，中药是中华民族的伟大创造，又是我国有自主知识产权的优势领域，中药从理论到实践都有丰富的经验，中药走向世界是历史的必然。

我们体会到：首先要充分认识中国医药学宝库必须努力发掘整理提高使之现代化、国际化的必要性和紧迫性。中国医药学固然是中华民族的原创，但它又是全人类的财富，任何国家、任何科学家都可以从中筛选出有用的东西来创造发明，都有捷足先登的机会。君不见青蒿素研发中外国的抢先注册；君不见中药国际市场今日竟是谁人天下，东邻日本、韩国占据着大半壁江山而且多是高端产品，我们则主要是低附加值的原生药的供应，缺乏有竞争力的名牌高端产品。如中国人参产量占世界 70% 多，出口占 70%~80%。世界人参总产值约 500 亿元，中国出口仅占 16 亿元。吉林参是韩国参的 20 多倍，而创汇只占其 1/10。韩国参原料不足，有 30% 来自长白山人参。其原因主要是：韩国有高的市场准入标准，创造名牌；有科工贸一条龙强力的支撑，由国家政策的扶持做大做强。在竞争激烈的今日，不能总是"墙里开花墙外红"。中华民族是一个具有聪明才智，能够自立于民族之林的民族，应当努力自强，岭南的科学家、医药学家已经在青蒿的系列研发中，对 SARS 的抗击中，作出了卓越的贡献，我们期盼今后能作出更大的成绩。

二是要充分认识中医药学现代化、国际化的艰巨性。我国的传统医学具有民族文化遗产的通性，囿于历史的局限，必然有精华，又有糟粕。就国家和整体来说，不应因现代化、国际化而把中国医药学搞得支离破碎、伤筋动骨，而应保持其科学的完整体系和思想内涵，审慎地去除糟粕，做到实事求是地批判地继承，防止"皮之不存，毛将焉附"。摒弃那些对中医药的民族虚无主义和溢美赞誉中医药的浮夸作风。应该怀着敬畏、珍惜、尊重民族文化遗产的审慎态度，不怕艰难险阻、踏踏实实、持之以恒地进行严谨的科学研究工作。任何企图"一蹴而就"的短期行为都是有害的。大力提倡创新思维，给个人充分展现才华、敢于领先的空间，在政策上鼓励、支持、奖励创新。另外要大力提倡献身精神、协作精神，使科研团队具有凝聚力和战斗力。科学家单打独斗是无法创造重大成果的。

三是要充分认识中医药学现代化、国际化途径的多样性。面对这样一个前所未有的巨大系统工程，成熟经验是没有的。青蒿素是一个值得借鉴的成功模式，但不是一个唯一的模式，既要很好地运用现代科学包括现代医学的方法；又要发扬我国特有的传统研究方法。与国际接轨，应当是"双向"的，要坚持具体情况，具体分析。只有根据自己选题的学科特性、攻关内容、人力财力等条件具体决策路径方法，才能正确。鼓励百花齐放，讲求实效，且戒浅薄、浮躁、抄袭，造假和跟在别人后边重复他人工作而又谓之紧跟前沿，华而不实，取得奖励后便束之高阁的表面文章。学科带头人，团队的领军人物应当身先士卒，亲自动手，锐意创新，不垄断科研资源，不垄断荣誉，大力扶持后辈发展成长。相信若干年后中医现代化国际化，我国必将卓有成绩，岭南的医药学家也必将能拿出若干重大成果。

参考文献

[1] 于省吾.甲骨文字诂林 [M].北京：中华书局，1986：3111，1977-1978.

[2] 温少峰，袁廷栋.殷墟卜辞研究：科学技术篇 [M].成都：四川省社会科学院出版社，1983：326-327.

[3] 巢元方.诸病源候论：疟病诸候：山瘴疟候 [M].影印本.北京：人民卫生出版社，1955：66.

[4] 王焘.外台秘要：山瘴疟方十九首 [M].影印本.北京：人民卫生出版社，1955：157-160.

[5] 释继洪.岭南卫生方 [M].影印本.北京：中国古籍出版社，1983.

[6] 林诗泉.海南疟疾史 [M].海口：海南出版社，1993：45-57.

[7] 马继兴.马王堆古医书考释：五十二病方 [M].长沙：湖南科技出版社，1992：399，470，510.

[8] 孙冯翼，辑.吴普等述.神农本草经 [M].孙星衍，北京：人民卫生出版社，1963：103.

[9] 唐慎微.重修政和经史证类备用本草 [M].影印本.北京：人民卫生出版社，1957：250.

[10] 刘文泰.本草品汇精要：草蒿 [M].北京：人民卫生出版社，1982：381-382.

[11] 李时珍.本草纲目：青蒿：第三册 [M].点校本.北京：人民卫生出版社，1977：943-944.

[12] 吴其濬.植物名实图考 [M].北京：商务印书馆，1963：294-295.

[13] 裴鉴.中国药用植物志：青蒿、黄花蒿 [M].北京：科学出版社，1955：199-200 图.

[14] 张剑方.迟到的报告：五二三项目与青蒿素研发纪实 [M].广州：羊城晚报出版社，2006.

[15] 陆志霖.看到灭疟曙光了，我不会轻言放弃 [N].羊城晚报，2009-04-28（A4，人物）.

[16] 中国科学家屠呦呦有望诺奖 [N].羊城晚报，A5，要闻，2011-09-20.

[17] 屠呦呦登上拉斯克奖领奖台 [N].羊城晚报，A5，2011-09-25.

[18] 中国人首获美国拉斯克奖 [N].羊城晚报，A1，2011-09-25.

[19] 雷宇."屠呦呦获奖争议"折射中西文化差异 [N].中国青年报，2011-10-18.

[20] "非院士"科学家屠呦呦获"拉斯克奖" [J].老干部参考，2011（21）：57.

[21] 响亮品牌少得很，且把原料卖他人，人参产业遭遇"稀土之惑" [N].报刊文摘，4 版，2011-11-11.

跋

　　由于地理条件的特殊，岭南开化较黄河、长江流域略晚，但珠江流域仍是中华民族摇篮之一。原始社会岭南就有了医学的萌芽，其后形成了巫医不分的越人、俚人医学。秦汉一统天下，民族融合，中原的先进文化包括医学遂成主流，他不仅吸取越人、俚人医学的精华，而且勇于汲取海上丝绸之路带来的海外医药，因而谓之曰：岭南医学是中原医学与岭南实际相结合的产物。

　　今广东正在建设中医药强省，厘清岭南医学的历史至关重要，不但可以增强建设中医药强省、突出岭南医学特色的信心，而且可以从中总结经验教训，指导未来。2007 年我曾两度邀靳士英教授来谈撰写《岭南医药启示录》问题。他的意见是：有别于通史，不追求系统全面，选择在岭南医学发展过程中影响较大的医人、医著、事件、事迹，或与医药相关的著作，且以古代为主。其各专题论述可以详于医学史，体例可以更为自由，启示可以挖掘更深。我同意这一指导思想，嘱他务必下功夫写好。

　　现在经 5 年余努力，书已撰成。阅读之后，深感别具特色。一是填补空白。岭南医学古代特别是清以前史料匮乏，他们运用历史、地理、医药等古籍和考古学成果，分题论述

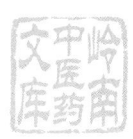

了秦汉三国时期岭南医药卫生萌芽阶段的成就；运用《南方草木状》、《肘后备急方》、《抱朴子》、《支太医方》、《深师方》等古籍，分题论述了两晋南北朝时期岭南医学奠基阶段的成就；运用辑佚和综述、加按等方法，部分重现唐五代众多有关岭南方书，使读者略窥隋唐五代岭南医学发展阶段的概貌等。二是辩析深入。对于历史上的疑难问题能根据史料论证。如《南方草木状》作者是否为嵇含；《肘后备急方》虏疮、虏黄时行的"比岁"究为何年；葛洪到过勾漏否；深师是宋齐间人或东晋晚期人，到过岭南否；《南海药谱》与《海药本草》是否为一书等，都提出了己见。对炼丹（金）成就能从化学角度、某些药物能从基原和药理角度探索。三是图文并茂，他们运用自拍、引用，努力搜寻相关图片，书影等，以引起读者阅读兴趣，使历史可以摸得着、看得见，有些图片比较珍稀。

岭南医学随经济的繁荣、对外的日趋开放，近现代日益繁荣，这一部分则分工于《岭南医学史》写作，所以本书近现代专题显得十分不足。挂一漏万，在所难免，希望今后予以补充丰满。乐为序。

广州中医药大学教授
邓铁涛研究所所长

2011 年 10 月于羊城